"十四五"时期国家重点出版物出版专项规划项目
食品药品安全监管研究丛书
总主编 于杨曜

全球医疗器械监管战略
（原著第二版）
Global Medical Device Regulatory Strategy
（Second Edition）

［美］彼得·A.泰克斯 ［日］野泽进 著

魏俊璟 黄政伍 译

U0395473

华东理工大学出版社
EAST CHINA UNIVERSITY OF SCIENCE AND TECHNOLOGY PRESS

·上海·

图书在版编目（CIP）数据

全球医疗器械监管战略：原著第二版／（美）彼得
·A. 泰克斯，（日）野泽进著；魏俊璟，黄政伍译.
上海：华东理工大学出版社，2024. 11. -- ISBN 978-7-
5628-7626-7

Ⅰ. R197.39

中国国家版本馆 CIP 数据核字第 202469BR19 号

First published in English under the title
Global Medical Devices Regulatory Strategy，Second Edition
by Peter A. Takes，Susumu Nozawa，edition：2
Copyright © Regulatory Affairs Professionals Society，2020*

著作权合同登记号：图字 09－2024－0779 号

内 容 提 要

《全球医疗器械监管战略（第二版）》是由美国医疗法规事务学会（RAPS）的资深专家彼得·A. 泰克斯与野泽 进联合撰写的医疗器械监管领域的权威之作。本书站在医疗器械监管战略的高度，全面系统地探讨了全球医疗器械监管战略的制定和实施。第二版对所有章节进行了及时更新，为各类医疗器械制定全面的全球监管策略提供了操作指南。全书内容包括对医疗器械全球监管策略的制定与实施、标签、临床、风险管理、市场营销和上市后等方面的讨论；此外，还探讨了用于策略制定的标准和监管资源的使用，以及制定全面的全球监管流程的必要性。

本书可作为不同规模医疗器械企业法规事务部门开展工作的参考书籍，也可作为高等学校教材及拓宽法规事务和质量体系的学术课程。同时，对于有志于从事医疗器械研发的创业者和管理者也具有重要的参考价值。

项目统筹／马夫娇　韩　婷

责任编辑／韩　婷

责任校对／陈婉毓

装帧设计／靳天宇

出版发行／华东理工大学出版社有限公司
　　　　　地址：上海市梅陇路 130 号,200237
　　　　　电话：021－64250306
　　　　　网址：www.ecustpress.cn
　　　　　邮箱：zongbianban@ecustpress.cn

印　　　刷／上海中华商务联合印刷有限公司

开　　　本／787 mm×1092 mm　1/16

印　　　张／23.75

字　　　数／610 千字

版　　　次／2024 年 11 月第 1 版

印　　　次／2024 年 11 月第 1 次

定　　　价／288.00 元

版权所有　侵权必究

译者序

近年来,随着我国医疗器械审评审批制度改革的不断深化,医疗器械行业实现了快速发展。根据国家药品监督管理局南方医药经济研究所测算,2023 年,我国医疗器械主营业收入超过 1.31 万亿元,约占全球市场的 28.5%,成为全球第二大市场。同时,我国医疗器械法规也在不断与国际接轨。我国监管机构已成功加入国际医疗器械监管者论坛(International Medical Device Regulators Forum,IMDRF),并且监管机构代表成功当选全球医疗器械法规协调会(Global Harmonization Working Party,GHWP)主席。

在与医疗器械企业和监管部门的持续沟通中,我们了解到,随着医疗器械企业的不断发展创新,各类医疗器械企业在产品注册上市过程中遇到了诸多问题。例如,有些创新医疗器械虽然成功注册,但难以进入医院使用;有些产品在有效期验证时,仅注重了注册的速度,而忽略了产品的商业价值等问题。为此,我们在全球范围内寻找可借鉴的经验,这时本书进入了我们的视野。在华东理工大学出版社的多次沟通与协调下,我们最终与美国医疗法规事务学会(Regulatory Affairs Professionals Society,RAPS)达成了引进协议,同意在中国翻译并出版,以惠及中国的医疗器械行业从业者。

原著作者从战略的高度出发,对医疗器械领域各专业人士多年的职业生涯实践经验进行了总结和提炼。在撰写本书的过程中,作者得到了来自各医疗器械公司法规事务专家、第三方机构、律师事务所、大学研究者的支持和帮助。翻译本书是一项系统工程,译者需要熟悉医疗器械的研发、注册、生产、经营、使用等各个环节的法规以及具备相关的实践经验。在翻译和校译过程中,译者也得到了监管部门和医疗器械企业内专业人士的帮助。上海市药品和医疗器械不良反应监测中心黄伟俊研究员、美敦力(上海)管理有限公司高级注册专员王桢、罗氏诊断全球质量与法规合规部朱天一参与了本书翻译稿的校对工作,艾伯维医药贸易(上海)有限公司注册负责人尚炜也为本书的翻译提供了宝贵的建议。

由于医疗器械法规在各国更新速度较快,本书中引用的部分法规可能已经发生变化。译者在尊重原文意图的基础上,已在脚注中对这些情况进行了说明。它山之石,可以攻玉。希望本书中文版的出版能够为我国医疗器械产业的发展提供参考,并起到推动作用。

魏俊璟
2024 年 6 月

前　言

本书第一版在前言开头就指出,被指定为医疗器械的产品范围正在日益扩大。随着技术的不断进步,这种情况将会持续并进一步发展,从而带来新的诊断或治疗方法,以满足患者的需求。因此,我们必须认识到,管理这些产品的法规与要求也将相应地进行调整。技术进步要求更新监管方法,以确保公众对医疗器械的安全性和有效性保持信心。监管法规并非一成不变,而是不断发展和变化的,这一点与产品来源于哪个国家和地区无关。自本书第一版发行以来,欧盟、美国等地区和国家在医疗器械监管方面发生了重大变化。

正如作者在第1章中所述,当前医疗成本不断上升,公众对医疗服务的需求日益增长,医疗监管政策也在不断加强。同时,支付系统从按量计费转变为基于价值的支付模式,医疗服务行业正经历一场深刻的变革。为了在这种环境下保持可持续发展,医疗服务提供者更加注重控制医疗成本、提升医疗效率以及改善医疗效果。随着医疗体系的持续演变,新的支付方式也将继续发展,进一步强调并激励提高诊疗效果和医疗服务效率。因此,医疗器械制造商在产品开发过程中必须加强合作、进行全面研发,并以客户采纳为目标;同时,法规事务专员在产品开发过程的早期就应参与其中,这一点至关重要。

虽然法规事务专员的核心教育课程总体保持不变,但本书紧跟行业动态,能够为经验丰富的法规事务专员以及那些希望在医疗器械监管领域中开辟成功之路的新人提供有价值的资源。本书既可以作为不同规模的法规事务部门不可或缺的参考书籍,也可以作为教科书,用于拓宽法规事务和质量体系的学术课程。

许多作者自愿为本书贡献出宝贵的时间和知识,在此我们表示诚挚感谢。特别要感谢我们的挚友,已故的RAPS[1]高级编辑Pamela Jones女士,正是在她的指导下,本书的两个版本才得以问世,她的编辑眼光和奉献精神激励了我们所有人。

彼得·A.泰克斯(Peter A. Takes),博士,注册法规事务专员(RAC[2]),医药法规事务学会专家(FRAPS[3]),监管情报联合公司负责人。

野泽　进(Susumu Nozawa),注册法规事务专员(RAC),医疗法规事务学会专家(FRAPS),北美西门子医疗监管政策主管。

---

[1]　RAPS是全球医疗及相关产品法规领域最大的专业人士组织,成立于1976年。
[2]　监管事务认证(RAC)是RAPS医疗保健领域监管专业人员的主要资质认证,获得认证的,有权在其姓名后加上RAC。
[3]　RAPS资深研究员。RAPS每年都会表彰那些为其所在组织、RAPS以及整个监管行业做出显著且持续领导贡献的杰出领导者,授予他们RAPS资深研究员(RAPS Fellows)的荣誉称号。这些获评为RAPS资深研究员的人士,致力于为全球监管界提供持续的领导力和服务。

致　谢

医疗法规事务学会(Regulatory Affairs Professionals Society，RAPS)谨向以下专家表示衷心的感谢,他们无私地分享了他们的知识和经验,并为本书投入了宝贵的时间。此外,RAPS 还要对第一版作者的工作表示感谢,他们为第二版的出版奠定了基础。

Andrea Armando，RAC 索灵公司监管事务运营高级经理,意大利

Gert Bos，MSc，PhD，FRAPS，Qserve 咨询有限公司执行董事兼合伙人,荷兰

Stanley F. Chalvire，Morse，Barnes-Brown & Pendleton 律师事务所律师,美国

Xianjun（Catherine）Chen，MS，RAC 史密斯和尼夫公司（Smith & Nephew）运动医学和耳鼻喉科首席监管专员,美国

Koen Cobbaert，MSEE，MSRM 放射、电子医学与卫生信息技术行业欧洲协调委员会（COCIR）软件工作组主席,比利时

Sean D. Detweiler，Morse，Barnes-Brown & Pendleton 律师事务所合伙人、律师,美国

Scott D. Dickerhof 科利尔公司声学植入物监管事务总监,美国

David A. Fazzolare 诺维信公司专利代理人,美国

Anu Gaur，PhD，MBA，MSRA，RAC 东北大学专业研究学院（CPS）监管事务研究生课程教师,美国

Jeffrey N. Gibbs，Hyman，Phelps & McNamara 律师事务所主任,美国

Dorota Grabowska，PhD 圣路易斯华盛顿大学医学院放射科高级科学家,美国

Abhishek Harde，PMP，RAC 湃朗瑞（PRA）健康科学公司监管解决方案经理,美国

Thomas R. Hutchinson，MS，RAC，FRAPS QRE 医疗技术有限责任公司首席顾问,美国

Jocelyn Jennings，MS，RAC 麦考维亚（Mycovia）制药公司监管事务与质量保证高级总监,美国

Thomas McNamara，MSE，RAC 精技（Exactech）医疗器械公司高级维护工程师,美国

Colin Morgan，CISSP，CISM，GPEN Apracit 有限责任公司董事、总经理,美国

Allyson B. Mullen，Hyman，Phelps & McNamara 律师事务所主任,美国

Dawn N. Norman，MS 海纳国际有限责任公司（MRC Global）合伙人,美国

Susumu Nozawa，RAC，FRAPS 北美西门子医疗监管政策负责人,美国

Cathleen O'Connell，RPh，PhD 费城科学大学生物医学写作助理教授,美国

Gretchen E. Parker，PhD，RAC，CIP 机构审查委员会（IRB）主席,Pearl IRB, Pearl Pathways 高级顾问,美国

Michael Reiner，MBA 美国

Peter A. Takes，PhD，RAC，FRAPS 监管情报联合公司首席，美国

Charles Tam，MBA 爱德华兹生命科学(加拿大)有限公司,法规事务高级经理,加拿大

Manuel Urena 科利耳公司亚太地区法规事务总监,阿联酋

Melissa Walker，MS，RAC，FRAPS 格拉马特(Graematter)公司总裁兼首席技术官,
美国

Lisa M. Warren，Morse，Barnes-Brown & Pendleton 律师事务所合伙人,美国

Pamela J. Weagraff，MBA，IQVIA 首席专家,美国

Brian Young 普利泰姆(Prytime)医疗器械公司质量与法规事务高级副总裁,以及健康
政策联合公司法规与临床事务副总裁,美国

目　录

第 1 章　推动医疗器械产品成功上市

Michael Reiner，MBA 更新

引言

随着医疗成本不可控地增长，公众对医疗服务的需求日益提升，同时医疗监管也在不断加强。支付系统从按量计费转变为基于价值的支付方式，医疗服务行业正经历一场深刻的变革。新兴的支付模式不断涌现，将财务风险从支付方转移到服务提供者。为了在这种环境下保持发展，医疗服务提供者比以往任何时候都更加关注医疗费用的控制、医疗效率的提升以及医疗效果的改善。随着医疗体系的不断演变，新的支付模式也将持续发展，更加重视并激励提升诊疗效果和医疗服务的效率。未来，在决定是否购买某种医疗器械时，利益相关者将会综合考虑该产品对诊疗效果的影响、成本效益，以及是否支持基于质量的绩效评估。

为了在这种新环境中持续发展并成功将产品推向市场，医疗器械制造商需要在产品开发过程（product development process，PDP）中实现协同合作、全面研发，并以客户采纳为目标。为了达到这一目标，医疗器械制造商需要深入了解产品特性，并向客户清晰地展示其产品如何提升医疗效果，以及如何提高医疗服务系统中各利益相关方的工作效率和价值。

本章节旨在为读者，尤其是那些负责制定和构建医疗器械监管战略的专业人士，提供一个推动医疗器械成功上市的框架。法规事务领导者和其他跨职能部门的负责人必须认识到，在监管策略的制定过程中，个人思考只是其中的一部分。在制定监管战略和战术时，不应仅从个人角度出发，而应始终以患者需求为中心，以市场的采纳为最终目标。鉴于医疗环境的不断变化，为了实现持续发展，组织内的所有人员都必须采纳跨职能部门协作的市场准入方法。

1.1　市场准入思维模式下开展跨部门协作推动产品商业化

以往，大部分医疗器械制造商在产品开发过程中往往忽视了产品支付、产品价值以及最终用户等因素，或者仅在产品即将上市时才会考虑这些问题。现在，医疗器械制造商逐渐认识到新市场的复杂性，并发现忽略这些因素会导致商业表现不佳。因此，越来越多的医疗器械制造商开始在产品开发的早期阶段就将产品支付、产品价值，以及以患者为中

心、客户至上的标准纳入其策略之中。医疗器械的市场进入不再仅依赖医生的选择，而是扩展到了包括付款方、患者、监管机构、政府政策制定者以及医疗服务系统内的临床决策者和经济决策者在内的更广泛的利益相关者群体。这些利益相关者对于医疗器械如何提高治疗效果和降低治疗成本都有着自己的看法。为了满足这些需求，医疗器械制造商需要理解这些观点，并展示其产品如何能够提升治疗效果、降低成本、提高患者满意度。明确关键利益相关者的需求对于制造商来说至关重要，因为这有助于他们在产品的整个生命周期内合理地规划监管战略、临床战略和营销战略。

要想完成这些任务并成功推动产品上市，仅靠组织内部单个职能部门的努力是远远不够的，确切地说，推动产品上市是组织全体人员的共同责任。在产品构思的早期阶段，组织就应考虑到市场采纳的问题，并且在推进产品开发过程中，更多的职能部门应当参与其中，实现协同合作。简而言之，医疗器械制造商现在必须注重制定有效的工作流程，确保有需求的患者能够及时且以合理的价格获得并持续使用合适的医疗器械产品。为了将产品商业应用的目标整合到产品开发过程中，不同的公司会采用不同的组织模式。有些公司可能会设立一个正式的职能团队，专门负责"市场准入""患者接触"或"价值定位"。但在大多数情况下，这个团队可能只承担特定的协调任务，负责"调度和领导"其他职能团队、技术孤岛和技术能力。虽然各组织采取的方法可能有所不同，但医疗器械制造商必须营造一个跨部门协作的环境，以确保产品成功实现商业应用。

这一过程需要组织拓宽市场视野，从产品开发早期阶段就开始收集付款方、政府机构、相关专业人士以及医院的意见和建议，并且这一收集过程应贯穿整个产品生命周期。因此，推动医疗器械市场准入需要跨职能部门的参与，包括财务报销部、卫生经济学研究部、产品定价部、政府政策研究部、公共事务部、结果研究部、市场营销部、法规部门、临床/医疗事务部、企业管理部等。

虽然组织架构是一个重要的考虑因素，但更为关键的是，医疗器械制造商应更新思维模式，将市场准入目标融入产品开发的每一个阶段。他们必须深入理解所生产的产品如何能够为医疗生态系统中的多方利益相关者提升诊疗效率和效果。最重要的是，为了确保产品能够成功被市场采纳，制造商所有的上市产品都必须以满足患者需求为中心。

1.2　全球营销分析

通常情况下，全球营销职能部门负责推动并确保产品的成功上市。以往，全球营销职能部门主要专注于了解行业竞争、市场规模、产品定价和分销渠道，因为这项工作更侧重于产品本身。传统上，组织普遍认为产品一旦获得监管机构的批准就可以准备上市了。但是，如前所述，在当前的营商环境中，产品成功上市的要求变得更加复杂。目前，全球营销部门仍然经常负责推动产品的上市，但需要将市场准入活动整合到营销工作流程中，并且要确保其他职能部门在产品上市过程中发挥各自的作用。甚至在产品尚未正式进入开发阶段之前，组织就应把握市场脉搏、洞察付款方的情况，这项工作通常由全球营销部门在跨职能部门合作伙伴的支持下完成。

　　组织需要进行全球市场评估,以明确区域需求和准备情况,确保产品的成功上市。通过全球市场评估,执行团队能够选择出具有最佳商业机会的地理区域。进行深入的市场评估有助于评估市场机会,评估内容至少应包括以下几个方面:

　　(1) 明确本产品所能满足的患者尚未被满足的临床需求;

　　(2) 预估市场规模,分析相关患者数量和财务指标;

　　(3) 进行竞争分析,评估可能满足患者需求的类似产品;

　　(4) 确定医疗器械编码、保险覆盖范围和支付方式是否已经确定,或是否需要申请新的编码、争取保险覆盖范围和确定支付方式;

　　(5) 评估现有的临床和经济证据,明确产品是否能够节省治疗成本、改善诊疗效果;

　　(6) 评估监管要求,确保产品的预期用途符合营销计划的目标。

　　组织应回答以上要点以及下一小节中所列出的问题。

　1. 全球营销评估初步问题

　　为了准确了解全球市场,组织应思考以下问题。以下所列出的问题主要选自本书第16 章《全球医疗器械营销战略》。

　　(1) 本产品能够满足利益相关者哪些未被满足的临床需求?

　　(2) 本产品的总体市场机会有多大(按国家/地区、细分市场划分的全球市场规模)?

　　(3) 本产品可触及的市场机会有多大?

　　(4) 在哪些细分市场中,连续诊疗与本产品非常契合?

　　(5) 本产品能否获得报销?

　　(6) 如果无法报销,预计有多少人能够承担使用本产品的费用?

　　(7) 竞争对手在报销方面取得了哪些进展?

　　(8) 如果需要报销,获得产品报销的时间表或流程是什么?

　　(9) 有多大比例的人口能够在当地前往拥有本产品和技术的医疗保健中心就医?

　　(10) 基础设施、手术量、培训次数和医生人数是否都足以支持本产品的预期用途?

　　(11) 本产品是否需要设定或已经设定了报销比例?

　　(12) 本产品是否已经拥有相应的编码?

　　(13) 产品保险费用是否由政府和个人共同承担?

　　(14) 是否收集了充足的临床证据和经济证据?

　　(15) 是否具备足够的支付方式?

　　(16) 不同服务点的支付方式是否相同?

　　(17) 按市场、投资回报率和预测划分,未来五年的财务预算如何?

　　(18) 当地产品竞争状况如何(直接和间接)? 竞争对手具有哪些优势和劣势?

　　(19) 有哪些产品采购基础设施,如集团采购组织(group purchasing organization, GPO)和招标? 企业内部的供应链和分销能力能否满足预期需求?

　　(20) 产品销售是采用直销模式还是区域分销模式?

　　(21) PEST 分析是否显示危险信号?

（22）有哪些市场驱动因素？市场壁垒是否已经明确？是否有缓解策略可以借鉴？

（23）市场定价如何？当地监管框架的总体复杂程度如何？

（24）该地区的监管合规性、监管机构的风险容忍度以及合规执法历史的总体水平如何？

如果当地医疗服务提供方式与欧美市场存在差异,公司应开展市场细分分析。在产品规划过程中,可以对这些市场进行分析评估,了解当地医疗基础设施情况、临床工作流程以及各地区亟待解决的医疗需求。开展市场调研和人因工程可用性测试可以为这些分析提供信息,突出连续医疗诊疗的差异。同时,公司应考虑现有产品是否适用于该地区的需求,还是需要提供新产品、新技术才能进入该市场?

组织应认识到,一旦完成全球市场评估,就需要确保评估结果能够适用于全球各个地区。不同的国家和地区有着不同的监管要求、支付方式和市场准入条件。因此,全球营销团队通常需要与当地(国家层面)的营销人员及市场准入管理人员沟通协作,进一步完善全球市场评估。

2. 未满足的需求评估

在针对新产品进行市场评估时,首要任务是使用多种标准,如市场潜在规模、产品适用的疾病类型,以及现有产品或类似产品的情况,来调查患者和其他利益相关者的产品需求。进行需求评估时,制造商可以参考多种评估模型。[1]尽管不同的医疗器械制造商可能会采取不同的评估方法,但他们的评估目的都是明确产品如何为多方利益相关者提供独特的解决方案。如果在产品开发流程的初期未能洞察和明确市场需求,将严重制约产品成功上市与市场采纳的可能性。此外,明确未满足的市场需求有助于指导后续所有跨部门活动和市场准入活动。

3. 市场规模估算与竞争分析

进行新产品需求评估也有助于明确产品所能服务的目标患者数量。如果不摸清市场规模,组织可能会进入一个小型市场,导致无法实现产品上市的财务目标。在市场调研过程中,企业可以采取多种方式评估市场规模。本章(以及本书)不会提供具体评估方式,仅会强调市场评估的重要性。在确定产品市场规模时,组织应考虑当地市场环境趋势、政府政策变化、宏观经济影响以及新技术发展等因素。估算市场规模绝非易事,因为组织开展市场评估时可能过于乐观,而忽略了市场的实际情况。至少,组织应该将潜在目标市场(total addressable market,TAM,亦称总目标市场)和总有效市场(total available market)区分开来。潜在目标市场是指产品在组织业务范围内外的所有潜在收入,而总有效市场是指组织的产品所能获得的特定市场,仅占潜在目标市场的一部分。

了解市场上已有的竞争产品有助于准确估算产品的市场规模。全面开展竞争分析,既能确定特定市场中竞争者的数量,也能确定竞争者的类型。例如,需要明确竞争对手是否提供高价值产品,以满足市场对高质量的追求,或者低价竞争者是否正在努力满足经济型客户的需求。

诚如所见,一个完善的全球营销方案包含了上述三大要素。做好这三大评估,医疗器械制造商就能更加明确客户需求、客户规模、目标客户,了解竞争对手满足相同客户需求的策略。这些信息应当在公司各部门之间传达,并整合在公司的产品开发过程之中。公司各部门都需要根据这些客户信息制定相应的战略和战术。法规团队则需要根据这些信息,调整向政府部门提交的资料中关于产品设计、产品特征、产品功能以及所有商业声明的措辞。

法规团队必须充分理解在产品开发早期阶段提出的具体市场宣称,并确保产品每项功能宣称都满足所有法律和政府要求。

1.3　报销问题

1. 获得药监部门批准并不确保产品可以报销

对于医疗服务供应者来说,医疗产品报销是一个重要的考虑因素,也是产品开发过程的重要组成部分。过去,如果一个新的医疗器械获得市场批准(如 CE 认证或 FDA 许可/批准),这通常足以证明该器械属于在公共医疗保险和私人医疗保险的覆盖范围内,可以报销。然而,如今药监部门批准仅表明某一医疗器械具有安全有效性,而不再确保该器械可以报销。医疗服务系统中的多方利益相关者,包括医疗服务提供者、付款方和患者,都要求根据新型医疗器械所提供的临床价值和经济价值证据来决定是否购买和使用该设备。为了适应这种新模式,医疗器械制造商需要在产品开发过程中融入正确的策略。为了及时进入市场并实现盈利,医疗器械制造商需要开展设计良好、严格缜密的研究,以提供合适的临床证据和卫生经济学证据,向付款方证明产品的价值。

面对新环境,新的竞争者不断进入医疗器械行业,越来越多的医疗服务提供者和医疗器械制造商开始出现角色融合。事实上,我们看到,在某些情况下,医疗服务提供者成为了医疗器械制造商,而医疗器械制造商则变成了医疗服务提供者。如今,产品采购决策出现明显集中化现象,通常是由价值分析委员会(VAC)而非临床医生(终端用户)来决定。这种变化使得医疗器械制造商需要关注多方利益相关者的价值标准,这导致了采购过程的复杂性增加。

因此,医疗器械制造商承受着越来越大的压力,他们需要提供差异化的治疗结果,在整个诊疗过程中既要为患者提供优质的医疗体验,来提升医疗质量,还要控制医疗总成本,从而保持自身竞争力。

2. 了解市场与付款方情况

甚至在产品尚未正式进入开发阶段时,组织就必须把握市场脉搏,洞悉付款方情况,并进行先进的报销评估,以明确关键付款方的趋势、机会和威胁。医疗器械制造商必须证明其产品不仅具有临床效用,还能创造经济效益,因此,他们必须及早了解付款方如何定义产品价值。掌握了这些信息后,制造商就可以着手制定稳健的"市场准入"

策略,以协调公司内部所有职能部门。在设计临床试验与制定商业策略时,如果未能解决关键的报销问题,可能会导致数百万美元的投资损失,甚至导致市场完全失灵。过去,医疗器械临床试验通常规模较小,因此在上市前审批时可能只能提供有限的临床(和经济)数据。如今,这种方法带来的风险越来越大,会导致产品无法得到报销,或者报销金额远远低于预期。为了避免这种情况,制造商需要实施更为全面的临床试验,这些试验不仅旨在获得产品上市监管许可,以证明产品的安全性和有效性,还应结合市场准入评估所收集的终端信息,以反映付款方的要求。这些临床试验必须为组织提供可信可靠的数据,证明产品的临床价值和经济效益。

3. 汇聚多方利益相关者

报销职能部门的主要目标在于与多方利益相关者合作,建立成功且可持续的新医疗器械报销机制和承保范围。由于业务类型和创新水平的差异,全球、区域、国家或地方层面都会出现报销问题。大多数医疗器械公司的收入来源主要依赖公共医疗资金,因此,是否能获得报销对于公司至关重要。医疗器械公司必须密切关注不断变化的法规、经济条件、医疗服务需求、临床实践和竞争格局等因素如何影响产品的报销条件,以保持业务策略的弹性并定期适应当前需求。

1.4 各种付款方式

开展全球市场评估时,组织应当确定产品的付款方式。目前,全球市场存在多种支付系统。本节并不打算深入探讨报销的细微差别,若对其加以讨论,将占据本节大量篇幅,而且目前有许多优秀资源可以提供这些细节相关的详细信息。需要指出,本书的目的在于提醒读者,了解和确定产品的付款方式至关重要,因为它会影响其他策略的制定,包括产品监管方式、证据提供方式等。

通常情况下,医疗器械制造商必须确保其产品已获得相应的编码,必须确定市场对产品的支付意愿(我们称之为承保范围),以及必须确定产品的实际支付金额。全球范围内的各种支付方式都涉及以上三个基本标准。在某些情况下,医疗器械更多采用的是"直接支付"的付款方式,即医疗服务提供者会根据设备收取一定金额的费用。这种情况常见于基于费用表的支付路径,如长期使用的医疗器械或体外诊断产品(in vitro diagnostics, IVD)。在其他情况下,医疗器械可能采用"间接支付"的付款方式,因为该器材是在一个更广泛的手术中得到使用,但该手术是患者支付费用的主要原因。这类医疗器械包括植入式心脏设备、用于心脏或骨科手术的骨科设备,等等。在这些情况下,医疗服务提供者所获得的报酬通常被称为全球支付金额,它包括与该手术相关的所有设备、用品和服务的费用。这种付款方式常用于按疾病诊断相关分组(diagnosis-related groups, DRG)付费和门诊手术中心付费。医疗器械的付款方式和支付金额有时会根据服务场所而有所不同,使得报销更为复杂。当体外诊断医疗器械用于门诊测试时,该产品可能采用按服务项目付费(fee-for-service, FFS)模式支付。但是,如果住院患者在医院进行完全相同的测试,该产品则不采用直接支付的付款方式,而要在疾病诊断相关分组总费用中考虑其具体费用。

开展报销评估、了解这些支付方式至关重要。这一关键信息必须做到上下互通,纳入整个全球营销评估之中。例如,如果最初的全球营销计划是以特定价位销售新型骨科器械,制造商必须清楚地认识到,该器械很有可能不会进行单独支付,其费用必定会纳入DRG 全球程序性付款金额之内。如果按照这种方式计算的费用不足以覆盖该产品的成本或利润,医疗器械制造商需要对商业策略其余部分进行调整,甚至需要考虑是否还应该进入市场。

诚如所见,理解和制定报销策略极为复杂。在产品开发早期阶段就必须将多方因素纳入考虑范围之中。尽管其他跨职能部门不需要深入了解这种复杂性,但仍应当考虑、识别这些因素。

1.5　报销基础知识

在美国市场中,存在多个医疗服务付款方,包括联邦医疗保险(Medicare)、联邦医疗补助(Medicaid)和商业保险公司,具体如下。

（1）联邦医疗保险:美国联邦医疗保险计划是由美国联邦政府提供的医疗保险计划,由美国医疗保险和医疗补助服务中心(Centers for Medicare and Medicaid Services, CMS)负责管理和监督,主要面向 65 岁及以上的老年人和 65 岁以下的残障人士。联邦医疗保险特别重要,它是美国最大的医疗服务付款方,医保覆盖范围最广。此外,联邦医疗保险制定的报销比例是公开的,其他付款方可以将其作为基准。

（2）联邦医疗补助:美国联邦医疗补助计划是一项为数百万美国人提供医疗保险的政府计划,主要面向符合条件的低收入成年人、儿童、孕妇和某些残障人士。各州在联邦指导方针下建立和管理各自的医疗补助计划,并确定服务的类型、数量、持续时间和范围。联邦法律要求各州提供某些必选福利,并允许各州选择提供其他可选福利。总之,医疗补助计划是美国联邦和州政府共同资助的医疗保险计划。

（3）商业保险公司:除了政府提供的医疗保险计划,美国还有许多独立运营的商业保险公司,其中包括蓝十字和蓝盾保险公司、安泰保险、联合健康保险等知名公司。整体而言,大多数美国人都选择在商业保险公司购买医疗保险。

"报销"(reimbursement)是一个通用术语,用于描述医疗服务、医疗器械、药品和用品的编码,保险范围和支付过程。医生、医院或实验室等医疗服务提供者由第三方付款者(如政府和商业保险公司)支付其所提供的服务和程序。患者可能还需要承担一部分费用,这取决于他们所购买的医疗保险的福利设定(图 1-1)。

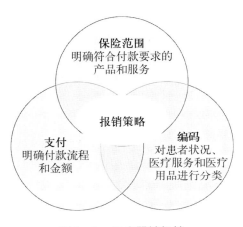

图 1-1　医疗器械报销

资料来源: Avalere/AdvaMed 2018 Payment Conference

1. 编码

编码为医疗服务提供者和付款方提供了一个标准化的识别机制,其主要用于识别诊断、医疗服务、程序、药品、实验室测试和医疗用品等。这些编码在提交给保险公司的索赔表格上使用,有助于付款方高效地处理和支付索赔。

三种常见的编码包括 CPT 编码、HCPCS 和 ICD - 10 编码。通常情况下,这些编码解释了为什么要实施某项医疗服务或程序。[2]

(1) CPT®编码

所有医疗服务提供者、付款方和医疗设施都使用五位数的现行程序术语(CPT®)编码。CPT®编码是美国的标准代码,可以帮助医疗卫生专业人士记录和报告医疗、外科、放射、实验室、麻醉、评估和管理等方面的服务。CPT®编码由美国医学会(AMA)制定和维护,保险公司根据这些编码来确定医生所提供的服务可获得的报销金额。这些编码可以说明医疗服务提供者实施了哪项医疗程序或服务。

(2) HCPCS

医疗保健通用程序编码系统(Healthcare Common Procedure Coding System, HCPCS)适用于药品、医疗用品、医疗器械、非医师服务和 CPT 编码系统未包含的服务。

(3) ICD - 10 编码

ICD - 10 编码指《国际疾病分类》第十次修订版。医生和其他医疗服务提供者使用 ICD - 10 标准编码系统对医疗诊断进行分类和报告。

2. 保险范围

"保险范围"(coverage)指支付医疗服务或程序的标准和资格要求。Medicare 和商业医疗保险公司制定承保标准,以确保产品和服务的适当利用,确定医疗必要性,控制医疗成本。如上所述,监管机构的批准并不意味着产品自动符合承保条件。Medicare、Medicaid 和商业保险公司都会发布相关的医疗政策。作为一套指导方针,医疗政策可以用于确定哪些医疗服务、程序、医疗器械和药品符合承保条件。政策中概述的广泛标准有助于医疗提供者了解在确定治疗方案时必须考虑的各类因素。如果不遵循特定政策中概述的标准,所提供的服务可能无法得到认可,并且无法得到报销。

3. 支付

"支付"(payment)指的是向医疗服务提供者支付其提供的医疗服务或程序的费用。需要注意的是,服务提供场所不同,医疗服务提供者获得的支付金额也可能不同。因此,同一项医疗程序在不同的服务场所,如诊所、门诊手术中心(Ambulatory Surgery Center, ASC)或医院,可能会有不同的报销标准。支付方式通常包括以下三种模式。

(1) 按病例付费模式

按病例付费模式是指对患者整个医疗过程一次性支付固定金额,该金额通常包括在特定时期内与患者诊疗有关的所有产品、服务和用品。对于一些新技术或费用较高的技术,可能需要在规定时期内支付额外的费用。按病例付费模式常用于疾病诊断相关分组(DRG)、门诊预付费系统(outpatient prospective payment system,OPPS)和急性冠状动脉综合征(acute coronary syndrome,ACS)治疗服务。

（2）按服务项目付费模式

按服务项目付费模式是指为患者诊疗过程中所使用的每一项产品、服务和用品支付固定金额。这种付费模式常见于医生收费表、临床实验室收费表和耐用医疗器械收费表。

（3）按床日付费模式

按床日付费模式是指对每位患者所使用的产品、服务和用品支付每日固定金额。

这些支付方法衍生出了一些其他支付形式,医疗器械制造商可能需要为其产品考虑这些其他支付形式(表1-1)。此外,政府和商业保险公司正在推出一些替代支付模式(alternative payment models,APMs),希望提供更为有效、更具成本效益的诊疗服务。

表 1-1　美国主要报销编码系统类型

编码系统	定　义	评　述
DRG	疾病诊断相关分组	诊断码和操作码决定患者服务的分组
ICD-10-CM(诊断)	《国际疾病分类》第十次修订版	用于报告诊断、疾病、状况和症状
ICD-10-PCS(操作)	《国际疾病分类》第十次修订版操作编码系统	医疗服务提供方使用 ICD-10-PCS 报告仅在美国医院住院医疗环境下执行的操作
CPT(HCPCS-Ⅰ级)	当前操作术语	报告医疗程序或医疗服务
HCPCS-Ⅱ级	医疗保健通用程序编码系统(Ⅱ级)	用于报告医疗用品、设备、装置和一些操作
IPPS	住院预付费系统	将患者划入某一分组,不同分组预先设定支付标准
OPPS	门诊预付费系统	每种情况的费用由 CPT 和 HCPCS 代码决定

来源:Official CMS Industry Resources for the ICD-10 Transition. Centers for Medicare and Medicaid Services (CMS) website. https://www.cms.gov/Medicare/Coding/ICD10; Medicare Learning Network (MLN) Fact Sheet. July 2019.CMS website. https://www. cms. gov/Outreach-and-Education/Medicare-Learning-Network-MLN/MLNProducts/Downloads/ICD9-10CM-ICD10PCS-CPT-HCPCS-Code-Sets-Educational-Tool-ICN900943.pdf; CMS website. http://www.cms.govwww.cms.gov.

4. 临床证据与经济证据考量因素

卫生经济学在确保医疗干预新措施的临床有效性和成本效益方面发挥着重要作用,它能够为获得适当的报销提供坚实基础。因此,设计一个既能获得上市批准又能满足报销要求的临床试验至关重要。

尽管医疗器械制造商在卫生经济学方面的经验可能不足,但随着报销要求的日益严格,卫生经济学对头部医疗器械公司的重要性日益增加。[3]通常情况下,只有在收集了足够的临床证据后,才会进行卫生经济学评估。不过,卫生经济学评估通常作为临床试验的一部分,以初步了解新产品的经济影响。通常,如果将卫生经济学整合到临床试验之中,就需要增加试验样本量以获得可靠的卫生经济学结果。对于许多医疗器械企业(尤其是中小型企业)来说,它们往往只能依靠投资者的零散投资以及寻求更快的投资回报来维持公司的运营,因此,增加试验样本量的要求成了一大挑战。

收集临床证据是报销策略的一部分,进行随机对照临床试验(randomized controlled trial, RCT),尤其是双盲 RCT,是说服付款方的理想选择。然而,由于产品性质、财务、伦理或其他问题,对于新型医疗器械来说,进行 RCT 并非总是可行或可取的选择。因此,为获得上市批准与报销批准,通常使用其他类型的非随机临床数据,如预登记、病例对照研究等,但这些方法的成功率在不断下降。大多数临床试验通常需要遵循严格的要求,在这种控制条件下得到的结果往往难以用于长期推广,因此需要进行上市后研究,收集真实世界中的临床证据和卫生经济证据。[4]

为了确保一项技术能够成功上市,除了传统安全性和有效性数据之外,引入新的价值主张所承载的信息变得至关重要。为了满足对真实世界证据日益增长的需求,一种有效的方法是引入患者的治疗视角,这可以通过患者报告结果(patient-reported outcome, PRO)来评价患者对于产品有效性的看法。"患者报告结果"是一个宽泛的术语,通常用于描述在没有任何临床医生评价和解释的情况下从患者处收集的结果。患者报告结果数据通常采用标准化问卷进行收集,该问卷旨在测量症状、功能(活动受限)、健康相关生活质量(health-related quality of life, HRQL)或生活质量(quality of life, QoL)。尽管患者报告结果数据在医疗器械临床试验中的应用有限,但其重要性正在迅速提升,并在卫生经济学评价中发挥着至关重要的作用。[5]

1.6 卫生经济学评价类型

卫生经济学评价通常基于前瞻性或回顾性的临床数据和经济数据,以下是几种最常用的评价方法。[6,7]

(1)成本最小化分析:用于计算成本最低的治疗方法。由于要比较的治疗方法疗效相同,因此成本最低者为最佳选择。

(2)成本效益分析:以货币形式对增量成本和结果进行估值,从而直接计算实现某种健康结果的货币净成本。例如,如果以平均工资的形式衡量,生命年延长(即生存时间延长)可视为该生命年的社会生产价值成本。评价生活质量收益的方法包括支付意愿法,即评估个人愿意为提高生活质量福利支付的金额。如果某种新治疗方法的货币结果值(效益)超过了其货币值(成本),那么这种新疗法就是最佳选择。

(3)成本效用分析:用于确定效用成本,尤其是生活质量和数量的结合。然而,评估不同个人或社会对健康状况或健康状况改善的看法并非易事。与成本效益分析不同,成本效用分析用于比较两种可能具有不同效益的治疗程序。成本效用分析所表示的是特定医疗服务结果类型的货币价值。在这种情况下,增量成本效果比(incremental cost-effectiveness ratio, ICER)通常表示为获得额外质量调整生命年(quality-adjusted life year,

QALY）的增量成本。这种方式能够轻松比较不同的健康结果，但仍需要对与不同健康结果相关的生活质量（效用）增加进行价值判断。

（4）成本效果分析：从更全面的视角考虑成本。虽然医疗成本以货币形式衡量，但医疗效果是独立确定的，可以根据临床结果（如挽救的生命数量、预防的并发症或治愈的疾病）进行衡量。成本效果分析所衡量的是实现增量健康效益的成本，这种效益体现为某种特定的健康结果。使用这种方法计算增量成本效果比的例子包括：① 每使一名患者血压下降 10 mmHg 所需的费用；② 每使一名肾移植患者避免出现急性排斥反应所需的费用。

（5）预算影响分析：通常用于确定在当前情况下，在特定时期（通常为 1~10 年）内向医疗服务系统引入新产品所带来的财务影响（节约成本或产生潜在费用），这取决于具体产品、治疗和医疗系统的性质。

表 1-2 展示了不同卫生经济学评价方法中所使用的健康结果数量和单位。在某些地区，如加拿大的部分地区和澳大利亚，申请方必须提供卫生经济数据才能获得新医疗技术的公共报销批准。此外，申请方还需要提供信息说明特定技术纳入报销范围对整个医疗预算的影响。即使作出了积极的报销决策，付款方仍然可以通过调节产品数量、医疗服务提供者认证或报销水平来限制技术的传播。[8]

新技术有助于降低医疗成本（例如，减少医院就诊次数、避免损失工作时间），这解释了为什么卫生经济学应在医疗新技术的卫生技术评估（health technology assessment，HTA）中发挥核心作用。目前，世界上多个国家政府已经认识到卫生经济学的重要价值，开始提供相关支持并划拨资金，以促进开发新的检测方法，旨在建立一个更有效、更具成本效益的医疗服务系统。[9]

表 1-2　卫生经济学评价类型

类　　型	健康结果数量	健康结果单位
成本最小化分析	无	无
成本效益分析	多	美元
成本效果分析	一个	临床指标

1.7　证据评估方法协调统一化

目前，全球范围内有 100 多个国家、地区和地方级别的卫生技术评估机构，这些机构的评估方法也随着技术的进步而不断更新。

不同国家的卫生技术评估机构如下。

加拿大：加拿大药品和卫生技术局（Canadian Agency for Drugs and Technologies in Health，CADTH）；

法国：最高卫生咨询机构（Haute Autorité de Santé，HAS）；

德国：医疗质量和效率研究所（Institute for Quality and Efficiency in Health Care，IQWiG）；

意大利：国家地区卫生服务局（Agenzia Nazionale per i Servizi Sanitari Regionali，AGENAS）；

荷兰：国家医疗保健研究所（Zorginstituut Nederland，ZIN）；

瑞典：牙科及医药福利局（Tandvårds-och läkemedelsförmånsverket，TLV）；

英国：国家健康与临床卓越研究所（National Institute for Health and Care Excellence，NICE）；

美国：卫生保健研究和质量机构（Agency for Healthcare Research and Quality，AHRQ）。

此外，巴西、智利、韩国及其他地区也新成立了卫生技术评估机构。

欧洲、北美以及世界其他地区都在提倡开展卫生技术评估。在过去几年里，各地已经开始努力推动卫生技术评估流程标准化。然而，由于各国的医疗需求、优先事项和法律框架不同，卫生技术评估机构必然会采用不同的评估方法与标准来评估新的技术创新。

尽管如此，几项旨在推动卫生技术评估协调统一的举措正在实施中。其中较为突出的有国际卫生技术评估机构网络（International Network of Agencies for Health Technology Assessment，INAHTA）、欧洲卫生技术评估网络（European Network of Health Technology Assessment，EUnetHTA）和国际卫生技术评估协会（Health Technology Assessment International，HTAi）。

这些国际协会的努力表明，在协调、共享和交流信息方面，许多领先的卫生技术评估机构已经取得了显著进展。然而，建立一个完全协调统一的 HTA 评估和决策机构，这种想法依旧遥不可及，仍然是一个有待实现的梦想。

因此，医疗器械制造商必须认识到，他们越来越需要了解不同的标准、评估方法以及各个卫生技术评估机构在决策过程中所扮演的角色，从而制定合适的业务策略，确保选择和优先考虑那些最符合产品临床价值和经济价值主张的目标市场（及其卫生技术评估流程）。

尽管要最终实现卫生技术评估协调统一仍有很长一段路要走，但如果一个主要的卫生技术评估机构能够提出一些积极建议，可能会推动并影响其他机构遵循类似的要求与评估方法，反之亦然。

1.8　监管注意事项

不同的国家和地区拥有不同的监管体系，其上市前和上市后要求也有所不同，监管批准/许可与产品的支付方式、上市时间和上市顺序之间的联系也不尽相同，提前考虑这些差异对于制定可行的最佳监管战略至关重要。以下是第 16 章《全球医疗器械营销战略》所讨论的关键考虑因素：

（1）对区域内由高到低的监管壁垒进行细分和分类；

（2）为新产品和现有产品确定细分市场的优先次序；

（3）完成注册审批的总体成本；

（4）监管壁垒；

（5）全球广告营销与推广法规；

（6）关键意见领袖和监管合规；

（7）医疗器械人因工程与可用性测试；

（8）市场研究、监管合规和成本评估；

（9）产品分销与选择国内合作伙伴的策略。

1.9　结语

初读本章，您可能会心存疑惑：既然这是一本关于监管战略的书，为何开篇却讨论起医疗环境的快速变化以及组织应如何应对和取得成功呢？我希望到此刻，您已经更清楚地认识到，获得市场准入是医疗器械生产组织内每位成员的共同责任，而监管战略在这一过程中起着至关重要的作用。实现市场准入是确保所有患者都能以合理价格获得合适产品的关键步骤。

在当今世界，全球重大事件（如新型冠状病毒感染疫情的爆发）不断给人类和经济带来不确定性与损失。为了控制不断增长的医疗费用，各国政府和其他医疗利益相关者面临着越来越大的压力。因此，医疗器械制造商必须将市场准入的实现纳入其组织文化之中。这不仅意味着创造新的角色或在跨职能团队中指派人员简单协作，而且需要领导层承诺进行变革，改变思维模式，重塑企业文化，强调协作，打造以患者为中心的产品，并满足多个利益相关者的需求。

正如本章所述，医疗器械公司需要评估并深入理解其产品旨在满足而尚未被满足的需求。如果对这些需求缺乏清晰的认识和评估，产品成功商业化的可能性就会大大降低。一旦需求被明确，组织便可以进一步评估医疗卫生领域的现状，包括支付模式、关键利益相关者的价值需求，并收集证据来证明其产品能够满足这些需求。医疗器械制造商必须意识到，利益相关者的范围已经发生了变化，不再仅限于医生。现在，医疗器械制造商还必须了解支付方、医疗服务体系、政府决策者以及患者的价值需求，并努力满足这些需求。此外，支付方式也正在从按服务项目付费转变为基于降低成本和改善结果（即价值）的支付模式。因此，公司需要依据卫生经济学和健康结果数据来构建自己的价值主张。

对于法规事务专员而言，他们不仅需要了解市场准入策略，还应积极参与其制定过程，确立协作机制，并明确公司各职能部门所需的技术和能力。在执行管理层的支持下，如果组织能够制定并实施一套包含特定工具和策略的市场准入方案，将能有效促进产品上市，并满足患者和其他利益相关者的需求。在设定市场准入部门的结构和职能时，医疗器械制造商可以采取不同的策略。一些公司可能倾向于集中化管理，即建立一个专门团队来制定推动产品上市所需的策略细节。而另一些公司可能采取更分散的方法，让多个跨职能团队各自负责不同的策略以支持产品上市。无论采取哪种方式，组织必须明确自己的最终目标，即提供能够满足患者明确需求的产品。在产品开发阶段，法规事务负责人应尽早考虑产品的预期用途是否与患者的实际使用需求相符。此外，法规团队应确保产品最终获得的监管批准与组织正在确定的编码、保险范围和支付标准相一致。

在后续章节，本书将进一步详细介绍法规团队以及其他跨职能团队在产品开发过程中需要采取的具体行动。必须强调的是，产品开发工作仅靠单打独斗是绝对无法完成的。各跨职能团队的领导人员必须确保本部门与其他部门保持密切配合。开发产品以满足市场未被满足的需求，这应当成为组织内每位员工的最终目标。组织内所有的领导人员都应努力营造一种促进跨职能协作的企业文化。如果组织内的思维模式、工作框架和组织结构都专注于推动产品实现市场准入，那么产品成功商业化的可能性将显著增加，医疗器械制造公司也能进一步实现整体增长。

第 2 章　医疗器械监管战略的制定与实施

Thomas R. Hutchinson，MS，RAC，FRAPS QRE 更新

2.1　全球化

如今,医疗器械产品的全生命周期监管模式正迅速向全球化方向发展。为了给组织提供有效的、具有战略性的监管指导与支持,法规事务专员对监管规定的理解显得愈发重要,并在组织内部实现信息共享,推动制定和实施有效的医疗器械监管策略。法规事务专员不仅要理解和传达当前监管流程和技术要求的变化,还要洞察这些变化对未来产品开发和上市许可等活动的潜在影响。市场监管发生变化可能会影响组织的当前业务,因为监管机构会对这些变化进行评估与实施,最终采用新的监管办法。

1997 年,美国食品药品监督管理局(Food and Drug Administration，FDA)将包含医疗器械设计基本质量体系要求的 21 CFR 820《质量体系法规》(Quality System Regulation，QSR)[1]与欧盟分别于 1990 年和 1993 年实施的《医疗器械指令》(即 90/385/EEC 号指令和 93/42/EEC 号指令)[2,3]以及后续修订案中有关医疗器械开发和设计要求保持统一。目前,FDA 还提议将 QSR 与 ISO 13485：2016 标准保持完全一致。[4]此外,欧盟发布了《欧盟医疗器械法规》(欧盟 MDR)[5] 2017/745 和《体外诊断医疗器械法规》(欧盟 IVDR)[6] 2017/746,由于目前这些法规正处于过渡期,这对 CE 认证过程及颁发 CE 认证标志的公告机构(notified body)带来了重大变化。然而,许多公告机构选择不向欧盟委员会申请 MDR 和 IVDR 的授权,这导致很多组织不得不重新寻找其他公告机构,引起了巨大混乱。加之英国决定退出欧盟,使得公告机构认证过程变得更加复杂。

公认的国际标准清单已经远远超出了质量体系标准和风险管理标准(如 ISO 13485：2016 和 ISO 14971：2019)[7,8]。例如,适用于医用电气设备的 IEC 60601 - 1 标准[9]规定了医疗器械可用性要求,目前这些要求也开始适用于非电气医疗器械。本书后续章节将详细介绍这些标准类型所发生的变化。

2011 年,全球协调工作组(Global Harmonization Task Force，GHTF)宣告解散,由国际医疗器械监管者论坛(International Medical Device Regulators Forum，IMDRF)取而代之。IMDRF 的初始成员包括澳大利亚、巴西、加拿大、中国、欧盟、日本、俄罗斯和美国,目前还包括新加坡和韩国,世界卫生组织(World Health Organization，WHO)继续担任官方观察员,目前其官方分支机构包括亚太经济合作组织生命科学创新论坛(APEC Life Sciences Innovation Forum，APEC LSIF)、亚洲医疗器械法规协调组织(Asian Harmonization Working

Party，AHWP)和泛美卫生组织(Pan American Health Organization，PAHO)。在 IMDRF 的全球会议期间,医疗器械行业代表可受邀参加公开论坛。

在这些区域性和全球性组织的努力下,医疗器械产品开发过程和体系的协调统一工作得以持续推进。其目的是推动安全有效的产品的开发和上市,以满足临床需求,最大限度降低医疗服务供给的总体社会成本。为此需要特别关注信息透明度及协调监管合规活动两个特定领域。

目前,全球上市许可要求普遍体现了以下几个医疗器械产品设计开发的关键概念:

(1) 设计控制(或某种形式的结构化产品开发过程)

- 设计输入(临床医生和患者的需求)
- 设计输出(临床相关的产品性能规范)
- 设计验证(最终产品设计符合规范要求)
- 设计确认(产品满足临床医生和患者的需求)
- 设计转移(产品生产规模的扩大和对产品设计的一致遵守)
- 设计审查(由适当的职能部门对该过程进行全面审查和管理)

(2) 风险管理

- 风险管理规划
- 风险分析(预期用途、危险识别、风险估计)
- 风险评价
- 风险控制(选择、实施、剩余风险评价、效益风险分析)
- 整体风险接受性
- 风险管理报告
- 生产后信息(生产信息和市场监督)

随着科技变得更为复杂,临床诊疗的范围已经不再局限于结构化临床环境,而是逐渐转向更为广泛的家庭护理和自我护理领域。因此,设计控制活动也越发注重人因分析。风险管理的应用范围也在持续扩大,整个风险管理系统(包括但不限于风险分析)以及生产及生产后活动都融入了风险管理元素。风险管理现在是医疗器械产品全生命周期的持续过程。

监管机构日益重视在医疗器械上市许可和上市后风险管理过程中增加使用临床信息,这在欧盟 MDR 和欧盟 IVDR 中有所体现。目前,这些法规尚未全面实施,仍处于过渡期。欧盟 MDR 和欧盟 IVDR 还根据产品性能信息及新的风险评估对许多医疗器械产品进行了分类升级。欧盟 MDR 和欧盟 IVDR 对上市许可的要求包括:对所有提交的医疗器械进行临床数据分析,增加卫生机构对特定产品的审查,以及在 Eudamed 数据库集中报告临床试验信息和不良事件信息。FDA 发布了关于使用真实世界证据(real world evidence，RWE)支持医疗器械监管审批的指南。[10]中国国家药品监督管理局(National Medical Products Administration，NMPA)[原中国国家食品药品监督管理总局(China Food and Drug Administration，CFDA)],制定了国家产品标准,并对可能豁免临床试验要求的医疗器械进行了风险评估。2018 年,印度签发了《医疗器械规则》[11],并将执法权限授予卫生和家庭福利部下属的中央药品标准控制机构(Central Drugs Standard Control Organization, CDSCO)。

最后,就加强全球医疗器械法规协调统一再举一例,澳大利亚、巴西、加拿大、日本和美国已在 IMDRF 内部试行并采纳了医疗器械单一审核程序(Medical Device Single Audit Program, MDSAP),以统一生产现场检查要求,从而更有效地使用资源以保持全球合规性。[12]检查报告将被各监管机构所接受,用于监管合规流程和决策。

2.2　药械组合产品

在药物输送、抗菌涂层和靶向临床治疗等领域,药械组合产品的生产技术正在不断进步。法规事务专员必须对产品的主要作用方式(product's mode of action, PMOA)有清晰的认识,并要理解产品成分和功能宣称在特定市场的潜在监管影响。

医疗器械主要通过物理、机械或能量的作用方式与人体互动,而不是主要通过代谢、免疫、药理分子或化学机制与人体互动。根据美国 FDA 的定义,医疗器械"旨在影响人类或其他动物身体结构或身体任何功能,而非通过在人类或其他动物体内或身体上进行化学反应且不依赖代谢来实现其主要预期目的"。[13]医疗器械的开发和制造系统源自应用于离散型机械制造的机械工程方法。医疗器械的开发和制造控制旨在识别和控制单元之间的差异性,以确保医疗器械在临床医生、护理人员和预期患者群体中具有一致的可重复性能。

药物/药品通过生理手段与人体互动,药品开发和生产系统以化学工程和制药工程控制为基础,进行连续或均质批量生产。保证批量一致性对于为每种临床情况提供预期相同剂量的产品至关重要,制定产品开发和生产控制相关要求就是为了支持这一需要。

2016 年 4 月 1 日,FDA 签发了 21 CFR 4《组合产品的监管规定》[14],随后又在 2017 年 1 月发布了《组合产品的现行生产质量管理规范》[15]。欧盟在欧盟医疗器械法规(EU MDR)中纳入了对含有药物/药品的医疗器械的要求,目前正在制定更为具体的指南。

2.3　科技进步:数字"革命"

随着科技的发展,除了组合产品外,现在还出现了多种数字医疗应用。2015 年,FDA 发布了《移动医疗应用指南》[16],其中定义了简单的临床数据记录应用程序。从那时起,诊断软件、用于诊断和临床诊疗决策的人工智能医疗应用程序,以及与个性化自动化治疗相结合的诊断软件不断涌现。为此,2019 年 9 月,FDA 发布了《设备软件功能和移动医疗应用程序政策》[17],对移动医疗应用程序提供了更为广泛和详细的指导,对本身即为医疗器械的软件(software as a medical device, SaMD)和医疗器械内含的软件(software in a medical device, SiMD)做出了更为明确的定义,并在数据完整性、保密性和网络安全方面也发布了许多技术标准。本书也新增了有关网络安全的章节(第 22 章)。

法规事务专员所面临的重大挑战和责任就是了解这些不断变化的法规,他们需要评估这些法规对医疗器械监管策略的影响,并在医疗器械开发过程中为组织提供相关指导。

一个药械组合产品可能在某一市场作为医疗器械被监管,但在另一市场上可能会作为药品进行监管。软件诊断产品,如果只是用于收集和分析数据,可能被归类为某一风险级别,但如果该产品随后提供临床行动建议,则可能被划分为更高的风险级别。这种情况会对注册申报途径和机制、生产质量体系、临床试验要求、产品标签和不良事件报告要求等方面产生影响。例如,充分理解并管理药械组合产品所面临的监管挑战,并有效传达这一信息,将对组织资源调配产生重大影响。

2.4 当前全球监管动态

上述几个示例以及后续章节更为详细的介绍都表明,全球监管环境瞬息万变,IMDRF等协会以及其他区域组织正在对现有监管框架进行持续调整,全球多国也在不断制定并实施新版医疗器械法规。

(1)随着 IMDRF 的进一步发展,全球透明度越来越高,监管机构之间的信息共享不断加强。互联网和监管机构网站定期发布有关产品性能问题和现场行动的最新信息,许多国家都提倡向公众公开临床试验数据。MDSAP 方案使生产质量体系合规性检查实现趋同,也综合体现了五大参与监管机构所关注的重点领域。

(2)为了最大限度地降低持续攀升的医疗成本,随着数字工具的应用,门诊手术中心、诊所和家庭护理不断推出新的临床管理方案。基于此,制造商更加关注医疗器械人因工程分析的设计与开发,并考虑到未接受临床训练的非专业人士的使用,确保产品性能处于适当水平,将患者可能面临的风险降到最低。[18]医疗报销系统所关注的是临床结果和病例管理效果,而不仅仅是某一医疗器械所作出的具体贡献。在一些系统中,医疗保险支付的形式为统一费率捆绑支付,即针对某一医疗程序,支付该程序所有的直接费用和间接费用。因此,医疗机构需要对医疗器械进行评估,确定其是否能够改善临床结果,且费用维持在报销确定的范围内。

(3)目前,美国和欧盟正在推行医疗器械唯一识别(unique device identification, UDI)系统,借助各自的 UDI 数据库更好地进行产品性能分析和产品跟踪[19],并与全球医疗器械术语系统(Global Medical Device Nomenclature, GMDN)数据库相互参照。1992 年以来,GMDN 数据库一直为监管机构、医疗器械行业和医疗机构所使用。

(4)监管智能系统和职位不断发展丰富。在许多情况下,监管职能系统利用人工智能和类似的分析工具与算法来确定拟议的和新实施的医疗器械法规,分析这些法规对医疗器械开发和上市活动的影响。

了解这些类型的全球监管动态,在组织内提供相关指导和解释,是合格法规事务专员必须培养并不断提升的关键策略技能。要想成功实现产品开发和上市目标,确保医疗器械在整个产品生命周期内持续合规并实施有效的风险管理,都依赖一个全面有效的监管基础。

本书介绍了大量关于需要执行的任务的信息,为法规事务专员如何作为组织的有效贡献者执行这些任务提供了一些建议,同时还对何时需要面对监管机构提供了指导。

2.5　章节主题

本书的章节大致包括以下几大主题。

战略

- 监管战略组成部分——基本要素(第 4 章)
- 医疗器械设计和开发过程的风险管理战略(第 6 章)
- 全球医疗器械标签策略(第 7 章)
- 全球监管过程(第 13 章)
- 第三方视角下的全球监管过程(第 14 章)

技术要素

- 医疗器械生产(第 8 章)
- 非临床实验室测试(第 9 章)
- 全球医疗器械临床战略(第 10 章)
- 使用标准制定医疗器械监管战略(第 15 章)

商业化

- 全球医疗器械营销战略(第 16 章)
- 全球医疗器械上市后监管策略(第 18 章)
- 专利与知识产权(第 20 章)

组织

- 核心开发团队(第 3 章)
- 建立质量管理体系(第 5 章)
- 战略开发的监管资源(第 17 章)
- 专门技术领域:

  体外诊断医疗器械(第 11 章)

  组合产品(第 12 章)

  干细胞技术的边界监管: 治疗方法、医疗器械与组合产品(第 19 章)

  软件(第 21 章)

  网络安全(第 22 章)

无论是在上述分组的一般主题领域,还是在个别章节的特定主题领域,法规事务专员都可以找到关键信息,以制定和实施有效的监管战略,助力全球医疗器械的发展。

第 3 章　核心开发团队

Pamela J. Weagraff，MBA 更新

引言

医疗器械的创新开发通常源于科学的新发现或新想法,无论是变革性的新技术,还是对市售产品的改进,或者是现有工具或科学方法的全新应用。大多数新型医疗器械都是为了解决尚未解决的临床挑战而开发或构思的,其中许多医疗器械起源于学术中心。

医疗器械的产品生命周期包括研究、提出发现/概念设计、可行性研究、正式的产品开发、实现商业化,如此循环往复。在提出发现/概念设计和可行性研究之后,进入正式的产品开发阶段需要建立一个跨职能团队,共同协作确保完成监管注册并实现产品上市。本章将负责推动医疗器械从发现/概念到实现商业化的团队定义为核心开发团队(core development team,CDT)。

CDT 的目标是在合规的前提下及时且有效地达到项目的里程碑。无论公司规模大小,组建并支持一个强大的核心开发团队是所有医疗器械公司的战略能力。一个高效的核心开发团队有助于推动实现智能产品开发、加速上市,并确保医疗器械尽快被市场接纳。如果核心开发团队效率低下,可能会导致项目返工、上市延迟,以及关键客户对尽快接纳新产品摇摆不定。核心开发团队的表现也会对企业产生直接影响。

3.1　核心开发团队基础知识

1. 核心开发团队的目的和作用

核心开发团队能够为跨职能专家创造一个工作环境,使他们能够专注于需要密切协作的复杂项目。相比之下,对于一些简单的短期项目,如对现有产品进行设计变更,可能不需要建立核心开发团队。即便如此,核心开发团队仍然有其内在优势。

首先,建立核心开发团队有助于提高决策效率,尤其是在垂直型结构的传统大中型企业中。通常,核心开发团队是在项目或项目组负责人的领导下横向组建而成的。核心开发团队采用跨职能的管理方法,可视为一种双重报告(矩阵)关系,即成员实线向其职能部门经理汇报,虚线向核心开发团队的项目或项目组负责人汇报。在一个运作良好的跨职

能核心开发团队中,成员们作为一个整体共同制定计划、讨论问题、寻求解决方案、执行决策,这已被证明可以极大提升工作效率并缩短上市时间。关键的项目决策仍然需要各职能部门经理参与其中,而重大业务和财务决策则需要在阶段性工作审查或里程碑会议上接受执行管理层的监督。

建立核心开发团队的另一优势在于构建项目历史和产品知识库。核心开发团队成员来自不同职能部门,通过密切合作,他们认识到信息共享对于实现共同目标的重要性。实际上,核心开发团队本身就是项目信息的宝贵资源。

在核心开发团队中,每位成员都为团队带来了所在职能部门的专业知识。理想情况下,核心开发团队通过平衡且务实的方式进行决策,以此打造一支高效的团队。这种做法也是一种有效的员工激励手段,因为它为团队成员提供了更多机会直接表达个人的想法和关注点,并影响日常决策。

2. 甄别适合采用核心开发团队结构的项目

通常情况下,公司的设计控制计划会提供指导,说明哪些项目需要制定设计和开发计划,以符合监管要求并提高业务效率。在这种情况下,构建核心开发团队将大有裨益。然而,核心开发团队的结构并不适用于所有项目。在小型公司中,设计控制计划应当具备一定的灵活性,以决定是否构建核心开发团队,从而避免可能降低工作效率的反效果。此外,对于相对简单的项目,如变更现有产品的设计,可能无须构建核心开发团队。

产品组合或产品管理负责人应当具备丰富的经验,在筛选项目的同时确保充足的项目资金,并平衡业务需求。在此基础上,一旦核心开发团队建立,就能明确项目的范围、目的和目标。反之,含糊不清的项目定义将成为项目执行的典型障碍,可能导致项目需要"返工",需要重新确定项目范围并获取必要的项目资金。

3. 核心开发团队在组织内的角色与职责

医疗器械产品开发需要在各职能领域做出诸多决策,从产品概念阶段到产品上市,再到上市后的持续监管直至产品淘汰。这些决策需要在质量管理体系(quality management system,QMS)中确立的设计控制和风险管理计划要求与业务及财务目标之间保持平衡。此外,核心开发团队还必须为产品的全面生产、上市,以及上市后的性能监测打下基础。

核心开发团队构建跨职能结构的目的在于专注于实现商业和财务目标,并保持适当的监管合规性。在一个理想的平衡系统中,监管合规要求为项目战略的制定提供信息,但其不应是战略执行的唯一驱动力。核心开发团队应在决策上拥有较大的自主权,并在项目阶段性审查或里程碑会议中就商业或财务策略决策向执行管理层咨询。

相互依存关系是维系核心开发团队的"黏合剂"。如果团队运作良好,可以显著增强执行管理层的信心。再次强调,在一个稳健的设计控制计划中,团队所有成员都应明确各自的角色和职责,包括参与各级决策,如考虑患者和医疗服务提供方的需求、商业和财务的目标,以及监管合规的要求等。

4. 重要注意事项

建立核心开发团队应注意以下事项。

（1）系统和过程的可行性

当项目目标需要开发比公司以往产品更具创新性或包含更高风险的产品时，核心开发团队必须评估当前质量管理体系，尤其是设计控制和风险管理计划，是否足以支持实现项目目标。根据质量管理体系的相关要求，公司可以构建一个与即将设计、开发、制造和销售的产品的性质及其风险水平相匹配的体系。然而，开发创新技术或高风险医疗器械可能需要提升质量管理体系，确保开发流程和实践足够稳健，能够满足更高标准的要求。

举例来说，一家公司一直以来专注于开发传统医疗器械并拥有成熟技术，如果该公司决定进入一个具有新要求的新型细分市场，如药械组合产品，那么该公司必须根据组合产品的规定（21 CFR 4[1]）重新评估其质量管理体系。同样，一家一直生产一次性医疗器械的公司在开始开发电子医疗器械之前，也必须重新评估其质量管理体系。

对于一家从研究转向产品开发的小公司而言，建立支持产品开发活动所需的质量管理体系要素至关重要。小公司可以分阶段建立质量管理体系，首先建立产品开发所需的质量体系要素，然后逐步建立与上市后活动相关的质量体系要素。此外，小公司还必须了解试验性医疗器械的相关要求，并在设计控制和风险管理计划范围内进行设计和开发。试验性器械在用于人体之前，需要进行适当的设计验证和设计确认，至少需要对确保其安全功能的设备要求进行验证。美国法规明确要求，试验性器械在给患者使用前必须确保其安全性，而在其他国家，这一要求也是默认的。此外，医疗器械制造商还必须能够通过设计控制证明，早期使用器械阶段收集到的临床证据（如果有的话），这些临床证据在一定程度上合理地代表了该医疗器械上市后的预期临床表现。

质量管理体系基础设施需要公司的投资和执行管理层的承诺。然而，如果没有适当的政策和程序，可能会对后续的监管注册和产品商业化产生不利影响。

（2）全球战略与注册上市

一个旨在满足尚未满足临床需求的新产品，或者对现有产品的改进，起初可能只具有局部性影响，但在当今全球化的世界中，其影响范围很可能扩展到全球。过去几十年，创新步伐的迅猛带来了深远的影响，不仅重塑了医疗器械行业的面貌，还极大地改变了监管环境和市场动态。对于正在考虑的项目，应尽早明确其目标市场。这些市场之所以吸引人，可能是因为其庞大的市场规模或独特的战略优势。这样做可以确保核心开发团队适时配备适当人员，以满足全球上市计划的预期需求。

尽管在统一监管要求方面有着强烈的呼声，但在产品注册的技术要求、质量管理体系检查、审计方法及不良事件报告等上市后监督活动方面，仍然存在显著的差异。

由于生活方式、医疗实践以及医疗器械配件供应短缺等方面的差异，一些机械性能测试结果可能符合欧盟 MDR 2017/745[2]的规定，但不被一些亚洲国家接受，这种情况并不罕见。如果在提交申请阶段或监管审查期间才了解到存在不同的要求，可能会带来不利影响，导致项目返工，延误整个项目。因此，提前了解全球监管要求以及相关的细微差别至关重要,这可以确保核心开发团队及其临时成员能够迅速有效地处理临床前或临床数据要求,以及检验或审计要求,并加快产品注册工作流程。

在大多数国家,进行产品注册都需要在当地找到一个代表。如果没有明确的流程来支持全球产品注册工作,例如确定产品注册的信息流及答复当地监管机构的问题,核心开发团队可能会面临当地要求的挑战。一些大中型公司可能会依靠内部的国际监管职能部门来支持全球项目注册,而中小型公司则更多依赖核心开发团队成员。在项目计划的早期阶段识别关键市场并融入其测试和注册要求,对于实现产品全球上市至关重要。如果产品计划在多个市场同时上市,可能有必要开发用于提交技术档案和证书的工具和程序,并答复监管机构的问题。核心开发团队还应考虑与管理层和国际合作伙伴提前协商,以便就分销商与直属分支机构可以获得何种程度的专有信息问题达成共识。

（3）挑战

虽然核心开发团队为达到项目里程碑提供了基本要素,但潜在的挑战绝不仅限于眼前的项目目标和目的。一个常见的问题是如何处理与部门经理的直接汇报关系以及与核心开发团队项目负责人的间接汇报关系。如果信息传递混乱,将迅速降低工作效率,并对高效决策造成实际阻碍。明确报告结构和决策权限对核心开发团队的运作至关重要。

核心开发团队成员需要具备灵活性,能够快速适应变化以推进项目。随着项目的推进,一旦做出变更调整,其影响将呈指数级增长,具体表现为项目返工和影响项目进度。此外,核心开发团队成员需要始终保持沟通渠道的畅通,以便在出现任何必要变更时,所有受影响的职能部门能够顺利做出调整。

最后,在资源规划过程中,需要考虑到核心开发团队成员参与的变动情况（请参见 3.5 节）。

3.2 核心开发团队的构成——项目背景决定一切

核心开发团队的构成取决于项目的目标、目的及其复杂程度。此外,鉴于大型公司和小型公司可利用的内部和外部资源存在差异,它们的核心开发团队也会有所不同。若缺乏具体的背景信息,便难以准确把握核心开发团队在项目中所能发挥的作用。本节假定产品开发需经历以下阶段,具体内容如下文所述,并在表 3 - 1 中进行详细说明。

产品开发的管理流程方法众多,例如在美国,只要流程方法能够确保满足 21 CFR 820.30 条款的设计控制要求,并且与即将上市的产品相适应,那么所有这些方法都是可接受的。[3]欧盟和其他大部分国家则遵循 ISO 13485：2016《医疗器械——质量管理体系——用于法规的要求》[4] 中关于产品实现部分的设计控制要求。虽然 ISO 13485 标准和 21 CFR 820.30 在设计控制方面的要求在很大程度上是一致的,但仍需注意两者之间确实存在的差异。

1. 第一阶段——相关要求

一旦管理层批准项目从产品研究阶段正式过渡到产品开发阶段,并指定了项目经理,该项目经理就可以要求各职能部门经理指派代表加入核心开发团队,以启动开发活动。在项目第一阶段开始时,项目经理通过制定项目计划或设计开发管理计划来规划设计和开发活动,并根据核心开发团队成员的职能,分配他们支持计划开发的责任。

记录设计和开发规划活动有助于建立支持性项目文件,例如设计要求、产品规范、设计计划(电气、机械、软件等)、监管策略、临床开发等。这些项目文件的相关时间安排将在3.5节展开讨论。

第一阶段的关键活动通常包括但不限于以下几个方面:

(1)根据市场需求制定设计要求;

(2)进行初步风险分析;

(3)明确具体的监管要求;

(4)提供可比的、市售医疗器械的相关补充信息;

(5)将设计要求转化为初始产品规范;

(6)开展设计审查,记录审查情况,需要注意的是,设计审查通常较为明确具体且重点突出,与阶段性审查不同,后者重点在于核查设计文件,如设计要求或产品规范,而不涉及项目成本、项目进度安排等业务问题;

(7)根据第一阶段结束准备的情况检查表开展阶段性审查。

2. 第二阶段——产品设计

在第二阶段,项目经理更新项目计划,以反映第一阶段完成的活动。更新内容包括第二阶段的可交付项目设计清单和准备工作清单,并与指定的负责人(即负责具体行为活动的个人)一同监督支持计划的更新情况。通常情况下,项目经理会指派一名生产计划负责人,该负责人还将在第二阶段监督设计转移清单。

第二阶段的关键活动通常包括但不限于以下几个方面:

(1)将初始规范转换为开发原型组件;

(2)将开发原型组件集成到开发原型系统中;

(3)根据需要优化设计;

(4)明确医疗器械的基本要求,确定产品的最终规范;

(5)将最终规范转化为生产原型组件,以代表市售产品;

(6)将生产原型部件集成到生产原型系统中;

(7)开展设计审查,并记录审查情况;

(8)根据第二阶段结束准备的情况检查表开展阶段性审查。

3. 第三阶段——验证与确认

在第三阶段,项目经理更新项目计划,以反映第二阶段完成的活动。更新内容包括第三阶段的可交付成果验证与确认活动清单以及准备工作清单,并与指定的负责人一同监督支持计划的更新情况。

第三阶段的关键活动通常包括但不限于以下几个方面:

（1）根据验证与确认计划，分别为各生产原型组件和集成生产原型系统制定验证与确认测试协议，并做好相关记录。

（2）在设计确认开始之前，执行验证测试协议，记录测试结果，以分别验证各生产原型部件和集成生产原型系统的产品规范是否符合设计要求（至少，在进行设计确认之前，必须验证基本设计要求，即是否影响用户或患者安全）。

（3）对于非基本设计要求，设计确认与设计验证可以同步进行。如果根据设计验证结果需要进行设计变更，可能需要重复开展设计确认活动。

（4）执行确认测试协议，记录测试结果，以分别确认各生产原型部件和集成生产原型系统在模拟或实际使用条件下的技术和临床性能特征满足市场或用户要求：

① 根据设计验证与确认的结果以及项目监管计划，最终确定监管申请，并按要求提交给相应的监管机构，例如，美国的 510（k）上市前通知、De Novo 分类申请或上市前批准（premarket approval，PMA），欧盟的技术文件（不需要提交）或设计档案，加拿大的医疗器械许可证等；

② 开展设计审查，并记录审查情况；

③ 根据第三阶段结束准备的情况检查表开展阶段性审查。

注：监管申请要求可能会指定开展临床前动物研究和/或人类使用研究，以此作为设计确认活动的一部分或支持监管申请。如果需要进行人体使用临床研究，可能会有额外的监管要求，这主要取决于临床研究的类型和进行研究的国家。

4. 第四阶段——产品商业化

在第四阶段，项目经理更新项目计划，以反映第三阶段完成的验证与确认活动。更新内容包括第四阶段的可交付项目商业化清单以及准备工作清单，并与指定负责人一同监督支持计划的更新情况。

第四阶段的关键活动通常包括但不限于以下几个方面：

（1）确保所有设计转移活动已按照生产计划完成，并将相关记录存档；

（2）确认新产品发布审核已完成，并确保每份项目监管计划都符合适用的质量标准，并将记录存档；

（3）验证是否已收到监管注册和第三方测试认证，并根据监管计划进行归档；

（4）确保订单生成、分销、安装和服务（如适用）等相关上市活动已经完成，并将记录存档；

（5）开展设计审查，并记录审查情况；

（6）根据第四阶段结束准备的情况检查表开展阶段性审查。

5. 第五阶段——产品维护

产品维护活动基本相似，都将遵循申请执行设计变更的相关要求，主要依据公司管理上市后设计变更的流程进行，例如，通过研发或制造工程功能。对于产品报废，设计变更申请可作为一种机制，用于组织和执行受影响功能的活动。

第五阶段(执行设计变更)的关键活动通常包括但不限于以下几个方面:

(1)设计变更指的是在设计交付制造后,可能影响现有产品、包装、标签或器械主记录(device master record,DMR)的变更,如产品规范变更、质量测试方法变更、产品制造变更或其他与设计变更相关的活动;

(2)根据设计变更的范围、对器械风险概况的影响(如审查最新的风险管理报告、投诉、不良事件、召回等),确定设计变更请求中适用的设计控制阶段,并为根据公司设计控制程序执行的设计验证和/或设计确认活动制定相关要求,同时按照设计控制要求,指派跨职能部门代表参与设计变更;

(3)将设计变更请求纳入公司的变更控制流程,或将其确定为独立流程,评估设计确认或设计验证(如适用)相关的设计变更(如果需要进行设计确认和/或设计验证,则必须在变更执行之前完成相关活动);

(4)在适用的器械主记录中添加或引用与设计变更请求相关的最终文档。

如果将产品报废视为设计变更请求,第五阶段的关键活动通常包括但不限于以下几个方面:

(1)根据产品报废项目的范围以及产品停止供应对上市后风险的影响,在设计变更请求中确定适用的设计控制阶段,例如,准备充足的备件库存以度过报废期;

(2)制定客户沟通营销计划;

(3)制定监管计划,通知产品注册所在地的监管部门;

(4)为停产受影响的专用生产区域制定生产计划。

表 3-1 产品开发阶段示例

第一阶段—— 相关要求	第二阶段—— 产品设计	第三阶段—— 验证与确认	第四阶段—— 产品商业化	第五阶段—— 产品维护
输入:基于市场调研确定的市场需求;基于市场需求和测试结果的原则证明;重新评估商业案例;监管路径和初始策略;知识产权的重新评估	**输入**:项目管理计划和支持计划,设计要求,产品规范,风险分析	**输入**:项目管理计划和支持计划更新,设计要求,产品规范,风险分析,产品原型	**输入**:项目管理计划和支持计划更新、设计要求、产品规范、风险分析、生产等效原型的验证和确认结果;可用的注册申报信息	**输入**:设计变更请求,例如对器械本身、包装、标签或器械主记录的变更;产品报废请求
(1)制定项目管理计划和支持计划; (2)根据市场需求、风险分析、监管要求和市售可比医疗器械信息,制定设计要求; (3)将设计要求转化为初始产品规范	(1)根据需要更新项目管理计划和支持计划,按照计划开展相关活动; (2)明确器械的基本要求,确定产品最后最终规范,将最终规范转化为开发原型; (3)根据需要优化设计	(1)验证指定产品的开发原型,在设计验证活动开始前满足设计要求,准备进行临床研究; (2)在模拟或实际使用条件下,根据用户要求验证技术和临床性能	(1)设计输出进入产品制造阶段,包括验证任何所需的制造过程; (2)执行订单生成、分销、安装和服务计划	(1)审查设计变更请求,确定适用的设计控制和风险管理方案并进行相应管理; (2)审查产品报废请求并制定报废实施计划

第一阶段—— 相关要求	第二阶段—— 产品设计	第三阶段—— 验证与确认	第四阶段—— 产品商业化	第五阶段—— 产品维护
输出：项目管理计划和支持计划，产品设计相关要求，产品规范，风险分析	**输出**：项目管理计划和支持计划，产品设计相关要求，产品规范，风险分析，产品原型	**输出**：项目管理计划和支持计划更新、设计要求、产品规范、风险分析、生产等效原型的验证和确认结果；可用的注册申报信息	**输出**：完成项目管理计划和支持计划各项活动；完成设计转换活动；已生产充足产品；完成监管注册；形成订单生成、分销、安装和服务流程	**输出**：完成设计变更请求，并发布有效产品；完成产品报废计划活动，通知所有受影响的客户，为已安装的低质产品提供足够的更换零件
阶段性审查：批准第一阶段的输出	**阶段性审查**：批准第二阶段的输出	**阶段性审查**：批准第三阶段的输出	**阶段性审查**：批准第四阶段的输出，产品进入制造阶段，准备将商品运输给顾客	**阶段性审查**：批准第五阶段的输出，设计变更生效，或根据所要求的时间节点进行产品报废

介绍完开发阶段的背景之后，本节将继续探讨核心开发团队成员的角色及其各自对核心开发团队监管成员的期望。

1. 研发

在大多数医疗技术公司中，无论公司规模大小，研发部门通常是项目的主导者；但是，如果项目不是专门由设计驱动的——例如，为现有产品增加新的适应证，或对生产过程进行重大变更——被指派的项目经理可能分别来自市场部门或生产部门。

本节的基本假设是，项目经理由研发部门、专任项目部门或项目管理部门人员担任。项目经理和/或研发团队成员依赖于监管部门成员提前传达监管通知以及其他来自适用指导文件和公认标准的要求。如果这些信息传达不及时，会导致设计和开发严重返工，极大延误项目进度。

典型的项目管理活动包括但不限于以下几个方面：

（1）向管理团队推荐核心开发团队成员分配名单以供审批。

（2）管理项目管理计划，协调制定其他支持性计划。

（3）确保制定以下几大计划：

① 设计和开发（项目或项目组）计划，包括但不限于：（a）确定当前正在进行的设计；（b）确定将要遵循的设计阶段；（c）确定项目团队成员和职责；（d）建立团队成员沟通模式（会议、纪要等），包括冲突解决方案；（e）制定项目时间表，列出剩余阶段的高级任务和可交付成果，至少包括任务开始日期和结束日期、职责说明和任务说明；（f）确定预期设计审查主题。

② 项目验证和项目确认计划。

③ 根据设计要求和用户需求制定的风险管理计划。

注：项目经理可指派一名指定人员负责制定以上计划。

(4)跟踪所有项目计划交付的成果,并在整个项目开发周期内持续更新计划。

(5)确保项目按照公司文件化的质量体系执行。

项目经理如果是核心开发团队研发代表,还可能负责以下活动:

(1)制定开发计划——描述所采用的方法、工具和标准,包括与硬件、软件、机械/工业设计、标签设计和包装设计相关的活动计划;

(2)制定设计要求、规范、详细设计和必要的生产流程;

(3)向监管部门提交支持性文件,以纳入监管申请;

(4)联系零部件供应商和/或外部合作伙伴(如适用);

(5)执行验证和确认活动,记录相关情况;

(6)将设计环节转移到生产制造阶段。

在所有情况下,项目经理都依赖于监管团队成员为项目管理计划和设计要求提供必要的输入。监管团队成员尽管没有直接参与制定产品规范,但应参与所有项目相关文件的审查和批准。

---

(1)小公司视角

在小公司里,项目经理经常扮演双重角色,既是项目经理,又是核心开发团队的研发团队成员。为了尽可能有效地推进项目,研发团队成员可能会选择将所有或部分与设计和开发相关的项目活动外包。考虑到多重责任,监管团队成员必须尝试预测信息需求,以便项目经理/研发团队成员能够继续进行研发相关活动。

(2)大公司视角

在大公司里,项目经理可能来自研发部门,或是专门的项目或项目组经理职能部门。在这两种情况下,项目管理承担相同的职责。根据项目的复杂程度,研发团队成员可以领导一个专门的设计团队,由电气设计、机械设计、工业设计、软件等领域的研发专家组成,并代表这个设计团队参与核心开发团队。对于大公司来说,将一些设计开发相关的项目活动外包也是一个值得考虑的选择,这主要取决于项目所需的专业技能类型以及可用的资源。

无论是小公司还是大公司,研发团队成员都应根据公司的供应商选择和资格评定程序,对所有外部资源(如顾问)进行资格评定。研发团队成员还应确保供应商协议书中明确记录了设计控制和风险管理的各项责任。质量保证/监管团队应确保除了供应商协议书之外,在必要时还需准备一份单独的质量协议书,特别是针对提供外包设计服务的供应商。

2. 市场营销

市场营销团队和监管团队成员需要在产品性能以及临床或技术声明方面保持密切协调。这些声明将决定医疗器械的预期用途和使用指南,并成为监管战略和计划的重要支柱。市场营销团队成员通常负责开展并执行以下项目活动:

① 阐明用户(用户类型和需求)和市场要求。

② 参与审查、评论设计要求、规范及风险管理活动等其他设计输出。

③ 协助评估设计输出用户。

④ 制定并执行营销支持计划,包括但不限于:市场机会分析、客户需求调查结果、成本分析、生产力评估、竞争对手分析、产品定位、索赔、生产引入计划和标准、销售预测、产品定价与销售策略、现场培训、分销渠道管理、客户跟进、演示计划、市场前景预测、技术营销要求、产品文档和培训材料开发、销售和客户培训以及营销沟通(如广告和促销)。

⑤ 管理关键意见领袖(key opinion leader, KOL):识别和管理 KOL 可能由市场营销部门或临床事务部门负责,或者由两大部门共同负责;在任何一种情况下,与监管和/或法律部门保持密切沟通都可以确保在当前的利益冲突和医疗合规标准下保持持续合规。

(1)小公司视角

在小公司里,市场营销部门可能只有一名员工,也可能尚未成立。公司如果没有设立专门的市场营销部门,那么可能由具备一定营销知识的其他核心开发团队成员来负责与营销相关的活动。市场营销团队和监管团队成员需要在产品性能类型、临床或技术声明方面保持紧密的一致性。公司如果设立了营销部门,但部门成员人数较少或仅有一名成员,市场营销团队成员可以考虑将部分活动外包。

(2)大公司视角

与大公司的研发代表一样,市场营销代表可以领导一个专门的营销团队,团队由产品管理、产品营销、技术营销、营销传播等部门的成员组成,并作为专门的营销团队代表参与组建核心开发团队。将营销相关的活动外包也是一个值得考虑的选择,这主要取决于所需的专业技能类型以及公司可用的资源。

无论是大公司还是小公司,市场营销团队成员都应根据公司的供应商选择和资格评定程序,对所有外部资源进行资格评定。市场营销团队成员还应确保供应商协议书中清晰地记录了外包活动的各项责任。

3. 生产制造

生产制造团队成员将向监管团队成员咨询任何可能会影响生产制造相关项目活动的法规、指导文件和/或适用的公认标准要求等问题。

生产制造团队成员通常开展并执行以下项目活动:

① 制定过程工程、装配、生产测试、产品发布标准等策略;

② 开展过程故障模式影响分析(failure mode and effects analysis, FMEA)和过程验证;

③ 明确制造风险和应急措施,开展设施规划,确定主要固定设备需求和生产测试设备要求,选择生产材料;

④ 确定器械主记录结构;

⑤ 制定生产时间表,包括生产原型、能力分析、物流规划以及生产人员培训。

> **（1）小公司视角**
>
> 小公司将产品生产完全外包给原始设备制造商（original equipment manufacturer，OEM）的情况并不罕见。在这种情况下，指定的 OEM 项目代表可以作为核心开发团队中制造团队的成员。或者，研发团队成员也可以作为制造团队成员，与 OEM 项目代表联络，依靠 OEM 项目代表来规划、执行与产品制造相关的项目活动。
>
> **（2）大公司视角**
>
> 在大公司里，与产品制造相关的项目活动可能分散在多个不同的职能部门，这取决于公司的组织架构和项目的复杂程度。与研发部和市场营销部一样，制造团队代表也可以领导一个专门的制造团队，并担任核心开发团队的代表。根据产品的性质，大公司也可能选择将一些与制造相关的项目活动外包，例如设计运输容器等。

无论是大公司还是小公司，制造团队的成员都应根据公司的供应商选择和资格评定程序，就具体的制造相关项目活动与 OEM 或供应商进行联系。

鉴于项目完全依赖 OEM 进行制造，对制造团队和质量团队来说，共同筛选 OEM 并对其进行资格评定至关重要。供应商协议书中应附上一份详细全面的质量协议说明，明确规定外包活动的相关责任。

4. 临床事务

尽管并非所有的目标国家和地区都要求提供临床数据，但欧盟以及所有采用合格评估程序的国家都要求进行临床评价。在美国，Ⅰ类医疗器械和Ⅲ类医疗器械通常也要求进行临床评价。临床团队成员与监管团队成员紧密合作，确保临床开发计划能够支持监管目标。

临床团队成员通常负责开展并执行以下项目活动：

① 临床研究设计相关活动，即调查计划、地点选择、设置和管理；

② 进行临床研究规划以支持注册申报、第三方付款者的目标、可行性测试和/或实际使用测试，例如，（形成性/总结性）人为因素测试、临床数据获取与分析、建议的临床地点和临床研究目标；

③ KOL 计划，识别和管理 KOL 可能由市场营销部门或临床事务部门负责，也可能由双方共同负责。

> **（1）小公司视角**
>
> 在小公司里，项目经理可能会寻找公司外部的 KOL 担任临床团队的代表，但考虑到 KOL 的可及性和可用性，以及公司与 KOL 之间可能存在的潜在利益冲突，KOL 往往无法完全以临床团队代表身份参与项目。
>
> 另一种替代方案是，如果监管团队成员具有临床研究开发和执行的专业知识，他们可以同时代表临床事务部门的利益，主要依靠联合 KOL 以及合同研究组织（contract

research organization，CRO）来制定临床开发计划，执行任何所需的临床研究，进行临床数据分析，并制定最终的临床研究报告。

（2）大公司视角

大公司如果建立了成熟的临床事务部门，临床团队成员可以领导一个专门的临床团队，并担任核心开发团队的代表。大公司通常会将代表独特活动的临床相关项目活动与代表常规活动的临床相关项目活动区分开来，前者如选址、鉴定和启动、临床研究设计等，后者如监测活动、研究启动和结束活动等。

与所有外包活动一样，临床团队成员应根据公司的供应商选择和资格评定程序对所有的 CRO 进行资格评定，确保 CRO 协议中明确规定了外包活动的相关责任。

5. 质量保证/质量工程

质量团队和监管团队成员通常协同工作，因为两者都专注于确保项目相关活动符合设计控制和风险管理相关要求以及公认的过程或产品特定标准。

项目经理通常依靠质量团队成员来协调和领导风险管理活动，并协调制定设计验证和确认总体计划。质量团队成员还负责根据设计验证和确认总体计划，协调、规划和执行生物相容性测试、运输测试等第三方测试。

质量团队和监管团队成员均可独立监督核心开发团队，相互制衡，但通常情况下，监督职责仅由质量团队成员承担。质量团队成员还与其他核心开发团队成员保持密切合作，对新供应商进行认证。如果公司的质量管理体系要求对正式的供应商进行资质认证，质量团队成员通常在其中发挥着领导作用。

质量团队成员通常负责开展并执行以下项目活动：

① 规划产品开发、产品支持、产品上市各方面的质量保证或质量工程要素；

② 根据质量体系相关要求进行项目管理；

③ 独立参与设计评审，审查、批准设计验证和确认协议、计划以及测试结果报告；

④ 在开展审批前，确保在检查期间，领导完成准备工作并接待监管机构（如适用）。

（1）小公司视角

初创公司或小公司可能会低估质量部门的重要性。通常情况下，初创公司早期主要将精力集中在那些被认为具有最大商业风险的活动——例如，知识产权组合强度、潜在目标市场规模、技术可行性证明以及监管路径。此外，这类公司甚至往往忽视构建一些重要的质量体系要素来支持正式的产品开发，例如设计控制、风险管理和文件控制。初创公司如果急于进行首次人体试验研究，可能会因为没有建立这些早期的质量体系行为模块以及/或没有适当注意这些要求而造成不必要的延误。

对于小公司来说，质量部门人员不足的情况不足为奇，但这也导致宝贵的制衡监督过于薄弱，无法发挥有效作用。

初创公司可以选择聘请合格的顾问,通过规划和实施质量体系要素来承担质量部门职能,或者让监管团队成员在充分了解质量体系要求的情况下,通过代表质量团队利益来兼顾双重职责,但同时还是主要依靠合格的外部顾问来开展与质量有关的项目活动。

初创公司或小公司经常遇到的另一个问题是,他们通常都假定如果符合国际标准ISO 13485:2016《医疗器械——质量管理体系——用于法规的要求》,就等同于符合FDA施行的 21 CFR 820《质量体系法规》[5,6]。但必须指出,虽然 FDA 发布的《质量体系法规》在某些方面与国际标准 ISO 13485 相似,但在重点方面仍存在差异。

FDA《质量体系法规》相关要求与 ISO 13485:2016 更为一致,但两者仍有一些差异。质量职能部门在培训核心开发团队成员详细了解有关设计控制和风险管理活动方面发挥着关键作用。

FDA 公开表示,该机构打算将《质量体系法规》与 ISO 13485:2016 进行协调保持统一。FDA 本计划透露更多相关信息,但在公开发布时并未向行业提供额外信息指导。要想实现《质量体系法规》与 ISO 13485 协调统一,需要 FDA 付出巨大努力、投入大量资源,管理所有不同层面的审查、征求意见以及对意见的审查和解决。此外,FDA需要进行经济影响分析,更新指导文件,修改其合规和执法计划。

在 FDA 发布新的,且与 ISO 13485 统一的 QSR 之前,小公司需要了解美国《质量体系法规》的相关要求,如果项目活动在美国之外的地区和国家开展,还需要关注ISO 13485 相关标准。

(2) 大公司视角

虽然大公司承诺会设立专门的质量职能部门,但管理层承诺会削弱制衡监督作用的有效性。面对成本削减的压力,质量职能部门可能无法像研发部门或其他一些职能部门一样免于裁员措施。

在大公司里,质量相关的项目活动可能是分布进行的,这取决于活动是否处于重点领域,如软件质量保证、质量工程等。与其他职能部门一样,质量团队成员可以领导一个专门的质量团队,并作为代表加入核心开发团队。

质量团队成员可以决定将一些质量相关的项目活动外包出去,以节省内部资源,例如,为审核新供应商资质开展供应商审计活动。

在外包任何与质量有关的项目活动时,质量团队成员应根据公司的供应商选择和资格评定流程对外部资源进行资格评定,并确保供应商协议中明确规定了相关责任。此外,质量团队成员也应定期评估供应商的表现,例如定期开展质量管理体系管理评审。

6. 核心开发团队的临时参与者

根据项目的范围和复杂程度,项目经理可以在不同的时间点指定临时参与者加入团队。例如,业务开发、供应链、财务、法务或公共关系等部门可能在整个产品生命周期中都不参与组建核心开发团队,但他们代表了产品开发中的重要职能和利益相关者。项目经理在与核心开发团队成员及相应的职能经理讨论时,应确定何时邀请临时参与者参加团队会议,以及他们在何种程度上可以参与项目团队活动,特别是设计评审活动。

（1）业务拓展

如果项目由外部主导,就可能需要公司业务拓展部门参与进来,直到项目成型并确定,且公司指定了核心开发团队领导及跨职能团队。业务拓展部门与潜在的合作伙伴展开合作,目的是收购公司、获得技术许可或进行其他商业交易。业务拓展流程通常需要研发部门、质量部门、监管部门以及其他职能部门成员进行尽职调查。在此业务探索期间获得的知识可以随时在核心开发团队及其他相应的内部部门间实现快速传递和共享。一旦业务拓展部门锁定了交易,市场营销部门通常会承担核心开发团队在业务和营销方面的责任。

（2）供应链

供应链管理的主要责任是掌握所有目标市场的产品需求,并将这些信息反馈给制造部门。有些医疗器械的供应链非常复杂,核心开发团队中供应链成员的作用可能是完善产品供应和提高定价效率。核心开发团队中的监管成员必须与供应链成员保持良好沟通与协作,以支持生产计划并优化商业机会。产品注册批准往往不会同时完成,这可能导致产品可以运往一些市场,而其他市场则需要等待产品注册批准完成后才能发货。

3.3 沟通

1965 年,心理学家布鲁斯·塔克曼（Bruce Tuckman）发表了一篇短文,题为《小团队的发展序列》[7],首次提出了"组建期（forming）、冲突期（storming）、规范期（norming）和执行期（performing）"这些概念,给人留下了深刻印象。塔克曼用这些词语来描述大多数团队在提高绩效过程中所遵循的路径。后来,他又增加了第五个阶段——"解散期"（adjourning）[有时也被称为"哀悼期"（mourning）]。具体如下。

（1）组建期

在这个阶段,大多数核心开发团队成员态度积极,礼貌共处。有些成员可能会出现忧虑状态,因为他们并不十分清楚团队将要完成的具体工作,而其他人则对未来任务表现出兴奋的状态。这一阶段,团队成员的角色和责任尚不明确,核心开发团队项目或项目组负责人起着主导作用。在此阶段,团队成员开始一起工作,努力去接触了解新同事,因此这一阶段可能会持续一段时间。

（2）冲突期

组建期过后,核心开发团队开始进入冲突期。此时,团队成员开始打破组建期建立起的边界,开始质疑其他核心开发团队成员的投入。能否顺利度过这一阶段,为团队发展的成败奠定了基础。

通常,核心开发团队成员之间在工作理念、管理方式、沟通方式上会出现冲突,即团队开始进入冲突期。尽管团队成员针对某一问题的特定处理方式可能有其理由,但这些差异可能会引起不可预见的问题,导致其他团队成员感到沮丧、丧失斗志。

冲突期另一方面特征是,团队成员为了获得更多的影响力,开始挑战项目组领导人权威或团队"定位"。通过明确核心开发团队成员的工作模式并建立沟通渠道,可以缓解团队成员的焦虑。

一些核心开发团队成员可能没有完全投入项目目标和目的中来,抵制与其他成员合作,拒绝完成指定的任务。

(3)规范期

核心开发团队成员通常以一种平稳的步伐从冲突期进入规范期,但有时也会出现步调不一致的情况。当一些成员找到了解决分歧的方法,此时会对其他成员所做的贡献表示赞赏,并支持和尊重核心开发团队项目或项目组负责人。此时,核心开发团队成员更容易提供具有建设性的批评,并展现出成功执行项目所需的承诺水平。

(4)执行期

进入执行期后,团队能够相对轻松地解决难题,取得积极成果,高效快速地推进项目。核心开发团队项目或项目负责人可能会让团队成员分担更多责任,向他们委派某些任务。总体而言,核心开发团队能够顺利开展工作。

(5)解散期

项目结束时,通常是在从产品开发到产品支持的过渡阶段,许多公司会解散核心开发团队,从产品支持活动过渡到生产制造阶段。如果核心开发团队成员在过渡完成前失去工作焦点,这一阶段可能会出现各种困难。在项目完成之前,所有核心开发团队成员都需要注意项目细节。

1. 核心开发团队内部沟通

强有力的设计控制的关键特征之一是嵌入式沟通要求。沟通渠道,包括定期召开的核心开发团队会议、一对一会议、书面或电子通信等,都有助于团队成员随时了解与项目有关的最新情况,例如庆祝团队成功完成任务。团队成员间的良好合作并非一种既定的团队价值,它需要团队成员精心呵护、用心培养、保持真诚。

2. 与公司管理层和组织沟通

沟通的另一个挑战是与公司管理层的交流。采用"无意外"的方式处理关键项目决策,有助于核心开发团队赢得并保持管理层的支持。公司管理层希望在危机发生前就能预见并规避风险。因此,核心开发团队在与公司管理层沟通时不可过分强调简明扼要和及时性。

无论公司规模大小,与上级组织保持沟通非常重要。项目推进过程中难免会遭遇挫折,此时,定期全面更新进度可以最大限度地避免团队分散注意力。向更广泛的组织更新信息,也有助于核心开发团队获得对所要实现目标的普遍认同。

3. 与国际合作伙伴沟通

为实现全球发展,核心开发团队需要与国际合作伙伴合作,共同开展市场调研,将质量和监管要求纳入项目计划、协调申报、规划供应以及上市后的监督中。在这个工作流中,核心开发团队需要克服文化差异和沟通方式的差异。这些差异可能源于不同母语人士对时间观念的不同预期,或是电子邮件沟通中的措辞不当。

在跨文化沟通方面,有许多教材和研讨会可以作为学习和参考的资源。在全球产品开发过程中,所有利益相关者都致力于一个共同的目标,即快速上市高质量的产品。为此,设定基本规则和期望是更为直接有效的解决方案。对于国际合作伙伴来说,常见的挫折之一是无法从核心开发团队获取产品注册信息,以及问题需求得不到迅速响应。

核心开发团队可能因为工作优先级的原因,无法立即关注国际合作伙伴的注册信息请求。项目启动时,团队应制定简单的基本规则,例如核心开发团队在 48 小时内确认收到请求,预估任务完成所需时间,并将请求传达给分支机构或经销商的监管代表,这样可以减少不必要的电子邮件往来,并帮助分支机构和经销商规划产品上市时间。如果公司规模较大,可以选择制定信息化解决方案来获取申请信息,发送产品注册档案。是否开发此类系统,应由提效和引资之间能否达到平衡来决定。

3.4　理解监管团队成员同核心开发团队成员进行重要互动

只有核心开发团队成员相互理解并尊重彼此为团队增值所作的贡献,才能充分发挥核心开发团队的效用,从而确保产品能够如期上市。无论开发项目的范围如何,从涉及对市售医疗器械进行重大设计变更到引入新型创新技术,跨职能部门之间的相互依赖关系要求每个职能部门在项目讨论中都有发言权,并应积极参与项目决策。

本节讨论了监管部门与其他核心开发团队成员之间的重要互动,尤其关注了监管团队要求核心开发团队成员提供的典型输入和输出。同时,本节也描述了核心开发团队成员可能要求监管团队成员提供的典型输入和输出。这些输入和输出是推动项目顺利进入产品开发阶段并实现及时上市的关键。本节还从小公司和大公司的视角进行了讨论。

监管部门代表在核心开发团队中的职责包括以下几个方面:

(1)制定和执行监管战略与计划,包括临床前和临床测试要求(注:这些要求也可能包括营销部门指导下的市场采纳临床研究,或用于支持第三方支付者报销的临床研究等);

(2)负责与监管机构进行正式和非正式沟通;

(3)确保并确认整个过程持续符合监管规定。

要成为一名有效的核心开发团队成员,监管团队成员必须全面了解产品上市国家的监管要求、设计控制和风险管理要求[8,9],以及公司的设计控制流程和风险管理计划。

对于监管团队成员来说,在正式过渡到产品开发阶段之前,进行高水平的监管路径评估是一种常见做法。如果不是这种情况,监管路径元素评估可以很容易地纳入监管战略和计划中。监管路径评估的典型输入及其结果输出见表 3 − 2。

表 3 - 2 监管路径评估要素

输　入	贡　献　部　门	输　出
技术概况	研发部门	从目标国家和地区监管机构的角度讨论:
预期用途和适应证	研发部门/市场营销部门/临床事务部门	(1) 预期用途/适应证; (2) 技术特征; (3) 预期产品分类;
护理标准、商业可比技术和/或产品方面的描述	市场营销部门/临床事务部门	(4) 潜在的市售医疗器械,即可能确认分类的可比医疗器械; (5) 预期器械分类和相关监管申请类型;
关于医疗技术、预期用途、适应证,以及待诊断、治疗或监测的疾病或病情等方面的同行评审出版物	研发部门/市场营销部门/临床事务部门	(6) 监管机构可能会关注的问题,如产品的适应证/预期用途或技术特征
审查常见的不合格品和投诉(如果是自己的产品);可报告的不良事件、召回等	监管部门/质量部门	从目标国家和地区监管机构的角度讨论
任何研究原型的拟定设计规范(如有)	研发部门	
初步风险分析(如适用)	研发部门/质量部门	
初步拟定的目标国家和地区	市场营销部门	

　　在正式过渡到产品开发之前,如果尚未记录监管路径评估,监管团队成员应主动与其他团队成员进行首次接触,与核心开发团队成员沟通输入要求,以便为每个目标国家和地区建立监管路径。

　　与所有设计和开发规划文件一样,如项目计划和支持计划,在开发项目的过程中,监管策略和计划也会持续进行调整。在第一阶段(要求阶段),监管团队成员应意识到,有关项目和将要开发的医疗器械的细节可能尚不明确,或只是初步构想,随着项目的推进,这些细节将变得更加完整和具体。

　　如果监管团队成员已经掌握了相关信息,能够确定目标国家和地区的监管路径,那么接下来要做的就是初步拟定监管战略和计划。监管战略和计划的典型输入及其结果输出见表 3 - 3。

表 3 - 3 监管战略与监管计划要素

输　入	贡　献　部　门	输　出
监管路径评估	监管部门	注: 如果在正式过渡到产品开发前尚未建立监管路径评估,监管团队成员应要求其他团队提供表 3 - 2 所描述的输入
• 项目计划 • 产品设计详细计划 • 产品设计要求初步文件 • 初步风险分析 • 市场营销方案	监管部门	目的: 向核心开发团队成员传达监管战略与计划;描述支持产品开发策略的各项监管要素,从设计概念到产品报废: • 确定并描述各要素的监管要求; • 包括具体监管任务和可交付成果的责任,以及相关的里程碑时间点; • 在每个开发阶段结束时,更新、审查和批准监管策略与计划,确保监管要求的任何变化都被记录下来并发送给核心开发团队

输　入	贡献部门	输　出
<ul><li>项目计划</li><li>产品设计详细计划</li><li>产品设计要求初步文件</li><li>初步风险分析</li><li>市场营销方案</li><li>生产制造方案</li></ul>	研发部门、市场营销部门、生产部门、临床事务部门、质量部门	项目范围：医疗器械；医疗器械配置（如适用）；目标国家（按照预期产品推出的顺序排列）；向核心开发团队成员传达监管战略和计划的范围： <ul><li>适用的上市前以及上市后产品和过程法规、公认的标准和监管指导文件；</li><li>按优先顺序排列的目标上市国家清单；</li><li>作为开发项目主体对象的医疗器械，包括所有可能的配置、附件、使用说明、产品上的标签、包装标签和包装；</li><li>外包关键业务活动的考虑因素，如制造、第三方测试、分销等；</li><li>公司在医疗器械方面的监管状态，例如，FDA 的制造商和规范制定者，以及其他相关国家的法律代表</li></ul>
<ul><li>产品设计要求初步文件</li><li>初步风险分析</li><li>市场营销方案</li></ul>	研发部门、市场营销部门和/或临床事务部门	预期用途和适应证 注 1：预期用途和适应证是大多数监管方案确定医疗器械分类的核心，例如美国采用基于风险的分类，欧盟、澳大利亚、加拿大以及许多其他国家与地区采用基于规则的分类，但会纳入风险考虑。因此，必须维护和控制有关预期用途和适应证的可信单一数据源，监管战略与计划是实现这一目标最合适的受控工具。在监管战略与计划中增加预期用途和适应证声明，还可以将预期用途和适应证形成单独的受控文件进行保留，如若修改该文件，则需要正式的变更控制。 注 2：预期用途用于美国的上市前通知 510(k)，而适应证用于美国的上市前批准申请。欧盟、澳大利亚、加拿大以及许多其他国家与地区在考虑医疗器械风险的同时使用基于规则的分类系统。该系统考虑了不同的标准，例如医疗器械"与患者接触的持续时间、侵入性程度和受设备使用影响的身体部位"等。欧盟 MDR2017/745.第 1 条第 3 款中定义了预期目的。[a] <ul><li>符合性评估是制造商证明其设备符合 93/42/EEC 号指令要求的方法。医疗器械的分类将影响制造商在给医疗器械贴上 CE 标志时应遵循的合格评估途径。</li><li>无论医疗器械属于哪一类，都必须满足基本要求，包括制造商提供的信息（93/42/EEC 号指令的附件 I），并要遵守医疗器械警戒系统的报告要求。</li><li>预期用途/适应证声明的要素包括以下内容。（1）预期用途：医疗器械的一般目的或其功能，包括适应证[b]，预期用途表示为一个总体声明，描述制造、标签、技术或性能规范和所用材料，决定医疗器械的诊断、治疗、监测或测量功能。（2）适应证：指对"该医疗器械适用于诊断、治疗、预防、治愈或缓解的疾病或状况的描述，包括对该医疗器械所针对的病人的描述"[c]</li></ul>
<ul><li>项目计划和支持计划[d]</li><li>产品设计相关要求</li><li>产品规范</li><li>风险管理</li><li>主设计验证和确认活动</li></ul>	核心开发团队所有成员	定义、首字母缩写词、公司专用术语：设计控制和风险管理文件，以及可能分发给外部各方（如监管机构、第三方测试实验室、供应商和分包商）的任何设计和开发规划文件都应做到一致、清晰。 与预期用途/适应证说明一样，建议编制一份包含定义、首字母缩略词和公司专用术语的跨职能清单，作为核心开发团队成员在制定其指定项目文件时可参考的可信单一数据源。鉴于定义、首字母缩略词和公司专用术语通常包含在监管申请文件中，监管策略与计划可作为实现此目的的受控工具。 值得注意的是，监管机构倾向于将同一项目的不同术语或释义解读为明显不同，这可能导致需要提供不必要的澄清或补充信息。

输　　入	贡献部门	输　　出
• 项目计划和支持计划[d] • 产品设计相关要求 • 产品规范 • 风险管理 • 主设计验证和确认活动	核心开发团队所有成员	适用的法规、指导文件和公认的标准：在其他核心开发团队成员的协助下，监管团队成员针对每个预期产品的目标上市国家，确定所有项目方面的适用法规，包括但不限于产品和过程相关法规。 • 法规：已立法的法规集合，如美国的 21 CFR 814 上市前批准、欧盟的 MDR 等。 • 还需要注意的是，与美国不同，欧盟[e]、加拿大、澳大利亚和许多其他国家与地区在以下方面有所区分： 　　医疗器械是指单独使用或组合使用的任何仪器、设备、器具、软件、材料或其他物品，包括制造商专门用于诊断和/或治疗目的的并为其正确应用所必需的软件。制造商计划将这些器械用于人类以实现以下目的：（1）疾病的诊断、预防、监测、治疗或缓解；（2）损伤或残疾的诊断、监测、治疗、缓解或补偿；（3）解剖或生理过程的研究、替代、调节以及受孕控制。 • 体外诊断医疗器械（欧盟 IVDR）：制造商预期用于体外检测人体血液和组织样本的医疗器械，包括试剂、试剂产品、校准品、试剂盒、仪器或系统，其主要目的是提供有关生理状况、健康、疾病、先天性异常或相容性等信息，以及提供治疗监测。 • 有源植入性医疗器械（欧盟 MDR）：该类医疗器械旨在通过手术或医疗手段全部或部分植入人体，或通过医疗干预植入自然开口，并在手术后保留。 • 有源医疗器械：指任何依赖于电能或任何非人体或重力直接产生的能量源，并通过转换该能量来发挥作用的医疗器械。那些仅用于在有源医疗器械与患者之间传输能量、物质或其他元素，而在传输过程中不发生任何显著变化的医疗器械，不被视为有源医疗器械。 • 独立软件也被视为医疗器械
• 审评监管机构网站以及国际和国家标准制定组织的公开信息	监管部门	目标国家和地区相关法规、指导文件或公认标准即将发生的变化：概述可能影响项目的临床前、非临床和临床试验方面即将发生的变化
• 项目计划和支持计划	核心开发团队所有成员	职责：规定组织内部执行或外包的监管活动（如适用）
• 项目计划（产品上市时间表）和营销计划（感兴趣的目标国家） • 审评监管机构网站公布的信息 • 当地法规专家的监管信息	核心开发团队所有成员	相关国家的监管战略。针对每个国家，监管团队成员可以选择制定： • 针对预期注册的国家单独的战略或计划，最大限度地减少控制文件的数量； • 针对预期注册的最关键国家（一级国家）的国家单独的战略或计划，以及针对普通国家（二级国家）的国家单独的战略或计划，信息粒度越细化越好，确保监管战略成功执行； 或 • 针对预期注册的每个感兴趣国家的国家单独的战略或计划 由于时间和资源限制，以及实现上市目标的紧迫性，监管团队成员需要接受挑战，在适当的规划水平和计划粒度与时间/资源效率之间找到平衡。无论选择何种方法，监管团队成员都需要确定监管要求和可交付成果，包括每个国家的负责人和时间表
• 监管机构要求，例如医疗器械详细情况或技术指导文件 • 项目计划和支持计划 • 产品设计相关要求 • 产品规范 • 风险管理 • 主设计验证和确认活动	核心开发团队所有成员	临床前测试：确定所需的临床前测试；灭菌/保质期、生物相容性、软件、电磁兼容性和电气安全性、特定器械的台架测试、包装测试等；首选测试方法、测试设置和样本容量（如果已知）。

输　入	贡　献　部　门	输　出
• 监管机构要求,例如医疗器械详细情况或技术指导文件 • 项目计划和支持计划 • 产品设计相关要求 • 产品规范 • 风险管理 • 主设计验证和确认活动	核心开发团队所有成员	非临床试验(动物):确定所需的动物试验、首选动物模型、试验方法、首选样本量等
• 监管机构要求,例如医疗器械详细情况或技术指导文件 • 项目计划和支持计划 • 产品设计相关要求 • 产品规范 • 风险管理 • 主设计验证和确认活动	核心开发团队所有成员	临床测试(设计确认;人为因素[,监管应用):确定特定类型的临床研究,例如早期可行性、试点研究和关键研究;首选的研究设计、预期的采纳和排除准则、样本量(如已知)、可接受的主要和次要结果。 注:临床计划应提供详细信息,说明如何设计研究以满足监管战略与计划所规定的要求。换言之,监管战略与计划描述需要进行的研究,而临床计划说明如何设计和执行研究
• 产品设计相关要求 • 产品规范 • 风险管理 • 主设计验证和确认活动	研发部门、监管部门、质量部门	可追溯性:监管团队成员应确定正式的可追溯性要求,包括设计输入到设计输出,设计输出到用户需求和预期用途以及适应证等方面。 注:可追溯性矩阵可以使用经过确认的软件工具或通过电子表格手动建立,该任务通常由研发部门或质量部门负责完成
• 监管机构要求,例如医疗器械详细情况或技术指导文件 • 项目计划和支持计划	研发部门、生产制造部门、监管部门、质量部门	批准前检查:监管团队成员应确定是否需要进行批准前检测,包括批准前检查的预期时间和范围
• 监管机构要求,例如医疗器械详细情况或技术指导文件 • 项目计划和支持计划	核心开发团队所有成员	监管机构沟通(正式和非正式):监管团队成员应描述与监管机构沟通的类型和频次,这些取决于技术的新颖性或复杂性。中度风险医疗器械的成熟技术可能无须在注册前与监管机构进行任何沟通,而全新和/或复杂的技术通常要求与监管机构进行早期和频繁的沟通,沟通应包括交流的预期目的和内容、预期结果和时机
项目计划和支持计划	核心开发团队所有成员	监管战略与计划里程碑:监管团队成员应从项目计划中提取相关的里程碑日期,并根据需要调整高级监管计划里程碑,以支持项目相关活动的有效执行。针对具体国家的监管战略与计划,应制定更为详尽的里程碑,并确保与总体监管战略和计划里程碑保持一致
• 监管机构要求,例如医疗器械详细情况或技术指导文件 • 市场营销方案 • 主设计验证和确认活动	市场营销部门、监管部门	本地化要求:监管团队成员应在特定国家/地区的监管战略和计划中包含对当地语言的任何要求。在美国,某些情况下,可以不使用本地语言,但为了让客户满意,营销计划可能会规定需要使用本地语言。本地化验证和确认应包括在主验证和确认计划中,以确认:(1)标签已正确翻译成目标语言(验证);(2)目标语言流利的用户可以根据翻译的标签操作该医疗器械(确认)
• 监管机构要求,例如医疗器械详细情况或技术指导文件 • 项目计划和支持计划 • 产品设计相关要求 • 产品规范 • 风险管理 • 主设计验证和确认活动	核心开发团队所有成员	标签要求:监管团队成员需确定用于研究和商业目的的一般和特殊标签要求。团队成员应确保涵盖所有相关标签,包括产品标签、包装标签、使用说明、培训材料,以及安装和服务文档(如适用)。对于作为医疗器械的软件,软件的用户界面以及任何用户可查看的文本均应被视为"标签"。 • 研究用途:如果要进行临床研究或将医疗器械送至第三方进行临床前或非临床测试,监管团队成员应提供目的地国家适用法规或指导文件中规定的特定措辞声明,以及制造商名称、地址等任何标签要求。

输　入	贡献部门	输　出
		• 商业用途:与试验用医疗器械标签一样,监管团队成员应提供适用法规或指导文件中规定的特定措辞声明。请注意,注册申报应作为市售医疗器械标签的可信单一数据源。对外使用注册申报的文本前应经监管团队成员的审查和批准,以确保技术和临床声明与目标国家的监管注册保持一致。 注意:标签是医疗器械的一部分,应进行变更控制,并接受适当级别的审查和批准
• 监管机构要求,例如医疗器械详细情况或技术指导文件 • 项目计划和支持计划 • 产品设计相关要求 • 产品规范 • 风险管理 • 主设计验证和确认活动	核心开发团队所有成员	国家特定问题:监管团队成员应在高级别监管战略与计划或国家特定监管战略与计划中解决国家特定的监管问题。例如,虽然意大利是欧盟成员国并接受 CE 认证,但出于研究或商业目的将医疗器械产品引入意大利时,仍需满足该国的特殊要求;土耳其虽然不是欧盟成员国,但也承认 CE 认证,不过其引进试验用或市售医疗器械时,也需要满足一些特殊要求
• 监管机构要求,例如医疗器械详细情况或技术指导文件 • 项目计划和支持计划 • 产品设计相关要求 • 产品规范 • 风险管理 • 主设计验证和确认活动	核心开发团队所有成员	医疗器械唯一标识要求:目前,只有美国推出了医疗器械唯一标识(UDI)要求,合规日期将在未来几年内逐步实施。Ⅲ类医疗器械的 UDI 标签和日期格式要求于 2014 年 9 月 24 日生效,自 2015 年 9 月 24 日起,对于Ⅲ类生命支持和生命维持医疗器械,产品上直接标记(永久性)UDI 的要求正式实施。[g] • 在美国销售的医疗器械其标签或包装必须带有 UDI,以可读纯文本以及自动识别和数据采集技术形式呈现; • 所有必需的产品信息应提交给 FDA 的全球医疗器械唯一标识数据库(GUDID)。 欧盟 MDR 要求推行 UDI 方案,目前该方案正在实施,即欧洲医疗器械数据库(Eudamed),该数据库预计于 2022 年 5 月全面投入运行,中国和俄罗斯等其他国家也可能会制定国家 UDI 方案

a. Medical Devices: Guidance document (MEDDEV 2. 4/1 Rev. 9, June 2010), *Classification of Medical Devices.*

b. FDA. *The 510(k) Program: Evaluating Substantial Equivalence in Premarket Notifications* [510(k)], *Guidance for Industry and Food and Drug Administration Staff* (28 July 2014).

c. PMA Regulation, 21 CFR 814.20(3)(i).

d. 支持计划包括但不限于:详细设计、市场营销、制造、监管、临床和质量。

e. 欧盟 MDR 将从 2020 年 5 月 26 日起全面实施,取代欧盟 MDD。同样,IVDD 于 2022 年 5 月被欧盟 IVDR 2017/746 完全取代。

f. AAMI/ANSI HE75:2009 (R2018), human factors engineering — design of medical devices.

g. FDA. *Unique Device Identification System: Small Entity Compliance Guide: Guidance for Industry and Food and Drug Administration Staff* (13 August 2014).

拟定完成后,监管团队成员应按照公司的变更控制制度,提交初步监管战略和计划的正式变更控制申请,并对战略与计划进行必要的审查和批准。

(1) 小公司视角

对于小公司来说,制定和执行复杂的监管战略和计划可能是一项艰巨的任务。

主要考虑因素应集中于项目的复杂程度、监管部门的专业能力,以及高效高质地完成监管相关项目任务应具备的经验和资源。在某些情况下,小公司可能尚未成立监管部门。无论哪种情况,项目经理和/或监管团队成员都应仔细评估项目的复杂程度以及上市时间要求,以此指导如何确定最佳的资源配置方法。他们可以选择将监管职能外包给合格的顾问、分包商或咨询机构,或将监管相关的项目活动部分外包,也可选择其他解决方案。如果考虑将监管职能外包出去,必须衡量选择顾问或咨询机构的利弊。如果将这一职能外包出去,公司必须认识到,一旦作出决定,他们将对此承担最终责任,公司须确认已充分考虑顾问所提建议。

对于一个对现金流敏感的小公司来说,从成本角度来看,聘请顾问通常是一个颇具吸引力的选择,但如果项目监管要求具备深厚的专业知识,或涉及众多目标国家和地区,单独依赖顾问可能就不够有效了。在这种情况下,选择一个既拥有专业人员又在目标国家和地区设有办事处的咨询机构,虽然表面上费用较高,但实际上,由于提高了时间效率,总体成本可能会更低。无论何种情况,监管团队成员都应根据公司的供应商选择和资格评定程序选择胜任的外部资源。

(2)大公司视角

对于大公司的监管团队成员来说,与其寻找各种监管外包方案,不如在公司内部识别所需资源。在某些情况下,根据所需的专业知识或技能以及内部资源是否充足,决定是否将与监管有关的项目活动外包可能是一个更好的选择。监管团队成员还应考虑聘请合适的外部监管顾问,咨询解决复杂的监管问题,或必要时协助准备与监管机构的关键会议,如 PMA(美国制药商协会)专家小组会议等。

无论是大公司还是小公司,监管团队成员都应根据公司的供应商选择和资格评定流程,对任何外部资源进行资格评定,并确保咨询协议书中明确规定了相关责任。

3.5 核心开发团队成员在产品生命周期中的项目参与和沟通互动变化情况

在一个真正的跨职能团队中,每个核心开发团队成员的参与程度会在产品开发生命周期过程中发生变化。对于监管团队成员而言,他们扮演着核心开发团队哨兵的角色,负责提醒团队法规即将发生哪些变化,以及这些变化会给项目活动带来哪些潜在影响,这一角色举足轻重。监管团队成员还应传达可能影响相关国家或地区注册时间的变化情况,如对接各国分支机构或分销商的监管人员变动情况和/或分销商变化情况。营销成员在核心开发团队中也发挥着哨兵作用,向团队传达市场和用户需求的变化情况。

项目启动时,各职能部门都应平等参与规划项目活动。在后续阶段,根据项目的范围,每位团队成员各自的活动将因沟通互动的需要以及工作重心的转移而发生变化。表3-4列出了核心开发团队成员的"忙碌期"与"相对空闲期"。核心开发团队每位成员都应倡导并具备引导公司组织发展方向的能力,构建共识,赢得支持。我们可以将核心开发团队中最值得注意的成员称为"行动者",他们了解如何在公司内部有效工作,并能与各自所属的职能部门以及管理层进行有效沟通,即使在相对平静期也能保持积极参与。

表 3 - 4 核心开发团队成员项目参与变化情况

核心团队 职能部门	第一阶段—— 相关要求	第二阶段—— 产品设计	第三阶段—— 验证与确认	第四阶段—— 产品商业化	第五阶段—— 产品维护
项目经理	制定项目管理计划	更新		写入设计历史文档	
	产品设计相关要求	更新		写入器械主记录	
	设计战略与计划	更新		写入设计历史文档	
	实施设计战略与计划,如进行非临床测试	开展实体设计活动	开展非临床设计验证和确认活动	写入设计历史文档	设计控制和风险管理应适应产品(设备、包装或标签)或过程(影响产品质量)的设计变更范围
研发部门	初步拟定产品规范	确定最终的产品规范,例如机械图纸、软件代码、组件选择、标签、包装等	更新	更新产品规范,写入器械主记录	
	初步拟定验证和确认计划	最终确定验证和确认计划	更新	写入设计历史文档	
	实施验证和确认计划	随着设计活动的推进,执行设计验证活动,如检查、测量、分析、测试	针对"冻结设计"(相当于生产)开展最终设计验证活动 开展模拟使用设计确认活动	写入设计历史文档	
	制定设计战略与计划	更新		写入设计历史文档	
市场营销部门	执行营销战略和计划,如评估用户需求,针对设计概念进行焦点小组评估等	进行焦点小组评估,分析关键设计概念的关键意见领袖,继续更新用户需求		开展产品上市活动	
	制定和实施关键意见领袖战略和计划	更新		写入设计历史文档	
	制定监管战略与计划	更新		写入设计历史文档	设计控制和风险管理应适应产品(设备、包装或标签)或过程(影响产品质量)的设计变更范围
监管部门	提交临床研究	如果产品注册需要提供实际使用设计验证或临床数据,准备所需文件	提供监管文件支持申请临床试验应用,如在美国申请IDE批准	写入设计历史文档	
	产品注册	根据监管战略和计划与监管机构召开会议	根据监管战略和计划准备产品注册	写入设计历史文档	

续　表

核心团队职能部门	第一阶段——相关要求	第二阶段——产品设计	第三阶段——验证与确认	第四阶段——产品商业化	第五阶段——产品维护
临床事务部门	制定临床研究策略与计划	更新		写入设计历史文档	
	实施临床研究策略与计划		向伦理委员会/机构审查委员会提交所需的文件	写入设计历史文档	
	开展研究,支持产品注册/实际使用设计确认	选择和鉴定临床研究地点;准备临床试验申请	进行临床研究,监测临床研究地点和记录;报告不良事件,结束临床研究;分析最终数据	写入设计历史文档	
质量部门	制定质量策略与计划	更新		写入设计历史文档	
	实施质量策略与计划	对设计活动进行质量监督	继续对设计活动进行质量监督	写入设计历史文档/设计历史文档	
			对设计验证和确认方案以及结果报告进行审评/批准	在第四阶段核查点审评(为客户发布产品)前进行新产品审核	
			运送试验用医疗器械供第三方检测或临床使用前,进行准备情况审核	写入设计历史文档	设计控制和风险管理应适应产品(设备、包装或标签)或过程(影响产品质量)的设计变更范围
			准备批准前检查(如适用)	写入设计历史文档	
生产制造部门	参与项目规划	初步拟定生产计划	最终确定生产计划	写入设计历史文档	
		实施生产计划		写入器械主记录	
核心团队成员	制定风险管理计划	更新		写入器械主记录	
	开展风险管理计划活动	更新		写入器械主记录	

对于小公司和大公司而言,核心开发团队成员在整个产品开发阶段参与情况的变化趋势并没有太大差别,但在资源分配和/或应用方面很可能大相径庭。在小公司里,单个核心开发团队成员可能同时代表多个职能部门,或者公司可能会聘请外部顾问来参与组建核心开发团队。如前所述,大公司可能会将核心开发团队成员安排到配备了职能支持团队的项目中。

3.6　结语

　　本章概述了核心开发团队的基本概念及其运行环境和工作背景。稳健的设计控制计划以及重视且尊重多样性的包容性公司文化,可以在核心开发团队面临看似无法克服的挑战时,仍能培育孵化出最佳绩效。核心开发团队的本质仍旧是人,项目或项目组负责人必须在早期阶段就致力于建立和加强成员之间的情感联系。核心开发团队的每位成员在整个产品开发周期中都扮演着至关重要的角色,他们对成员在项目参与、交流互动以及相互依赖关系等方面的变化有充分的理解。

第4章 监管战略组成部分——基本要素

Thomas R. Hutchinson, MS, RAC, FRAPS QRE 更新

引言

所谓战略,可定义为"为实现特定目标而制定的长期周密计划或方法"。制定监管战略的最终目标是向有需要的患者提供安全有效的产品。为了尽可能快速且高效地实现这一目标,必须考虑多方因素。本章假定,为了推出新产品,需要制定全球监管战略。那么,法规事务专员应从何处开始着手呢?正如《爱丽丝梦游仙境》中国王对白兔所说:"从头开始,一直走到结尾,然后停下来。"

全球监管战略从确定患者需求以及公司为满足该需求制定方案开始,直至产品不再使用或退出市场时结束。在产品全生命周期中,监管战略应持续更新,以适应患者、医生和监管机构不断变化的需求。为何制定全球监管战略要从产品方案着手呢?因为产品方案划定了监管战略的边界。所选国家、可用资源和市场时机都将决定最终的监管战略。

4.1 收集信息

法规事务专员应牢记,收集信息对于制定全球监管战略和监管计划至关重要。战略可被视为将产品推向市场的总体方法,而全球监管战略则是一种最高级别的概述,它包括了将产品提供给医疗卫生专业人员和患者所需完成的各项任务。监管计划则应更为详尽,为项目团队提供方向、指明要求。在4.9节,将就这两类文档的内容差异做进一步的讨论。

收集信息前,法规事务专员应制定一份清单,列出全球监管战略和监管计划中应包含的内容。由于每个项目所处的环境可能大相径庭,全球监管战略的内容应体现项目的性质,并指导研究和分析工作。这包括开展研究工作时,应考虑其他利益相关者的问题、优先事项、时间安排以及预期结果。之所以要涵盖这些内容,是因为在组合战略时,很有可能会出现不符合项目团队理想结果的部分。进行战略评审时,应对这些要点进行辩护。如果每一项不符合理想结果的内容都有数据支持,便能最大限度地缩短争议时间。

应确定全球监管战略的关键要素和所需信息,包括对项目计划期望的简要陈述,并应考虑确定最适合每一要素的研究方法类型。有些要素可能需要探索特定主题(定性研究),而其他要素可能需要从假设开始研究(定量研究),还有一些可能需要结合这两种方

法。在初始阶段,法规事务专员应尽力明确研究类型和所需数据。如果对研究结果有特定的预期,也应在表格中明确列出,因为这可能成为定量研究活动的假设。随着研究进程的推进,这个列表应定期更新,以便随时进行查阅和相应的编辑。

表4-1展示了一个简化的示例。迅速沿用以往的组合战略和遵循旧有路径确实具有吸引力,毕竟时间宝贵,每一分钟的节省都显得尤为重要。然而,重要的是要谨记,以往遵循的路径可能不会带来相同的结果。监管环境不断变化,相关要求也在时刻更新。在将监管战略编制成文件之前,应当回答以下问题:

(1)是否充分了解产品的临床应用?

(2)是否充分了解该业务和市场目标?

(3)是否充分了解技术与工程方面的信息?

(4)是否充分了解竞争格局?

(5)是否充分了解所有目标国家市场中现有产品的监管与合规历史?

(6)是否充分了解临床证据或临床试验的相关要求?

(7)是否存在可能影响产品的监管趋势或临床实践趋势?

如果对于以上任何一个问题的回答是否定的,那就应投入时间进行更深入的研究。互联网的普及使得在线搜索产品信息变得容易,可以找到大量相关资源。尽管可能需要花费精力筛选海量信息,但这是值得的。法规事务专员应就各种研究领域的发现进行笔记记录。虽然并非所有研究中的发现都会被纳入监管战略文件,但这些笔记对未来的研究工作将具有极高的价值。

上述描述可能给人一种印象,即在启动全球监管战略组合之前需要进行大量研究,而且研究所需时间可能超出法规事务专员的预期。然而,从长远来看,这些努力和投入是值得的。研究越深入,全球监管战略和监管计划就能越完善,从而越能有效减少项目执行过程中常见的"意外"情况,并降低其影响。

表4-1 全球监管战略要素简易表

要 素	预 期	研 究 方 法	所 需 数 据
审评时间	90天	定量研究 定性研究	已公布的类似产品的审评时间(如有) 监管网络资源——注册申报经历
可用标准	有	定性研究	国际标准清单 以往申报所适用的标准 已接受的标准声明(针对具体国家)
临床研究需求	无	定性研究	指导文件 竞争产品以往的申报信息
环境趋势	无	定性研究	审查公开会议时间安排(过去和现在) 计划执行或待定的指导文件 公共卫生问题 立法活动

4.2　产品方案

需要回答以下问题：

（1）产品方案的对象是什么医疗器械？

（2）产品方案的目标国家和地区有哪些？

（3）所提议的各项市场引入的期望时间框架是什么？

（4）对公司来说，该医疗器械属于全新产品，还是现有器械的改进/迭代？

（5）公司产品方案中有哪些关键假设？

（6）产品方案中有哪些主要监管风险（以及相关的进度风险）？

要制定监管战略，法规事务专员首先必须了解该产品、其临床用途以及公司方案中所包含的目标市场情况。组织的每个部门都希望尽快进入一切可用的市场，但现实是，每个国家和地区都有各自的要求和市场时机。从产品的销售潜力来看，获得和维持上市许可所付出的成本可能意味着进入所有目标市场并非明智之举。如果公司无法提供源源不断的资源，就必须分清轻重，优先选择某些或某一目标市场。

每一项计划或方案都是在一定的假设下制定的。了解哪些假设如果被证明是错误的，将会导致项目失败，这一点至关重要。例如：

已知竞争对手将在一年内进入欧盟市场，因此本公司产品要想取得成功必须抢占市场先机。该产品与现有产品相似，但需要进行变更。产品可以快速进行开发，预计 9～10 个月便能准备就绪。如果因为接受审查需要延长上市时间，产品将错过市场窗口期。公司产品方案假设：（1）竞争对手能够按计划交付产品；（2）所需的产品修改无须事先由公告机构进行审查。因此，如果竞争对手交付产品早于方案预期，本公司便输了这场比赛；如果所需的产品变更需要事先进行审查，本公司也可能会输掉这场比赛。综上所述，在项目推进过程中，公司应密切关注这些假设，如果条件发生变化，应定期对全球监管战略进行调整。

再举一例：

竞争对手因审查发现不利情况而被迫关闭工厂。如果公司能够扩大生产满足产品需求量，就能签订一份多年供应合同。该产品在美国和其他几个市场属于 Ⅲ 类医疗器械。为了满足对该产品的需求，公司必须借助新的工厂来扩大生产。该方案假定六个月内必须在一个主要市场（美国、欧盟或日本）获得监管批准。随着时间的推移，这份多年供应合同足够支付扩建成本，而如果没有这份合同，该项目在财务上是无法进行下去的。在这种情况下，关键的假设是：（1）公司可以获得这份多年供应合同；（2）新工厂获准进行生产；（3）竞争对手工厂的监管状态没有改变，公司能够重新开始生产。

其他类型的限制同样也会对全球监管战略产生影响。公司的规模和性质不同，同一产品的策略方案也可能存在显著差异。例如，针对以下两种情况，全球监管战略将有所不同：

（1）小公司（员工人数少于 50 人，接受风险投资，目前尚未有上市产品）；

(2)大公司(员工人数超过 10 000 人,处于盈利状态,目前拥有充分开发的产品系列)。

依靠风险投资成立的小公司通常面临时间和资源的双重压力。他们的首个产品可能具备满足临床需求的特性和能力,如果该产品能够在市场上成功完成首次迭代,那么意味着该公司获得了持续生存的能力。但如果产品上市延迟了六个月,那么公司用于产品上市的资源将会减少。相比之下,大公司对于类似的时间或资源限制可能不太敏感,因为他们的持续生存能力不会受到威胁。

实际上,变化是层出不穷的,除非监管战略考虑到产品方案中可能出现的各种限制,否则项目很可能会面临失败。

4.3 临床应用

需要回答以下问题:

(1)该医疗器械适用于哪些临床状况?

(2)谁将操作使用该医疗器械?

(3)该医疗器械将在哪些场合使用?

(4)该医疗器械的使用流程是怎样的?

(5)使用该医疗器械时,还将涉及哪些其他设备?

(6)该产品是否存在超出适用范围的用法(off-label uses)?

为了找到这些问题的答案,法规事务专员需要清楚地了解正在进行的临床状况。他们可以向组织内部的市场营销、研发和/或临床小组的专家咨询相关信息。同时,为了充分掌握情况,不应忽视外部资源的重要性。要获得监管机构对临床方面的看法,可以查阅他们发布的临床综述或特定疾病指南。

例如,在美国,卫生保健研究和质量机构(Agency for Healthcare Research and Quality, AHRQ)与美国医疗保险和医疗补助服务中心(CMS)共同负责发布最新的临床实践综述。AHRQ 为医疗专业人员发布临床指南和建议,并为患者或消费者发布关于临床状况的报告。这些机构负责审查各种医疗干预措施及其使用的产品,其目的是教育医疗专业人员,同时这也非常有助于公众了解监管机构对临床使用这些措施和产品的看法。

许多同行评审的临床出版物,如《新英格兰医学杂志》(*The New England Journal of Medicine*, NEJM)或《美国医学协会杂志》(*The Journal of the American Medical Association*, JAMA),在网络上均有提供,但阅读这些文章通常需要支付费用。这些出版物为理解特定临床状况或治疗方法的研究和科学进展提供了宝贵的资源。法规事务专员在深入查阅已发表文献之前,建议先充分掌握当前的临床实践。此外,美国国家医学图书馆的 MEDLINE/PubMed 数据库提供了丰富的信息资源。

法规事务专员应牢记,治疗的标准做法可能会因国家或地区而异。这些差异可大可小,取决于当地医疗服务提供者所能使用的当前已获批或可获得的医疗器械或药品。

医疗器械的使用环境同样会影响其开发甚至分类。以自动体外除颤器(automated

external defibrillator, AED)为例,其常用于治疗心律失常。如果医生在导管室中使用该装置,那么其设计考量与将其放置在高中体育馆以供公众在紧急情况下使用的设计相比,会有显著差异。

即便法规事务专员自认为已经充分理解了正在治疗的临床状况,也仍需搜寻相关资源,了解关于该状况的最新信息。

4.4　技术与工程

需要回答以下问题:

(1)这是否是一项新技术?

(2)这是否是现有技术的一种新应用?

(3)该技术是否已应用于其他设备?

(4)该医疗器械采用了哪些材料?

(5)使用相同技术的现有医疗器械存在哪些问题?

(6)该技术的应用是否可能引起新的问题或风险?

法规事务专员的背景多种多样,涉及生物学、工程学和心理学等多个领域,因此,建立跨学科的广泛理解基础非常重要。医疗器械的技术和工程方面包含从简单到复杂的内容。例如,手持设备的工程设计和机器人放射外科系统的工程设计之间存在显著差异。对医疗器械科学原理的清晰理解对于制定全面的全球监管策略极为重要。

医疗器械技术常跨越多个临床专业。最初出现在某一领域的技术(如普通外科手术中用于切割和凝固组织的射频探头)可能会扩展到其他临床领域(如治疗心律失常的心脏消融术)。通常,技术要求或风险因素在相关领域之间存在相似性。某一临床应用中的技术风险和失效模式可能会在另一临床应用中轻易出现。例如,超声波技术可用于成像或组织的凝结/消融。任何医疗器械的失效模式都可能对系统的安全性和有效性构成风险。

对使用相同医疗技术的医疗器械进行风险和失效模式审查,有助于了解监管机构可能对新设备的态度。法规事务专员应当牢记,监管机构对于医疗技术临床应用的洞察往往比单一公司更为深刻。在其他临床应用中观察到的问题很容易引发对新用途的额外关注。因此,法规事务专员应当投入时间深入分析医疗技术在现有临床应用中的表现。

4.5　监管历史

需要回答以下问题:

(1)类似的医疗器械是否已经进入或退出了目标市场?

(2)现有医疗器械在申请许可或批准时需要提交哪些数据?

(3)评审过程通常持续多长时间?

(4)类似医疗器械的制造和分销是由哪些公司负责的?

(5)监管机构或合格评定机构(公开审核或检验报告的机构)在对现有医疗器械制造

商进行审核时,是否有任何发现或观察结果被公开?

(6) 是否需要进行临床研究? 如果需要,研究的范围和深度如何?

(7) 医疗器械常见的失效类型有哪些?

(8) 现有医疗器械是否曾经发生过召回事件?

(9) 有哪些相关的指导文件或性能标准?

(10) 除目标适应证外,该医疗器械是否还有其他用途?

研究医疗器械的监管历史可能颇为耗时,尤其是当产品方案中包含多个国家和地区时。如果全球监管战略只是针对同一目标国家或地区现有产品系列的延伸产品,而非全新的产品类型,这一过程则相对会更简单些。不过,如果组织内部没有产品的相关监管历史,法规事务专员则需要对每个国家和地区进行更多的研究,因为各国所发布的特定产品评审与合规历史信息大不相同。

在这项练习中,法规事务专员仿佛正在组装一张拼图,但可能无法从"官方"来源获得所有的拼图碎片,也不一定能从网站或书面指南中找到所有必需的关键信息。通常,所需的重要信息可以通过借鉴其他法规事务专员的经验来获取,因此,应善于利用公司同事、顾问、经销商或律师的专长。近年来,RAPS 监管信息交换平台和 LinkedIn 等社交媒体平台的发展使得获取广泛的专业知识变得更加便捷。网络上也可以搜索到一些针对特定主题的有用博客文章。此外,专门针对医疗器械行业的商业新闻服务也能够提供宝贵的信息资源。

首先,法规事务专员应确定每个国家和地区医疗器械的分类情况。不同国家和地区的分类方案虽然存在诸多共同之处,都采用基于风险的分类方法,但在重要方面也存在差别。例如,日本的医疗器械分为四类(Ⅰ类、Ⅱ类、Ⅲ类和Ⅳ类),而美国分为三类(Ⅰ类、Ⅱ类和Ⅲ类)。根据欧盟《医疗器械指令》(欧盟 MDD)[1],医疗器械可分为四大类五子类(Ⅰ类、Ⅰ类无菌或测量、Ⅱa 类、Ⅱb 类和Ⅲ类)。由于医疗器械各类别定义不同,美国的Ⅱ类医疗器械在欧盟可能属于Ⅲ类医疗器械。特定类别中所要求的注册申报类型也可能不尽相同。在日本,注册申报类型取决于该医疗器械属于"新型器械""改进器械"还是"仿制器械"。国际标准的适用性也会影响所需的申报类型。监管研究应对此进行详细记录。

关于医疗器械竞品及其制造商的信息通常可以从公司内部的各利益相关者处获得。考虑到美国公布了众多有关医疗器械及其制造商的资料,因此,探索 FDA 网站作为研究的起点是一个不错的选择。只要确定了美国产品代码,就能在 510(k) 或 PMA 数据库进行检索,获得一份制造商和注册申请人名单,以及该医疗器械或医疗技术在美国的监管历史。输入公司和商品名称,可以在其他国家/地区监管机构的网站进行检索。

不过,在所有监管机构网站上进行搜索存在一定的局限性。例如,网站可能只向公众公开部分所需信息,只有少数国家制定了申请获取信息的程序(如美国发布了《信息自由法》),且监管机构的响应可能非常缓慢。检索时,输入的搜索词需要足够宽泛以涵盖所需内容,同时也要足够精准,以便将检索结果的数量控制在便于管理的范围内。公司名称和商品名称也可能因国家不同而有所变化,这可能导致其替代名称下缺乏相关的参考信息。一件产品可能目前由某公司销售，而此前可能是由另一家公司获得批准或许可的。此外，企业可能经历了收购，或更改了名称，因此，了解特定产品的历史背景非常重要。

通常，竞争对手的网站不失为获取产品信息的绝佳来源。很多公司会公布标签内容，列出产品的销售市场。此外，也可以通过客户服务请求获得产品信息。

预期评审时间是全球监管战略中的关键部分。如果通过监管程序已经获得了类似产品的具体数据，就可以根据以往的经验确定一个范围。法规事务专员在汇总全球监管战略预估信息时应保持谨慎。最终的评审时间会受到多种因素的影响。即使在同一器械类型（相同的通用名称）中，医疗器械的性质也可能具有显著差异。例如，"可编程诊断用计算机"可用于在侵入性导管插入术过程中收集心率动态信息，也可用于生成复杂心电图，这是在不同条件下使用的两种截然不同的医疗器械。评估评审时间时，应确保充分考虑具有类似预期用途的器械。技术的复杂程度、临床数据、对额外测试数据的需求，甚至一年中的时间（假期可能意味着时间段更长）都会影响评审时间。一般来说，建议参考类似器械新近评审情况及评审时间范围。

预估临床试验的需求是制定全球监管战略的一大关键要素。全面的全球监管战略应核查是否需要开展批准前或批准后研究。即便针对相同产品，不同国家和地区在临床数据方面的要求差别也很大。临床数据要求可能与特定的患者群体有关，也可能与医疗器械的分类有关。监管机构可以公布注册申报资料中有关安全性和有效性数据的总结，包括临床研究信息。医学或科学出版物、网站（如 ClinicalTrials.gov）也刊载了临床研究的相关信息，这为制定全球监管战略提供了丰富的资源。随着时间的推移，有些类型的医疗器械虽然最初需要提供临床数据，但这一要求在后续的审批过程中可能发生变化。一旦临床医师、注册申请人和监管机构对某一类医疗器械有了充分的了解，可能就不再需要在进行市场准入批准前进行临床试验。

许多监管机构网站上都可查询到产品召回记录。这些记录可能存在于特定产品的数据库中，也可能以综述形式出现在监管机构的年度报告中。产品召回记录可以为制定全球监管战略提供几个方面的信息。产品如果多次出现召回情况则可能需要进行更多的监管审查。了解类似产品的召回类型（及其原因）也有助于预估评审时间、开展风险分析以及了解产品的总体监管环境。

全球监管战略应包括对医疗器械"问题"报告和安全警示的评审和评估。这类报告可从监管机构网站获取。审查这类报告可为开发团队提供故障模式和使用错误等信息。法规事务专员应从监管者的角色出发，这样可以深入了解可能出现的问题。

4.6　环境影响

需要回答以下问题：

（1）目前正在治疗的疾病或市场上现有的医疗器械是否存在持续的公共卫生问题？

（2）是否有与该器械或其临床应用相关的公开会议（已举行或计划中）？

（3）自上一项产品以来,是否规划了新的指导文件,或者是否已经发布(或撤销)了任何相关文件?

（4）是否考虑进行或正在进行相关现有标准(国家标准或国际标准、强制性或自愿性)的修订工作? 是否正在开发新的标准?

（5）临床文献中的相关趋势是什么? 例如,与医疗器械共同使用的辅助疗法等临床实践的标准有何变化?

（6）是否正在讨论或研究主要相关市场的立法或监管框架的潜在变化?

环境变化以多种形式和规模出现,可以对医疗行业、临床实践或患者产生积极或消极的影响。这些变化可能与特定产品相关,例如新性能标准的发布。规章制度的改变通常来自机构的公告,这些公告在公布前已经过公开分析和讨论。当某一类医疗器械被"降级"时,其监管要求也随之降低,这为新的竞争者进入该领域提供了机会。新的指导文件或标准在发布后,可能需要几周、几个月甚至几年才能得以实施。召开公开会议旨在讨论特定问题并展示监管机构的观点。这些类型的环境变化非常明显,通常发生在一个可处理的时期。

其他类型的环境变化也可能随之发生。通常情况下,这些变化是为了应对显著的公共卫生问题。一系列的产品召回可能会导致性能标准的调整。如果某个严重问题导致一家公司的产品被召回,可能会引发对同类所有产品的审查。保险补偿政策的变化可能导致放弃使用(或选择采用)某种特定医疗器械或临床应用。上市后不良事件的分析可能会引发安全性警告,并最终导致产品批准的撤销。人们可能会针对整个产品类别提起集体诉讼。所有这些情况都可能会引起监管环境和临床实践环境的变化。

一旦出现公共卫生问题,很可能触发监管变化,尤其是当问题涉及重大危害风险、影响广泛人群并且受到媒体高度关注时。监管变化的进程取决于所需变化的性质和复杂性。如果监管变化涉及立法,则可能需要较长时间。立法机构的讨论和辩论可能持续数月甚至数年。因此,监控立法活动成为制定和执行全球监管战略的关键步骤。如果某个卫生问题在一个国家内足够严重以至于引发了法律变革,那么它也很可能促使其他国家的监管机构采取类似的改革措施。在大多数情况下,立法活动会产生大量的文件并引起公众的广泛关注。这些活动的相关信息通常是可以公开获取的。

如果变更涉及对法规或指南的修订,其实施时间可能从数月到数年不等。与立法过程类似,许多监管机构遵循一定的流程,允许公众审查和评论拟议的变更。

然而,在实际情况中,变更可能会在没有预先通知或警示的情况下就快速实施了。监管机构清楚地了解产品问题所在及其根本原因。这种认知可能会影响类似产品的评审和要求的诸多方面,而无须事先向申请者透露信息。预测这些变化——识别无形的"监管风险",是制定全球监管战略和执行监管计划时需要考虑的一个重要方面。

这可能是全球监管战略中最具挑战性的部分。对于法规事务专员而言,持续监测环境变化是一项巨大的任务,除可用的公共信息外,他们还应利用其他法规事务专员的资源。只有将这些资源结合使用才能为制定有效的战略提供最佳支持。表4-2简化地列举了扩展要素示例。

表 4-2　扩展要素简易示例表

要素	预期	研究方法	所需数据	分析结果	展示形式
评审时间	90 天	定量研究 定性研究	• 公布的类似产品的审查时间（如有） • 监管网络资源——注册申报经历	180 天	图表形式
可用标准	是	定性研究	• 国际标准清单 • 以往提交所适用的标准 • 已接受的标准声明（针对具体国家）	六项相关标准	陈述（全球监管战略）；清单（监管计划）
临床研究需求	无	定性研究	• 指南文件 • 竞争产品以往的申报信息	已有性能标准数据，无须再提交临床数据	陈述（全球监管战略）；假设情况（监管计划）
环境趋势	无	定性研究	• 审查公开会议时间安排（过去和现在） • 计划执行或待定的指导文件 • 公共卫生问题 • 立法活动	在不同的临床应用中所发现的技术问题	说明（全球监管战略）；降低风险的具体措施（监管计划）
监管资源	无	定性研究 定量研究	• 各国文件格式和内容 • 已有员工人数	同时进行申报工作需要增加法规事务人员	图形或表格形式（全球监管战略）；每项申报的具体细节（监管计划）

4.7　资源

需要回答以下问题：

（1）需要哪些监管资源来支持全球监管战略？

（2）需要哪类专业知识？

（3）项目是否有外部资源支持？

（4）国内有哪些资源可用于支持在该国注册？

建立和实施全球监管战略需要花费大量时间与精力。虽然重点通常在于注册申报后发生的事项，但准备申报资料、组织进行申报绝非易事，如果产品方案时间表要求同时申报或申报时间出现重叠时尤其如此。通常，利益相关者更容易理解为何项目需要更多的工程师，而非更多的法规事务专员。因此，全球监管战略的资源配置是项目取得成功的关键。

估算成功实施全球监管战略所需资源有多种方法。项目管理软件程序很有帮助，也可以使用电子表格程序来确定资源受限情况。任何资源追加请求都应仔细审查，因此，全球监管战略应提供充分理由以增加资源支持。

通常，法规事务专员分散在多个项目中，承担多项职责。每个项目都有自己的进度计划和里程碑。作为一种共享资源，法规事务专员在制定资源方案时应考虑到，他们必须根据各个团队的项目进度来平衡自己的工作量。各项目团队应专注于自身项目,确保有足够的时间来准备、审查和修改申报材料。即使是申报材料的最后准备阶段(例如,转换为电子格式、打印多份纸质副本)也需要一定的时间,这一点在产品方案中应当予以考虑。

项目某些方面可能需要不同领域的专业知识,但组织内部无法提供相应资源,这种情况常发生在法规部门以及其他职能部门。例如,如果项目是第一个需要进行临床试验、研究设计、统计或需要获得美国 IDE 许可的项目,那么可能需要注册申报专员参与其中。如果项目包含新的软件程序,则可能需要软件管理人员参与其中。此外,有必要确定这种资源是新增加的永久员工,还是只是外部资源。

即使增加一名顾问,此人或该公司也需要花费一定时间来确定和熟悉项目,进行资源分析也应当考虑到这一点。

4.8　组合战略

需要回答以下问题:

(1) 全球监管战略与监管计划包括哪些构成要素?

(2) 需要进行哪些分析?

(3) 如果分析结果与产品方案存在差异该如何处理?

(4) 战略成功实施需要哪些资源?

利益相关者可获得的利益将由项目的性质以及监管研究的结果决定。全球监管战略综述至少应解决以下问题:

(1) 简要的器械描述和适应证说明。

(2) 国家清单(按市场偏好顺序排列)。

(3) 针对各国的:① 监管路径;② 监管关注的特殊点;③ 临床试验要求;④ 大致的准备时间和评审时间。

(4) 监管风险区域。

(5) 项目推进中需要监控的监管区域。

(6) 所需资源。

管理计划应对全球监管战略的主题进行详细说明,该计划是开发团队的指导方针,也是监管项目管理的基础。具体包括:

(1) 重要时间节点;

(2) 设计和测试要求;

(3) 临床数据要求;

(4) 相关指南和标准;

(5) 风险分析要素;

(6) 计划中所用资源(如网站、出版物)。

在使用所收集的信息时,应分析内容列表中所确定的各要素相关数据,并仔细留意那些似乎不符合项目团队需求(或期望)的要素。与那些符合项目团队假设的要素相比,这些要素可能需要更多的支持数据。

例如，产品方案常常低估了特定市场进行评审所需的时间。项目团队总是希望能尽快完成评审过程。团队成员可能基于以往类似产品的经验，对评审时间有一个大致的预期，但他们可能没有准确解读公布的相关数据。如果能够获取类似产品的评审时间数据，经验丰富的法规事务专员应利用这些数据，在适当的时间内对其他产品的评审情况进行分析。通过准确解读数据而不是仅仅依赖个人经验来做出预测，可以提高预测的准确性，并减少在制定全球监管策略时可能出现的争议。

研究开始前，应仔细审查要素表，可在表中新添两列：分析结果和报告。分析结果决定了报告的性质以及如何将其融入全球监管战略和监管计划之中。

4.9 传达战略

组织一旦收集了用于制定监管策略的信息并对其进行分析，就必须以一种清晰的方式传达这些信息。信息接收者可能是公司内部不同的利益相关者，但并非所有受众都愿意查阅一份长达 25 页的报告，因此，在报告的前几页总结主要结论可以促进对信息的理解和吸收；同时，以图表的形式展示数据也有助于快速把握信息。报告中应包含参考文献，标明数据来源，以增强报告的可信度。

4.10 综述报告

（1）该医疗器械
综述应简要介绍该医疗器械，概述该产品取得成功的功能或优势。
（2）整体情况
在概述各国及地区的评审流程时间表时，使用类似于图 4 - 1 的形式来比较每个目标

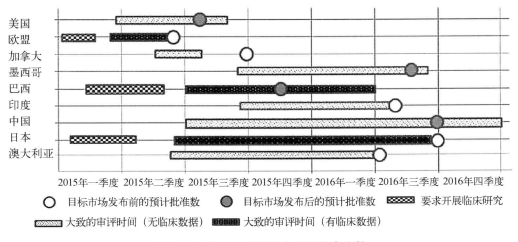

图 4 - 1 目标市场产品发布时间表比较

市场的产品发布情况,可以使得展示更加直观易懂。这种展示形式对于汇报策略更新也很有用。

如果某一特定国家或地区的评审时间与产品方案的最初预期不符,则应考虑使用图表数据来估算大致的评审时间。

(3)注册申报要求

对监管分类、提交类型、临床数据要求和预期评审时间进行概述很有帮助。通常情况下,以表格的形式进行展示能够取得良好的效果(表4-3)。

表4-3 监管机构申报相关要求

国家/地区	分类	申报类型	临床数据	预期审评时间
美国	Ⅱ类	510(k)	不需要	5个月
欧盟	Ⅲ类	设计档案	需要	4个月
加拿大	Ⅱ类	申请MDL	不需要	2个月
墨西哥	Ⅱ类	等同审评	不需要	8个月
巴西	Ⅲ类	注册通告	需要	9个月
印度	上市医疗器械	医疗器械注册认证申请	不需要	8个月
中国	Ⅱ类	注册档案	不需要	15个月
日本	Ⅲ类	新型医疗器械,需要提供临床数据	需要	12个月
澳大利亚	Ⅲ类	设计档案与申请审核	不需要	10个月

(4)监管风险

全球监管战略中这一部分仅针对典型的开发和监管风险之外的风险。由于缺乏特定主题的信息或对监管环境变化的直接了解,这类风险可能会暴露出来。表4-4展示了一种对研究过程中可能出现风险进行总结的方法。

表4-4 监管风险总结

国家/地区	风险	说明	风险降低措施
美国	可能需要提供临床数据	一些现有产品需要临床数据,但并非所有产品都需要。FDA可能不接受无须提供临床数据的理由	要求召开提交前会议讨论该项目,确定监管机构的意见
欧盟	指令内有关医疗器械的说明发生变化	最近的卫生事件引发了对此类医疗器械相关规则的审查,测试或设计要求可能发生变化	监测监管机构的相关讨论和发布的指导意见
加拿大	未发现监管风险	无	无
墨西哥	美国的审批速度较慢将推迟墨西哥市场提交和审查	根据监管计划,在墨西哥注册申报前,需要在美国获得许可	准备利用另一种监管路径,让拥有现有产品批准的类似产品经销商参与进来

续 表

国家/地区	风 险	说 明	风险降低措施
巴西	相关法律法规目前不大稳定	项目推进过程中,相关要求可能会发生变化,导致需要提供其他测试数据,甚至可能要求开展临床研究	监测立法和监管活动,聘请当地国内的顾问监控和报告发生的变化
印度	未发现监管风险	无	无
中国	延迟进入市场	注册申报和产品上市前,需要确定一位国内代表	在一月月底之前确定代表

（5）监测区域

每个策略都是在基于产品方案和监管研究结果提出的假设下运作的。法规事务专员应将这些假设形成清单,并决定在项目期间何时以及如何重新验证这些假设,这些都是需要定期审查的领域。当然,涉及监管风险的部分所提到的项目也应包含在监控计划中。

每个区域的监测频率应纳入监管计划中,并且需要确保适当的团队成员参与监测。

（6）所需资源

如果分析发现还需增加资源,则必须仔细关注全球监管战略中资源部分的展示。全球监管战略利益相关者受众不一定能够理解有效管理项目监管要素需要付出的努力程度,因此展示时需要指出完成产品方案所需时间与资源。如果增加所需资源遇到阻力,法规事务专员应利用现有资源准备好替代方案,用可理解的表达说明资源不足的后果。通常情况下,资源不足可能会引起该项目或其他项目市场引入时间发生变化,造成在该国家或地区的收入减少。

可信度是这次展示的一个主要因素。法规事务专员应通过数据驱动的方式进行全面分析,说明增加资源的原因,使论证具有可信度。

4.11　结语

制定全球监管战略的要点包括:

（1）应从确定业务目标开始,制定一份包含所有所需信息的清单。清单中的问题并非包括所有情况,而是用作一份指南,并根据项目的性质和主题进行调整制定。

（2）如果医疗器械在原产国拥有欧盟 CE 认证、美国 FDA 许可或批准和/或上市授权,一些国家的批准程序则会更为便捷,组合战略时应考虑到这一点。

（3）一个完整的战略应考虑到计划执行过程中出现潜在变化的情况。

（4）应建立常规流程用于制定和监测所有监管战略。

（5）医疗器械中的任何"新"要素都值得特别关注。虽然在医疗器械开发和营销过程中可能会出现许多潜在变化,但新要素带来的未知变化可能是最大的。面对新技术或临床应用时,监管机构通常会十分谨慎,这是可以理解的。由于评审人员需要熟悉新器械,评审期间可能会出现意想不到的问题。但如果对医疗器械的新要素给予足够的关注,就可以降低这类风险。

（6）制定全球监管战略是一项团队活动,应包括项目团队或其他利益相关者,这样能够让他们参与其中,有助于管理他们对战略输出的期望。研究过程中难免会出现一些波折,但与项目团队紧密合作,就可以将注意力聚焦于对项目最终成功至关重要的领域。

第5章 建立质量管理体系

Abhishek Harde，PMP，RAC 更新

引言

从零开始建立质量管理体系（QMS）绝非易事，特别是在未能遵循适当的监管标准或合规性指南的情况下。管理体系标准为不同规模的组织在各方面都提供了最佳实践。任何组织都可以通过实施质量管理体系来提升工作效率和有效性，并通过以下方式管理工作模式：

（1）确保没有遗漏任何重要内容；

（2）明确定义责任承担人；

（3）描述做什么、为什么做、什么时候做、怎么做，以及在哪里做；

（4）确保成员并非只是"做自己的事"；

（5）确保组织有序地开展业务[1]。

质量管理是在质量方面指导和控制组织开展的一系列协调活动。[2]质量管理体系是许多国家医疗器械监管过程的核心，它确保进入市场的产品安全、可靠，并按预期运行。设计文件和质量过程实现简易化和自动化，以符合主要的行业法规和标准，是构建质量管理体系的关键。本章重点讨论 ISO 9001 标准和 ISO 13485 标准[3,4]，以及美国 FDA 的 21 CFR 820 中所包含的《质量体系法规》（QSR）[5]。ISO 13485：2016《医疗器械——质量管理体系——用于法规的要求》是基于 ISO 9001《质量管理体系要求》制定的质量管理体系标准。ISO 9000 系列标准最初于 1987 年发布，是基于英国标准协会（British Standards Institution，BSI）发布的 BS 5750 系列标准制定的。[6] ISO 9001 标准涵盖产品质量保证（提供满足质量要求的信心）和提高顾客满意度。ISO 9001 和 ISO 13485 之间的主要区别可参见表 5-1，[7]两者的相似之处可参见表 5-2。ISO 9001 标准适用于所有产品和服务，是基于以下八大质量管理原则制定的：

（1）过程方法；

（2）管理的系统方法；

（3）持续改进；

（4）基于事实的决策方法；

（5）互利的供方关系；

（6）以顾客为关注焦点；

（7）领导作用；

（8）全员参与。[8]

表 5-1　ISO 9001 和 ISO 13485 之间的重要区别

ISO 9001	ISO 13485
6 处文件要求	27 处文件要求
旨在通过持续改进提高顾客满意度	目标中不包含顾客满意度和持续改进
适用于各类产品	不同产品要求不同
自愿性认证的依据	监管性认证的依据

表 5-2　ISO 9001 和 ISO 13485 之间的相似之处

ISO 9001:2015 条款	ISO 13485:2016 条款
1　范围	1　范围
4　组织环境	4　质量管理体系
4.1　理解组织及其环境	4.1　总要求
4.2　理解相关方的需求和期待	4.1　总要求
4.3　确定质量管理体系的范围	4.1　总要求 4.2.2　质量手册
4.4　质量管理体系和过程	4.1　基本要求
5　领导作用	5　管理职责
5.1　领导作用和承诺	5.1　管理承诺
5.1.1　总则	5.1　管理承诺
5.1.2　以顾客为关注焦点	5.2　以顾客为关注焦点
5.2　方针	5.3　质量方针
5.2.1　制定质量方针	5.3　质量方针
5.2.2　沟通质量政策	5.3　质量方针
5.3　组织的角色、职责与权限	5.4.2　质量管理体系策划 5.5　职责与权限 5.5.1　管理者代表
6　策划	5.4.2　质量管理体系策划
6.1　应对风险和机遇的措施	5.4.2　质量管理体系策划 8.5.3　预防措施
6.2　质量目标及其实现的策划	5.4.1　质量目标

续　表

ISO 9001:2015 条款	ISO 13485:2016 条款
6.3　变更策划	5.4.2　质量管理体系策划
7　支持	6　资源管理
7.1　资源	6　资源管理
7.1.1　总则	6.1　资源提供
7.1.2　人	6.2　人力资源
7.1.3　基础设施	6.3　基础设施
7.1.4　过程作业环境	6.4.1　工作环境
7.1.5　产品的监视和测量	7.6　监视和测量装置的控制
7.1.5.1　总则	7.6　监视和测量装置的控制
7.1.5.2　测量可追踪性	7.6　监视和测量装置的控制
7.1.6　组织知识	6.2　人力资源
7.2　能力	6.2　人力资源
7.3　意识	6.2　人力资源
7.4　沟通	5.5.3　内部沟通
7.5　成文信息	4.2　文件要求
7.5.1　总则	4.2.1　总则
7.5.2　创建和更新	4.2.4　文件控制 4.2.5　记录控制
7.5.3　成文信息的控制	4.2.3　医疗器械文件 4.2.4　文件控制 4.2.5　记录控制 7.3.10　设计和开发文件
8　运行	7　产品实现
8.1　运行的策划和控制	7.1　产品实现的策划
8.2　产品和服务的要求	7.2　与顾客有关的过程
8.2.1　顾客沟通	7.2.3　沟通
8.2.2　产品和服务要求的确定	7.2.1　产品要求的确定

　　ISO 9001 系列标准,包括 ISO 13485,提倡过程方法,即使用资源,通过管理将输入转化为输出(图 5 - 1)。过程方法适用于过程系统、过程识别与相互作用,以及过程管理。过程方法强调以下几个方面:

　　(1)理解和满足要求;

（2）从增值的角度考虑过程；

（3）取得过程性绩效结果；

（4）持续过程改进。

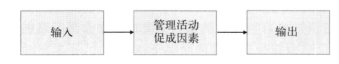

图 5-1　基本的过程模型

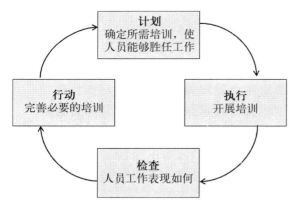

图 5-2　资源管理中的 PDCA 循环

计划-执行-检查-行动（Plan-Do-Check-Act，PDCA）循环模式[9]适用于所有过程（图 5-2）。ISO 9001 标准每项主要条款都以"计划"活动开始，有"执行"活动，"检查"活动（可能暗含测量活动）以及"行动"活动（可能适用于改进）。

EN ISO 13485 : 2016 是欧洲最新实施的统一标准，用于希望依据《医疗器械指令》（93/42/EEC，MDD）、《有源植入性医疗器械指令》（90/385/EEC，AIMDD）和《体外诊断指令》（98/79/EC，IVDD）[10-12]建立质量管理体系的组织。该标准适用于向欧盟市场投放医疗器械的制造商，而 ISO 13485 : 2003 目前仍适用于世界其他地区。[①] 这两个版本具有相同的要求。2016 年版本增加了详细说明 ISO 13485 各分部的附录，其中公告机构重点关注指令中关于 CE 认证的额外要求。该标准用于评估医疗器械及相关服务满足客户和监管要求的能力，其目的并非统一质量管理体系结构或文件，而是作为对产品技术要求的补充，其中部分要求适用于特定产品，如植入式或无菌医疗器械。ISO 13485 标准是以 ISO 9001 标准为基础的独立标准，包含 ISO 9001 标准的所有条款，但不包括那些主要涉及持续改进和客户满意度的条款。ISO/TR 14969 标准[13]为实施 ISO 13485 标准提供指导。ISO 13485 标准虽然不包含其他管理体系（如环境管理或健康安全管理）的具体要求，但可以同这些标准（如 ISO 14001 标准）进行整合。[14] ISO 13485 标准对组织规定了以下要求：（1）医疗器械的设计、开发、生产、安装或服务；（2）相关活动的设计、开发或提供。[15]

ISO 13485 认证适用于在全球至少一个国家生产医疗器械产品的组织（该证书不应颁发给药品或化妆品制造商）。例如，人体组织虽然在欧盟不被归类为医疗器械，但在日本厚生劳动省（Ministry of Health，Labour and Welfare，MHLW）第 169 号部级法令[16]中被归类为医疗器械，并可以被纳入 ISO 13485 质量管理体系。可通过 ISO 13485 认证的相关服务示例包括合同灭菌服务供应商、包装服务提供商、重要医疗器械组件（例如机械加工的植入物）的制造

---

① 译者注：ISO13485 : 2016 已于 2016 年 3 月 1 日正式生效，我国于 2017 年 1 月 19 日发布了等同采用的 YY/T0287 - 2017，并于 2017 年 5 月 1 日正式实施。

商以及仓储服务。[17]

组织的质量手册中应列出 ISO 13485 认证删减和不适用的情况并说明理由。删减情况仅限于设计和开发控制(7.3 节),法规可被视为删减的理由,如 93/42/EEC,附录 V。由于医疗器械的属性(例如,非无菌、非植入性、非有源医疗器械),第 7 章部分内容可能不适用。

ISO 13485 标准的结构如下(第 4 条至第 8 条是可审核的要求,故而详细呈现)。

0. 引言	5.6.2　输入评审
1. 范围	5.6.3　输出评审
2. 规范性引用文件	6. 资源管理
3. 术语和定义	6.1　资源提供
4. 质量管理体系	6.2　人力资源
4.1　总要求	6.3　基础设施
4.2　文件要求	6.4　工作环境和污染控制
4.2.1　国家或地区法规规定的通用文件:每种类型或型号的医疗器械都需要建立一个包含产品规格和质量管理体系要求的文件。这些要求应定义完整的制造过程。	6.4.1　工作环境
	6.4.2　污染控制
	7. 产品实现
	7.1　产品实现的策划
	7.2　与顾客有关的过程
4.2.2　质量手册	7.2.1　产品要求的确定
4.2.3　医疗器械文件	7.2.2　产品要求的评审
4.2.4　文件控制	7.2.3　沟通
4.2.5　记录控制	7.3　设计和开发
5. 管理职责	7.3.1　总则
5.1　管理承诺	7.3.2　设计和开发策划
5.2　以顾客为关注焦点	7.3.3　设计和开发输入
5.3　质量方针	7.3.4　设计和开发输出
5.4　策划	7.3.5　设计和开发评审
5.4.1　质量目标	7.3.6　设计和开发验证
5.4.2　质量管理体系策划	7.3.7　设计和开发确认
5.5　职责、权限与沟通	7.3.8　设计和开发转换的控制
5.5.1　职责与权限	7.3.9　设计和开发更改的控制
5.5.2　管理者代表	7.3.10　设计和开发文档
5.5.3　内部沟通	7.4　采购
5.6　管理评审	7.4.1　采购过程
5.6.1　总则	7.4.2　采购信息

7.4.3　采购产品的验证	8.2.1　反馈
7.5　生产和服务提供	8.2.2　投诉处置
7.5.1　生产和服务提供的控制	8.2.3　报告监管机构
7.5.2　产品清洁	8.2.4　内部审核
7.5.3　安装活动	8.2.5　过程的监视和测量
7.5.4　服务活动	8.2.6　产品的监视和测量
7.5.5　无菌医疗器械的专用要求	8.3　不合格品控制
7.5.6　生产和服务提供过程的确认	8.3.1　总则
7.5.7　灭菌和无菌屏障系统的专用要求	8.3.2　交付前发现不合格品的响应措施
7.5.8　标识	8.3.3　交付后发现不合格品的响应措施
7.5.9　可追踪性	
7.5.10　顾客财产	8.3.4　返工
7.5.11　产品防护	8.4　数据分析
7.6　监视和测量装置的控制	8.5　改进
8.　测量、分析和改进	8.5.1　总则
8.1　总则	8.5.2　纠正措施
8.2　监视和测量	8.5.3　预防措施

5.1　ISO 13485：2016

ISO 13485：2016 标准于 2016 年 3 月 1 日正式发布。ISO 13485：2003 和 ISO 13485：2016 两个版本的对比见表 5-3。ISO 13485：2016 标准在医疗器械单一审核程序(MDSAP)方法基础上简化了内部审核模型,特别是引入了新的不合格评分系统。

表 5-3　ISO 13485：2003 和 ISO 13485：2016 对比

ISO 13485：2003	ISO 13485：2016
4　质量管理体系	4　质量管理体系
4.1　总要求	4.1　总要求
4.2　文件要求	4.2　文件要求
4.2.1　总则	4.2.1　总则
4.2.2　质量手册	4.2.2　质量手册

ISO 13485：2003	ISO 13485：2016
＊＊＊	4.2.3　医疗器械文件
4.2.3　文件控制	4.2.4　文件控制
4.2.4　记录控制	4.2.5　记录控制
5　管理职责	5　管理职责
5.1　管理承诺	5.1　管理承诺
5.2　以顾客为关注焦点	5.2　以顾客为关注焦点
5.3　质量方针	5.3　质量方针
5.4　策划	5.4　策划
5.4.1　质量目标	5.4.1　质量目标
5.4.2　质量管理体系策划	5.4.2　质量管理体系策划
5.5　职责、权限与沟通	5.5　职责、权限与沟通
5.5.1　职责与权限	5.5.1　职责与权限
5.5.2　管理者代表	5.5.2　管理者代表
5.5.3　内部沟通	5.5.3　内部沟通
5.6　管理评审	5.6　管理评审
5.6.1　总则	5.6.1　总则
5.6.2　输入评审	5.6.2　输入评审
5.6.3　输出评审	5.6.3　输出评审
6　资源管理	6　资源管理
6.1　资源提供	6.1　资源提供
6.2　人力资源	6.2　人力资源
6.2.1　总则	＊＊＊
6.2.2　能力、意识与培训	＊＊＊
6.3　基础设施	6.3　基础设施
6.4　工作环境	6.4　工作环境和污染控制
＊＊＊	6.4.1　工作环境
＊＊＊	6.4.2　污染控制
7　产品实现	7　产品实现
7.1　产品实现的策划	7.1　产品实现的策划
7.2　与顾客有关的过程	7.2　与顾客有关的过程

ISO 13485:2003	ISO 13485:2016
7.2.1 产品要求的确定	7.2.1 产品要求的确定
7.2.2 产品要求的审评	7.2.2 产品要求的审评
7.2.3 顾客沟通	7.2.3 沟通
7.3 设计和开发	7.3 设计和开发
***	7.3.1 总则
7.3.1 设计和开发策划	7.3.2 设计和开发策划
7.3.2 设计和开发输入	7.3.3 设计和开发输入
7.3.3 设计和开发输出	7.3.4 设计和开发输出
7.3.4 设计和开发评审	7.3.5 设计和开发评审
7.3.5 设计和开发验证	7.3.6 设计和开发验证
7.3.6 设计和开发确认	7.3.7 设计和开发确认
***	7.3.8 设计和开发转换的控制
7.3.7 设计和开发更改的控制	7.3.9 设计和开发更改的控制
***	7.3.10 设计和开发文件
7.4 采购	7.4 采购
7.4.1 采购过程	7.4.1 采购过程
7.4.2 采购信息	7.4.2 采购信息
7.4.4 采购产品的验证	7.4.4 采购产品的验证
7.5 生产和服务提供	7.5 生产和服务提供
7.5.1 生产和服务提供的控制	7.5.1 生产和服务提供的控制
7.5.1.1 基本要求	***
7.5.1.2 生产和服务提供的控制——具体要求	***
7.5.1.2.1 产品清洁和污染控制	7.5.2 产品清洁
7.5.1.2.2 安装活动	7.5.3 安装活动
7.5.1.2.3 服务活动	7.5.4 服务活动
7.5.1.3 无菌医疗器械的专用要求	7.5.5 无菌医疗器械的专用要求
7.5.2 生产和服务提供过程的确认	7.5.6 生产和服务提供过程的确认
7.5.2.1 总要求	***
7.5.2.2 无菌医疗器械的专用要求	7.5.7 灭菌和无菌屏障系统的过程确认的专用要求

ISO 13485：2003	ISO 13485：2016
7.5.3　标识与可追溯性	＊＊＊
7.5.3.1　标识	7.5.8　标识
7.5.3.2　可追溯性	7.5.9　可追溯性
7.5.3.2.1　总则	7.1.5.1　总则
7.5.3.2.2　有源植入性医疗器械和植入性医疗器械的专用要求	7.5.9.2　植入性医疗器械的专用要求
7.5.3.3　状态确认	＊＊＊
7.5.4　顾客财产	7.5.10　顾客财产
7.5.5　产品防护	7.5.11　产品防护
7.6　监视和测量装置的控制	7.6　监视和测量装置的控制
8　测量、分析和改进	8　测量、分析和改进
8.1　总则	8.1　总则
8.2　监视和测量	8.2　监视和测量
8.2.1　反馈	8.2.1　反馈
＊＊＊	8.2.2　投诉处置
＊＊＊	8.2.3　报告监管机构
8.2.2　内部审核	8.2.4　内部审核
8.2.3　过程的监视和测量	8.2.5　过程的监视和测量
8.2.4　产品的监视和测量	8.2.6　产品的监视和测量
8.2.4.1　总要求	＊＊＊
8.2.4.2　有源植入性医疗器械和植入性医疗器械的专用要求	＊＊＊
8.3　不合格品控制	8.3　不合格品控制
＊＊＊	8.3.1　总则
＊＊＊	8.3.2　交付前发现不合格品的响应措施
＊＊＊	8.3.3　交付后发现不合格品的响应措施
＊＊＊	8.3.4　返工
8.4　数据分析	8.4　数据分析
8.5　改进	8.5　改进
8.5.1　总则	8.5.1　总则
8.5.2　纠正措施	8.5.2　纠正措施
8.5.3　预防措施	8.5.3　预防措施

新的评分系统尝试应用更客观的标准来评估与特定问题相关的风险,取消了"严重"或"轻微"等模糊概念。简而言之,该系统为内部审核中所发现的每个质量体系问题(不合格品)都分配了一个代表风险程度的数值分数。与质量管理体系中安全性及性能有间接影响的方面(如文件、管理责任、资源管理)相关的不符合项,其得分将低于那些有直接影响、风险更高的方面(如污染控制、设计输入和输出、确认、设备安装和维护)的不符合项。如果重复核查中再次出现,将赋予额外的分数。

ISO 13485:2016 标准增加了许多新内容、新要求,对条款进行了一些扩展和阐释,进一步明确了条款和要求之间的相互关系,更加注重满足法规要求,对定义也有所扩展,子条款的编号也有所改变,以便于与 MDSAP 保持一致。由于 MDSAP 是在五大参与国多项法规基础上制定的,医疗器械制造商如果遵守 MDSAP 则会自动遵守五大参与国的法规。

包括 FDA 在内的国家监管机构不得不考虑 ISO 13485 修订可能会影响其自身的国内监管计划。每个可审计条款的重大变化总结如下。

1. 质量管理体系(QMS)

目前,标准第 4 章中包括了在开发 QMS 流程和将组织角色形成文件时对基于风险的方法的要求,这对供应链中的制造商、授权代表、进口商或分销商等角色具有重要的监管意义。此外,对于保存记录以证明符合监管要求,以及监控与风险相称的外包过程,也提出了新的要求。第 4 章规定了控制外包过程的特殊要求。控制应与涉及过程的风险相适应,并应包括书面质量协议。

一项重要的新增内容是,要求对用于质量管理体系的计算机软件在首次使用前以及任何变更后进行确认(不包括产品中使用的软件),这涉及生产、设计和开发、测试、库存控制、标识、分销、校准、维护,以及纠正和预防措施(corrective and preventive action,CAPA)、数据管理和投诉处理等领域的软件。第 4 章包含了建立医疗器械文件的要求,用于证明符合 ISO 13485 标准要求和法规要求。

目前,第 4 章详细列出了可用于满足法规要求的技术文件,包括产品描述、分类、临床前测试、临床评价、用户信息(如标签和 IFU)、应用的标准和风险管理文件。

2. 管理职责

第 5 章要求组织的最高管理者在内部传达满足顾客和法规要求的重要性(这一要求之前被明确为管理者代表的职责)。此外,一项新增要求是将权限和职责文件化,识别并实施行动项目以达到质量目标,并记录相关进展和修订情况。管理者代表负责与外部各方联络的职责现已扩展至包括与监管机构建立联络。此外,还需要将管理评审的频率和原因(包括管理评审程序)形成文件,管理评审的输入清单包括投诉处理、给监管机构的报告、过程监控和产品监控。同时,管理评审的输出应当响应新发布或修订的法规要求。

3. 资源管理

第 6 章规定,基于教育、培训、技能和经验,在产品质量、过程实施、法规要求和质量管理体系合规性方面工作的各级组织人员应当具备胜任能力。组织应确保员工的能力,并提供与其工作相关风险适应的培训有效性验证方法,并应将这些方法形成文件。

如果维护活动可能影响产品安全性或性能,组织应将此类医疗器械的维护程序形成文件。此外,如果工作环境可能影响产品安全性或性能,组织应将工作环境要求形成文件,并制定程序来监视和测量工作环境,例如,组织应将无菌医疗器械的污染控制要求和清洁要求形成文件。

4. 产品实现

7.1 节要求建立风险管理过程,并规定产品和产品验收的具体标准:验证、确认、再确认、监视、测量、检验和试验、处置、贮存和可追溯性活动。

7.2 节规定,组织应确定用户培训需求,制定保护机密健康信息的规定。新条款增加了与监管机构沟通的要求。

此外,更新后的标准包含更多关于设计策划的细节要求,重点关注各决策点,并详细阐明了关于设计转换活动的要求(以确保设计输出到生产前已经得到验证)。条款进一步提供了有关验证和确认要求的详细信息。验证和确认活动需要制定具体策划,包括方法、样本量和可接收标准等详细信息。该标准还新增了一项关于设计转换的条款,规定了供应商、人员、物料和设备的策划活动。

7.3 节要求各组织保留设计文件,以证明符合设计和开发过程,文件包括记录以下内容:

(1)为确保设计输入到设计输出可追溯性的方法;

(2)设计和开发所需资源,包括人员能力;

(3)设计输入,其中应包含可用性要求和标准;

(4)设计输入的验证和确认方式,包括统计技术和样本量原理;

(5)设计转换和设计变更程序。

7.4 节包含有关批准(包括策划和评估)和监视供方以及维护记录等方面的具体要求,并且需要采用基于风险的方法(包括采购产品的验证范围和程度)。

7.5 节对标记和包装实施规定的操作增加了一些新的要求和说明。组织必须分析服务记录,并将过程验证的统计基础(包括样本量)形成文件。

对无法验证的过程应进行确认。条款还包括对包装验证、策划和文件的具体要求。如果相关法规有此要求,组织应当为医疗器械建立医疗器械唯一标识系统。该标准还包含在分销过程中对器械包装和产品防护的具体要求。

7.6 节包含了对生产和生产后信息的反馈处理要求。

5. 测量、分析和改进

第 8 章就风险管理和统计分析、工具和技术方面规定了相关反馈过程要求,以确定是否需要将反馈数据升级为纠正和预防措施。8.2 节规定了将投诉形成文件的程序,包括产品生产前、生产中以及生产后的信息。该条款进一步详细说明了有关投诉处理的最低要求。例如,根据当前欧盟的要求,组织需要对投诉进行趋势分析,某些投诉可能会触发向欧盟监管机构的报告。另一项新要求是,内部审核须明确评估质量管理体系是否符合适用的法规和标准。

8.3 节规定,组织应将不合格品的相关要求形成文件。8.4 节和 8.5 节规定,数据分析应包括有效的统计技术以及来自审核报告和服务报告的输入。

条款提出了新的要求,以确定并记录用于产品监视的设备和人员。该标准详细阐明了不合格品的相关要求,这些要求具体取决于不合格品是在交付前还是交付后被发现的,以及是否需要启动更高级别的纠正和预防措施。纠正措施应与风险相匹配,并且不应有不适当的延误。应评审过程数据和产品数据,以确定纠正和预防措施过程的输入。分析应作为管理评审的输入。

总而言之,该标准的修订解决了以下问题:

(1) 该标准在组织和产品生命周期各个层面所强调的法规要求;

(2) 该标准的风险管理要求,包括采取与风险相适应的行动和决策;

(3) 更多过程所需的策划活动;

(4) 额外的设计验证、设计确认和设计转换要求;

(5) 细化了外包过程和供应商控制的要求;

(6) 对反馈进行统计分析以确定是否升级启动纠正和预防措施;

(7) 其他不合格品的相关要求以及纠正和预防措施升级启动注意事项;

(8) 具体的设计和开发文件内容,以及技术文件。

鉴于 ISO 13485 体系所涵盖的产品风险(医疗器械)以及产品投放市场后对问题的可追溯性要求,ISO 13485 质量管理体系所规定的文件水平要高于典型的 ISO 9001 质量管理体系所规定的文件水平。ISO 13485 标准符合体系的强制性程序和文件见图 5-3。

经 ISO 13485 认证的质量管理体系可以支持多个司法管辖区的监管合规性(表 5-4)。支持注册申报的数据取决于经过适当培训且合格的人员执行的测试、标准操作程序、适当校准的测试设备、测试物品的文件和配置控制、设计控制等——所有质量管理体系要素。数据收集是一个持续的过程,它将质量管理体系与上市后监督(postmarketing surveillance,PMS)关联起来。从 ISO 标准的角度来看,上市后监督是第 8 章中所列的与纠正和预防措施、投诉处置和不良事件/警戒报告等相关的一项重要质量管理体系活动。在某些情况下,因纠正和预防措施引起的更改可能需要进行新一轮注册申报。

产品销售地区的法规要求是组织进行 ISO 13485 认证评估的一部分。

ISO 13485 标准的合规性由认证机构评估,CE 认证(如需)由公告机构(notified body,NB)评估。这些机构的监管方式不同:公告机构由合格的当局监管,质量管理体系认证由认证机构负责监管,例如英国认证服务(United Kingdom Accreditation Service, UKAS)和加拿大标准委员会(Standards Council of Canada, SCC)。质量管理体系证书和 CE 证书的范围取决于组织的活动,并须由组织证明,之后才能被纳入认证范围。

4.2	4.2.1　总则 4.2.2　质量手册 4.2.3　文件控制 4.2.4　记录控制	7.5.3	标识与可追踪性
		7.5.5	产品防护
6	6.2.2　能力、意识与培训* 6.3　基础设施 6.4　工作环境	7.6	监视和测量装置的控制
		8.1	总则***
7.1	产品实现的策划	8.2	8.2.1　反馈 8.2.2　内部审核 8.2.4　产品的监视和测量
7.3	设计和开发		
7.4	采购	8.3	不合格品控制
7.5.1	7.5.1　生产和服务提供的控制 7.5.1.1　产品清洁和污染控制 7.5.1.2　安装活动 7.5.1.3　服务活动	8.4	数据分析
7.5.2	7.5.2　生产和服务提供过程的确认** 7.5.2.1　总要求 7.5.2.2　无菌医疗器械的专用要求	8.5	8.5.1　总则 8.5.2　纠正措施 8.5.3　预防措施

* 国家或地区法规可能要求组织建立成文的程序来确定培训需求。

** 针对用于影响产品符合特定要求能力的生产和服务提供的计算机软件应用(以及对此类软件和/或其应用的变更),组织应将其确认程序形成文件。此类软件应用应在首次使用前进行确认。

*** 国家或地区法规可能要求将统计技术应用的执行和控制程序形成文件。

图 5 - 3　ISO 13485:2003 标准的强制性程序和文件

表 5 - 4　ISO 13485 标准在全球不同司法管辖区的适用情况

澳大利亚	要求质量体系经过审核,ISO 13485 满足相关要求
加拿大	要求 ISO 13485 注册体系对 Ⅱ 类及以上医疗器械进行 CMDCAS 认证,允许根据医疗器械的风险程度进行排除
欧盟	在欧盟销售的任何医疗器械都必须附有 CE 认证,获取 CE 认证应建立质量管理系统。 公告机构颁发 CE 符合性证书时,ISO 13485 注册体系可用于证明已建立获取 CE 认证所需的质量管理体系
日本	要求建立符合第 169 号部级法令(类似于 ISO 13485)的质量管理体系,可以选择符合 ISO 13485,但并非强制性要求
美国	医疗器械公司应建立符合 FDA《质量体系法规》的质量管理体系。 可以选择符合 ISO 13485,但并非强制性要求(符合 ISO 13485 并不意味着完全符合《质量体系法规》)

6. 过程方法

组织应:

(1)确定质量管理体系所需的过程及其在整个组织中的应用;

(2)确定这些过程的顺序和相互作用;

（3）确定所需的标准和方法，确保这些过程的运行和控制的有效性。

实施 ISO 13485 质量管理体系（或任何类型的质量管理体系，自愿性的或强制性的），可遵循以下步骤（下文将详细讨论，并在图 5-4 中显示）。

（1）获得最高管理者承诺；

（2）指定执行团队；

（3）增强意识；

（4）开展差距分析；

（5）制定执行策划；

（6）完善执行策划；

（7）执行策划；

（8）操作体系与评估体系；

（9）持续改进体系；

（10）进行认证与注册。

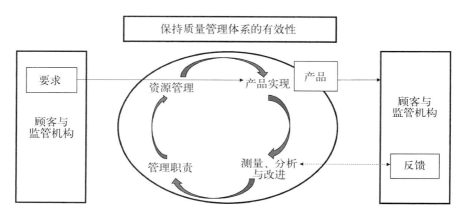

图 5-4　实施 ISO 13485∶2016 质量管理体系

5.2　获得最高管理者承诺

最高管理者必须承诺建立、执行和维护有效的质量管理体系。管理层负责确定并满足顾客需求，制定组织的质量方针，确保其适当、有效、完整、传达和维护。除方针外，管理层还应设定与方针一致的可衡量的质量目标。管理层还应确保在规划期间有足够的可用资源，以满足要求和公司目标，包括质量管理体系的变更。最高管理者应建立组织内的职责、权限和关系。

（1）最高管理者应任命一名管理代表来管理质量管理体系、报告绩效、提高组织内的质量管理体系意识，以及同监管机构联络。

（2）管理者应建立内部沟通程序，包括关于质量管理体系有效性和变更的程序，还应按策划的时间间隔对质量管理体系进行评审（管理评审），以确定其是否有效并适合其目标。

（3）管理评审的输入和输出应予以记录（例如，新的法规要求、资源需求和内部审核）。

质量管理体系执行前，管理者应回答以下问题：

（1）为什么选择 ISO 13485 标准？

（2）组织有哪些业务需求？

（3）预期将获得哪些益处？

（4）需要投入多少员工时间？

（5）质量管理体系将对运营产生哪些影响？

（6）预计成本是多少？

（7）是否需要和/或期望获得 ISO 13485 认证？

在此阶段，管理者承诺继续进行策划，在最终做出执行过程决策之前，策划本身还需经过批准或修订。管理者为执行工作应提供以下资源：

（1）指派一名经理担任项目负责人；

（2）制定高级执行策划；

（3）确保充足的项目资源；

（4）批准 ISO 13485 和相关培训需求；

（5）将执行列为高度优先项目；

（6）传达决策和策划。

为了赢得人员的投入和支持，组织的最高管理者必须了解他们的决定所带来的影响，以及个人持续参与的必要性。一种表明承诺的方式是指派一位重要管理成员（可以是管理代表）担任项目领导。应向管理层提供项目预期的人员、时间和成本（资源）的初步预估情况，并在策划制定后（最终批准前）提供更为精准的预估情况。应分配资源来实施质量管理体系，并保持其有效性以及满足客户需求和法规要求的能力。从事影响产品质量的工作的人员应是胜任的，并具备工作相关的教育、培训、技能和经验，这些信息应予以记录和保留。还应确定运行质量管理体系和确保产品合格所需的基础设施（如信息系统、生产设备等），以及实现产品一致性的环境要求（如清洁度和污染控制）。

1. 指定执行团队

大多数组织需要不止一个人来成功完成执行计划。执行团队成员应接受培训，以确保他们了解标准的要求。项目负责人通常由管理者代表担任（通常是公司的质量经理），并应具有足够的组织影响力，其职责可能包括：

（1）制定和管理执行策划；

（2）确保建立所有需要的过程；

（3）提高有关客户需求和法规要求的意识；

（4）监视质量管理体系绩效；

（5）确定任何改进的需要；

（6）向最高管理者报告绩效；

（7）与外部各方（如供方、顾客、监管机构）就质量管理体系进行沟通。

团队成员，尤其是项目负责人，应审阅并熟悉来自全球标准组织和监管机构的指导文件，包括国际医疗器械监管者论坛（IMDRF）、国际认可论坛（IAF，www.iaf.nu）、美国食品药品监督管理局（FDA）、欧盟《医疗器械指令》（MDD）①，以及关于 ISO 13485（ISO/TR 14969）和相关标准的指南，如 ISO 19011 标准（审核原则）。

2. 增强意识

为增强组织内的意识，执行团队应该告知员工执行 ISO 13485 标准的意图，包括其对员工、组织和顾客的益处。最高管理者可通过以下方式确保组织内的沟通：

（1）公布执行策划；
（2）描述对公司的益处；
（3）解释对员工的益处；
（4）制定沟通策划；
（5）公开项目进展；
（6）概述 ISO 13485 标准；
（7）鼓励员工广泛参与。

如果执行团队为了避免干扰当前业务活动而在近乎保密的状态下开展工作，这将是一个错误的决定。员工应了解策划的细节、策划原因、策划对他们的影响、人员的参与情况，以及重要的活动安排等。如果员工对项目一无所知，那么在他们被要求协助执行所需实践时，他们很可能不愿意提供帮助。此外，还有一种错误的做法是仅宣布项目启动，却不传达项目的进展情况。员工应随时了解项目进度以及可能需要他们参与的情况。保持项目公开，并制定项目的定期更新计划，有助于获得管理层的支持，并鼓励团队成员遵守项目时间表。持续开展人员培训是任何质量管理体系取得成功的关键。

3. 开展差距分析

在此阶段，组织应对当前体系进行评审，并将其与标准要求进行比较，找出差距。开展差距分析是一项跨职能活动。每个组织都会在一定程度上建立一个管理体系，但在确认新系统之前应了解当前体系。现有的质量体系可能没有按照标准要求的程度予以记录和定义。组织应确定过程、职责和资源，考虑风险和机会。每个组织都会形成与标准要求兼容的现有方针、程序和过程，有些方针、程序和过程可能需要进行修订，有些可能已经多余。在对当前体系进行评审时，应解决以下问题：

（1）定义实现目标的过程；
（2）确定过程负责人；
（3）建立过程输入和过程输出；
（4）确定实现目标的资源；

---

① 译者注：《欧盟医疗器械法规》（欧盟 MDR）废除并取代了欧盟《医疗器械指令》和《有源植入性医疗器械指令》。

（5）定义过程措施方法；

（6）包括保持有效性的过程。

差距分析输出应包括：

（1）当前文件和记录的储存；

（2）当前的质量目标；

（3）当前的监视和测量方法；

（4）与 ISO 13485 标准要求之间的差距；

（5）缺少的文件、记录和实践；

（6）执行策划的交付性成果和活动。

质量管理体系的实施有助于提供控制措施以降低风险，这应是引入质量管理体系的主要动力之一，因此，在进行差距分析时，应对风险和机遇进行评审（参见 ISO 14971 标准，了解产品实现过程中的风险管理指南）。确定日常风险，并决定需要哪些控制措施以将其降低到财务上适当的程度，这是良好的商业实践。

4. 制定执行策划

差距分析一旦确定了所需要实现的目标，就可以制定执行策划。制定策划时，应估计和完善重要活动、职责、成本、时间表和资源，以及考虑以下活动：

（1）确定体系范围和目标；

（2）指定角色和职责；

（3）确定培训需求；

（4）根据差距分析确定改进区域；

（5）确定和安排活动；

（6）制定体系执行项目策划；

（7）制定预算方案、批准策划；

（8）进行过程评审，更新策划，传达状态；

（9）使用标准惯例管理项目。

由于不可预见的事件，策划可能会随时间而变化，因此其设计应易于维护。策划至少应列出关键活动、预计开始和结束的日期以及职责，还应列出所有假设和依赖关系，以明确策划的依据。这些职责确定了活动的负责人，此外还需确定一位策划总负责人来管理策划的日常管理工作。最高管理者负责对策划进行评审和批准。策划负责人则负责将策划相关的实际对比结果报告管理者。另一个重要考虑因素是，在策划和实施质量管理体系变更时，应保持当前体系的完整性（参见 ISO 13485 的 5.4.2 节）。下文以及图 5 - 5 展示了一个示例计划表，该计划表可根据组织的规模、现有差距和体系状况进行适当的调整。

最初的 1~2 个月通常用于组织培训、策划，规定 QMS，以及开展差距分析。接下来的数个月用于纠正一切不合规做法、准备必要的文件以及选择认证机构（选择认证机构的考虑因素可能包括成本、活动范围、资源和时间表）。

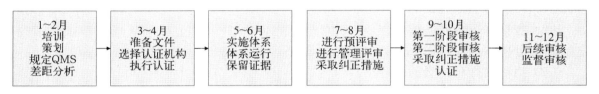

图 5 - 5 质量管理体系实施样本计划表

5~6 个月后可以实施体系,使其开始运转。相关记录应作为符合性的证据予以保留,符合性必须以书面形式记录。接下来的数个月用于开展预评审,采取纠正措施并接受认证审核。认证审核完成后,执行团队对认证机构所发现的问题做出回应,质量管理体系通过认证并在认证系统的公共注册清单中列出。获得认证后,组织准备接受认证机构的首次监督审核。内部审核旨在验证已发现问题的解决情况,并检查公司内部审核策划所定义的选定质量管理体系组成部分。

制定执行策划时,需要考虑的成本包括认证机构费用(现场审核和非现场评审)、培训费用(外部和内部)、咨询费用和其他内部资源成本。项目预算应与最高管理者进行协商,达成共识。

确定资源时,应选拔有责任心的成员加入执行团队。工作量应由整个组织分担,以减少对其他业务活动的影响并提升全员意识。管理者应支持资源配置,了解团队成员的时间投入需求,并尽量减少日后对团队进行任何变更,因为团队变动可能会延误和影响项目。团队成员的职责和权限应明确界定。虽然组织可能已经形成了角色、职责、教育背景、经验、培训和个人技能要求等方面的既定工作描述,但这些描述应作为执行过程的一部分,根据需要进行完善、修订或创建。组织内所有的标准要素都应指定一个过程负责人(图 5 - 6)。

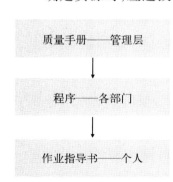

图 5 - 6 质量管理体系
文件规定职责

如果没有正式的认证审核,则进行专项审核。专项审核只应在必要时进行,并应关注制造商质量管理体系的具体要素。专项审核可能包括以下方面的审核:

(1)回应扩大现有认证范围的申请;

(2)确定是否可以批准延期;

(3)为调查潜在的重大投诉而进行的临时审核;

(4)如有特定信息提供了怀疑医疗器械严重不合格的理由。

进行专项审核应符合 ISO/IEC 17021 - 1:2015 第 9.6.4 条的适用要求以及 MDSAP 认可的审核组织和/或 MDSAP 参与监管机构的任何额外要求。[18,19]

5. 执行已批准的策划

最高管理者将决定继续实施执行策划还是退回项目组进行修改。申请批准前,策划应包含以下内容:

（1）假设和依赖关系；

（2）项目中间阶段的里程碑；

（3）开始日期和完成日期；

（4）活动和可交付成果；

（5）职责与权限；

（6）资源与预估成本；

（7）跟踪和报告方法；

（8）预期收益和汇报。

执行策划应明确定义，并得到最高管理者的正式同意。策划在最终获得批准前可能需要进一步修改。

6. 执行策划

执行是指为满足标准要求所开展的具体工作。管理体系分阶段实施是常见的情况。经批准的策划应予以执行，并根据需要提供培训。应给予执行团队必要的资源和支持，以确保成功完成既定的活动。应持续监控执行的进展情况（不仅仅是策划所规定的时间点），并提供必要的鼓励和协助。应收集和跟踪数据，并向最高管理者汇报。某些活动的开展依赖于前期活动的完成。在预计可能出现延误的情况下，应考虑这种延误对后续活动的影响，并采取适当措施以减少潜在问题。在此阶段，文件管理至关重要，它不仅用于制定方针与程序，还用于保存相关记录。

在项目早期，应开展 ISO 13485 标准的相关培训，以辅助策划的制定。适当时，部门经理和其他员工应参加培训，确保员工理解该标准，认识到该标准对其工作的重要性和相关性，以及该标准如何应用于本组织的产品和服务。应培养专业知识，以支持和指导执行活动。培训预算应涵盖必要的课程和差旅费用，并应保留相关记录作为培训的证据。随着质量管理体系的实施以及程序和政策的制定，需要对员工开展进一步培训。

质量管理体系应形成文件，包括：

（1）质量方针与质量目标；

（2）质量手册和成文的程序；

（3）必要的策划运行和控制文件；

（4）所需的记录，包括监管记录。

质量管理体系所需的文件和记录应予以控制和保留。典型的质量管理体系文件层次结构见图 5-7。质量手册根据公司的方针和目标描述质量管理体系。质量程序规定了相互关联的过程和活动（参与者、内容、原因、时间和地点）。作业指导书和其他策划、执行和控制过程所需的文件是详细的工作文件（方式）。记录用于证明所取得的结果以及所开展

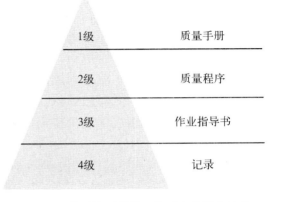

图 5-7　典型的质量管理体系文件层次结构

的活动。

在此阶段，应最终确定质量方针草案，以确保方针在组织内得到传达和理解，并对其持续适用性进行评审。质量目标与相应的措施也应一同正式确立。质量手册应包括质量管理体系范围、任何排除或不适用的细节及其理由、成文程序（或成文程序的引用文件）、对质量管理体系各过程之间相互作用的描述，以及质量管理体系文件结构的概述。每个组织都必须选择质量手册的格式，这取决于组织的规模、文化和复杂程度。小型组织适合选择在单个手册中包含整个质量管理体系的描述，包括标准所要求的所有成文程序。大型跨国组织可能需要在全球、国家或地区层面制定多份手册，以及选择更为复杂的文件层次结构。在执行策划时，应考虑与文件相关的以下内容：

（1）文件有何价值？

（2）需要形成哪些文件？

（3）需要哪些文件来支持质量管理体系？

（4）文件的范围如何？

（5）应选择哪种文件格式？ 如程序、流程图、工作指导书、表格、电子化、硬拷贝等。

ISO 13485 标准中有 50 处提到了所需的记录，这些记录是通过执行过程并提供符合性的证据而形成的。记录示例包括完成的表格、审核报告、会议记录和测试数据。

项目组应通过策划负责人向最高管理层汇报项目整体状况，而项目具体进展情况应由各个过程负责人进行汇报（这样项目不会被误认为是仅由质量部门推动的方案）。项目跟踪数据可用于分享已完成活动的高层次总结，展示项目进展情况，保持项目成员的参与兴趣，并确保项目的可见性。管理层的参与有助于确保项目保持其优先级，并体现管理层对体系的所有权和投入。

执行过程中，如果需要申请认证，通常会与认证机构进行联络。认证机构通常需要3~6 个月的记录和指标，用以对质量管理体系进行评估和认证。认证程序启动前，应在日程安排中留出几个月的准备时间。

7. 操作体系与评估体系

一旦质量管理体系开始运行，应通过监视和测量活动、文件记录、内部审核和管理评审，对其进行持续的评估。这样做旨在确定质量管理体系是否按预定计划运行，以及是否达到了既定的目标和目的。只要用户完成了培训并准备好操作其系统部分，过程就可以在准备发布时得以执行。不是所有的过程都需要同时执行，只有那些具有一定相互依赖关系的过程才需要。控制文件和记录必须按照 ISO 13485 标准要求和内部程序的要求执行。除了检查记录保留时间，审核员不会审核质量管理体系实施之前的记录。通常，初次审核前，认证机构需要根据质量管理体系运行至少 3 个月的证据来评估其符合性。

执行项目团队开始监视和测量活动前，应确定要测量内容、测量方式、负责人以及测量频率。团队应采用适当的监视方法，在适用的情况下，可将过程测量结果用于证明该过程实现计划结果的能力。最高管理层可以通过执行项目团队开始对质量管理体系进行评审。跟踪会议可能达不到管理评审的资格要求,因为它们可能不符合相关法规条款(5.6节)的所有要求,但举行跟踪会议是设定议程、识别问题、采取行动和形成会议记录的可取做法。定期举行的评审会议可视为管理评审和系统评审的前期准备。应定期与核心团队成员召开会议,以评审项目的进展情况。评审会议应简短,并与最高管理层商定反馈时间表,应向最高管理层传达项目进展和成果。过程执行时,应即刻进行监视和测量,并在执行过程中根据需要对过程进行评审和更新。

内部审核也用于监视和测量质量管理体系。内部审核应符合策划的安排(得到有效执行和保持),并满足 ISO 13485 标准、组织、顾客和法规的要求。理想情况下,大多数质量管理体系应在内部审核开始前执行。

在某些组织中,"审核"一词可能具有负面含义,因为它通常与财务审计有关。然而,审核(团队可能更易于接受"检验"这个术语)对于组织、产品、服务以及员工都具有极大的益处。理想情况下,这种认识应在项目执行的早期阶段就在组织内部得到传播,以提高大家的意识。审核可以帮助组织调查质量问题并验证解决方案是否有效实施。管理者需要结合事实信息来做出明智的决定,审核可以为管理行动提供公正、客观的结果。定期审核可以保持较高的质量意识,有助于提高内部沟通效率。

内部审核应根据以往的审核结果(基于风险的方法)对所有区域和转变进行核查,对某些区域的核查应更为频繁,并在审核计划中确定审核范围(覆盖范围)。内部审核应由独立于被审核区域(即不审核自己的工作)且公正的合格员工进行。目前有许多审核员培训和认证项目,可推荐负责内部审核任务的人员参加,应考虑由公认的质量标准组织提供的项目[如美国质量协会(American Society for Quality,ASQ)注册质量审核员(Certified Quality Auditor,CQA)能力资格认证]。其他组织也针对特定的 ISO 法规对审核员进行培训和认证。

执行内部审核时,应依照成文的审核程序(参见 ISO 13485 第 8.2.2 节),并且组织必须遵循其成文的纠正措施程序来处理审核报告中提出的任何发现。后续审核活动应包括验证所采取的措施,并报告验证结果(参见 ISO 19011 标准)。[20]组织应进行管理评审,以确保质量管理体系的持续适宜性、充分性和有效性。内部评审应包含新的或修订的法规要求。在管理评审中,应评估保持质量管理体系有效性的措施以及质量管理体系变更的改进机会,包括对质量方针和质量目标的任何变更。这些会议可用于评审执行过程活动的效果,并探讨立即改进的方案。管理评审的输出应包括资源需求以及对产品的改进,以满足顾客要求。评审记录应受到控制并妥善保存。管理评审应对多个指标进行分析,包括审核结果、顾客反馈、过程绩效以及产品符合性。

在质量管理体系评审的基础上,可以提出对体系进行改进或纠正。这可能会导致采取适当的纠正措施或预防措施,改进产品或过程,以及确定资源需求或变更。这些改进应予以执行、传达以及反馈到下一策划阶段。改进活动应遵循针对纠正措施的成文程序,相关结果应予以记录(参见 ISO 13485 第 8.5.2 节)。除启动纠正措施过程外,快速识别某一区域中的审核发现,有助于其他区域避免出现类似问题(并减少报告的不合格数量)。

8. 质量管理体系持续改进

组织必须认识到,质量管理体系需要得到持续改进以持续满足质量期望。ISO 13485 标准要求组织不断改进其质量管理体系,这些改进由认证机构进行审核,作为 ISO 13485 认证的部分内容。质量管理体系可以通过以下多种方式进行改进,包括:

(1) 质量管理体系审核;

(2) 监视过程、产品和服务;

(3) 收集顾客反馈;

(4) 监视顾客投诉、不合格品以及其他纠正和预防措施的输入;

(5) 监视供应商表现;

(6) 对所需能力进行评审;

(7) 对培训需求进行评审;

(8) 对培训效果进行评审;

(9) 保持质量管理体系的有效性。

PDCA 循环模式是一个迭代过程,它随着质量管理体系的发展而不断得到完善(图 5-8)。法规事务专员在建立和维护质量管理体系中的作用取决于组织的结构。在一些组织中,保持质量管理体系合规由监管部门负责,但许多制造商将这一职责分配给了质量部门。职责分配应确保避免出现利益冲突。在一些组织中,质量部门向运营部门或生产制造部门汇报,而在其他组织则是向单独的监管部门汇报。在 ISO 13485 标准当中,5.5 节涉及独立

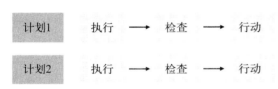

图 5-8　PDCA 迭代循环

性,8.2.4 节讨论了策划安排,以确保那些负责产品发布的人员得到授权,但并未明确指出质量是一项单独的职能。要理解和"解读"质量管理体系法规要求,始终需要专业监管人员和质量管理体系团队之间保持密切的合作关系。

9. 进行认证与注册

组织如果申请认证,第一步应考虑的是进行外部审核策划、执行预评估以及进行第一、第二阶段(初次)认证审核(下文将对认证机构审核过程进行详细介绍)。组织只有通过外部(第三方)评估才能获得正式认证,认证机构获得授权从事此类质量管理体系审核。影响认证机构选择有几大因素,如成本、时间表以及认证机构的活动范围。认证机构将指派合格的审核员评估整个质量管理体系,审核员将制定一份审核计划,并形成书面报告。表 5-5 列出了认证的益处和障碍。

第一阶段审核通常是对部分体系信息进行为期一天的现场审核,包括质量管理体系文件审核、管理评审和内部审核。这一阶段的审核也是为第二阶段审核确定准备情况(第二阶段审核通常是在 1~2 个月后,至多不超过 6 个月)。内部审核是外部审核的良好准备,以确保现场人员都已做好准备,并有机会说明自己的参与情况。内部审核强调审核的

表 5 - 5　认证的益处与阻碍

益　　处	阻　　碍
获得更多进入全球市场的机会	难以为体系确定和建立新过程
提升合同中标能力	尚不具备必要的成文程序和文件指导
可用作市场差异化因素	缺乏可见的和明确的管理承诺和支持
可以展示认证标志	人员未按照既定程序进行培训
由专业人士进行独立审核	员工抵制改变（如提供过程测量）
	组织内部的解读和认证机构的解读相冲突

商业价值,为面试行为提出建议,并安排物流审核支持。第二阶段审核是对整个质量管理体系范围进行的为期数日的现场审核,其目的是评估质量管理体系的实施效果及其有效性,并检查符合性证据。认证机构将对要求、方针、目标、职责、能力、程序和绩效之间的联系进行审核。

在通过第一、第二阶段审核后,申请认证的组织接下来的步骤是:针对任何不符合项采取纠正措施,获得认证证书,随后对质量管理体系进行维护和改进。申请组织向认证机构提交的纠正措施计划应分析所有不符合项的根本原因,并且必须等待认证机构对纠正措施进行批准。审核小组只推荐进行认证(或不推荐),但不授予认证证书。认证机构总部会对审核小组形成的审核报告进行评审,做出最终认证决定后,才可以为申请组织颁发认证证书。做出最终认证决定后,申请组织可以将认证成功的通知告知顾客、供方和其他相关方,并对某些执行小组成员所付出的努力进行特别表彰。组织在使用认证标志宣传 ISO 13485 认证时,应遵循认证机构的指导方针。

获得认证证书并非意味着质量过程的结束,而只是一个重要且有价值的里程碑。组织应对质量管理体系进行持续维护和改进。此时,公司已经重新开始了一段持续的过程,即优化整个组织的业务成果。

认证机构进行的 ISO 13485 标准审核

就像他们认证的组织一样,认证机构也有自己的管理体系,这些体系由国际认可论坛成员所在国家的认证机构(如 UKAS 和 SCC)进行评估和认证。ISO/IEC 17021:2011《合格评定——管理体系审核认证机构的要求》对管理体系认证机构规定了总体要求。本节重点介绍适用于审核过程要求的 ISO/IEC 17021 标准的第 9 条。

ISO/IEC 17021 标准规定,审核计划应包括两个阶段的初次认证审核、第 1 年与第 2 年的监督审核,以及第 3 年在认证到期前进行的再认证审核(图 5 - 9)。

三年的认证周期从初次认证决定或再认证决定算起。认证机构应确保为审核方案中确定的每次审核编制审核计划,并形成文件,审核计划应确定审核目的、范围和准则(表 5 - 6)。

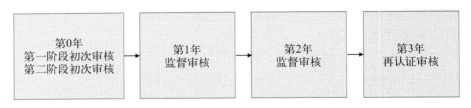

图 5 - 9 ISO/IEC 17021 质量管理体系认证周期

表 5 - 6 认证机构的质量管理体系评估目的、范围与准则

目的	范围	准则
质量管理体系符合评估准则	实际位置	规范性质量管理体系文件(如 ISO 13485 标准)
满足适用的要求的能力	组织单位	
满足目的的有效性	活动	质量管理体系所规定的过程和文件
发现改进区域	过程	

　　审核计划应事先与顾客沟通,至少应覆盖审核目的、范围和准则,以及审核活动的日期、持续时间和审核组成员的角色和职责。选择审核组应基于审核员实现审核目的的能力、认证要求(如适用的医疗器械监管背景)、语言要求和公正性。审核组也可以由技术专家、翻译人员补充。

　　审核时间的确定基于以下文件的指导,即国际认可论坛发布的强制性文件《ISO/IEC 17021 在医疗器械质量管理体系领域(ISO 13485)的应用》(IAF MD 9:2011)。[①] 该文件建议,确定审核天数应基于组织规模(如人员数量),并提供可用于增加或减少审核天数的各种因素(表 5 - 7、表 5 - 8)。审核时间包括场外策划和报告活动所花费的时间。

表 5 - 7 基于人数的医疗器械 ISO 13485 审核时间要求

有效人数	审核时间 (第一阶段+第二阶段)/天	有效人数	审核时间 (第一阶段+第二阶段)/天
1~5	3	66~85	8
6~10	4	86~125	10
11~15	4.5	126~175	11
16~25	5	176~275	12
26~45	6	276~425	13
46~65	7	426~625	14

---

① 译者注:已更新为 IAF MD9:2022。

续　表

有效人数	审核时间 （第一阶段+第二阶段）/天	有效人数	审核时间 （第一阶段+第二阶段）/天
626~875	15	3 451~4 350	21
876~1 175	16	4 351~6 800	22
1 176~1 550	17	5 451~6 800	23
1 551~2 025	18	6 801~8 500	24
2 026~2 675	19	8 501~10 700	25
2 676~3 450	20	10 700	遵循上述递进规律

来源：IAF MD9：2011。

表 5-8　影响审核时间增加或减少的因素

增　　加	减　　少
医疗器械的范围扩大	产品的范围缩小
医疗器械的复杂程度	设计过程减少
无法证明所提供的过程和医疗器械部件的符合性	生产过程减少
合规性差	

来源：IAF MD9：2011。

　　ISO/IEC 17021 标准允许认证机构对多场所的组织进行抽样，但是，IAF MD 9：2011 文件不允许对执行设计、开发和制造的场所进行抽样。审核员到达现场后，将召开首次正式的会议来开始审核活动，确认审核的目的、准则和范围。审核期间的沟通渠道，由审核组长负责与主要现场联系人（通常是管理者代表）进行沟通。观察员可以作为审核组的成员之一出席，认证机构与客户应在实施审核前就审核活动中观察员的出席情况进行沟通，并达成一致。制造商需要为审核组提供向导，向导人数的确定应基于审核议程以及满足审核计划目的所需的审核员人数。审核员可采用多种方法来获取和验证信息，包括观察过程、面谈和审查文件。审核组应在审核过程中（通常以书面笔记形式）识别和记录审核发现，并在审核结束时或之后不久形成正式的审核报告。

　　召开末次会议前，审核员需要一些时间准备审核结论，以确定审核目的是否已经实现，以及是否推荐进行认证（初次审核）、保持认证（监督审核）或再认证（重新评估审核）。会议期间，审核组应就审核活动进行总结，包括任何审核发现（观察项和不符合项）以及商定的行动。对于在认证机构规定的时限内需要纠正的任何已发现的不符合项，都需要制定纠正措施计划。纠正措施计划应包含多个要素，包括对原始不合格项的可追溯性、最初解决不合格项的纠正和遏制措施、不符合项根本原因的分析和调查、要实施的纠正措施、预防措施（适用时）、职责分配、时间表以及验证纠正措施有效性的方法。

对于监督周期之外的活动（如关闭严重不符合项，验证关键或重要供方，或扩大新产品或过程的范围），可能需要额外进行审核。认证机构一旦完成审核并接受了纠正措施计划，应在做出最终认证决定前独立审查审核员的建议。认证机构还应审查与客户的合同，确保当认证机构收到首次认证申请时，在资源和能力方面能够满足所需的评估。如上所述，初次认证审核分为两个阶段：第一阶段和第二阶段。其中，第一阶段是现场审核文件，以确保公司在其质量管理体系中具备基本的和强制性的要素，并确认第二阶段的准备情况。随后进行第二阶段审核（通常在 1～6 个月后进行，以确保顾客已经拥有足够的设计和生产文件，并将管理评审、纠正和预防措施以及内部审核过程形成可审核的书面证据），第二阶段审核应涵盖标准的适用部分。再认证审核再次涵盖了标准的适用部分，目的是推荐再认证（通常在认证 3 年到期满前 3 个月左右进行）。监督审核通常不会审核所有的标准条款，因为审核的持续时间会比初次审核和再认证审核短。

多年来，FDA 一直进行突击检查。一个相对较新的变化是，公告机构会根据欧盟《医疗器械指令》执行突击审核（该行动是《医疗器械指令》中素来就有的规定动作，但是这是欧盟新版《医疗器械法规》所规定的新要求）。[21,22] 这些是定期审核之外的额外活动，重点是针对具备 CE 认证的医疗器械的持续生产进行评估，同时将生产中的医疗器械与技术文档和规范联系起来。考虑到这一点，公司需要制定一个或多个标准作业程序（standard operating procedure，SOP），规定其应对审核的结构、考虑因素和角色，无论是预期审核还是突击审核。这些 SOP 应包括应对审核、访问和跟踪文件以及在组织内就启动和持续审核进行沟通的职责。

5.3 《质量体系法规》（FDA 21 CFR 820）

《质量体系法规》规定了在美国市场投放医疗器械应满足的质量体系要求。本节不对这些要求作具体阐释，主要概述建立质量管理体系时为满足《质量体系法规》相关要求应重点考虑的一些内容。建立满足《质量体系法规》相关要求的质量管理体系与建立满足 ISO 13485 标准要求的质量管理体系相同，但必须考虑确保包含《质量体系法规》的要求。

制定《质量体系法规》旨在确保在美国使用的医疗器械的安全性和有效性，这是法规的首要目标。该法规多年来一直在不断变化更新。

- 1906 年，美国发生药物相关中毒事件后，颁布了《纯净食品和药品法》。[23]
- 1911 年，在食品或药物中掺假被定为非法行为。
- 1938 年，《联邦食品、药品和化妆品法案》（也称《FD&C 法案》）生效施行，将销售不安全药物定为非法行为。[24]
- 欧洲爆发沙利度胺丑闻后，《联邦食品、药品和化妆品法案》于 1962 年进行了修订，增加了药物有效性的要求。
- 1963 年，通过了第一部药品《生产质量管理规范》（GMP）。[25]
- 1976 年，《医疗器械修正案》开始制定，并于 1978 年公布实施。[26]

- 1990 年,《安全医疗器械法》生效。[27]
- 1996 年,《质量体系条例》颁布,纳入了大多数 ISO 准则,该条例于 1997 年 6 月生效。设计控制要求于 1998 年 6 月生效,取代了 1978 年的 GMP 要求,并以 ISO 13485：1996 为基础。这些变更旨在确保药物和医疗器械的安全性和有效性,确保它们不会给使用者造成伤害。

《质量体系法规》规定,所有制造商应制定并遵循相关程序,根据特定医疗器械的当前最新制造水平,补充适合该医疗器械的详细信息。

虽然《质量体系法规》为制造商提供了要求框架,而如何满足这些要求则是由制造商自己确定的。这就使得大型组织与小型组织都能满足要求,并涵盖了广泛多样的医疗设备、技术和制造过程。

除其他因素外,质量管理体系的发展应和各种复杂程度的医疗器械的风险相适应,并考虑相关的制造工艺和组织的复杂程度和规模。《质量管理法规》概述了应包含的基本要素。随着医疗器械的复杂情况和潜在风险日益增加,可能需要更多的详细信息。

质量体系的子系统

与 ISO 13485 标准一样,《质量体系法规》要求也可划分为各子系统。

1. 管理系统

对于实施和维护符合《质量体系法规》相关要求的质量管理体系,组织的管理层需要展示其理解、支持和领导的作用,这应通过《质量体系法规》评估来证明。

组织制定的质量方针概述了其质量目标,以及如何根据管理层规定的法规要求实现这些目标。组织应将 FDA 相关质量体系要求融入其质量方针之中。

应规定组织结构。必须明确规定负责产品质量(质量部门)和产品放行人员的独立性,确保他们不会受到组织中其他非产品质量管理人员的影响。通常情况下,在组织内,产品质量职能的汇报线应与负责产品研发、制造、销售和/或营销职能有所区分。

管理评审用于执行管理层确认质量体系保持其有效性。明确规定的管理评审输入(通常以每个子系统的指标形式)应评估系统的运作情况,同时确保指标表明产品保持安全和有效性。执行管理评审触发的行动项至关重要(例如,通过纠正和预防措施执行行动项目)。必须定期规定和安排管理评审的时间间隔,至少每年进行一次,但通常是每季度进行一次。仅年度审查不足以确保质量体系的有效性。

管理者代表在组织内发挥着关键作用。执行管理层应委任管理者代表并形成文件记录。《质量体系法规》规定,管理者代表应负责确保有效建立和维护质量管理体系,并向执行管理层汇报质量管理体系的有效性。这主要是通过定期召开管理评审会议来完成的。

质量审核是所有质量管理体系的关键要素,用于组织评估质量管理体系"健康状况"以及寻找需要变更的区域。组织应编制年度审核方案,方案应涵盖《质量体系法规》的所有方面。方案并非一成不变,也可能通过变更来反映所存在的问题领域。根据参与者之间的相互关系,审核也可以分为内部审核和外部审核。其中,内部审核由组织内部的员工执行,外部审核由外部审核机构执行,审核员必须独立于他们所审核的领域。此外,如上所述,审核员必须经过适当的培训(如 ASQ、CQA)。

对于小型组织而言,进行内部(和外部)审核可能并不容易,因为在小型组织中通常没有明确规定的"独立性",尤其是在审核质量管理体系的质量和法规方面。通常情况下,小公司聘请外部咨询审核员来执行内部和外部审核职能。针对内部审核发现的任何问题(不符合项),组织都应采取纠正措施。内部审核结果应对管理评审提供明确的输入,此外执行这些任务同样应具有明确的措施和理由。

《质量体系法规》在人员方面也提出了要求。组织活动应当具备足够的人力资源,人员应接受与其职责相适应的教育或培训。组织应为每个职位制定岗位职责文件,并应与个人培训计划相联系。《质量体系法规》明确指出,培训人员应具备准确识别产品潜在缺陷的能力。这应成为人员培训的关键组成部分,并且应将潜在缺陷与相关培训之间的关联文件化。这类培训对象包括那些负责执行验证和确认活动的人员。

2. 文件控制和记录控制

建立一个满足《质量体系法规》要求的质量管理体系时,一旦管理层确定了体系的范围,就应建立文件和记录控制支持过程。

该流程应包括文件的评审和批准权限,以及文件使用人员获取文件的方式。此外,文件变更应至少由批准初始文件的同一职能部门或人员进行控制和批准。记录控制程序应详细说明如何确保记录成为永久性记录、记录相对于医疗器械使用寿命的保存期限,以及防止记录被不当销毁的措施。记录控制系统应能识别并管理《质量体系法规》中规定的各类记录。

3. 纠正和预防措施

纠正和预防措施(CAPA)系统是质量管理体系的一个重要要素,组织必须建立和维护这类系统以满足 21 CFR 820 相关要求。通常情况下,组织会建立 CAPA 行动系统及相关程序。组织可以实施复杂的系统,通常这些系统是基于数据库来管理 CAPA 的,但对于小型组织来说,可以采取更为简化的管理方式。重要的是,CAPA 系统的输入应来自质量体系的各个部分,而不仅仅是产品相关的部分,虽然产品往往是关注的焦点。CAPA 过程规定了广泛的输入,覆盖了质量管理体系的所有部分。对于作为 CAPA 系统输入的不合格或其他潜在质量问题的原因,组织应及时进行调查和识别,并规划 CAPA 流程以防止类似情况再次发生。组织应确保所采取的任何措施都不会对医疗器械产品产生意料之外的影响。CAPA 应与管理评审建立明确关联。对作为 CAPA 输入的问题进行概述时,应确保这些问题得到有效实施,并向管理层真实地反映其所负责的质量管理体系的健康状况。

不合格品应进行标识和控制,以防止其非预期地使用或交付。不合格品的过程控制和职责应在成文程序中明确规定,包括不合格品的识别、隔离和处置。不合格品必须及时隔离,确保其无法被使用,例如,将不合格品上锁或使用库存控制系统以确保任何人都无法将该材料用作医疗器械或其组件。如果组织对不合格的材料进行返工,返工活动必须能够证明这批医疗器械仍然符合产品的既定规范。组织应当规定不合格品控制过程中需要包括的要素,包括如何识别和控制不合格品,使其不会被无意中使用。应确定并记录负责不合格品处置的决策人员。如果在医疗器械成品测试过程中发现不合格品,处置决策可能需要由更高层级的人员来负责,由组织内资深人员考虑其质量和法规影响。

　　正式指定的投诉部门应对投诉记录相关的具体要求负责。所有投诉,无论是通过电话口头提出的,还是由通常不处理投诉的组织其他成员接收的,都必须被记录在案。根据 21 CFR 803(《医疗器械报告》)的要求,应制定明确的时间表对所有投诉进行评估,确定其是否属于医疗事件。[28] 时间表中应包括从收到投诉到投诉审查的时间。服务报告若属于医疗事件,将包括在制造商应建立的报告系统之中。在报告系统中,制造商应确保对服务报告进行评审,确定其是否为医疗事件。组织程序也应包括 21 CFR 806 中关于纠正和召回的要求。[29] 此外,组织应确保该程序可以在任何时候实施,包括公共节假日。医疗器械追溯需要应纳入质量体系,21 CFR 821 规定,制造商或进口商应对符合法规的医疗器械负责。[30] 这将包含在 FDA 评估之中。组织应确保能够及时找到医疗器械,以便在设备需要纠正或召回时能够联系到客户。质量管理体系中使用的任何统计技术都应形成适当的程序,该类程序应至少在质量保证部门进行质量趋势季度分析中有所体现。

4. 设计控制

　　设计和开发医疗器械时,需要涵盖与客户相关的所有方面,这包括确定产品需求、确保产品可用性和客户服务质量,以满足用户需求和法规要求。这一原则同样适用于设计变更的管理。《质量体系法规》相关要求确定了实现这一目标的各种方法,包括:(1) 策划;(2) 输入;(3) 输出;(4) 评审;(5) 验证;(6) 确认;(7) 转换;(8) 设计变更;(9) 设计历史文档(design history file, DHF)。

　　组织应制定设计控制程序,包括《质量体系法规》中所规定的一些程序。组织应为每一台或每一批医疗器械建立设计历史文档,可包含与器械开发相关的所有文件,并应包括器械上市后及其整个生命周期内所做的任何变更记录。医疗器械应具备明确的可追溯性,将输入与输出联系起来,证明输入已经实现。这通常可利用可追溯性矩阵来进行管理。这些矩阵通常利用数据库来明确需求之间的关联性,尤其是对于复杂的医疗器械。设计历史文档还应包括医疗器械开发过程中表明进行设计评审的证据,以及所做的重要决策。设计评审应包括由未参与医疗器械开发的人员进行的独立评审,这类人员应有充分的知识储备,以能够准确评估医疗器械的安全性和有效性,并确保设计适合其预期用途。这通常发生在两个层面:① 评估医疗器械开发过程,确保满足用户要求和产品要求;② 在管理层面,评估允许医疗器械从一个设计控制阶段进入下一个阶段的决策。这类评审应考虑医疗器械是否安全有效。医疗器械风险分析通常与这类评审相联系,评审过后应重新进行风险分析,以确保风险保持在开发阶段的预期水平,且没有引入不可解决的新风险。

　　这些关联性可参见图 5-10。输入包括用户要求及法规要求,医疗器械则是输出的一部分。

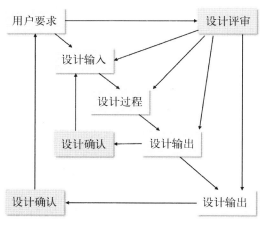

图 5 - 10 设计过程

5. 生产和过程控制

生产与过程控制、设备与设施控制以及材料控制涵盖了如何以受控的方式制造或供应医疗器械。这些控制涵盖了从采购材料和服务、生产制造、设备交付,到最终交付给客户的所有流程,包括使用中的设备及其校准和维护工作。

6. 采购

采购材料或服务的相关要求涉及确定、评估和管理供方。

供方管理是采购过程的一部分,包括选择、评估和监视(再评价)供方。供应商所需的控制量取决于所提供产品或服务的风险和性质,例如,对普通产品(如简单的化学品)供应的控制与对关键医疗器械部件的控制截然不同。新产品或新服务,或现有产品和服务的变更应在设计开发流程或变更流程中予以考量。全球协调工作组发布了 GHTF/SG3/N17:2008《质量管理系统——医疗器械——从供方处获得的产品和服务的控制指南》,描述了对从供方处获得的产品和服务建立控制的过程,并描述了一个流程,详细说明了在医疗器械的整个生命周期中与供方合作的六个阶段的相关信息。[31]

7. 可追溯性和标识

可追溯性和标识之间相辅相成:对用于提供产品或服务的材料和设备进行标记能够实现产品或服务可追溯。标识包括产品批号或材料状态。《质量体系法规》规定了从组织接收材料到交付成品和客户使用整个产品实现过程中的标识程序。《质量体系法规》要求,组织应形成文件化的可追溯程序。通常情况下,组织会建立一个可追溯性和标识的组合程序。当要求对某一产品进行追溯时,组织应具备该产品的标识记录。可追溯性记录应在医疗器械的整个生命周期内进行维护,通常组织的制造系统会维护批次记录,以提供器械历史记录(DHR)中要求的批次标识。

现在,FDA 要求每台高风险成品医疗器械都要带有医疗器械唯一标识(UDI)。

生产设施应适合保持医疗器械的质量。建造生产设施时,应考虑以下因素:(1)设施的建造方式;(2)设备的安装方式;(3)适当的设备维护;(4)设施的洁净程度;(5)产品如何传送至工厂以确保隔离;(6)生产设施、公用设施、设备和洁净度;(7)工作环境对产品质量的影响——工作环境的形成方式、使用的工艺设备、在该环境中工作的人员、工作环境与产品的关系、环境对产品的影响,以及员工健康对医疗器械的影响;(9)设备和设施的校准与维护。

过程确认[32]是指通过客观证据确定过程始终如一地产生满足其既定规格的结果或产品:

(1)如果某一过程的结果是未被随后的检查和测试完全确认结果的,则将按照已建立的程序对该过程进行充分确认和批准。如适用,确认活动及其结果(包括日期和核准该确认人员的签名、确认的主要设备)应予以记录。

(2)制造商应建立并维护对确认过程中的过程参数进行监视的程序,确保规定的要求持续得到满足。[33]

验证是指通过检查和提供客观证据来确认规定要求已得到满足。过程确认证明了过程满足计划结果的能力。确认活动开始前,应建立确认方案或计划并得到批准。确认方案或计划应包括工艺成功确认所必须满足的既定准则,包括:(1)设备和人员资格的核准;(2)特定方法和程序的使用;(3)记录要求;(4)再确认。

确认主计划有助于规定针对某一场所或产品范围以及单个过程的确认方法。对于复杂或大型系统,可以制定计划以确定需要对哪些过程进行确认,以及需要进行哪些确认[安装确认(IQ)、运行确认(OQ)、性能确认(PQ)或软件确认]。确认主计划通常包括组织详细的确认方法、设施和设备的类型以及工艺和测试方法的确认方式,应规定工艺的确认方式或验证方式,可使用电子表格确定需要重新确认或验证的过程和/或设备的优先顺序。

验收活动包括来料验收、过程产品验收和成品验收活动以及确定验收状态。制造商应建立一个验收系统用于验收采购的材料和服务,确定检验、测试或检查的类型,以确保这些材料和服务满足组织的需要。材料和服务放行至贮存前,应由指定人员对标签进行检验。部件制造过程应确保满足相关要求。通常,成品验收活动也有明确的要求。在上述各阶段,制造商应保证材料或设备的状态清晰明确,确保只有符合验收要求的医疗器械才能提供给客户。医疗器械的处理、存储、分销和安装过程中,应保持其可追溯性和标识过程,并且产品必须按要求进行存储和处理(如温度和无菌性),以保证产品质量不受影响。从产品研发到成品运送、贴标存储等所有过程都必须进行设计,防止出现混淆。

《质量体系法规》在标签和包装控制方面也制定了具体要求。制造商应制定管理粘贴标签的过程,应确保维持标签的完整性(标签和说明书),并且所有标签都可以得到充分说明。用于每一批产品的标签样品应记录在器械历史记录中。应有适当的器械包装,以在加工和分销过程中保持医疗器械的质量。

5.4 《质量体系法规》vs. ISO 13485 标准

《质量体系法规》和 ISO 13485 标准的要求在本质上是相同的,因此质量管理体系可以同时满足 FDA 和 ISO 13485 标准的要求。ISO 13485 标准支持实施符合许多国家法规要求的质量管理体系,而《质量体系法规》建立的是美国法规要求。两者的不同之处包括FDA 在记录、文件和标签方面制定了规范性要求。《质量体系法规》是美国的强制性法规框架,旨在确保医疗器械的安全性和有效性。ISO 13485 标准则不同,该标准是一项自愿性标准,支持包括欧盟和加拿大在内的诸多国家和地区的法规要求。

《质量体系法规》与 ISO 13485 标准之间的差异包括:

(1)纠正和预防措施的定义;

(2)规定的投诉文件要求;

(3)针对特定类型记录的要求,包括器械主记录、器械历史记录以及质量体系记录;

(4)对批准的供应商名单的要求;

(5)关于处理潜在产品缺陷的培训;

(6)提高了控制不合格品的要求,以防止意外使用;

(7)设计转换要求;

(8)风险管理仅在《质量体系法规》序言中有所提及,而符合 ISO 13485 标准的质量管理体系应贯彻风险管理的理念;

(9)采购控制指定咨询商和其他供应商。

FDA 无权查看内部审核报告和管理评审记录,但可以查看内部审核和管理评审后所采取的所有纠正和预防措施。制造商应通过提供内部审核时间表以及审核完成声明,证明已经进行过内部审核和管理评审。在证明已进行过管理评审时,涉及的证据有管理评审时间表、与会者名单和显示讨论项目的议程。与 FDA 的做法不同,负责 CE 认证的公告机构有权核查内部审核和管理评审会议记录。2015 年,ISO 13485 标准发布了变更提案,两大质量管理体系要求有望比当前施行的标准更为一致。

1. 供应商质量体系

对供应商及其材料或服务的管理会影响组织向客户提供的产品质量和服务,如果未能对合适的材料或服务进行良好的供应商管理,组织将无法交付其产品或服务。供应商管理和采购控制是人们感兴趣的新兴话题,供应不足可能导致意想不到的后果,有些后果甚至非常严重。制造商对此负有最终责任,这一责任不能转嫁他人。供应商管理的重要性日益增加,采用系统化的供应商质量管理方法有助于减少意外情况的发生。制造商应牢记,供应商是公司业务的延伸。在医疗器械行业,分包商通常提供关键部件或完整产品。近年来出现的一些供应商相关问题表明,应加强对分包商的控制,其中影响医疗器械安全性的突出问题案例包括假冒电子元件和肝素污染事件。这些问题导致了对采购控制和验收的监管期望不断提高。全球协调工作组发布了 GHTF/SG3/N17:2008《质量管理系统——医疗器械——从供方处获得的产品和服务的控制指南》,为所有供应商以及材料或服务的采购控制系统提供了一个良好的基础。

2. 如何进行供方审核

制造商应对潜在供方满足选择标准的能力进行评估,可采用问卷调查或审核等多种评估方法。任何组织都无法对其所有供方进行审核,由此应进行风险管理,评估的深度以及所使用的方法应与产品或服务的风险直接相关。

3. 供方审核与内部审核和第三方审核的区别

审核是为获得证据并对其进行客观评价,以确定满足审核准则的程度所进行的系统的、独立的,并形成文件的过程。该定义摘取自 ISO 19011 : 2011[①] 第 3.1 条。ISO 发布的《质量管理体系审核指南》为组织建立内部审核程序或进行供方审核提供了一个有用的框架。《质量管理体系审核指南》还涵盖了认证机构审核组织时第三方审核的相关信息。[34]

5.5　战略考虑和定制质量管理体系

每家公司在规模、成熟度、企业文化、产品以及许多其他因素方面各不相同。对任何组织来说,重要的质量管理体系应考虑以下方面:

(1)尽早与认证机构进行沟通讨论,确保认证机构具备适当的能力和资源进行审核与评审,确保质量管理体系计划没有重大问题。

(2)确保质量管理体系、法规项目以及设计和开发活动获得充足的资源,并获得了最高管理者的承诺。

(3)参与质量管理体系的人员应具有相关的背景和培训并形成文件。培训计划中应体现相关的差距。

(4)质量管理体系不仅是质量部门的职责,还应获得来自几乎所有业务部门员工的参与、理解和承诺,并且这些员工已经接受质量管理体系的适当培训,包括质量、法规、研发、工程、生产、销售、营销、人力资源、高层管理和行政等部门。

(5)由于医疗器械的高风险性质,要求产生许多文件和记录要求。基于器械使用寿命保留记录也是一个重要的考虑因素。

(6)为确保产品符合要求,环境和基础设施应纳入考量范围,如何记录这些内容?

(7)删减或不适用的内容应记录在质量手册之中。某一过程是外包的并不意味着该过程可以被删减或不适用该质量管理体系,该过程可能需要包括在供应商协议和审核之中。

(8)公司的职责分配应明确记录,如采用组织结构图和岗位职责书。

(9)内部审核方案应确保审核活动在合理时限内涵盖所有过程,可以根据组织的规

---

①　译者注: ISO 19011 当前最新版本为 ISO 19011 : 2018。

模和特定过程的风险,以及在质量管理体系中的重要性进行调整。

(10)管理评审的频率和形式(如内部审核)由组织的规模和成熟度决定。召开月度现场会议可能适合于小型组织;对于大型组织,可以通过电话会议的形式参加由公司主持的会议。

(11)初次审核前,组织应准备好合理数量的客观书面证据。理想情况下,一批医疗器械应经历整个生产过程并形成文件(这可以是产品原型)。

(12) ISO 13485:2016 标准下的常见错误和不符合包括:

① 未制定内部审核计划或制定的内部审核计划不符合实际(见8.2.4 节);如果理由正当,内部审核计划可以随着时间的推移进行调整;

② 未及时跟进纠正和预防措施执行情况(见8.5 节),因各种原因延长纠正和预防措施可能是可以接受的,但多次超过截止日期表明该纠正和预防措施过程是无效的,可能需要进行修改或重新制定;

③ 未跟进前期审核发现的不合格品(见8.3 节),这也体现纠正和预防措施过程的无效性,认证机构可能会将不符合升级为严重不符合,需要立即关注;

④ 不报告不良事件(见8.3 节)是由于制造商未能履行其法规义务而常被援引的严重不符合;

⑤ 临床数据表明器械使用寿命长于规定的使用寿命时,文件/记录的保留时间不基于器械的使用寿命(见4.2 节);

⑥ 培训记录不完整(见6.2 节),没有人员培训记录可证明个人是否接受过培训并胜任其既定的角色和职责;

⑦ 培训有效性未经验证(见6.2 节)或并未形成文件;

⑧ 纠正和预防措施或内部审核发现未经验证(见8.2 节和8.5 节)或并未形成文件;

⑨ 变更过程未包含将重大变更通知监管机构或公告机构的内容(见7.5 节);

⑩ 已实施的变更未经验证和确认(见7.5 节);

⑪ 环境控制或条件要求并未形成文件(见6.4 节);

⑫ 未考虑与产品有关的法规要求(见7.2 节),包括产品特定的标准和要求;

⑬ 未充分规定团队角色和职责(见7.3 节);

⑭ 未制定设计和开发策划文件(见7.3 节);

⑮ 未记录或未明确规定设计输入和输出(见7.3 节);

⑯ 未完成验证和确认便将产品投放市场或进入设计转换阶段(见7.3 节);

⑰ 除设计和临床风险外,未考虑过程风险(见7.1 节);

⑱ 无法提供证据表明管理评审(见5.6 节)中考虑了新的或修订的法规要求;

⑲ 在审核、合同、监视和评价方面的供应商控制不足(见7.4 节);

⑳ 有限或没有过程和产品监控(见8.2 节);

㉑ 已校准仪器,但标准物质未经校准(见7.6 节);

㉒ 不合格品未进行适当的隔离或标记(见8.3 节);

㉓ 质量手册并未列出不适用或删减的条款,并予以说明(见4.2 节);

㉔ 质量目标不可测量或与质量方针不一致（见 5.4 节）；

㉕ 文件变更和批准或评审并未在修订文件中明确说明与记录（见 4.2 节）；

㉖ 内部审核员不独立于被审核区域（见 8.2 节）；

㉗ 即使组织保留了顾客财产，如知识产权、患者记录、设计和现场图纸，也未满足与客户财产相关的要求（见 7.5 节）。

5.6　结语

总体而言，建立健全的质量管理体系需要遵循 ISO 标准/法规的合规要求，坚持持续改进的原则，与适当的利益相关者合作，并接受高级管理层的监督。按照上述方法进行战略规划和执行的组织均已成功地实施了质量管理体系。

第6章　医疗器械设计和开发过程的风险管理战略

Thomas McNamara，MSE，RAC 更新

引言

当前,参与医疗器械设计与开发的企业正面临着许多变化、挑战与机遇。信息安全问题、技术整合以及监管融合带来了新的潜在风险。因此,医疗器械公司需制定相应战略以应对这些现实挑战,也只有克服这些现实挑战才能实现蓬勃发展。

使用先进信息技术的医疗器械已成为现代社会的重要组成部分。随着这些令人赞叹的医疗技术逐一变为现实,它们同时也引入了新的风险,这些风险曾被认为是仅存在于好莱坞电影和科幻小说中的情节,例如,远程侵入电子心脏起搏器或胰岛素泵以谋害那些肩负地方、国家乃至全球重任的要员,这种致命攻击已不再是遥不可及的幻想。智能医疗技术不仅给患者和用户带来了新的风险,同时也为创造这些产品的创新企业带来了法律、监管、责任和财务上的挑战。专业责任保险公司开始重点关注转嫁给创新企业的财务损失风险,监管机构正在迅速实施新法规来控制新型医疗技术的发展。医疗器械数据系统(medical device data system,MDDS)、移动医疗应用以及各种类型的电子健康档案(electronic health record,EHR)系统等设备可能会与其他医疗器械软件连接,许多监管机构对其持续安全性和有效性、网络安全和数据完整性表示十分担忧。在过去的几年里,这些设备一度成为热点话题。

新型医疗器械技术带来新风险的同时,使用成熟技术的医疗器械也面临着不断变化的监管环境,越来越关注收益风险状况。随着全球监管的发展,新的或改进的测试方法不断涌现,成熟医疗器械技术的长期数据也在持续产生。此时,必须认识到,设计开发策略以及风险管理战略需要不断更新和发展,以往成功的策略可能不再适用。

此外,另一大潜在挑战是由成本压力、患者和用户需求、人口老龄化以及技术进步等因素限制所带来的技术集成需求。为了解决这一问题,不同医疗技术行业正在推动优势融合,探索经济、易用、快速的医疗解决方案。据估计,目前正在开发的各类新型医疗产品中有三分之一是组合产品。[1]不过,组合产品的技术融合也带来了许多挑战,必须加以克服,以确保创新产品的安全性和有效性。为此,美国 FDA、欧洲药品管理局(European Medicines Agency,EMA)等监管机构正在制定新的监管方法,以应对新兴组合产品市场的发展。

　　监管机构需要全面了解这些技术及其集成方式,而医疗产品制造商应积极主动与监管机构合作,进行上市前审评、注册申报、审批/批准以及再认证(如适用)。此外,尽管技术融合或能带来诱人的回报,但要真正实现技术融合,却是说起来容易做起来难。要想成功实现技术融合,应确保降低或最大限度地降低融合可能会带来的所有风险,公司不仅要解决技术风险,还需解决组织和人员方面的问题。跨职能开发团队之间应保持互信互敬,汇集各方不同观点、实践和经验。成功与否取决于各相关方协同合作与风险缓解的水平和强度。

　　法规事务专员既是跨职能开发团体之间的联络人,又直接与监管机构沟通,因此他们必须了解产品、团队、合作伙伴、监管机构、竞争格局以及所有差距,以便为各相关方创造适当的沟通机会并提供适当的战略指导。

　　近年来,监管趋势不断走向趋同,但在某些情况下仍存在分歧,这种趋同与分歧构成了另一项挑战。自 2007 年起,美国和欧盟一直在努力构建一个覆盖超过 8 亿人口的市场,并推实施趋同的监管策略。美欧双方成立了跨大西洋经济委员会(Transatlantic Economic Council, TEC),旨在为全球市场设定标准,并"加强监管合作"。双方共识是,新技术的法规融合应以"科学方法"为依据,产品的部署应以"风险评估"为基准。

　　2013 年 4 月,由先进医疗技术协会(Advanced Medical Technology Association, AdvaMed)[2],放射、电子医学与卫生信息技术行业欧洲协调委员会(Coordination Committee of the Radiological, COCIR)[3]、欧洲医疗器械工业协会(European Medical Technology Industry Association, Eucomed)[4]、欧洲诊断器械制造商协会(European Diagnostic Manufacturers Association, EDMA)[5]和美国医学影像与技术联盟(Medical Imaging and Technology Alliance, MITA)[6]代表的美欧联合行业贸易集团提出了以下三大优先事项,并在医疗技术行业的国际医疗器械监管者论坛(IMDRF)上进行推广:

　　(1)医疗器械制造商质量管理体系的单一审核;

　　(2)上市申请格式的单一协调标准;

　　(3)医疗器械唯一标识。

　　尽管前两个优先事项有助于简化合规和产品注册申报流程,但商业风险可能会集中在单一篮子中,而不是分散到当地市场。在一家全球性企业中,设计和开发团队往往倾向于同时在全球范围内进行风险评估。法规事务专员需要考虑的因素包括当地标准、产品本身的特性、产品在各个市场的分类,以及产品与其他医疗器械和非医疗器械的组合及其在各个市场的分类。他们深知,对全球市场采取完全一刀切的做法根本不切实际。医疗器械唯一标识(UDI)现已在美国市场上针对特定医疗器械产品正式实施,全球其他司法管辖区也开始陆续引入这一系统,医疗器械公司需要对此加以密切关注。如果发生事故,其他主要管辖区将如何采用这一举措尚不明确,这可能会带来全球性的风险。

　　对于医疗器械制造商而言,采用风险管理方法及时处理新出现的风险,对于企业的持续生存和发展至关重要。此外,全面整合的风险管理战略应具备应对产品和业务整个生命周期内各种威胁与机遇的能力。因此,成功执行风险管理战略能够有效减轻技术难题和监管一致性带来的重大障碍与压力,进而助力公司释放最大业务潜力。医疗器械公司在医疗器械设计和开发阶段就应开始采用产品全生命周期方法,以便尽早识别并应对潜在风险。

6.1 风险管理战略制定方法

并非只有设计和开发过程才需要使用风险管理战略方法。与设计和开发过程的所有阶段一样,明确定义风险管理方法至关重要。根据国际标准 ISO 14971:2019《医疗器械——风险管理对医疗器械的应用》[7],风险管理应成为一项有计划的活动,开始风险评估前,应确定风险评价和可接受性准则。虽然 ISO 14971 并未涉及商业风险,但商业风险管理也可以采用相同的方法。

1. 风险管理规划

此外,监管战略应与组织的整体战略保持一致。规划不仅是满足设计和开发控制的需求,也是企业运营的必要条件。组建项目团队是规划过程的一部分,但战略规划远不止于组建项目团队这般简单。应对项目风险的措施包括但不限于以下几项:(1)风险识别与排序;(2)风险缓解;(3)确定风险触发点;(4)制定应急计划。[8]

风险识别和排序涉及风险的性质、风险发生的速度及其发生的可能性。例如,设计团队需在特定日期前完成产品原型的生物相容性测试准备,然而,供应商不可靠、材料短缺、设备故障、员工离职或生病等风险均可能导致产品原型无法按时交付。风险缓解则是指采取措施预防风险的发生。制定明确的风险缓解策略并分配责任,有助于团队避免陷入紧急状况。以产品原型的生物相容性测试为例,团队可以参考表 6-1 中列出的风险缓解策略。

表 6-1 风险缓解策略

风　险	风险缓解策略
供应商不可靠	双方签订具体合同协议,或评估和批准多个供应商
材料短缺	在原型制造过程中增加材料库存
设备故障	制定设备保养和维修方案,批准备用设备
员工离职或生病	公司建立指导和支持系统

所谓风险触发点,是指即使在进行了风险识别、排序并制定了风险缓解策略的情况下,团队意识到在某个特定时刻风险仍可能发生,并需采取相应行动。应急计划则是在风险无法避免时所需采取的措施。[9]例如,若因龙卷风或飓风等自然灾害导致项目组选定的供应商不得不暂停运营,设计团队将面临一个风险触发点。在这个例子中,设计团队在制定风险缓解策略时已经批准了第二供应商,因此,应急计划的核心便是迅速启动与第二供

应商的合作,确保设计团队仍能在既定测试日期交付产品。

预测和应对商业风险是全球战略规划的关键组成部分。上述四个步骤应在项目的整个生命周期中不断审查和重复应用,并且根据新信息的出现进行相应的更新。

医疗器械公司需要对产品的整个生命周期进行全面规划,并实时更新,以管理技术风险以及设计和开发过程中可能出现的监管风险和其他风险。这包括临床前测试、临床研究、市场准入申请、产品生产、质量保证、不良事件报告、推广、广告发布以及批准后变更等环节。产品全生命周期的规划应尽早启动,并在产品设计和发展阶段持续进行优化。战略规划协会指出,"战略规划对整个组织的成功具有重大影响。"[9]例如,项目团队计划制定一项全球市场准入战略,但法规事务专员明确知道,在全球范围内提交市场准入申请并不可行。因此,他们必须指导项目团队制定与业务目标相符的切实可行的市场准入计划。在"全球"这一概念下,存在诸多层次的问题,如要求差异、语言障碍、注册准备时间以及关键市场等因素。

尽早开展风险管理规划具有多种优势,包括能够预先制定风险响应和缓解策略、迅速应对事故和意外事件,以及通过尽早沟通了解相互依赖关系等可参见设计控制中的风险分析一节,了解一些普遍接受以及全球范围内通用的风险管理模式。若医疗器械公司决定采用这些模式,应根据自身的需求和资源状况进行前期咨询和规划。

2. 使用公认标准和协调指南进行设计和开发的产品全生命周期风险管理

在 1996 年之前,美国确保产品安全性的主要手段是要求产品生产遵循生产质量管理规范(Good Manufacturing Practices, GMP)。[10]然而,在 20 世纪 80 年代中后期,这一方法开始显示出其局限性。FDA 发现,超过 40%的上市医疗器械产品问题是由设计缺陷而非生产问题所导致的。[11]鉴于此,美国于 1996 年 10 月颁布了一项新法规,即 21 CFR 820《质量体系法规》。[12]该法规包含了设计控制策略,更加全面地关注产品全生命周期。同样在1996 年,国际标准 ISO 13485 的第一版[13]被发布并实施,它在 ISO 9001 的基础上,专门为医疗器械提出了更具体的质量体系要求。

FDA 现行《质量体系法规》的规定之一是要求进行风险分析。该法规序言中的一条具体评论(#83)进一步指出,风险分析应遵循 ISO 14971 – 1《风险分析在医疗器械中的应用》。[14]序言还指出,随着这一风险相关的特定标准不断发展,医疗器械制造商应更新自身风险管理体系。[15]作为《质量体系法规》的一部分,监管预期也在不断变化,因此该标准不再侧重于风险评估,其涵盖范围更为广泛,囊括了产品全生命周期的风险管理系统。[16]预计,FDA 将在 2020 年发布新规,将美国的质量体系要求与 ISO 13485 : 2016 相协调。[17]

对于医疗器械公司而言,从使用简单的风险分析程序转为采用全面的、以行动和解决问题为导向的风险管理系统是一大挑战。自 1996 年以来,监管机构明显侧重于从产品全生命周期关注医疗器械风险管理,这一点从上述设计和开发阶段的风险管理需求中便可看出。[18]公司还应在质量管理体系[19]、外包[20],以及纠正和预防措施(CAPA)等活动中纳入风险管理。[21]

ISO 14971 的最新版本——ISO 14971:2019《医疗器械——风险管理对医疗器械的应用》继续专注于产品全生命周期的风险评估,并新增了对"最新技术水平"(state of the art)的定义,即"在一定时期内,基于相关科学、技术和经验的综合成果,产品、过程和服务相应技术能力所达到的水平。"[22]该定义附有一条重要注释,指出最新技术水平并不必然等同于技术上最先进的解决方案。需要记住的是,风险管理不是一个一次性的活动,而是一个迭代过程,它应贯穿于产品生命周期的所有阶段。从定义中可以看出,最新技术水平可能会随时间而变化,这进而可能会影响医疗器械的风险-受益平衡。

3. 制定全球战略规划

"如今,可持续的竞争优势无法再依靠技术来获得,而只能通过更精准地评估每个机会本身的风险是否适宜,既不能太高,也不能太低。"[23,24]

这句关于技术的引言非常适用于医疗器械的设计和开发,尤其是在具有跨国供应链的全球市场上。如果医疗器械公司在设计和开发产品时不考虑全球化的风险,那倒有些不大寻常。在 FDA 考虑全面修订《质量体系法规》的同时,欧盟正在实施新版《医疗器械法规》(2017/745,欧盟 MDR)以及《体外诊断医疗器械法规》(2017/746,欧盟 IVDR),而中国和印度也在修订相关法规,以与主要国际标准接轨。由此可见,变化是医疗器械行业为数不多的不变因素之一。根据 ISO 13485 标准,组织应"满足客户要求以及适用的法规要求"。[25]至关重要的是,这些要求应纳入设计过程中,并在风险管理中得到体现。一种考虑风险的方式是建立机制来应对新要求的不确定性,并灵活应对不断变化的要求。如果公司没有考虑到变化的可能性,那么在设计和开发过程结束时,医疗器械很可能需要额外加工才能上市,这会增加项目成本并延误进度。

在全球化的商业环境中,这些问题并不是医疗器械公司需要考虑的唯一挑战。信息技术、通信技术和互联网能力的相互融合,催生了新型信息通信技术产业。此外,制药技术、生物技术和医疗技术产业——生命科学产业的融合发展,创造了一种新的杂合产品——药械组合产品。这些技术融合不仅使得医疗器械的设计和开发流程变得更加复杂,还导致日益增长的监管和合规预期带来的变化加速显现。

医疗技术的进步促进了产品类型的组合,例如药械组合产品、医疗器械/生物制品组合产品,或药品/生物制品组合产品等,这些产品帮助患者或护理人员提高治疗或诊断的效果。由于组合产品的各个组成部分受到不同监管方案和监管部门的监管,风险评估的方法和文件会影响产品设计和开发过程中的各个监管环节,因此,单一确定的产品风险评估类型并不适用于组合产品。

4. 多组织协作

如果公司开始与那些文化背景不同、语言不通的伙伴合作,双方远隔重洋,而且很多时候有着完全不同的动机,在这种情况下,双方之间存在极大的潜在风险,也十分容易产生误解。

Axendia 发布的《2012 年医疗技术全球化报告》[26,27]将执行管理层的担忧总结为以下几个方面:

（1）知识产权保护；

（2）产品、原材料或服务质量；

（3）按照承诺交付产品、原材料或服务（按时且不超出预算范围）；

（4）在内部和外部生产场所保持一致的质量标准；

（5）未经公司/执行管理层批准进行变更；

（6）产品盗窃、转移或伪造；

（7）过程参数质量信息可见性不足；

（8）外包合作伙伴成为竞争对手。

Axendia 的报告建议，医疗技术公司在应对全球化的"新常态"时，应重点关注以下三个主要问题：

（1）整体性治理、风险管理和合规性：医疗技术公司应关注整体性治理、风险管理以及合规性，从获得监管机构的上市批准到产品全生命周期，保持价值链质量标准统一，确保医疗器械的安全性和有效性。

（2）增强可见性：医疗技术公司应能够在适当的时候获得产品相关信息，以便在同期数据分析的基础上做出有信心的决策。

（3）改进合作：医疗技术公司应要求国际合作伙伴进行全面合作。双方的跨洲合作关系要求彼此作为同行在团队（内部和外部）中有效开展工作，共同承担责任。公司应执行命令、实施控制，克服全球和外包环境障碍。

6.2　医疗器械设计要求——全球融合环境中的安全有效设计

医疗器械公司如果宣称其产品安全有效，应做到充分理解用户需求、清晰阐明器械预期用途、简明描述设计要求以及全面确定设计规范。公司应将产品设计和开发的早期工作记录在案，这些记录可用于正式文件之中，包括记录顾客、患者和用户所有需求和期望的依据以及解读方法。这些需求和期望（如医疗器械应便于携带）被转化为设计要求［如预期用户（16 岁及以上）可手持的医疗器械］以及正式的设计规格（如尺寸为 4 英寸×6 英寸×1/4 英寸，重 4 盎司①），形成生产标准，保证生产的精确性和一致性。

然而，在全球融合的环境中，理解用户需求、阐明器械预期用途、简明描述设计要求以及全面确定设计规范等任务绝非易事。例如，设计师在解决用户人体工学需求时面临的一些挑战包括适应左手和右手使用、从右向左阅读习惯、数字显示的倒置问题等。

针对用于设计和开发供非专业用户使用的医疗器械的技术，应根据用户需求和期望阐明设计要求，这一点极为重要，所述供非专业用户使用的医疗器械即指自助或自我护理（无须专业护理人员帮助）所使用的医疗器械，如家用医疗器械。这些设计要求在社会环境、物理环境和技术环境相关方面应进行广泛评审。[28,29] 这些环境能够给设计任务带来风险，并且体现了自我护理医疗器械可能被滥用的方式。这些风险的复杂性还包括世界各

---

①　译者注：1 盎司 = 28.350 克。

地不同市场的文化差异。因此,全球医疗器械公司应了解并清晰阐明医疗器械的预期用途,精确描述设计要求,根据规格精准生产,并在设计和开发过程初期确保技术在各种市场中供非专业用户使用时做到安全有效。本章下文将对人为因素、人体工学设计以及医疗器械可用性等方面展开详细讨论。

因此,充分理解用户需求,清晰阐述产品预期用途,精确描述设计要求,确定完整产品规格,有助于医疗器械公司提供证据证明其声明,即公司所生产的产品对于其预期用途是安全有效的。

根据产品规格生产出产品原型(试验设计)后,设计和开发工作尚未结束,将以验证和确认活动中的证据收集形式继续进行。

6.3 新风险世界中的医疗器械验证与确认

新技术与现有技术的融合,不同医疗产品类型的组合,以及全球法规的协调趋同,为医疗器械公司带来了许多新的风险。要确定和应对这些风险挑战,需要采取非传统和超常规的做法。仅依靠传统的验证和确认策略可能不足以全面应对这些挑战。举例来说,传统的验证和确认方法是测试试验设计的规格,而如今的替代方法则是测试试验设计的极限,寻找硬件和软件的故障与漏洞。这样做有助于了解产品特点以及用户环境,在设计和开发早期预防危险和事故的发生。如果采用传统的验证和确认方法,等到危险和事故发生后再采取纠正和改进行动可能为时已晚,而且成本代价也过于昂贵。

此外,应开展实际使用环境或临床评价,包括进行全面的可用性风险研究,证明用户需求能够得到满足,且不存在安全问题,以获得产品使用信心。从所有临床评价中收集的数据质量数量信息可以进行分类、分层和编码存储。[30,31]万一将来发生事故,这些数据可以为事故分析提供宝贵信息。医疗器械公司应建立风险信息系统,在任何验证和确认活动开始前记录和保留已编码的事件信息。[32,33]建立一个完善的风险信息系统可以为医疗器械设计和开发全生命周期形成闭环,并为所有其他监控工作提供有价值的帮助。

另一个值得关注的方面是确定验证和确认的战略重点。医疗器械公司在进行验证和确认活动时,应摒弃确认偏见,避免只追求合规[34]。因为设计工程师负责确保设计的安全性和有效性,而质量工程师或可靠性工程师的工作则是质疑设计,以发现安全故障和无效的器械性能。为了实现这一目标,必须跳出设计者的思维模式。这种论证策略能够进一步保证产品的安全性和有效性,达到可行的现实水平。为了达到这一水平,验证和确认应能够预测难以预测的情况,预防传统方法难以检测到的不可预防的事件。法规事务专员应考虑以下建议:

(1)这些活动只有在能够影响设计决策时才有用,故而应在设计和开发过程中尽早进行。

(2)应分析、理解、补救和记录设计和操作环境的各类变化。

(3)这些活动不应该是一次性的,而应贯穿于产品全生命周期,倘若设计发生变更则更是如此。

（4）随着变化的发生,应从系统全面的角度而非孤立地重新开展危险和安全分析。

（5）所有分析都应考虑最糟糕的情况,而非只是可能或预期的情况,因为事故和不良事件可能发生在正常操作或意料情况之外。

（6）分析应全面,不仅应包括医疗器械故障和操作失误,还应包括管理结构和决策。整个操作系统包括器械和人之间的交互行为与交互能力。

（7）应使用定性和可验证的定量信息,而非只是概率系统模型。应咨询主题专家,并让他们参与产品评估与评审。

（8）应从系统的角度进行综合考虑,而非只是孤立地考虑某一危险或某一部分。

（9）相关人员应经验丰富,能力合格,应承担责任并拥有适当的权力。一位或多位独立观察员或专家不仅能够对产品的技术方面质疑,还能挑战群体思维的潜在盲目性,从而为产品设计开发活动增加价值。

安全性和有效性在设计和开发过程一开始就应成为医疗器械的特性,而不是在验证和确认过程结束时成为争论的主题。客观的科学证据应支持这些论点并得出结论,即先前声明以及发现的不安全和无效情况在设计和开发过程中已得到证明和适当管理,并在验证和确认阶段得到证实。全面的安全性和有效性展示需要进行危险和事故分析以及制定控制计划,说明如何识别、考虑和减轻危险和事故,即预防、消除或控制危险和事故。该过程应记录所做工作的局限性,以及危险与事故分析和程序的不确定性与假设。所做的工作不应只是为了进行危险和事故分析,而应集中于如何持续管控风险。

此外,展示这些活动对于验证和确认工作的整体可用性也很重要。虽然熟悉该器械的工程师也许能够理解这些文件及其背后的故事,但对于不熟悉这一特定器械的监管者来说,他们可能并不清楚这些结论。验证和确认活动的文件应清楚地描述所做的工作及其原因,以及活动结果是否达成了活动目标。除此之外,虽然测试是独立的,但它并不能得出（即实质性等效于）监管结论,这一结论只有根据相应注册申报文件中有关这些活动的总结才能得出。其原因有两个:其一,不同的市场有不同的要求——在美国,并非所有医疗器械都需要证明已获得监管机构的批准（作为替代,对于 Ⅱ 类器械可以证明其实质性等同于对比器械）;其二,这些结论通常不是在单个测试的基础上得出的,而是通过测试以及任何附加活动的组合得出的。

6.4　从设计控制到全球参与的医疗器械风险分析

当今世界正在朝着趋同方向发展,对于医疗器械安全有效的要求既没有放宽,也没有保持现状,而是成为一个日益紧迫的重点事项。此外,新兴市场不断崛起,信息流动持续增加,医疗器械监管变得越发复杂。在此背景之下,医疗器械行业面临的机会显著增加,但影响器械公司的风险也在迅速增加,包括法律风险、监管风险、责任风险以及财务风险。鉴于全球采购的材料流经产品设计和开发过程的多个步骤,最终转化为成品器械,医疗器械公司很难确保供应链上的所有参与者都能履行承诺,保证安全有效。这些受损的合同可能会带来更为复杂的威胁,如欺诈、产品掺假甚至恐怖主义。对于医疗器械公司而言,在设计控制中仅开展简单直接的产品风险分析(例如,使用故障模式和影响分析等单一工具来应对风险),不足以保证其能够可持续生存。这也充分显示,公司应充分理解分包商正在执行的过程,并保持对这些过程进行控制和监督。

由于降低成本、提高生产率和效率的压力越来越大,同时还要应对上述全球参与带来的所有风险,医疗器械公司无法在全球参与的大环境中置身事外,必须实施全面的风险管理方法,涵盖产品设计和开发全生命周期,并与其他业务运营相结合。

实施风险管理计划之前,医疗器械公司应探索建立一个能够展现监管机构想法和期望的风险管理系统的框架。FDA 的一个委员会发布了一份题为"管理医疗产品使用的风险"的报告[35],提议建立一个医疗产品风险管理系统性框架。该框架见图 6-1,图中也指出了各利益相关者应该如何参与管理医疗产品风险。

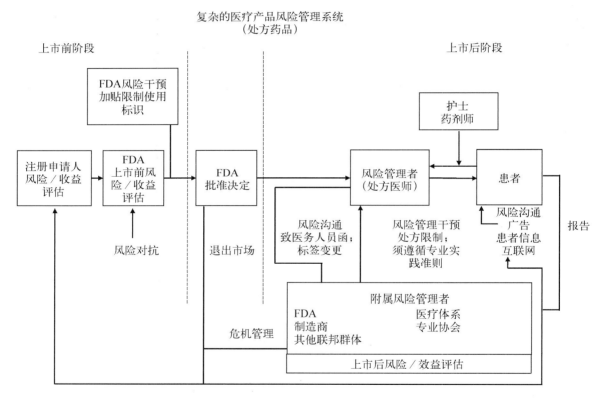

图 6-1 FDA 关于管理上市前和上市后产品风险的观点

资料来源: US Department of Health and Human Services, *Managing the Risks From Medical Product Use*

该报告还描述了医疗产品开发生命周期和交付系统中所有参与者的角色(图 6-2),其最终目标是实现利益最大化和风险最小化。这一过程中的每一位参与者都有明确的角色定位,共同承担责任,确保实现利益大于风险。要实现这一目标,应确保在医疗产品全生命周期内对其进行风险评估,以改善患者健康。所谓产品全生命周期,即指开发、测试、生产、贴标、处方开具、药品调配和使用等环节。[36]

美国总统/国会风险评估与风险管理委员会 1997 年报告的重要来源是一个与公共卫

FDA在医疗产品风险管理方面的作用
（处方药品）

```
┌──────────┐   ┌──────────────┐   ┌──────────┐   ┌──────────┐   ┌──────────┐
│注册申请人│◄──│FDA上市前风险／│──►│FDA审批决定│──►│ 开方医师 │──►│  患者   │
│风险／效益│   │  效益评估     │   │          │   │          │   │          │
│  评估    │   │              │   │          │   │          │   │          │
└──────────┘   └──────────────┘   └──────────┘   └──────────┘   └──────────┘
                                        ▲              │              ▲
                                        │        ┌──────────┐         │
                                        └────────│FDA上市后监督│────────┘
                                                 └──────────┘
```

图 6－2　FDA 在医疗产品风险管理方面的作用（处方药品）

资料来源：US Department of Health and Human Services, Managing the Risks From Medical Product Use

生相关的风险综合管理框架，其由美国国家科学研究委员会制定而成。该框架强调动态风险沟通过程，涉及利益相关方的持续参与，而 ISO 14971 标准是针对医疗器械的风险管理框架，用于识别危险（源）、估计和评估风险并建立风险控制措施，包括设计、生产和生产后风险。这一过程被命名为"环境健康风险管理框架"。

美国总统/国会风险评估与风险管理委员会制定这一框架（图 6－3），旨在帮助各类风险管理者，包括政府官员、私营企业雇佣的风险管理人员以及公众成员，在应对各类环境健康风险时做出良好的风险管理决策。该框架涉及广泛，适用于多类情况，包括可根据问题的重要性调整努力程度的情况，并且可用于评估风险的潜在严重性和经济影响、围绕风险的争议程度及资源限制情况等。该框架主要用于与制定标准、控制污染、保护健康和清理环境有关的风险决策，但通常适用于医疗器械公司的风险决策。要想成功实施这一框架，需遵循以下三大重要原则：

（1）在广泛的背景下进行风险评估，而不是评估与单一环境介质中的单一因素相关的单一风险；

（2）让利益相关方参与过程的所有阶段；

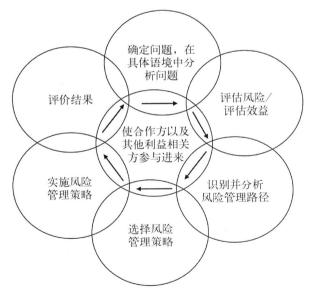

图 6－3　环境健康风险管理框架

（3）采用迭代方法，重新经历过程的早期阶段，进一步考虑可能出现的任何新信息或新观点。

这些框架及其相关原则和准则的制定，使得风险评估和风险管理领域变得更加明确。风险管理原则的价值主要体现在以下四个方面：（1）确定需要争夺注意力和资源的重要风险问题的优先级；（2）在面临与健康危害相关的风险水平存在科学不确定性时做出决策；（3）平衡利益与风险；（4）认识到风险管理中的社会和文化因素。[37]如果没有这类指导,风险管理决策可能会变得极其复杂,面对的问题往往没有简单的解决方案。[38]

为了帮助制定更为具体的医疗器械风险管理框架,许多风险管理者向 FDA 和国际组织寻求帮助,特别是国际标准化组织(ISO)和 IMDRF 等标准制定机构。

医疗器械公司需要确定适当的风险管理模式。以下框架已被广泛接受,可供参考使用。

(1)国际协调会议制定的 ICH《Q9:质量风险管理》[39]为质量风险管理原则和工具提供了指导,这有助于监管机构和行业在产品全生命周期内针对原料药和药品的质量做出更为有效和协调一致的基于风险的决策。该指南的目的不是在现有的监管要求之外提出任何新的监管期望。

(2)国际标准化组织(ISO)制定的 ISO 31000《风险管理:原则和指南》[40]建议,组织应当制定、实施并持续优化其风险管理框架,将风险管理过程融入组织的整体治理、战略规划、管理、报告过程、政策、价值观和文化中。该指南所提供的原则和指导适用于在任何规模和背景下以系统化、透明和可信的方式管理各种形式的风险。

(3)国际电工委员会发布的 IEC 80001‒1:2010《包含医疗器械的 IT 网络的风险管理应用》[41]认识到,将一些医疗器械纳入 IT 网络是为了实现理想的利益(例如互操作性),并定义了医疗器械 IT 网络风险管理的角色、职责和活动,以解决医疗器械安全性和有效性以及数据和系统的安全性问题。

(4)Treadway 委员会发起组织委员会(COSO)发布的《企业风险管理——整合框架》[42],引入了一个风险管理框架,可用于帮助管理层评估和改进组织的企业风险管理。该指南提供了一些重要原则和概念、通用语以及明确的方向和指导,以满足组织的内部控制需要,并强调还可以借此转向一个更加全面的风险管理过程,将企业所有业务方面全部涵盖在内。

6.5 医疗器械设计和使用中的人为因素评估[43,44]

1. 墨菲定律的原句

如果有两种或两种以上的方式去做某件事情,而其中一种选择方式将导致灾难,则必定有人会做出这种选择。

2. 墨菲定律

会出错的,终将会出错。

3. 墨菲定律的第一条推论

听之任之的话,事情一般不会向好的方向发展。

4. 墨菲定律的第二条推论

傻事防不胜防,谁教傻子总是想得出新傻法。

5. 墨菲定律的量化修订

所有事情都会同时变糟。

6. 墨菲定律的恒量

事物将朝着与其价值成正比的方向变坏。

7. 墨菲哲理

笑一笑,明天未必比今天好。

8. 奥图尔对于墨菲定律的评论

墨菲是个乐观主义者。

墨菲解释了为什么考虑人为因素测试和医疗器械可用性测试如此重要。人为因素评估贯穿于整个产品生命周期,但在设计控制、风险管理、验证和确认、用户反馈以及设计变更控制阶段最为明显。

根据 ISO 14971,风险管理是指系统地分析、评估、控制和监测风险的过程;可用性工程考虑、评估和减轻与人为因素相关的风险。[45] IEC 62366-1:2015《医疗器械——第 1 部分:可用性工程在医疗器械中的应用》介绍了一个可用性工程过程,该过程旨在"允许制造商评估和减轻与正常使用和使用错误相关的风险……"[46]

如果在设计阶段进行可用性测试,可用性测试工程师有可能在器械上市前发现一些使用问题。这样,发现的问题就可以在整个风险管理过程中得到考虑,以确定后续措施,例如设计变更等。若未进行可用性测试,器械上市后因使用错误而导致的风险将会增加,这可能会导致用户投诉、产品召回、法律诉讼、严重伤害甚至死亡。[47,48]因此,在开发过程中结合风险管理和可用性测试,可以更有效地控制潜在风险,否则这些风险可能会被忽视。

医疗器械使用错误的潜在风险可能会因不同文化和语言背景而增加。在设计和开发阶段,风险管理团队应分析标签翻译中潜在的风险。例如,一个将在南美洲使用的医疗器械的使用说明标签出现了翻译错误。西班牙语版本为"Es imposible"(意为"这是不可能的"),而正确的英语说明应为"It is possible"(意为"这是可能的"),两者表述的含义完全相反。同样,以这个例子来说,可用性团队会关注用户如何理解正确的说明,并探讨无论使用何种语言,"It is possible"这一表述是否可能导致出现使用上的问题。

器械标签是确保医疗器械正确且安全使用的关键因素。因此,设计团队在创建和确认器械标签时必须考虑人为因素。他们必须考虑医疗器械的使用方法、使用者、使用地点、与其他设备的配合使用,以及使用目的等因素所产生的影响和相互作用。例如,当医生解读实验室测试结果时,制造商应确保医生能够像实验室专业人员一样准确地解释测试结果。如果护士通过移动设备接收来自患者监护设备的警报,制造商必须考虑用户与监护设备和移动设备之间的交互。再如,移动医疗器械制造商在更新软件时,需要考虑医疗移动应用程序将如何响应。

　　FDA 在人为因素方面发布了全面的指导文件[49],这些指导文件是制定美国市场战略的必要参考,对制定全球战略也有所助益。此外,ANSI/AAMI HE75:2009《人因工程——医疗器械设计》[50]和 IEC 62366-1:2015《医疗器械——第 1 部分:可用性工程在医疗器械中的应用》[51]这两个标准关注医疗器械全生命周期中的人因工程。

　　鉴于医疗器械监管的核心目标是保障医疗器械的安全和有效使用,人为因素是设计和开发风险管理的重要组成部分。即使是这些要求也会在不同的市场造成混乱。例如,UL 曾通知制造商,在加拿大,医疗器械的安全标语、警告语和注意事项必须采用双语标识。[52]但是,仅仅遵守这一规定是不够的,还必须评估这一要求对加拿大及其他文化背景用户的具体影响。在西班牙语国家,法语和英语的标识是否会导致混淆?是否需要添加其他语言的标识?额外的语言标识是否会增加混乱,使最终用户难以理解标签内容?制造商是否应根据不同国家定制标签?定制标签如何影响医疗器械的主记录?定制标签是否可能导致生产错误,进而引发使用错误?这些问题仅是设计和开发过程中,以及在整个医疗器械生命周期中需要考虑的人为因素相关问题的冰山一角。

　　在当今全球化的世界中,科技发展日新月异,自动化水平不断提升,软件与系统的交互日益频繁,专业人员的使用场景也在不断扩展(例如即时护理),人为因素的挑战也随之增加。全面的风险管理和可用性验证相辅相成,是医疗器械成功设计和开发的关键环节,这一过程必须贯穿于医疗器械的整个生命周期。

6.6　管理全球产品发布的设计转换

　　管理一个地区的产品设计转换已经相当复杂,如果计划在全球范围内发布产品,那么其复杂性将会成倍增加。FDA《质量体系法规》的序言写道,当医疗器械"根据预期用途和用户需求正确运行"时,设计转换便发生了。然而,由于地区或文化的差异,对预期用途和用户需求的解释可能会有所不同。因此,团队必须精心规划,并协调全球范围内的设计转换活动。根据风险管理和相关标准开展的测试可能无法满足某些监管机构所设定的严格标准。例如,一家公司可能会根据风险管理、包装材料的历史记录和当前的行业标准开展包装研究。尽管某些国家可能会接受这种测试方法,但其他国家可能会要求公司进行额外的测试,从而导致设计转换的延迟。还有一些国家可能会坚持要求使用本国的测试方法来验证医疗器械的预期用途和声明,或者它们可能会依赖特定国家的批准,然后才允许该医疗器械进入本国。[53]

　　尽管这些国家的初衷是好的,但全球转换活动可能会受到许多不可预见事件的影响,例如 FDA 停摆。[54]如果 FDA 停摆,而其他司法管辖区仍在等待 FDA 提供给外国政府的证书(certificate to foreign government, CFG)以允许产品进入当地市场,那么会发生什么?一些国家要求,除了系统和仪器上的全球标签标准外,还需要提供特定翻译信息。如果公司只有一种产品配置,这类要求可能会对产品的全球发布产生极大影响。随着声明、测试研究、翻译、不可预见事件和其他项目步骤的确定,一个设计项目可能会经历多次产品发布活动。

与任何项目设计阶段一样,全球设计转换也需要天时地利人和。设计转换绝非只是将产品规范移交给生产部门以及在设计转换清单上画个勾这般简单。如果一个美国公司的设计项目只满足 FDA 的要求,而不考虑澳大利亚药品管理局(Therapeutic Goods Administration, TGA)的要求,那么该公司就无法完成设计项目转换并获得澳大利亚的批准。为了实现有效的设计转换,生产和设计团队成员需要尽早进行交流,并在整个设计阶段和设计转换过程中保持沟通。[55]

6.7　多辖区产品技术文件

随着越来越多的国家和地区正式制定医疗器械法规,国际法规和质量体系的专业人员必须不断完善医疗器械产品开发和注册的内部流程。根据特定国家和地区的要求进行医疗器械申请这一过程绝不简单,现在更是变得越发复杂了。跨国企业如果试图在巴西、加拿大、欧洲和美国等不同国家和地区销售产品,可能需要进行四次独立的质量体系审核,并且可能需要准备四个不同的提交文件包,才能在这些国家和地区获准销售同一种产品。医疗器械公司从全球协调中受益的一个领域是医疗器械单一审核程序(Medical Device Single Audit Program, MDSAP),根据该方案,一次质量体系审核就可以满足多个辖区的要求。MDSAP 能够满足澳大利亚、巴西、加拿大、日本和美国的法规要求,其使命任务是"……共同利用监管资源,管理一个高效、有效、可持续的单一审核方案,重点监督医疗器械制造商。"[56]

向多个卫生主管部门清晰地传达科学信息对于及时获得市场批准至关重要。在撰写全球技术文件时,团队必须仔细预测各监管机构可能会提出的问题,并准备具有可信依据的书面证据,以支持获得产品的批准决定。总体而言,制定多辖区技术文件的目标是让监管机构和其他利益相关方相信产品是安全有效的,并且符合相关的法规要求。项目团队必须基于证据提出具有准确科学结论的论据,如果在整个产品设计和开发过程中没有进行风险管理,就很难做到这一点。例如,一家公司正在设计两种营销范围不同的医疗器械,一个国家的法规要求可能比另一个国家少,在这种情况下,项目团队不能只关注国家要求,而应平衡国家法规要求和风险管理结论,确保医疗器械在预期使用中的安全性。

6.8　失败是成功之母——风险管理失败的教训

"失败是成功之母"——中国谚语

建立起风险分析框架并不意味着从此万事大吉。纵观近期的历史,即使建立了一个表面上强大的风险管理系统,如果未能对风险进行充分管理,最终仍可能导致严重的负面后果。从中我们可以认识到很多关于当前风险管理方法的局限性以及面临的挑战。为了深入了解风险管理方案成功的重要性,需要探讨其他风险管理方面。此外,探讨风险管理失败的原因以及促成方案成功的其他因素或属性也是至关重要的。

6.9　结语

"经验是最残酷的老师,但你会学到……"——CS 刘易斯

本章探讨了一些重要的风险管理系统要素,提出了以下策略,有助于医疗器械公司应对所面临的设计和开发挑战。

(1)推动技术集成:技术风险应得以解决,但组织和人的方面更不可忽视。依靠传统做法可能无甚过错,但仍需探寻新想法新思路,如制定产品全生命周期方案,与监管机构保持积极沟通,预测不可预测的情况,预防现有或目前的方法无法发现的不可预防事件。

(2)实现全球监管期望融合:实现全球监管期望融合应以"科学方法"为支撑,产品部署应以"风险评估"为基础。操作原则应在全球范围内被接受,或基于协调和公认的标准与做法,如通用提交档案模板(CSDT)、技术文件摘要(STED)、监管产品注册申报(RPS)等。

(3)参与新兴市场——全球化的新常态:① 建立诚信治理以管理企业风险与合规性;② 及时获得信息,找到值得信赖的合作伙伴。

(4)在全球融合环境中加强安全有效设计:① 从充分理解用户需求出发,清晰阐明产品声明和预期用途,简明描述设计要求,全面确定设计规范;② 强调不仅要展示医疗器械的安全性,还要了解最糟糕的情况;③ 建立危险和事故分析与控制计划,确定如何识别、考虑和减轻危险和事故;④ 建立风险信息系统,为医疗器械设计和开发全生命周期形成闭环,并为所有器械监控工作提供有价值的帮助。

(5)从根本上接受风险管理:① 从别人的失败经验中吸取教训;② 摒弃确认偏见,避免只追求符合要求。

法规事务专员作为团队、执行管理层、合作伙伴和监管机构之间的关键接口,必须持续指导、领导和建立各类关系,从而培育一种超越单纯追求合规性的组织文化,同时探索方法以满足商业目标和监管要求。

在技术、产品和监管融合趋同的时代,医疗器械公司要得以生存,可能不应过于关注医疗器械设计、设计控制和开发的"操作指南"。这些融合带来的风险不易预见,但勤于运用各类管理方法可以帮助公司面对这些挑战。为了迎接这些未来的挑战,医疗器械公司应该探索和采用最先进的做法,适应不断变化的地缘政治和技术环境,寻找新型非传统方法,创新解决方案。但这些解决方案并不总与技术相关,以往的失败经验表明,组织和人为因素在应对挑战和预防潜在灾难方面往往发挥着重要作用,具有重大影响。

医疗器械公司在设计和开发医疗器械的过程中,应始终参考并采用全球范围内协调统一且被广泛认可的方法,例如国家标准、国际标准或行业普遍接受的贸易惯例。而采用产品全生命周期管理方法可能有助于医疗器械公司脱颖而出,实现持续发展。

第7章 全球医疗器械标签策略

Cathleen O'Connell，RPH，PhD 更新

引言

医疗器械标签(labeling)是产品的重要组成部分,其合规性对医疗器械监管战略至关重要。医疗器械标签提供了有关该产品的重要信息,有助于最终用户了解该产品的正确使用方法及其潜在的使用风险。标签作为产品的一个组成部分,其重要性不言而喻。然而,往往只有在发生故障或缺陷导致伤害、引发责任诉讼,或是需要进行成本高昂的产品召回时,人们才会意识到标签规范的重要性。

产品标签的通用目的在于明确标识医疗器械及其制造商,提供技术信息,描述其预期目的适当使用。[1]

医疗产品监管审查聚焦在标签上。因此,对于包括医疗器械在内的医疗产品来说,制定一个适用于审评审批的细致周密、执行良好的标签策略,有助于推动产品顺利上市。

医疗器械标签策略应基于全面了解以下内容:

(1) 产品性质,包括其监管分类和使用条件(如处方、非处方);

(2) 预期用途;

(3) 预期使用者(医护人员、患者)的需求与技能水平;

(4) 商业目标(例如,目标市场,销售方式);

(5) 法规要求(医疗器械和标签现行法规)。

规划应尽早开始,确保制定标签时考虑到产品、用户和市场方面的因素。例如:

(1) 除健康管理部门的规定外,是否还有影响标签的相关要求(如海关要求)?

(2) 产品或包装配置是否影响在标签上容纳所需信息的能力?

(3) 是否能使用符号来传达信息,或者文字是否必须翻译?

在产品研发初期评估产品计划对标签的影响,有助于及时解决各种复杂情况。而且,将标签视为产品的策划要素也有利于提升医疗器械的使用体验。

7.1 医疗器械标签的法规要求

在此应阐明一下本章所使用的术语,因为这些差别如果在一般用法中不一致,将会在法规定义中有所体现[2]:

（1）Label（标签）是指医疗器械或其包装上的书写物、印刷物或绘制物。

（2）Labeling（标签）的范围更为广泛，既涵盖 Label（标签），也包括产品的其他信息，如使用说明、包装组成和文字信息，其可以是印刷物，也可以是以电子方式传播的信息，如网站。

此外，无论医疗器械产品将销往何地，制造商都应全面了解所有现行的医疗器械标签要求。由于标签规定特别动态变化，需要从有关机构的官方资料库中检索最新要求。

1. 欧盟

2017 年 5 月，欧盟通过了新版《医疗器械法规》（欧盟 MDR 2017/745）和《体外诊断医疗器械法规》（欧盟 IVDR 2017/746），法规将于过渡期过后正式生效。[3,4]由于新冠疫情影响，欧盟 MDR 正式生效期被延后。[5]这些新法规对医疗器械标签要求做出了重大变更，包括引入医疗器械唯一标识（UDI）系统（表 7 - 1）。[6]

表 7 - 1　欧盟 MDR 中有关医疗器械标签的重要规章

第三章，第 27 条	UDI 系统[第 27(4)条提及标签位置]
附录 I，第三章	关于设备提供的信息的要求
第 23 节	标签和使用说明
23.1	关于制造商提供的信息的一般要求
23.2	标签上的信息
23.3	保持医疗器械灭菌状态的包装上的信息（"无菌包装"）
23.4	使用说明中的信息
附录 VI，C 部分	UDI 系统（第 3 节和第 4 节涉及标签使用）

2. 美国

对于在美国销售的医疗器械，21 CFR 801 规定了标签的通用要求。该部分涵盖了与标签上使用符号和外文（非英语）有关的规定（21 CFR 801.15），以及对医疗器械唯一标识的要求（21 CFR 801.20）（表 7 - 2）。FDA 网站提供了与医疗器械标签有关的其他重要资源，包括支持合规的指南。如需查阅相关资源，可直接进入"器械标签"页面（https://www.fda.gov/medical-devices/overview-device-regulation/device-labeling）。[7]

表 7 - 2　美国 21 CFR 中有关医疗器械标签的重要规章[a-f]

主　题	规　章
21CFR 中的所有章节/部分	
名称和地址	第 801.1 节

续　表

主　题	规　章
预期用途的含义	第 801.4 节
充分的使用说明	第 801.5 节
误导性陈述	第 801.6 节
必要标签声明的重要性,使用符号	第 801.15 节
医疗器械唯一标识	第 801.20 节、第 801.40 节、第 830 部分
体外诊断产品	第 809 部分
试验用器械豁免	第 812 部分
质量体系管理、标签和包装控制	第 820 部分,子部分 K
通用电子产品	第 1010 部分

a. Title 21 Chapter I, Food and Drugs Subchapter H：Medical Devices. Part 801：Labeling. Electronic CFR website. https：//www.ecfr.gov/cgi-bin/text-idx?SID = 3c38b2e78258ef51dbcfe41d58dfe39e&mc = true&tpl =/ecfrbrowse/Title21/21cfr801_main_02.tpl. Accessed 8 July 2020.

b. Title 21 Chapter I, Food and Drugs, Subchapter H：Medical Devices, Part 809：In Vitro Diagnostic Products for Human Use. Electronic CFR website. https：//www.ecfr.gov/cgi-bin/text-idx?SID = 3c38b2e78258ef51dbcfe41d58dfe39e&mc = true &node = pt21.8.809&rgn = div5. Accessed 8 July 2020.

c. Title 21 Chapter I, Food and Drugs, Subchapter H：Medical Devices, Part 812：Investigational Device Exemption. Electronic CFR website. https：//www. ecfr. gov/cgi-bin/text-idx? SID = 3c38b2e78258ef51dbcfe41d58dfe39e&mc = true&node = pt21.8.809&rgn = div5. Accessed 8 July 2020.

d. Title 21 Chapter I. Food and Drugs, Subchapter H：Medical Devices, Part 820：Quality System Regulation. Electronic CFR website. https：//www.ecfr. gov/cgi-bin/text-idx? SID = 3c38b2e78258ef51dbcfe41d58dfe39e&mc = true&tpl =/ecfr- browse/Title21/21cfr820_main_02.tpl. Accessed 8 July 2020.

e. Title 21 Chapter I, Food and Drugs, Subchapter H：Medical Devices, Part 830：Unique Device Identification. Electronic CFR website. https：//www.ecfr.gov/cgi-bin/text-idx?SID = 3c38b2e78258ef51dbcfe41d58dfe39e&mc = true&node = pt21.8.8 30&rgn = div5. Accessed 8 July 2020.

f. Title 21. Chapter I. Food and Drugs, Subchapter J：Radiological Health, Part 1010：Performance Standards for Electronic Products：General. Electronic CFR website. https：//www. ecfr. gov/cgi-bin/text-idx?gp = &SID = dc2ae93fd66735130c5a3db-97fa7a154&mc = true&tpl =/ecfrbrowse/Title21/21CIsubchapJ.tpl. Accessed 8 July 2020.

7.2　医疗器械唯一标识(UDI)[8,9]

FDA 和欧盟委员会都引入了医疗器械唯一标识(UDI)系统,将其用于在供应链中追溯医疗器械。UDI 系统旨在通过提高医疗器械的可追溯性和完善医疗器械监督管理,来应对因误识而导致的错误风险以及对适当使用的混淆。

在美国,除非特殊情况,制造商必须在器械标签和器械包装上附有 UDI,而且在某些情况下,医疗器械产品本身应直接标记 UDI。[10] UDI 应以易读的纯文本和自动识别与数据采集(automatic identification and data capture, AIDC)技术形式呈现。[11,12] 图 7 - 1 即为 UDI 示例。当前,无须遵守 UDI 规则的医疗器械类别包括 I 类医疗器械以及未分类的非无菌医疗器械,这两类医疗器械在 2022 年 9 月 24 日之前不必遵守 UDI 规则。[13]

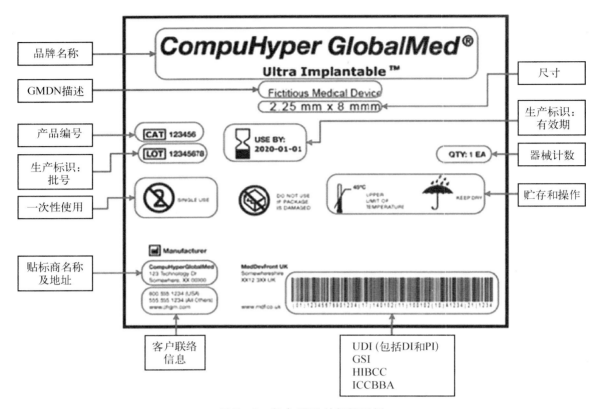

图 7 - 1　包含 UDI 的标签示例

资料来源：UDI Basics：How do I recognize a UDI on a label. FDA website. https://www.fda.gov/medical-devices/unique-device-identification-system-udi-system/udi-basics. Content current as of 14 May 2019. Accessed 8 July 2020.

在全球协调组织工作的影响下,欧盟的要求与 FDA 的要求是一致的,其组成也相同。[14]UDI 载体应置于器械标签以及所有更高级别的包装上。UDI 由产品标识(UDI - DI)和生产标识(UDI - PI)组成,使用 AIDC 技术和人工识读(human readable interpretation, HRI)(如适用) 技术读取。[15,16]对于在欧盟销售的医疗器械,因其标签上已包含多种语言文字,需要为 UDI 留出额外空间,这样给在欧盟销售的产品引入 UDI 系统带来了一定的困难。

7.3　符号的使用

欧盟拥有几十种官方语言,这为在该地区销售的医疗器械标签带来了挑战。使用公认的符号,可以避免产品为了进入不同市场变更标记,或出现使用多语言文本造成标签内容臃肿的情况。欧盟 MDR 介绍了一种替代方法,即使用符合国际协调标准的经认可的符号。[17]

FDA 也认可在医疗器械标签上使用符号来传递信息。

注：随着标签要求的协调工作不断发展,围绕标签信息传达有效性的研究也在持续深入推进。例如,有证据表明,独立的符号可能无法持续可靠地传达重要信息。[18]

在美国,不需要考虑标签翻译问题,但有人建议,相比于在标签上堆积信息或缩小字符,使用符号能够节省标签空间,也能更加容易提高用户对信息的感知度。[19-21] 如 21 CFR 801.15 所述,符号可将相邻的解释性文字结合。[22] 此外,制造商也可以选择使用"独立"的符号,前提是这些符号包含在 FDA 认可的标准中(如由标准制定组织发布),并在器械标签的符号词汇表(印刷版或电子版)中有所说明。

FDA 允许在医疗器械标签上使用某些独立符号来传达信息,并通过使用这些符号来应对欧盟多语言文本带来的挑战。这些措施都有助于针对全球销售的医疗器械使用通用标签策略(图 7-2 和表 7-3)。

表 7-3　ISO FDIS 20417《医疗器械——制造商提供的信息》[a]

ISO 3166-1	代表国家及其子行政区的代码——第 1 部分:国家代码
ISO 3864-1:2011	图形符号——安全色和安全标志——第 1 部分:安全标志和安全标记的设计原则
ISO 7000	设备用图形符号——注册符号
ISO 7010:2019	图形符号——安全色和安全标志 注册安全标志
ISO 8601-1	日期和时间——信息交换表示法——第 1 部分:基本原则
ISO 13485:2016	医疗器械——质量管理体系——用于法规的要求
ISO 14971:2019	医疗器械——风险管理对医疗器械的应用
ISO 15223-1	医疗器械——用于医疗器械标签、标记和提供信息的符号——第 1 部分:通用要求
ISO 16142-1:2016	医疗器械——医疗器械安全性和性能的公认基本原则——第 1 部分:所有非 IVD 医疗器械的通用基本原则和额外具体基本原则和标准选择指南
ISO 16142-2:2017	医疗器械——医疗器械安全性和性能的公认基本原则——第 2 部分:所有 IVD 医疗器械的通用基本原则和额外具体基本原则和标准选择指南
IEC 60417(database)	设备用图形符号
IEC 62366-1:2015+ AMD1:2019	医疗器械——第 1 部分:可用性工程对医疗器械的应用
ISO 80000-1	量和单位——第 1 部分:总则

a. ISO FDIS 20417《医疗器械——制造商提供的信息》于 2020 年 7 月发布。

7.4　国际化标签策略

尽管各健康管理部门都颁布了当地的标签要求,涉及上述重要信息要素所采取的协调方法,为在多个市场使用的医疗器械的标签设计创造了条件。全球协调工作组(GHTF)指出,采用这一策略的共同优势在于"消除各辖区之间的差异,降低符合监管合规性的成本,使患者能够尽早使用新技术、进行新治疗。"[23]

利用标签协调要求这一优势,制造商可以使用一种标签策略,即创建一个同时符合欧盟和美国基本要求的"基础标签"(base label)。

注:如果基础标签无法同时满足欧盟和美国的要求(例如,受限于空间有限),此时应将欧盟的要求作为基础标签的起点,因为欧盟版本是在众多国际模型的基础上确定的。[24]

在此基础上,可以通过翻译(如有必要)以及使用"附加"标签等方式纳入当地所需的元素,进一步调整基础标签以符合其他市场的要求。附加标签可以包括贴签,包含注册证编号等当地细节。这类贴签也可以用翻译文本来覆盖部分原标签内容。附录 B 阐述了特定市场除翻译外的当地要求。

如果采用这种标签策略也无法满足当地要求,那么可能需要开发针对该市场的单一标签。产品标签"本地化"有助于解决当地的医疗实践,以及满足对日期格式和计量单位等元素的特殊要求。例如,在大多数国家和地区,医疗产品标签经常使用公制,即便其他计量体系更为普遍。鉴于不同市场存在当地实际做法的情况,了解不同市场的具体要求就很重要。[25]请参考附录 A~C 以了解具体的标签注意事项。

图 7 - 2 为一个适用于多个地区的骨科植入性医疗器械的单一标签。[26]下文将从左上角开始逆时针对各元素依次进行介绍。

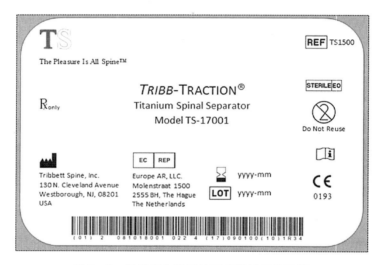

图 7 - 2   用于多个地区的医疗器械标签示例

资料来源:George E and Siano M. Global medical device labeling strategies. In Global Medical Device Regulatory Strategies. Gropp M, Takes PA (Eds.) Regulatory Affairs Professionals Society, Rockville, MD. 2016.

(1)品牌名称:这不是必要的监管要素,但出于营销考虑而被纳入其中。

(2)Rx only:FDA 要求处方医疗器械使用该符号。由于欧盟未做要求,所以需要在 IFU 中加以解释。[27]

(3)制造商:制造商符号已被收录在美国和欧盟都接受的标准符号数据库(ISO 15223 - 1)。[28]FDA 只要求注明制造商的名称和地址,该标识在两个市场都可以接受。若标签用于国际市场,制造商地址应包括国家名称。

(4)UDI:通用设备标识码,人工识读和条形码。

（5）欧盟授权代表：这用于标识向欧盟销售医疗器械的外国制造商。该符号满足欧盟的要求，可纳入在美国和其他地区使用的标签中。

（6）使用期限：该符号（已收录在 ISO 15223 中）在美国和欧盟都可以被接受，用于识别产品的失效日期。倘若产品无有效期，则用生产日期代替。

（7）批号：该符号（已收录在 ISO 15223 中）在美国和欧盟都可以被接受，用于识别生产批号。虽然使用英文单词"lot"，但如果它在标签中以符号形式（带框，大写）呈现，在欧盟范围内无须翻译。在某些情况下，标签中可以包含一个批次代码或序列号（或 IVD 控制号）。

（8）CE 认证：在欧盟（和一些其他国家或地区）销售的医疗器械需要赋予 CE 认证。如果医疗器械需要公告机构进行评估，CE 认证下方应注明公告机构的编号。FDA 不要求医疗器械产品赋予 CE 认证，但在美国使用的标签可以包含该标志。[29]

（9）符号：请参阅使用说明：该符号表示 IFU 中包含附加说明。由于标签空间限制，无法包含所有要求信息时，该符号就能发挥作用。

（10）请勿重复使用：该符号已经足够满足欧盟要求，虽然 FDA 也认可该符号（已收录在 ISO 15223 中），但可能要求添加文本注解。这种配置既能满足 FDA 要求（文本），在欧盟也无须翻译。

（11）无菌：该符号（已收录在 ISO 15223 中）在美国和欧盟都可以接受。表明产品是无菌，并注明消毒方法（举例中为使用环氧乙烷灭菌）。该符号包含英文文本，在美国是可以接受的。虽然该符号使用了英文单词"sterile"，但如果它在标签中以符号形式（带框，大写）呈现，在欧盟范围内无须翻译。

（12）产品编号：该符号（已收录在 ISO 15223 中）在美国和欧盟都可以被接受，用于识别产品制造商的产品目录编号。

（13）商品名：所有市场都要求产品拥有商品名。

（14）描述：美国和欧盟都要求提供简短的产品描述，该要素在欧盟和其他地区需要进行翻译。

（15）型号："型号"一词在某些市场可能需要进行翻译。

7.5　其他考虑要素

1. 翻译

多个国家和地区要求产品标签使用当地语言。虽然法规可能并未明确规定这一要求，但在这种情况下，制造商应考虑到其有义务选用用户可理解的语言来提供说明，以支持器械的安全有效使用，也可以向监管机构咨询。标签所用的语言可能不是当地的官方语言。例如，如果专用医疗器械的标识使用英语，那么其使用人员则可能使用英语。如要了解标签中可接受的语言，可查阅标签法规、与消费者或进口法律有关的参考资料。具体信息请参考附录 A。[30]

使用原始文本简练精准的措辞,可以提高翻译的质量。[31]采用前述方法可以降低翻译需求(相关成本与信息质量风险)。通过将标签内容限定为符合规定的基本要素,依靠符号与其他公认的图形来传达信息,可以大幅减少翻译大量文本及多语言翻译的需求。无论何种情况,如果标签需要使用多种语言,都应雇用有资质的专业译者来准备标签文本。

2. 原产国[32]

在部分国家和地区,医疗产品法规或海关法可能会要求进口销售的产品标明其原产国。虽然这种做法通常要求标明生产地址或多来源材料的组装情况,但确定原产国的规则并非完全一致。医疗器械制造商应了解每个市场对原产国标记的要求以及所有相关的标签要求,因为如果出现不合规情况,可能会产生重大影响,从而导致关税分类错误甚至导致产品无法销售。相关的法规或规则将明确哪些部件应带有原产国名称(如直接标签、托运标签、其他包装部件),以及标记的性质。了解这些要求的目的是确保遵守法规和海关规定,避免出现混淆(如制造商地址),以及限定翻译需求。具体信息请参考附录 C。

3. 当地经销商[33]

部分国家和地区要求医疗器械标签必须标明当地实体的名称和地址,如经销商、进口商或其他代表。标示这些信息可采用的一种切实可行的做法是使用附加标签(如贴纸),但制造商应首先应确认这种做法是否可以被接受。具体考虑要素请参考附录 A ~ C。

4. 使用说明和电子标签[34,35]

使用说明(IFU)对于某些医疗器械来说是必要的,它们用于提供详尽的使用指示以及有关医疗器械的其他信息。如果医疗器械信息复杂或依靠大量细节,IFU 则更是必不可少。IFU 的目标用户包括医护人员或患者,这取决于医疗器械的预期用途和操作环境。[36,37]

为了有效地传达产品的重要信息,IFU 不仅要符合当前法规且易于获取,还要满足终端用户的需求,确保信息的易理解性。在指导医疗器械的正确使用方法方面,IFU 通常比其他标签构成部分更直观。在制定 IFU 前,制造商应参考健康科普资料、行业最佳实践和案例,如市场上现有同类医疗器械的标签。进行用户测试也有助于针对目标用户优化 IFU 的设计。重要的是,制造商应查阅 21 CFR 第 801 部分和第 809 部分,以了解医疗器械标签的具体格式和内容要求。[38,39] IFU 的内容展示应遵循一个特定的顺序,信息必须按照该顺序依次呈现。

当前技术使得专用 IFU 可以仅以电子格式分发,如通过网站发布。有了这个选项,制造商能够最大限度地降低印刷 IFU 的生产成本,同时不必为加装印刷的 IFU 而调整包装尺寸。在考虑这种方案时,制造商应参考现行法规和指南文件,以确认其是否适用于特定医疗器械。

对于制造商和终端用户而言,电子标签具有显著优势。电子形式能够迅速传播重要的新信息或修订信息。此外,电子标签能够容纳比印刷标签更多的细节信息,并支持使用视频等其他视觉格式,从而更全面、清晰地展示关键信息。[40,41]

5. 人因可用性测试[42,43]

监管机构鼓励在医疗器械,尤其是Ⅱ类或Ⅲ类器械中使用人因工程,以最大限度地降低与产品使用相关的风险。最有效的人因工程策略主要聚焦于"用户界面"或用户与产品之间的交互点。产品的相关信息,如标签、包装、IFU、操作指南、培训手册等,都应设置在用户接口上。在用户接口进行人因测试有助于发现需要重新设计或修改标签材料的情况,例如,人因测试可能会表明,在 IFU 中增加日历或使用步骤等图形具有一定价值。

在医疗器械标记中使用人因工程,是另一种通过服务于终端用户的利益来为制造商创造利益的策略。通过加强产品的正确使用和加深用户对产品的理解,可以降低引发伤害、召回和诉讼的风险,有助于取得医疗器械的整体成功。

7.6　结语[44]

标签是监管合规的重要因素,有助于确保医疗器械的安全有效使用,提升用户满意度,并促进产品的最终上市销售。标签的主要作用是识别产品,并向终端用户传达有用和必要的信息。恰当的标签设计可以提高产品的可用性,减少误用风险,从而避免终端用户或患者因误用而受到伤害。

与所有文件管理类似,随着变化因素的增加,医疗器械的标签也变得更加复杂。无论医疗器械预计在哪个市场上市,都应尽可能减少标签的变化。为了实现这一目标,可以设计一个单一来源的基本标签(或基本模板),作为其他标签变化的参考,例如通过使用贴纸等附加标签来修改基本标签,以及确定在哪些国家可以使用相同的标签。

在制定医疗器械的标签策略之前,公司需要严格且全面地了解目标市场的基本标签要求。如果某些要求或问题无法从法规和书面指导文件中找到答案,可能需要聘请当地的专家来协助解决。有效地应用这些原则,可以最大限度地确保商业化医疗器械的最佳安全性和有效性,同时确保其合规性。

附录 A. 国际语言要求

下表粗略提供了世界主要经济体的语言要求指南(在撰写本文时,按经济规模降序排列)。

国家/地区	专业用[a]	非专业用[c]	参 考 资 料
美国	英语	英语和西班牙语(波多黎各)	21 CFR 第 801.15 节[d]
中国	中文	中文(简体)	CFDA《医疗器械说明书和标签管理规定》[e]
日本	日语	日语	通用做法
德国	德语	德语	*The Act on Medical Devices*, 2 August 1994, Section 11 (2) (English translation)[f]
法国	法语	法语	*Decret n° 95 – 292 du relatif aux despositifs medicaux definis a l'article L. 665 – 3 du code de la sante publique et modifiant ce code Decree n° 95 – 292 of 03. 16. 1995 on medical devices* (Art. R. 665 – 11)[g]
英国	英语	英语	*The Medical Devices Regulations* 2002, 9(3)[h]
巴西	葡萄牙语	葡萄牙语	RDC n° 185 (2001), Annex IIIB(1.1)
俄罗斯	俄语	俄语	Government Decree N 1037, 1997 "*On measures to ensure availability of information in Russian on non-food stuffs imported into the Russian Federation*"
意大利	意大利语	意大利语	*Decreto legislativo del 24/02/199m 46, attuazione della direttiva 93/42/CEE concernente i dispositivi medici Legislative Decree of 24. 02. 1997 n. 46*, implementing Directive 93/42/EEC (Art 5(4))[k]
印度	英语	英语	Section 6 of Schedule DII and Rule 96 of Drugs and Cosmetics Rules, 1945; GSR 703(E)[l]
加拿大	英语或法语	英语和法语	《医疗器械标签指南》第 23 部分(1)、(2)、(3)条[m]
澳大利亚	英语	英语	《基本原则》第 13.1(3)条[n]
西班牙	西班牙语	西班牙语	Royal Decree 1591/2009, Article 4(2)[o]
墨西哥	西班牙语	西班牙语	*Regalamento de Insumos para la Salud*, Articulo 16[p]
朝鲜、韩国	韩语(朝鲜语)	韩语(朝鲜语)	*Enforcement Regulations of the Medical Device Act*, Article 28[q]
印度尼西亚	印度尼西亚	印度尼西亚	Permenkes No. 62, 2017, Marketing Authorization of Medical Devices, IVD Devices and Household Goods[r]
土耳其	土耳其语	土耳其语	TITTUB About Updating Records (Part 3) General practice
荷兰	荷兰语	荷兰语	Dutch Healthcare Inspectorate, Language requirement (English)[s]

国家/地区	专业用[a]	非专业用[c]	参　考　资　料
沙特阿拉伯	英语	英语和阿拉伯语	MDS‐IR6, Article 9[t]
瑞士	英语或德语、法语和意大利语	德语、法语和意大利语	Medical Devices Regulation (MepV), Article 7[u]
伊朗	英语	英语和波斯语	通用做法
瑞典	瑞典语	瑞典语	LVFS 2003：11, 4 § (3)[v]
挪威	挪威语	挪威语	LOV1995‐01‐12 nr 06：Lov om medisinsk utstyr Law about medical devices (§7)[w]
波兰	英语或波兰语	波兰语	Act of 20 May 2010 on medical devices, Article 14[x]
比利时	法语、荷兰语和德语	法语、荷兰语和德语	Arrete royal du 18/03/1999 relatif aux dispositifs medicaux, Chapter Ⅷ Royal Decree, 18/03/1999 relating to medical devices (Art 18)[y]
阿根廷	西班牙语	西班牙语	Provision No. 2318/2002, Annex Ⅲ.B[z]
尼日利亚	英语	英语	NAFDAC/RR/007/00 Part D(3)[aa]
奥地利	德语	德语	Bundesrecht konsolidiert：Gesamte Rechtsvorschrift fur Medizinproduktegesetz Federal law consolidates：Total legislation for Medical Devices Act § 9(6)[bb]
南非	英语和南非荷兰语	英语和南非荷兰语	Hazardous Substances Act 15 of 1973, Part 32[cc]
阿拉伯联合酋长国	阿拉伯语或英语	阿拉伯语和英语	Medical Device Registration Guideline, Part 9[dd]
委内瑞拉	西班牙语	西班牙语	通用做法
哥伦比亚	西班牙语	西班牙语	Decreto Numero 4725 de 2005, Capitulo 8(57)[ee]
泰国	泰语	泰语	Medical Device Act B.E. 2551 (2008), Clause 6. MDCD website[ff]
丹麦	丹麦语	丹麦语	Bekendtgorelse om medicinsk udstyr Executive Order No. 1263 concerning medical devices (§ 3)[gg]
马来西亚	英语或马来语	英语和马来语	Medical Device Guidance Document, 7.4.1[hh] Medical Device Regulations 2012, Part Ⅱ, 5(1)
新加坡	英语	英语	GN‐23：Guidance on Labelling for Medical Devices, 2.1[ii]
智利	西班牙语或英语	西班牙语或英语	General practice
中国香港	英语或中文（繁体）	英语和中文（繁体）	GN‐02 for Listing Class Ⅱ/Ⅲ/Ⅳ Medical Devices[jj]
埃及	英语或阿拉伯语	阿拉伯语	通用做法

续　表

国家/地区	专业用[a]	非专业用[c]	参 考 资 料
以色列	英语	希伯来语、阿拉伯语和英语（优先使用俄语）	Labeling guidelines（in Hebrew）[kk]

a. 注意：如使用"和"，则表示必须包括两种语言；如使用"或"，则表示两种语言都可以使用。

b. "专业人员"的定义因国家和地区而异，但在本章和一般情况下，"专业人员"包括接受过医学训练的专业人员，如医生、护士和医疗技术人员。

c. 非专业使用者系指在没有专业人员监督的情况下使用产品的患者或非专业护理提供者。

d. www.accessdata.fda.gov/scripts/cdrh/cfdocs/cfCFR/CFRSearch.cfm?fr=801.15. Accessed 10 July 2020.

e. https://www.emergobyul.com/sites/default/fles/cfda_guidance_on_medical_device_labeling_-_order_6_from_2014. Accessed 10 July 2020.

f. https://www.bundesgesundheitsministerium.de/fleadmin/Dateien/3_Downloads/Gesetze_und_Verordnungen/Gu-V/M/MPG_englisch.pdf. Accessed 10 July 2020.

g. wwwlegifrance.gouv.f;/affichTexte.do?cidTexte-JORFTEXT000000350606&dateTexte=&categorieLien=id. Accessed 10 July 2020.

h. www.legislation.gov.uk/uksi/2002/618/pdfs/uksi_20020618_en.pdf. Accessed 10 July 2020.

i. http://portal.anvisa.gov.br/documents/10181/2718376/%281%29RDC_185_2001_COMPpdf/203b1f40-a088-4469-849e-db4c4092ceb3. Accessed 10 July 2020.

j. http://base.garant.ru/1661451. Accessed 10 July 2020.

k. www.salute.govit/imgs/C_17_pagineAree_1636_listaFile_itemName_1_file.pdf. Accessed 10 July 2020.

l. https://cdsco.govin/opencms/opencms/en/Acts-Rules/index.html. Accessed 10 July 2020.

m. www.hc-sc.gc.ca/dhp-mps/md-im/applic-demande/guide-ld/labl_etiq_dv10-eng-php#a13. Accessed 10 July 2020.

n. https://www.tga.gov.au/form/essential-principles-checklist-medical-devices. Accessed 10 July 2020.

o. www.boe.es/diario_boe/txt.php?id=BOE-A-2009-17606. Accessed 10 July 2020.

p. www.salud.gob.mx/unidades/cdi/nom/compi/ris.html. Accessed 10 July 2020.

q. https://www.mfds.go.kr/eng/index.do. Accessed 10 July 2020.

r. https://asiaactual.com/indonesia-medical-device-labeling/. Accessed 10 July 2020.

s. wwwigz.nl/english/medical_devices/language_requirement_and_labelling_of_medical_devices/. Accessed 10 July 2020.

t. www.sfda.gov.sa/en/medicaldevices/regulations/DocLib1/MDS-IR6.pdf. Accessed 10 July 2020.

u. https://www.admin.ch/opc/en/classified-compilation/19995459/index.html. Accessed 10 July 2020.

v. https://www.lakemedelsverket.se/en. Accessed 10 July 2020.

w. http://lovdata.no/dokument/NL/lov/1995-01-12-6. Accessed 10 July 2020.

x. www.mz.gov.pl/_data/assets/pdf_fle/0019/15346/ustawa_o_wyrobach_medycznych_en.pdf. Accessed 10 July 2020.

y. www.ejustice.just.fgov.be/cgi_loi/loi_a.pl?language=fr&caller=list&cn=1999031834&la=f&fromtab=loi&sql=dt='arrete%20royal"&tri=dd+as+rank&rech=1&numero=1. Accessed 10 July 2020.

z. www.anmat.gov.ar/webanmat/normativa/Normativa/ProductosMedicos/Disposicion_ANMAT_2318-2002.pdf. Accessed 10 July 2020.

aa. https://www.nafdac.gov.ng/wp-content/uploads/Files/Resources/Guidelines/R_and_R_Guidelines/IIMPORTS/Guidelines-for-the-Registration-of-Imported-Medical-Devices.pdf. Accessed 10 July 2020.

bb. www.ris.bka.gv.at/GeltendeFassung.wxe?Abfrage=Bundesnormen&Gesetzesnummer=10011003. Accessed 10 July 2020.

cc. https://www.sahpra.org.za/wp-content/uploads/2020/02/Hazardous-Substances-Act-15-1973-1-min_compressed.pdf. Accessed 10 July 2020.

dd. https://www.mohap.gov.ae/en/services/Pages/380.aspx. Accessed 10 July 2020.

ee. www.who.int/medical_devices/survey_resources/health_technology_national_policy_colombia.pdf. Accessed 10 July 2020.

ff. https://www.invima.gov.co/web/guest/dispositivos-medicos-y-equipos-biomedicos. Accessed 10 July 2020.

gg. www.retsinformation.dk/Forms/R0710.aspx?id=122694#Kap2. Accessed 10 July 2020.

hh. www.mdb.gov.my/mdb/documents/gd/gd_csdt_draft1.pdf. Accessed 10 July 2020.

ii. http://wenku.baidu.com/view/879f47eb6294dd88d0d26b48.html. Accessed 10 July 2020.

jj. www.mdco.gov.hk/english/mdacs/mdacs_gn/files/gn_02e_new.pdf. Accessed 10 July 2020.

kk. www.health.gov.il/Services/ImportAndBusinessLicensing/AMR/regritration/Documents/AMR_marking.pdf. Accessed 10 July 2020.

ll. https://www.fda.gov.tw/ENG/lawContent.aspx?cid=5063&id=1440. Accessed 10 July 2020.

附录 B. 本地标签要求

下表说明了除了全球基础标签(基于欧盟/美国的要求)所要求的内容之外,当地市场是否还需要特定的标签元素(图 7−1)。这些内容既包括进口要求,也包括法规要求,但并不详尽,特殊的本地要求可能适用于特定的医疗器械类型。

国家/地区	当 地 要 求
美国	全球基础标签
欧盟	全球基础标签
中国	中国代理商、实际生产地与合法生产地、CFDA 注册证编号、电子设备产品 CCC 认证标识;可使用贴纸添加内容
日本	器械类别、当地代表、MHLW 认证/通知号;可作为贴纸添加
巴西	注册持有人、技术负责人;可作为贴纸添加
俄罗斯	GOST−R 标志(如适用)、授权代表、进口商、注册号;可以作为外包装标签包含在内
印度	进口商名称、地址、DCG(I)许可证号;可以在进入印度之前贴上标签
加拿大	无
澳大利亚	澳大利亚担保人姓名和地址;可包含在标签或活页中
墨西哥	COFEPRIS 注册号和经销商信息;进口后可作为贴纸添加
朝鲜、韩国	MFDS 注册号、进口商;进口后可作为贴纸添加
印度尼西亚	进口商联系信息
土耳其	土耳其进口商和条形码;在土耳其可作为贴纸添加
沙特阿拉伯	无
阿根廷	进口商和技术总监,ANMAT 注册号;可作为贴纸添加
尼日利亚	NAFDAC 注册号码
南非	无
阿拉伯联合酋长国	进口商或经销商的名称和地址
委内瑞拉	无
泰国	当地许可证号和进口商名称
马来西亚	声明该设备已根据法案注册,以及马来西亚授权代表的姓名和联系信息
新加坡	无
智利	劳工部登记号;可作为贴纸添加

国家/地区	当 地 要 求
中国香港	特殊列表信息(LRP 的设备列表编号、名称和联系信息);可以作为包装插页包含在每次运输中
埃及	进口商名称、MoH 注册号、原产国
以色列	AMAR 注册号、注册持有人姓名和地址;可以作为贴纸添加
新西兰	无

a. Therapeutic Goods (Medical Devices) Regulations 2002. https://www.legislation.gov.au/Details/F2020C00112. Accessed 10 July 2020.

附录 C. 标签内容

下表旨在作为标签中需要考虑的信息"备忘录",不过该表并不详尽,而且并非所有信息都适用于各类医疗器械,具体应取决于医疗器械的分类情况和所处地理位置。

信　息	标签/包装	使 用 说 明
商品名称、品牌、型号	×	×
制造商的全称、地址和联系方式	×	×
尺寸、数量(如适用)	×	×
预期用途/预期目的	×	×
适应证		×
序列号、批号或批次号	×	
原产国(如适用)	×	×
动物来源的材料	×	×
失效日期(用户可读)或生产日期(可使用序列号编码)	×	
符合相关标准的医疗器械标签符号	×	×
符号的定义		×
乳胶/天然橡胶材料声明	×	×
"为……制造"或"由……分销"(适用于美国)	×	
处方医疗器械声明或"Rx only"符号声明(适用于美国)	×	×
储存、运输、处理和/或使用条件(如温度、湿度)	×	×
安装、维护和校准		×
使用前需进行的额外处理(如灭菌)		×
警示和注意事项		×
性能和不良副作用		×
禁忌证		×
电气干扰的风险		×
可接受/不可接受的附件、接口		×
可拆卸组件		×
可重复使用的处理过程(如再灭菌或消毒)和重复使用的限制		×
版本/修订日期	×	×

信　　息	标签/包装	使用说明
EN/IEC 60601 标记要求	×	×
单个国家或地区注册标识或标记(如适用),即 CE 标记或公告机构编号	×	×
无菌	×	×
灭菌方法	×	×
医疗器械唯一标识	×	

第8章　医疗器械生产

Andrea Armando，RAC 更新

随着科技的进步,数量庞大且类型复杂的医疗器械和体外诊断产品不断涌现,以满足临床需求。在支持医疗器械生产的过程中,法规事务专员面临着诸多技术、法律和伦理方面的挑战。不论医疗器械公司规模大小,都可以选择在本地或全球任何地点进行生产。许多公司仅将特定的生产活动外包,如最常见的最终灭菌,而在其他情况下,公司则根据自身能力将器械部件或成品器械的生产委托给外部供应商。无论如何,医疗器械制造商都有责任确保其供应商及其产品的质量。医疗器械公司的质量管理体系(QMS)应全面管理生产活动,确保交付给用户的成品器械的质量和一致性。本章将探讨医疗器械生产的全球法规、成功生产医疗器械的关键质量管理体系要素、医疗器械如何从设计阶段转入生产阶段,以及市售医疗器械设计或生产过程变更的管理策略。

8.1　医疗器械生产监管环境

全球已有多个监管部门根据特定国家的法规、现行生产质量管理规范(current good manufacturing practice，CGMP)[1]或 ISO 13485[2]等国际标准制定了医疗器械生产要求。例如,在美国生产和(或)销售的所有医疗器械,无论分类如何,都需要接受美国 FDA 的一般控制,这些控制与生产规范、生产流程和生产设施密切相关。同样,无论医疗器械分类如何,制造商如果在欧盟销售医疗器械,必须保持其质量管理体系符合《欧盟医疗器械法规》(欧盟 MDR)[3]的要求。

建立和维护健全的质量管理体系是成功开展生产活动的关键,也是确保监管合规的必要条件。

根据医疗器械的分类和认证要求,制造商可能需要定期接受监管部门的检查和审核。这些检查分为两类:通知检查和飞行检查(也称突击检查)。因此,生产工厂应随时做好接受检查或审核的准备,以证明其符合适用的法规要求。纠正和预防措施(CAPA)以及内部审核过程是质量管理体系的关键要素,正确实施这些措施有助于组织为审核或检查做好充分准备。

对于风险级别较高的医疗器械,工厂认证或检查可能是获得医疗器械批准的前提条件。例如,在美国,生产Ⅲ类医疗器械的制造商在首次将此类产品投放市场时,必须提交一份上市前批准(premarket approval，PMA)申请。在 PMA 审评期间,FDA 会进行批准前检查(preapproval inspection，PAI),以评估申请公司是否符合 21 CFR 820[4]《质量体系法规》（QSR）。如有必要，FDA 还可能检查申请公司的关键分包商或供应商。在美国，Ⅰ类和Ⅱ类医疗器械制造商通常不受 PAI 的限制，但所有医疗器械制造商都必须在 FDA 进行工厂注册（establishment registration），因此 FDA 有权随时对生产工厂进行检查。这些检查可能是常规检查，也可能是由于产品召回或出现大量不良事件而进行的"有因检查"。制造商若计划在欧盟销售Ⅰ类无菌医疗器械或其他类医疗器械，必须建立符合欧盟 MDR 和 ISO 13485 标准的质量管理体系，并在产品上加贴 CE 标志之前，接受由公告机构进行的初次认证审核。根据生产工厂的规模（员工数量）和医疗器械的类型（例如，对于无菌产品，除审核质量管理体系外，还需微生物专家进行单独审核），公告机构将为持续的工厂认证制定监督方案。公告机构在其颁发的质量管理体系认证证书中规定了质量管理体系覆盖的活动范围（如某某医疗器械的设计和生产）。如果生产场所的活动范围发生变化，或者制造商将初次认证未涵盖的医疗器械类别纳入质量管理体系活动，可能需要重新进行质量管理体系审核和认证。欧洲公告机构还需要进行突击审核，每个认证周期至少进行一次。突击审核的重点在于核实当前生产操作与技术文件数据是否具有一致性。关键分包商和供应商也可能需要接受突击审核。[5]

对医疗器械制造商进行常规审核的国际监管部门包括巴西国家卫生监督局（Agência Nacional de Vigilância Sanitária，ANVISA）、澳大利亚药品管理局（TGA）和中国国家药品监督管理局（NMPA）等。

8.2 《质量体系法规》和医疗器械生产 CGMP

医疗器械公司无论在美国、欧盟还是其他医疗器械监管地区生产和销售医疗器械，都需要遵守 CGMP（尽管一些风险级别较低、非灭菌医疗器械可能获得 CGMP 豁免，但 CGMP 作为一种良好操作规范，仍应得到遵守）。法规事务专员应与其他部门成员合作，确定医疗器械在所有目标市场生产和销售应遵守的适用法律、标准、法规和认证，并为公司的生产工厂制定全球法规战略。如果医疗器械公司未建立质量管理体系或质量管理体系无效，其生产的产品可能会被 FDA 或其他监管部门视为假冒产品。若出现严重违规行为，如在商业分销的产品中存在不良事件的风险，该公司可能会被拒绝进入市场。在美国，假冒伪劣行为包括生产不符合《质量体系法规》要求的医疗器械，或者在没有 510（k）许可或 PMA 批准的情况下将医疗器械投放市场。在欧盟和其他司法管辖区，如果医疗器械公司无法保持质量管理体系有效并满足所有要求，可能会导致质量管理体系认证证书被撤销。

一个基于《质量体系法规》、CGMP 和 ISO 13485 标准的有效（合规）质量管理体系包含多个要素。负责维持合规生产条件的法规事务专员应专注于建立和维护关键子体系（见下文）。程序、记录和最新培训情况应予以保留，以便随时证明合规性。

（1）管理职责：生产团队应参与制定程序和方案，帮助向高级管理层有效传达质量管理体系的状态。质量方针应张贴在工厂各处，以便员工容易看到。执行管理层不仅对不合规负有个人责任，而且应为整个组织的合规定下基调。组织内的角色和职责应明确规定并传达。

（2）设计控制：生产团队在设计控制过程中的角色主要涉及设计转换活动和产品/工艺变更，这些内容将在本章的后文进行详细讨论。

（3）文件控制：《质量体系法规》规定，生产过程中所使用的过期文件应从生产车间清除，以防止与当前版本混淆。质量管理体系要求初始文档在更新时通过批准签名、修订历史追踪和变更控制流程进行控制，例如器械主记录（DMR）或设计历史文档（DHF）。

（4）采购：生产工厂应确保仅从经过评审并被确认为能够满足公司质量要求的供应商处进购原材料、部件、供应品、设备等，并应按照物料规格对来料和部件进行检验。标识和可追溯性，即生产团队分配控制号（批号或序列号），以实现医疗器械在整个生产过程以及产品全生命周期中的可追溯性。

（5）生产和过程控制：生产过程应受到控制和确认。已确认的过程应定期重新确认，并在过程发生重大变更时进行重新确认。设备应进行维护，包括定期进行预防性保养并记录存档。用于过程质量检验的量具或工具也应进行校准和维护。生产环境应受到控制，确保医疗器械不受影响。某些类型的器械可能需要特定的环境控制，尤其是如果该类器械作为无菌产品交付给最终用户。许多制造商使用洁净环境进行生产，应经常监测颗粒和微生物污染物的数目，并定期对环境进行再确认。生产车间、仓库和储存区域的设计应避免关键原材料、部件和成品器械出现污染或变质。各区域都应组织有序，各部分都贴有清晰的标签，以防止混淆。许多公司实施严格的清场和质量保证部门的审核流程，确保工作订单设置得当，生产材料准确无误。清洁程序应进行设计和确认，以显示其有效性，确保产品之间或产品与清洁剂相互作用时不会发生交叉污染。

（6）验收活动：接收操作应确保材料在生产前由指定单位进行检验。进料检验区、隔离区和已放行物料等指定区域对于证明公司预防混淆的能力至关重要。在工厂和生产过程中移动物料时，使用彩色标签有助于识别物料的验收状态。

（7）不合格品：制造商应针对不符合既定规范的产品建立并维持相应控制程序，对不合格品进行标识和隔离，以免不合格品与批准的物料或器械相混淆。

（8）纠正和预防措施：当发现过程或产品不合格时，制造商应进行问题分析和调查，以确定不合格的根本原因。同时，制造商应采取纠正措施和预防措施，以解决主要问题并防止类似的不符合问题再次发生。应依次验证所采取措施的有效性。

（9）标签：在生产过程中，标签从接收到加贴在医疗器械上都应进行控制。应采取措施确保标签清晰可辨且加贴在正确的产品上。制造商应评审标签的准确性，并在生产过程中处理未使用的标签，以防止混淆。

（10）器械主记录：器械主记录为生产团队所有，是按照规范生产器械的主"配方"。如 QMS 的所有文件一样，器械主记录如需变更，应启动变更控制流程。器械主记录应包括器械规格、生产工艺规范、质量保证规程、包装和标签规范。

（11）器械历史记录：也称为"旅行者"或"路由器"，器械历史记录是质量体系记录，用于证明每台或每批医疗器械都是按照器械主记录的标准进行生产的。器械历史记录应包含多项数据，包括但不限于生产日期、生产和交付数量、证明器械符合规范的验收记录、器械标签、医疗器械唯一标识和控制号,以确保产品在向最终用户分销的过程中具有可追溯性。在培训与合格人员方面,系统应确保并记录只有经过适当培训的合格人员才能执行生产和质量保证任务。负责对影响产品质量的工作进行管理、执行和评估的人员应具有执行这些任务所必需的独立性和权力。

(12)投诉文件:客户不满和不良事件的记录应由公司内部正式指定的小组负责保存和调查。如果客户投诉或不满源于导致永久性伤害或死亡的严重不良事件,监管小组必须向监管部门进行报告。

8.3 设计控制、验证、确认和设计转换

《质量体系法规》和国际标准 ISO 13485 都规定,设计和开发活动应依据书面程序开展并记录。在上市前为获得批准或许可而提交的上市前文件通常需要描述产品的设计和开发阶段,包括源于客户要求的设计输入、产品规范和设计输出的形成,用以证明产品性能相关的测试方法的确认、验证和确认方案与报告,以及将设计从研发到生产的转移。

如果公司仅生产风险程度较低的医疗器械,则无须进行上市前提交,但仍需遵循设计控制。健全的设计控制系统有助于为未来的设计变更和接受上市后调查时提供参考。此外,设计控制系统也可用于内部审核,以证明生产总体符合法规要求。

医疗器械的产品规格应在设计和开发阶段制定,随后根据所需的性能准则通过各种方法进行验证和确认。设计验证活动旨在证明在验证和确认期间生产的医疗器械符合设计控制活动期间制定和批准的规范。设计确认测试包括模拟使用测试与实际使用测试(临床试验),这些测试可用于证明为验证和确认(以及随后通过验证测试证明符合规范)而生产的器械符合设计输入。设计输入包括顾客要求、产品标准、市场声明、竞争产品的性能或等同产品的性能。应使用适当的统计技术来确定验证和确认测试的适当样本量。在某些情况下,模拟使用测试可能无法满足设计确认要求。对于尚未获得上市前批准或许可的医疗器械,在实际使用环境中进行设计确认测试可能需要申请特定授权,例如 FDA 的试验用器械豁免(investigational device exemption, IDE)和(或)机构审查委员会(Institutional Review Board, IRB)的批准(参见第 10 章《全球医疗器械临床战略》)。

从合规性和实践的角度来看,将医疗器械的设计从设计和开发阶段转移到成品器械生产阶段是一项关键活动。在设计验证和确认阶段(有时称为"试生产")生产的实际器械,应与设计转换和批准后所生产和商业化的器械保持一致。这一概念看似简单,但由于成本、规模和可用资源的原因,在试生产阶段使用商业化的设备生产实际器械产品事实上是一项挑战。例如,采购一个商业规模的、用于注塑塑料部件的多腔模具可能需要投入大量资金。设计和开发阶段除了执行设计活动外,还会做出营销决策,这些决策可能会在设计转换前推动设计决策,并且可能会影响最终设计。如果在获得设计验证和确认结果后需要修改设计(基于设计验证和确认失败或利益相关者要求的变更),修改单腔原型模具更为经济,这样可以对修改后的设计进行评估。最后,在法规事务专员的参与下,公司必须就如何构建试生产产品做出基于风险的合理决策,确保试生产产品与使用可用资源生

产销售的产品保持一致。

在设计验证和确认阶段生产的器械可能在标签和记录要求上与最终的器械有所不同。在设计和开发阶段,虽然器械主记录起着中央记录定位器或"地图"的作用,能够明确已批准的部件和成品器械规范,但此时的器械主记录可能并不完备。在进入验证和确认阶段之前,研发部门应根据质量保证、质量控制和运营相关的意见制定器械主记录,以尽可能多地确定器械主记录的要求。应完成设计验证和确认阶段的器械历史记录,记录验证和确认产品符合器械主记录,确保产品具有可追溯性并形成历史记录。如果设计进行了修改,器械主记录应在整个设计阶段进行更新,随后应重复进行多次设计验证和确认测试,直到进行设计转换。设计确认过程应包括包装、标签以及设计可用性确认,根据初始设计界面、拟定标签、使用说明、警告和注意事项,评估人为因素的影响,以及产品性能可能如何会受到意外影响。确认测试结果可用于更新风险分析文件,这可能会导致标签变更,以减轻与产品误用相关的风险。

一旦最终设计被确定、记录并通过设计验证和确认测试,研发团队就准备将器械投入生产。设计转换不一定发生在单一时间点,而是在整个设计过程中逐渐进行,需要操作团队在设计流程的早期阶段就参与其中。根据公司的设计控制程序,设计转换设计评审会议召开后,设计转换活动才正式确立。设计转换的目的是确保和证明某一器械在商业大规模生产线上根据设计阶段制定的产品规格能够重复可靠地生产。因此,全面的设备、工艺和测试方法确认活动能够证明已经具备足够的工艺能力并记录在案。设计转换结束时,跨职能团队应审查并解决以下要素:

(1)评估产品规格的完整性和充分性;

(2)核实前期设计评审中记录的所有行动项目是否得以解决并圆满完成;

(3)根据最终设计输出规范,使用最终器械设计,圆满完成所有预期用途、用户需求、设计输入和营销声明的设计验证和确认;

(4)更新风险管理计划;

(5)核实所有规范是否都已正确转移;

(6)核实过程和设备确认是否已经完成(如需要);

(7)核实培训材料是否完整并得以实施;

(8)验证和确认活动完成后,核实风险评估是否已经完成和更新;

(9)核实设计历史文档的完整性和充分性;

(10)核实最终器械主记录是否已经完成并予以实施;

(11)根据 21 CFR 807.20(a)(2)[6],核实分包灭菌商(如使用)当前是否已在 FDA 注册,或已在 FDA 更新注册;

(12)验证供应商资质;

(13)核实所有全球(如适用)法定和监管批准要求的完成情况,包括 PMA 批准、510(k)许可、提交文件的决定、CE 认证、符合性声明、顺利提交的技术更新文件、ISO 13485 认证证书、FDA 注册等。

设计转换完成后,法规事务专员和/或公司质量代表应审查设计历史文档是否易读、完整且准确,确保设计历史文档符合 21 CFR 820.30 和/或 ISO 13485 标准中适用的外部要求。

设计转换活动通常使用公司开发的设计转换清单进行记录,该清单是设计历史文档的一部分。只有在设计转换评审会议上发现的所有不完整、模糊或冲突的问题都得到解决后,并且产品已经在目标分销国家获得了监管部门的批准或许可,最终产品才可能上市。

在某些情况下,实际的医疗器械可能由合同供应商负责生产,生产场所位于设计该器械的公司控制范围之外。即便如此,供应商也需要满足相同的质量管理体系要求。从监管角度来看,设计医疗器械并获得监管批准或许可的公司最终应对分销器械的最终质量负责,从而控制供应商的输出。成功控制合同制造商的关键在于进行供应商管理。应对合同制造商的质量管理体系进行评估或审核,确定所有需要弥补的潜在合规差距,确保成品器械符合器械设计规范。应起草一份供应协议,规定外包生产活动或服务的共同责任与规范。法规事务专员可能需要在公司和合同制造商之间发挥桥梁作用,尤其是当承包商的原材料和工艺受到知识产权保护时。在这种情况下,供应协议应包含具体条款,规定供应商授予公司技术文件的访问级别。许多成品器械制造商使用合同灭菌设施进行最终灭菌,这些活动也应通过供应商管理进行控制,并在设计转换时予以考虑。

8.4　上市医疗器械和生产工艺变更

医疗器械的设计或制造过程进行变更时,设计转换活动可以在器械的整个生命周期中重复进行,并通过上市器械质量管理体系变更控制过程进行管理。对器械安全性和有效性有潜在影响的重大变更可能会导致需要额外申请监管部门的上市前许可或批准。重大变更可能包括设计变更,以及影响适应证的标签变更、技术变更或性能变更(例如在用于抽吸的气管内导管的可充气套囊上方增加另一个管腔开口)、规格修改(如增加器械尺寸)、灭菌变更(如从使用伽马射线变更为使用环氧乙烷)和材料变更(如从塑料变更为金属)。

对于所有变更,法规事务专员应确定执行这些修改后,是否需要在分销的器械国家和地区重新申请监管许可。为了成功执行变更,跨职能团队中的设计工程师或技术成员必须详细充分地描述和记录变更提议,以便法规事务专员进行评估。为了确定特定变更是否符合上市前批准的条件,法规事务专员应参考监管部门发布的适用法规和指导文件。为了评估在美国销售是否需要申请新的 510(k)许可,法规事务专员必须参考 FDA 于 2017 年 10 月 25 日发布的《决定何时提交现有医疗器械变更的 510(k)》和《决定何时提交现有医疗器械软件变更的 510(k)》指导文件。[7,8]

对于 PMA 批准的Ⅲ类器械,应参考美国 FDA 于 2008 年 12 月发布的《对需获得上市前批准的器械的修改:上市前批准补充决策过程》。[9]该指导文件确定了适用于不同类型变更的各类 PMA 补充申请。

如果在美国境外销售的医疗器械发生了变更,法规事务专员应遵守这些国家/地区监管部门的要求。例如,要了解 CE 认证产品的变更是否需要申请公告机构的预先批准,法规事务专员应参考 2014 年 11 月发布的《制造商和公告机构关于报告设计变更和质量体系变更的指南》(NBOG BPG 2014 - 3)。[10]

监管部门希望公司的质量管理体系足够健全,能够全面评估和记录所有变更。如果拟变更的内容可能会给患者安全或医疗器械的有效性带来风险,则需要申请上市前审查和批准。

制造商在希望对医疗器械进行更改时,还应考虑其他因素。监管批准的时间表和成本应清楚地传达给执行管理层,以便关键利益相关者了解变更提议所需的投入。通常情况下,一系列小的设计或过程变更是随着时间的推移进行的,只在组织内部进行记录,无须向监管部门重新备案。法规事务专员应认识到多次变更迭代,并确定何时有必要向管理层重新提交变更提议,并予以记录。监测竞争对手(和实质性等同的医疗器械)的注册活动有助于了解监管部门认为需要监管备案的修改类型。事后审查这些决定时,FDA 检查员或公告机构审核员能够在事后从中获益,也可能还包括来自医疗器械现场实际使用的数据。因此,在做出这些决定时应利用可用的指导文件和其他资源,以做出准确的决定并进行适当的记录。

第 9 章　非临床实验室测试

Dorota Grabowska，PhD 和
Peter A. Takes，PhD，RAC，FRAPS 更新

引言

　　非临床实验室测试对于制定全球医疗器械发展战略至关重要，因为它构成了医疗器械设计的基础。在整个设计发展过程中，必须对医疗器械配置进行详尽评价，这不仅是为了确保医疗器械的技术与功能完整性，也是为了在将医疗器械引入人体前推断其预期的安全性和有效性。这是通过系统、受控、在试验台上进行的以及其他"非临床"实验室测试来实现的。这些测试的范围广泛，但细节具体，严格程度足以满足大多数法规要求。本章讨论了在规划医疗器械开发和评估策略时需要考虑的非临床实验室测试的重要因素，而软件测试将在第 21 章进行详细介绍。

9.1　良好实验室规范

　　良好实验室规范（good laboratory practice，GLP）是一种质量体系，旨在确保非临床研究数据的完整性和质量，为监管产品的批准提供支持。GLP 要求按照书面协议、标准、程序和适当的研究文件进行工作。遵循 GLP 的目的在于确保数据的质量、可追溯性和完整性。

　　1979 年，美国 FDA 公布了其第一个 GLP 法规（21 CFR 58）。以往用于支持注册申报的非临床试验由制药公司和研究机构负责进行，但那些试验的记录和执行做法都不正确，FDA 发布该 GLP 法规就是为了应对这种情况。GLP 应用于体内和体外非临床研究，以确保监管产品的安全性和有效性。受 GLP 法规约束的研究实例包括体外和体内生物相容性测试以及动物研究。[1]

　　将 GLP 纳入监管策略很大程度上取决于产品类型和之后进行的临床前测试。GLP 过程不适用于临床研究、台架研究（即初始研发）以及基本探索性研究，也不用于评估科学价值。[2]不一定需要遵循 GLP 的研究实例包括稳定性测试和医疗器械性能评估，这些要素通常应包含在设计控制中。

　　体外诊断产品（IVD）被归类为医疗器械，但为确定其安全性而进行的研究大都采用人体标本，并直接涉及人类受试者。因此，GLP 通常不适用于受人体研究法规约束的体外诊断医疗器械（详见下文）。

尽管 FDA 已经发布了相关要求,但 GLP 是针对此类评价的一个预期和公认的全球实践标准。ISO 10993 是医疗器械生物相容性测试的国际标准,它指出任何非临床测试都应符合 GLP 的规定。[3]FDA 的规定为经济合作与发展组织(Organization of Economic Cooperation and Development, OECD)提供了基础,该组织是由北美、欧洲和亚洲国家组成的国际组织,其发布了《良好实验室规范原则》。[4]大多数发达国家都已采用 OECD 发布的《良好实验室规范原则》,这些原则已经成为普遍接受的标准。

FDA 和 OECD 的良好实验室规范之间在措辞和某些要求上存在一些明显差异,不过,两者的一般原则和目标保持一致。[5]两者之间的对比情况可在 FDA 网站查看。[6]

编写 GLP 的目的在于促进国际数据被普遍接受和进行交流。OECD 的《良好实验室规范原则》已成为《理事会关于数据互认的决定》的组成部分,该决定指出,"在经济合作与发展组织成员国内,按照经合组织的《测试指南》和《良好实验室规范原则》对化学品进行测试所产生的数据应被其他成员国接受,以用于评估以及其他与保护人类和环境有关的用途。"[7]这就避免了重复测试,降低了产品在多个国家获得批准的成本。

无论医疗器械计划销往何处,其监管战略都应包含 GLP 基本要素,这些要素都是通用的(相关总结可参见表 9-1)。[8]

表 9-1　良好实验室规范的普遍要素

要　　素	说　　明
资源(组织,人员和基础设施)	试验机构的组织架构应明确规定,包括: (1) 试验机构管理者; (2) 对机构正式负责; (3) 项目负责人; (4) 监督试验结果、解读、分析、文件和报告; (5) 有适当记录的、受过教育和培训的合格人员,按照已批准的方案进行操作; (6) 说明人员关系的组织结构图; (7) 受控的环境因素,如温度、湿度和光线,各种不同的操作之间有适当的分隔; (8) 得到充分维护、测试和校准的标准化设备
质量保证部门	(1) 监督所有与 GLP 标准相关的操作,确保符合规定; (2) 独立于开展研究的部门行使职能; 质量保证部门应: (1) 维护主工作日程表的副本,包含在该机构进行的所有研究、研究计划和标准操作程序的记录; (2) 检查机构,核实所有既定标准都已得到满足; (3) 确定在没有适当授权和文件的情况下,未出现偏离已批准的方案和标准操作程序的规定; (4) 核实研究计划是否符合 GLP 的要求; (5) 检查评审报告,确保数据的完整性
表征	(1) 试验样品——根据 GLP 开展研究确定安全性的医疗器械或任何其他物品; (2) 试验系统——"研究中所使用的任何生物、化学或物理系统或其组合"
规则	试验机构应根据以下文件中明确规定的规则进行操作。 (1) 研究方案:已批准的书面方案,涵盖研究的科学和组织方面,描述研究的总计划并提供实验设计信息; (2) 标准作业程序(SOP):就如何执行研究方案中描述的活动提供逐步指导的书面协议;应针对非临床实验室研究的所有活动和过程制定标准操作程序

要　　素	说　　　　　　明
结果	结果包括: (1) 所有的原始数据; (2) 文件; (3) 方案; (4) 最终报告。 GLP 规定了结果的收集、报告和存档方式

　　监管机构对试验机构进行检查和审核,以确定其 GLP 合规情况。进行 GLP 研究以支持美国监管审批的试验机构由 FDA 负责检查。在美国,如果严重违反 GLP 法规,FDA 将发布警告信予以指出。[9]表 9 - 2 列举了一些警告信示例,介绍了几种最常见的 GLP 不合规行为。

表 9 - 2　针对 GLP 违规行为的 FDA 警告信示例

质量保证	"质量保证部门未能确定在没有适当授权和文件的情况下,未出现偏离已批准的方案或标准操作程序,也未能审查最终研究报告,以确保此类报告准确描述了方法和标准操作程序。[21 CFR 58.35(b)(5)和(6)] 质量保证部门应确定在没有适当授权和文件的情况下,未出现偏离已批准的方案或标准操作程序。此外,质量保证部门应审查最终研究报告,确保其准确描述研究方法和标准操作程序,并确保报告结果准确反映非临床实验室研究的原始数据。"
培训	"未能确保从事开展或负责监督非临床实验室研究的每个人都具有相关的教育、培训和经验,以及未能确保测试机构保存培训和经验的最新总结。[21 CFR 58.29(a)和(b)] 从事开展或负责监督非临床实验室研究的每个人都应具有教育、培训和经验,以确保个人能够执行分配的职能。此外,每个测试机构应保存培训和经验的最新总结,以及从事开展或监督非临床实验室研究的每个人的工作描述。"
记录保留	"未能保留作为非临床实验室研究的结果产生的最终报告。[21 CFR 58.190(a)] 应保留作为非临床实验室研究的结果产生的所有最终报告。贵机构并未保留 ANS 1313、1338、1375、1376 和 1393 的最终报告副本。"
设备问题	"未能对设备进行充分检查、维护、测试、校准和标准化。[21 CFR 58.63(a)] 设备应进行充分检查、清洁和维护。用于生成、测量或评估数据的设备应进行充分测试、校准和(或)标准化。贵机构的工作人员无法提供文件证明研究[研究名称]中使用的[仪器]曾进行校准。本研究要求测试系统的室温和湿度分别控制在[度]和[度]以内。"
研究方案和标准操作程序	"未能确保所有与标准操作程序的偏离得到项目负责人的授权,并按照原始数据进行记录。[21 CFR 58.81(a)] 测试机构应制定书面的标准操作程序,规定符合管理人员要求的非临床实验室研究方法足以确保在研究过程中生成的数据的质量和完整性。研究中所有与标准操作程序的偏离应得到项目负责人的授权,并应按照原始数据进行记录。与标准操作程序的偏离应得到管理人员的适当书面授权。研究[研究名称]似乎偏离了贵公司的标准操作程序,而这些偏离既没有得到项目负责人的授权,也没有按照相关研究的原始数据进行记录。"

　　不合规的后果可能非常严重。例如,如果出现重大不合规情况并对非临床实验室研究的完整性和质量产生不利影响,监管机构可能会取消试验机构的资格。此外,由于试验条件极不合规,监管机构可能会拒绝审查试验数据,这可能会导致审批延迟,增加产品开发成本。[10]

9.2　风险管理

风险分析（风险管理）涉及一系列要素，这些要素需要在开展动物或人体体内研究之前先进行非临床实验室测试。一些风险分析也可能涉及动物研究，因为这可能是确定风险的最有效方法。这类评价能够应对与医疗器械相关的风险或与医疗器械相关及/或医疗器械应用的潜在风险源。在任何与医疗器械发展相关的正式质量体系中，风险管理应成为设计控制的组成部分，此类危险评价应予以记录，并针对检测到的任何风险采取适当的缓解措施。

本章的其他部分将讨论与风险分析相关的测试。执行生物相容性测试与稳定性测试等都应该以识别和减轻潜在的医疗器械风险为目的。医疗器械风险可以分为三大基本类别：正常的器械功能（治疗或诊断本身）、器械的使用（操作）以及器械故障或失灵。器械故障或失灵是风险分析中最经常被首先考虑的情况。任何监管战略所要考虑的典型风险（取决于医疗器械的类型和预期用途）包括电气风险（如连接不良引起电击）、机械风险（如齿轮断裂）、电磁风险（如磁场过强影响起搏器）、热风险（如设备过热）、化学风险（如腐蚀性化学品泄漏）、放射性风险（如未能适当屏蔽过度辐射照射）和/或生物风险（如植入设备导致局部发炎）等，此外还包括人为因素风险（直接使用设备），这一点适用于所有医疗器械。表 9 - 3 列举了三大基本类别的示例。

表 9 - 3　医疗器械风险源

类　型	医疗器械示例	危　　险
正常功能（治疗使用）	消融导管	医生持续压推，在组织中烧出一个细洞
设备使用（正常操作）	电动骨锯	电动骨锯在使用过程中大幅振动，导致重复操作者的手出现神经系统损伤
设备故障或失灵	心脏除颤器	无法充电或患者除颤时承受过高电压

当然，并非所有的风险因素都适用于每一种医疗器械，必须全面完整地确定哪些类别适用于某一台医疗器械或某一类医疗器械。风险分析策略应针对正在开发的器械类型量身定制，并为其制定书面风险管理计划。这类评估在新设备设计规划（设计控制）的早期就需要开展，至少在设计战略的第二阶段或第三阶段就应开始。

FDA 发布的指南《可用性工程对医疗器械的应用》[11] 提供了进行风险分析的详细策略方法，尤其是针对可用性工程等方面的内容。该指南确定了三类考虑因素，即医疗器械用户、使用环境和医疗器械用户界面。更简单地说，无论医疗器械的类型（如 IVD、手术器械、植入性器械、机器人器械）或应用如何，适用于风险评价的一般原则包括以下几项：

（1）医疗器械操作者的知识、能力、所需培训和局限性；

（2）医疗器械的使用环境；光线、噪声、外部振动或运动的影响；

（3）医疗器械设计因素；操作要求和程序，以及用户界面特征。

本书第6章已经讨论了具体的风险管理战略，这些战略的要素应在非临床试验阶段尽早确定、描述和减轻，以避免在器械进入临床试验阶段以及最终使用时需要再次开展研究或出现并发症等情况。简而言之，在这一阶段，医疗器械的使用情况和误用情况都应作为人为因素分析的一部分。风险评价的内容包括医疗器械使用相关风险和医疗器械故障风险的结合以及两方面之间的相互作用。

在全球范围内，风险分析对于满足各个正式监管体系的要求至关重要。谨慎的做法是，针对医疗器械的上市地区，调查当地的监管期望。

9.3　生物相容性

生物相容性（biocompatibility）是指医疗器械或材料与生命体系统共存时，不会引起毒性或伤害作用的能力。医疗器械可能与患者组织直接接触（如植入性器械、手套、听诊器）或间接接触（如透析器、输血装置）。部分医疗器械与生命体组织之间的相互作用可能会引发不良生理过程（如损伤、发炎或致敏），从而对生命体系统的功能产生负面影响。[12]生物相容性测试的目的是评估生命体系统对医疗器械的反应，以确定该设备是否可能对用户造成潜在伤害。生物相容性测试通常涉及非临床研究，为了支持受监管产品的批准，应根据GLP进行。

医疗器械的生物相容性取决于材料的物理性质和化学性质、医疗器械的预期用途、与之接触的组织类型以及接触的持续时间。因此，生物相容性评估必须在这些特定参数的范围内进行。确定医疗器械生物安全性的第一步是对器械材料和组件进行体外分析，包括评估器械或其部件浸提液的遗传毒性、细胞毒性和血液毒性。第二步涉及动物体内试验，例如植入、致敏、刺激等。根据所需的具体测试，医疗器械的生物相容性评估可能需要数月时间，因此在制定监管策略和计划时应考虑这些时间要求。标准的生物相容性试验见表9-4。[13]

表9-4　生物相容性测试

测　　试	说　　明
超敏反应	评估医疗器械材料或其浸提液潜在的接触过敏反应。该类试验在动物模型或人体进行
刺激	估算测定材料或其浸提液的局部炎症反应，测试区域包括动物模型或人类的皮肤、黏膜和眼睛
毒性	采用动物模型来评估测试样品的毒性作用。根据接触时间的长短，可以进行以下试验： （1）急性毒性（在24小时内一次或多次接触）； （2）亚慢性毒性（在一天内但不超过试验动物10%的寿命期内、多次或长期接触）； （3）慢性毒性（在不少于试验动物寿命10%的寿命期内、多次或长期接触）
细胞毒性	通过体外试验确定试验材料或其浸提液引起的细胞损伤（细胞裂解、细胞生长抑制和其他毒性作用）

续　表

测　试	说　明
发热性	评估医疗器械材料或其浸提液潜在的发热反应
遗传毒性	使用哺乳动物和非哺乳动物细胞进行体外试验,以测定由试验材料或其浸提液引起的基因突变、染色体结构和数量的变化,以及其他 DNA 或基因毒性问题
植入	使用动物模型来评估植入材料对活体组织的局部作用
血液相容性	使用动物模型来评价与血液接触的医疗器械或材料对血液或血液成分的作用
致癌性	采用动物体内试验来评估试验材料或其浸提液的致癌作用
生殖与发育毒性	评价试验材料或其浸提液对生殖功能和发育的潜在作用
生物降解	采用动物体内试验来测定试验材料或其浸提液潜在的降解作用
免疫反应	评价试验材料或其浸提液潜在的不良免疫作用

　　ISO 10993 是生物相容性测试的主要指南,为医疗器械生物安全性评估提供了一套统一的标准。[14]虽然不同国家和地区的监管机构普遍认可 ISO 10993 标准,但具体测试方案和要求依然存在一些差异。

　　选择合适的生物相容性试验是医疗器械生物安全性评价中的关键步骤。ISO 10993 标准根据人体接触的性质(表面接触器械、外部接入器械和植入性器械)及接触时间(短期接触不超过 24 小时,长期或重复接触为 24 小时至 30 天,持久接触超过 30 天)对医疗器械进行了分类(表 9-5)。这种分类方法主要用于指导医疗器械制造商选择合适的生物相容性测试。一旦医疗器械被分类,制造商可以参考 ISO 10993 提供的矩阵来确定所需的测试。[15]

表 9-5　按人体接触性质和接触时间的医疗器械分类

人体接触性质	示　例
表面接触器械 (1) 仅与皮肤表面接触的器械; (2) 与无损伤黏膜接触的器械; (3) 与伤口或其他损伤体表面接触的器械	压缩绷带、听诊器、手套、体外假体、隐形眼镜、导尿管
外部接入器械 (1) 与血路接触间接接入的器械; (2) 与组织/骨/牙本质接触的器械; (3) 与循环血液接触的器械	透析器、输血器、腹腔镜、牙科充填材料
植入性器械 (1) 与组织/骨接触的器械; (2) 与血液接触的器械	心脏瓣膜、起搏器、骨内器械
接触时间	
短期接触:小于 24 小时	手套、绷带
长期或重复接触:24 小时至 30 天	导管、皮肤闭合装置、输液管
持久接触:超过 30 天	心脏瓣膜、起搏器、骨内器械

ISO 10993 标准为医疗器械的生物相容性评估提供了指导框架。然而,生产商需确保所采用的检测方法能够全面评估产品的生物安全性。在项目规划阶段,必须依靠扎实的科学原理。在某些特定情境下,除了 ISO 10993 规定的测试之外,可能还需开展额外的检测来完整评价生物相容性。在其他情况下,若已有可靠数据并已妥善记录,则无须进行额外的评估工作。比如,向 FDA 提交的资料中,可以包含与在用医疗器械生物相容性的比较信息,这样就可以不必进行新的生物相容性测试,前提是这些医疗器械由相同材料制成,且人体接触的条件和时间相同。为防止生物相容性测试的不足导致产品上市时间推迟,建议生产商在测试程序启动前,与监管机构进行充分的沟通和讨论。

制造商应在产品开发早期,即选择医疗器械材料时,便开始考虑生物相容性测试。生物相容性测试的决定应主要基于科学文献和体外试验情况。通过选择使用已经过测试和表征的医疗器械材料,并且如果已经存在相关数据,制造商可以无须再进行特定测试。这一策略可以降低产品成本,加快产品开发。

虽然测试原材料可以最大限度地降低医疗器械生物相容性测试失败的风险,但这并不能充分证明最终成品器械的生物相容性。生产过程中的灭菌或材料间的相互作用可能会改变成品器械的性能。因此,监管机构通常要求对成品器械,而非产品原型、中间设计版本或预设计转换的"最终"产品,进行生物相容性测试,以获取相关数据。为了符合这一要求,相关部门需提前规划,并与其他职能部门协调合作,确保在需要时能够提供必要的样本进行生物相容性测试,以支持提交计划。

9.4 动物研究

在非临床实验室研究中,通常需要利用生物样本和活生物体(包括动物、微生物及细胞系)来评估医疗器械的安全性和有效性。在这一过程中,动物研究扮演了至关重要的角色,它为我们提供了医疗器械在生物体内系统中的功能表现以及产品可能会引发的生物反应等重要信息。在监管审批流程中,通常会对这些研究所得到的数据进行评估,以便在开展人类临床研究之前,对医疗器械的潜在安全性、性能和效用进行评估。

动物研究应当遵循书面的试验方案进行,其目标是明确医疗器械风险分析的要素。表 9-6 概述了在设计动物研究方案时需要考虑的基本要素。[16]在医疗器械开发过程中,完成探索性台架试验(bench testing)并确定潜在的医疗器械风险后,通常紧接着会开展动物研究。设计动物研究的策略遵循简易、基本的方法(图 9-1),确定合适的受试者物种模型、终点以及其他可能影响结果完整性的因素。

表 9-6 动物研究方案的基本要素

(1) 研究目的;
(2) 使用动物的理由,描述动物模型与非动物模型的优势;
(3) 选择特定动物模型的理由;
(4) 详细描述研究期间对动物实施的程序,并说明这些程序将如何影响动物的福利;
(5) 为实现研究目标所需的动物数量的理由;

续　表

> （6）适当的人道终点；
> （7）动物饲养；
> （8）与动物打交道的人员的培训、资格和经验；
> （9）描述适当的镇静、镇痛和麻醉方法；
> 由于使用危险材料而可能引发的潜在的职业健康和安全问题。

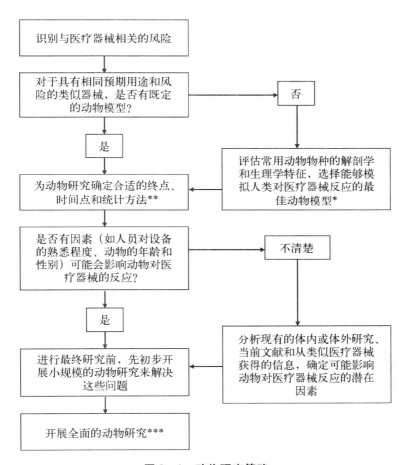

图 9-1　动物研究策略

注：＊如果常用的动物模型不适合评价医疗器械的安全性和有效性，请联系适当的监管机构，协商替代方法。
　　＊＊确定符合研究目标的人道终点和时间点。建议使用具有相同适应证的类似器械所报告的终点和时间点。
　　＊＊＊完成上述过程后，如果对拟议的动物研究策略仍有疑问，请联系适当的监管机构进行沟通协商。

　　选择合适的动物模型对于医疗器械测试至关重要，应以科学证据为基础，以证明该模型与研究的适应性。在规划研究方案时，应仔细评估特定动物模型在模拟人类对医疗器械的反应方面的优势和局限性。例如，羊的心脏瓣膜解剖结构与人类相似，其钙化过程在临床上与人类的生理过程相关，因此羊常被选作心脏瓣膜测试的动物模型。[17]表 9-7 列出了常用于医疗器械体内评估的各种动物模型。[18]此外支持最终安全性和有效性声明的动物研究应遵循 GLP。

表 9-7 用于医疗器械体内评估的动物模型

医疗器械类别	动 物
心血管类器械	
心脏瓣膜	绵羊
血管移植	狗、猪
支架	猪、兔、狗
心室辅助装置	小牛
人工心脏	小牛
体外分流术	狒狒、狗
骨科/骨质	
骨骼再生/代用品	兔、狗、猪、小鼠、大鼠、山羊、非人灵长类动物
全关节——臀部、膝关节	绵羊、山羊、狒狒
脊柱植入物	兔子、猪、狗、非人类灵长类动物
颅面植入物	兔子、狗
软骨	狗、绵羊
肌腱和韧带替代物	山羊
神经医疗器械	
周围神经再生	大鼠、猫、非人类灵长类动物
电刺激	大鼠、猫、非人类灵长类动物
眼科医疗器械	
接触镜	兔
眼内镜	兔、猴

来源:Ratner BD,Hoffman AS,Schoen FJ,Lemons JE.Biomaterials Science:An Introduction to Materials in Medicine.Elsevier Science;2004.

　　进行动物研究的机构和个人在道德上负有以下责任:确保在整个研究过程中保护动物的健康和福利。世界各国制定了一系列法规,涉及动物护理的政策、标准和程序(表9-8)。在规划动物研究时,必须遵守这些规定。然而,无论位于何处,都鼓励科学家遵循 3R 原则(replacement、reduction 和 refinement),这是一套设计和进行动物试验的国际公认标准。"替代"(replacement)指的是使用非活体动物的方法,如体外生物系统、数学建模和计算机模拟等来代替动物实验。"减少"(reduction)倡导在实现研究目标的前提下,尽可能减少动物的使用量。"优化"(refinement)则是指应执行的饲养和实验程序,可以改善动物福利,消除动物疼痛、痛苦或将其降至最低程度。[19]表9-9概述了根据3R原则规划和进行动物研究的有用资源。

表 9-8 国际动物研究法律、政策和准则

国家/地区	动物研究法律、政策和准则
澳大利亚	澳大利亚动物福利策略(AAWS)
巴西	国家动物实验控制委员会(CONCEA)
加拿大	加拿大动物护理委员会(CCAC)

续　表

国家/地区	动物研究法律、政策和准则
欧盟	欧洲第 2010/63/号令
印度	控制和监督动物实验的目的委员会
日本	正确进行动物实验的准则
新加坡	新加坡农业食品与兽医局(科学用途的动物护理和使用指南)
英国	内政部网页上有关于要求、许可和监管的信息
美国	动物福利条例(美国农业部 1985 年;美国法典,42 USC § 28gd)和公共卫生局关于实验室动物的人道关怀和使用的政策(PHS 2002)。

表 9-9　按照 3R 原则规划和开展动物研究的有用网络资源

《欧洲保护用于实验和其他科学目的的脊椎动物公约》是成员国有关动物护理和使用的欧洲法规和标准的有用网络资源(http://conventions.coe.int/treaty/Commun/QueVoulezVous.asp?NT=123&CM=0&CL=ENG)
替代方法验证机构间协调委员会(ICCVAM)提供了许多与动物护理和使用、动物模型的完善、减少和替换以及验证模型有关的决策网站(https://ntp.niehs.nih.gov/whatwestudy/niceatm/iccvam/index.html)
《欧洲替代方法验证公约》是一个有用的网络链接,用于验证欧洲替代动物模型(http://ihcp.jrc.ec.europa.eu/our_labs/eurl-ecvam)
日本的《替代方法验证公约》是关于日本的动物模型和动物福利项目的资源(https://www.jacvam.jp/en/index.html)
约翰·霍普金斯大学替代方法中心(CAAT)是一个全面的网络资源,涉及与全球动物护理和使用、动物福利和动物替代方法有关的所有主题。(http://caat.jhsph.edu/)
国家 3R 中心是一个关于动物护理和使用以及动物改良和替代问题的综合网络链接(http://www.nc3rs.org.uk/)

注：以上网址访问时间均为 2020 年 6 月 10 日。

实施 3R 原则要求测试机构建立适当的动物护理和使用方案,该方案应涵盖动物与兽医护理、政策与程序、人员与方案管理、职业健康与安全,以及配备充足的动物设施。为确保动物福利达到最高标准,该方案需进行有效管理并评估。中国医学科学院医学实验动物研究所的实验动物使用与管理委员会(Institutional Animal Care and Use Committee, IACUC)或国际同等机构在确保这些标准得到执行的过程中扮演着关键角色。IACUC 的职责包括评审和批准动物使用协议,定期检查设施和动物使用区域,评估动物的使用与管理情况并报告,以及调查机构内的动物福利问题。[20]

为了显示对动物福利和最高标准的承诺,各国鼓励测试机构获得国际实验动物评估和认可委员会(Assessment and Accreditation of Laboratory Animal Care, AAALCA)的认证,AAALCA 是一个民间、非营利的国际组织,旨在促进科学、人道地对待动物。[21]

9.5　稳定性

医疗器械易于发生降解,这一过程可能会显著改变其物理、化学、毒理学和微生物学特性,进而影响医疗器械的整体性能与安全性。其易降解性主要与医疗器械的特性、预期用途、储存条件(如温度、湿度、光线、紫外线等)、储存时长、包装方式及生产工艺有关。

美国药典公约(United States Pharmacopoeial Convention,USP)将稳定性定义为"产品在特定限度内,在其整个储存和使用期间,即在其保质期内,具有与生产时相同的性质和特征的程度。"[22]稳定性是医疗器械开发与生产中极为关键的一个方面,因为它证实了产品在特定时间段内对患者是安全的,并且能够按照预期用途正常工作。因此,稳定性测试对于评估医疗器械的整体安全性和可靠性具有很大帮助。

稳定性测试的主要目的是确定产品的货架有效期,即医疗器械保持其原始性能并能够按照预期用途使用的时间,以及失效日期,即货架有效期的结束。此外,稳定性测试还能提供关于产品性能的信息,如降解情况、机械阻力和耐用性,这些信息有助于制造商制定适当的储存、运输和包装条件。

稳定性试验通常分为两类:实时稳定性试验和加速或应力稳定性试验。实时稳定性试验是指将某一产品在预定的储存条件下放置,直至监测到其性能指标发生改变。由于这一过程可能耗时较长,制造商通常会采用加速老化方法来预测产品稳定性。在此类研究中,产品被放置于高应力储存环境中,例如高(低)温、强酸(碱)性、高湿度、氧化条件以及重复冷冻和解冻。通过收集到的数据,可以根据应力条件与产品降解率之间的关系来推算产品的保质期。监管机构允许企业根据加速老化数据暂时确定的失效日期来申请医疗器械的许可或批准,但这些试验必须得到实时研究的跟进和支持。[23]在规划稳定性评价时,制造商需要确定试验条件并制定适当的抽样计划,包括待测试的产品数量、抽样频率、样品采集标准和抽样批次。通常,公司应对前三个生产批次(或器械,如适用)进行长期稳定性试验。此后,应每年至少对一批次进行实时稳定性试验;如果每年生产的批次少于一次,则每个批次都应进行实时稳定性试验。[24]

制定适当的稳定性试验策略应基于对医疗器械降解过程是否会导致功能性故障以及这些故障如何影响患者的预估。例如,某些医疗器械(如压舌板)不需要进行稳定性试验,因为产品降解对患者的安全造成不利影响的可能性非常低。相反,对于起搏器等生命支持类医疗器械,则必须进行全面的稳定性试验,因为这类器械的退化和故障可能会对患者的健康造成严重威胁。

欧盟、美国和日本遵循的 ICH Q1A(R2)指南概述了规划和执行稳定性试验的基本要求。[25]尽管该指南主要适用于原料药和药品,但它可以作为评价医疗器械稳定性的基础。

9.6 体外诊断

IVD(化验、试剂、设备)产品需要进行特定类型的测试,尤其是对化验试剂本身。虽然像生物相容性这样的要素通常不适用于 IVD 产品,但基本的风险分析和稳定性测试等要素是普遍适用的。此外,IVD 产品通常需要经历非临床评价,如方法比较、精密度、重现性、分析灵敏度、组织取样问题和样品基质(如血清、血浆和全血样品)。这些评价对于

IVD 产品获得批准或许可是至关重要的。实验室自制试剂(laboratory developed test，LDT) 作为一个独立的类别，其开发人员或制造商应参考最新的指南，了解适用于这类医疗器械的非临床测试则。[26]关于 IVD 开发策略的更深入讨论，请参阅第 11 章。

9.7　外包

医疗器械的临床前研究和开发是一个既耗资巨大又费时甚久的复杂过程，它需要大量的资源(如基础设施、人力和组织支持)以及深厚的科学专业知识。特别是如果这些试验需要遵循 GLP，那么所需的投入就更为巨大。对于中小型企业，甚至是一些大型公司而言，建立和运行试验设施或生产工厂可能成本高昂且效率不高。因此，越来越多的医疗器械公司将外包作为一种降低成本和提高效率的战略选择。

制定外包策略通常涉及以下三个主要步骤：首先，明确确定需要外包的临床前测试流程及其时间框架；其次，选择合适的合同研究组织(CRO)；最后，管理与 CRO 的协作关系。

当公司发现自身缺乏完成项目所需的技能、专业知识、设施和设备时，通常会选择外包。做出这一决策需要对研究目标和目的、试验时间、预算以及知识产权问题进行仔细的评估。CRO 能够提供一系列服务，包括但不限于生物相容性测试、材料表征、稳定性测试、化学测试以及医疗器械性能审查等。

在选择外包合作伙伴时，公司应仔细审查 CRO 的认证、证书、执照、声誉和科学专业知识。许多公司使用批准和成文的要求执行正式的实验室供应商资格认证流程。例如，选择 CRO 可能包括完成供应商质量调查或实验室质量核查，或者在正式选择之前对潜在的研究合作伙伴进行审核。如果 CRO 实验室负责执行关键的产品开发功能(如产品确认过程)，公司应进行专业的供应商审核，全面评估 CRO 的能力。表 9‑10 列出了公司在评估潜在合作伙伴资格时应该考虑的一系列问题。[27]

表 9‑10　选择 CRO 时公司应考虑的问题

> (1) 实验室是否允许其实验室设施接受审核？
> (2) 实验室具备哪些实验室认证、许可证和注册证？这些证件是否符合公司对实验室供应商的标准？
> (3) 实验室最近是否接受过任何州、联邦或国际组织(如 FDA、环境保护局或公告机构)代表的检查？实验室是否允许公司查阅这些审核或检查结果？
> (4) 实验室是否参与了任何外部的实验室认证或性能测试，如《临床实验室改进修正案》(CLIA)认证？
> (5) 实验室的经营历史如何？
> (6) 实验室工作人员的经验和能力如何？
> (7) 实验室检测的平均周转时间是多少？
> (8) 实验室的检测、研究、实验、开发或分析能力如何？实验室的正常检测量是多少？
> (9) 实验室是否制定了结构化的质量方案，包括实验室质量手册、质量程序、质量方针和质量审核？实验室是否遵守并保持遵守其实验室质量方案？
> (10) 实验室是如何处理、维护和储存实验室检测样品的？这些实验室程序是否足以避免实验室检测样品出现混淆或污染？
> (11) 实验室如何处理产品、实验室检测、实验室检测结果和实验室数据的保密性？
> (12) 实验室是否允许对实验室检测的原始数据进行评审？
> (13) 实验室的财务状况是否良好和可行？

（14）实验室人员的教育、经验和培训情况如何？实验室人员在公司所需的实验室测试领域是否具备经验和专业知识？实验室人员是否接受过充分的岗位继续教育和培训？实验室人员是否掌握当前实验室测试方法、程序等的最新情况？

（15）实验室设施、实验室设备、实验室仪器和实验室设施系统(如水系统和空气系统)是如何维护的？这些实验室设施、实验室设备和实验室仪器是否足以满足公司所需的实验室测试类型？

（16）合同实验室对其客户的可及性和反应能力如何？

注：改编自 ContractLaboratory.com。

选择 CRO 后，公司应实施沟通策略来管理与合作伙伴的关系。委托方与 CRO 之间应保持开放、频繁的沟通，这有助于尽早发现和应对潜在的问题，从而提高效率。对 CRO 及其生产合作伙伴进行年度审核是一种良好的做法，尤其是如果合作伙伴参与设计确认、验证测试或遵循 GLP 进行研究，则更应如此。

9.8　结语

非临床实验室测试通常需要投入大量的时间和精力，并且往往需要原型器械和（或）按照 GMP 生产的成品器械样品。因此，提前规划和安排非临床实验室研究是非常重要的，既要确保适当样品的可用性，又要考虑必需的测试时间和成本。设计这类实验室评价时，必须以被评估的"系统"为基础，确定试验台、动物和（或）人体试验是否合适和必要，以及何种形式的试验台、动物和（或）人体试验是合适和必要的。医疗器械的相对风险也是一个关键的考虑因素。

合适的医疗器械开发策略必须考虑到实验室测试的要求。法规事务专员应确保各职能部门之间良好协调，各相关部门应保持步伐统一，避免发生意外延误随后的项目，导致压缩注册申报准备时间或推迟注册申报。

第 10 章 全球医疗器械临床战略

Dawn N. Norman，MS 更新

引言

根据不同的词典来源，"战略"（strategy）一词可定义为：

（1）为实现目标而制定的长期而周密的计划或方法[1]；

（2）为实现资源最有效利用而规划调度资源的艺术和科学[2]；

（3）为实现或达到目标而制定的长期计划或计划制定能力[3]。

以上定义都表明，战略需要经过较长时间才能达到目标。制定药物、生物制品或医疗器械开发等方面的临床战略时，应关注多个注意事项，从而"最高效、最有效地利用资源"来实现特定目标。本章将重点讨论这些注意事项。

总体而言，制定临床战略不同于设计和实施临床试验。毫无疑问，临床试验的设计和实施属于临床战略的主要输出，而临床战略属于质量体系的设计输入集合，用于确保设计输出能够满足要求。这些要求不仅包括确保医疗器械安全性和有效性等监管或临床要求，还包括尽可能顺利且充分地销售医疗器械并在有条件时纳入医保报销（reimbursement）的商业目标。

制定临床战略并非只是为了完成临床试验和满足监管机构的上市前与上市后要求，还应着眼于开发下一代或未来产品、扩展适应证、拓宽患者群体或国际市场。如果可以设计一项临床试验来收集早期的基线数据用作参考或用于未来进行比较，制定临床战略时便是一个极佳的机会。虽然这种构想不一定都能成真，但商讨制定临床战略时应予以考虑。

应注意，本章重点关注制定全球临床战略的注意事项，仅涉及临床方案设计、试验机构选择以及临床试验实施等话题，但不会加以深入探讨。

10.1 职责、协作与组织

制定全球临床战略的首要步骤是确定负责的团队成员，这些成员将真正负责推动临床试验的设计与实施、召集合作者，并收集信息以明确临床试验的目标。

最常见的情况是，项目负责人或临床事务部门管理人员负责制定临床战略。然而，对于小公司或初创公司来说，他们可能并未设立临床事务部门，或者该部门的管理人员缺乏真正的临床事务经验。如果公司决定外包临床研究活动，可以委任营销部或工程部的负

责人来负责这项任务。但这些人应认识到,他们需要抛开自身主要职能可能带来的偏见,以确保活动合规。

显然,公司可以选择聘请临床顾问或合同研究组织(CRO)。通常情况下,CRO 仅负责执行临床试验,而不参与制定临床战略,因此可能没有机会就临床试验设计或整体临床战略提供反馈意见。如果公司计划委托 CRO 开展临床研究,建议为其提供机会就临床试验战略规划提供建议,这样 CRO 就能更好地理解公司的愿景,并调整自身以满足公司的需求。

临床研究工作无论由谁主导,都必须进行跨职能协作,收集各利益相关方的数据,并相应地组织他们的反馈意见。

1. 营销/临床宣称

在产品上市前,公司通常专注于如何在合规的前提下尽快完成临床试验。公司应仔细审查资金预算,确保在符合法规要求的同时拥有足够的资金来支持预期的适应证和功能宣称。如果临床战略计划不够周密或过于仓促,这就像产品设计不当一样,都可能导致公司利润亏损。

与制定监管战略一样,公司在制定临床战略的初期就应考虑最终目标,自问:"关于这个产品,我们希望向顾客传达什么信息?"产品发布以及获得上市许可或批准后,营销和监管之间的一大挑战是缺乏支持预期功能宣称的临床证据和具有竞争力的统计数据。

临床团队应在早期头脑风暴会议中就开始与营销、监管以及报销战略团队保持紧密合作,了解公司在产品获得许可或批准后将如何推广该产品。这有助于全面评估市场潜力、竞争格局、临床试验要求以及预期功效或效果,从而确定产品的商业采用策略。

以下所列的营销、监管和临床方面的注意事项是制定临床战略的基础,对于初期规划产品开发大有裨益:

(1)公司希望在哪些国家和地区推广该项技术?

(2)目标国家和地区(如欧盟、中国、俄罗斯)的监管机构是否规定了临床评价要求,具体如何?

(3)美国 FDA 是否接受来自美国境外的数据? 更重要的是,其他国家和地区是否认可来自美国的数据?

(4)目标患者群体具体情况如何(年龄、种族、性别等)? 根据适应证,患者群体可能有所不同,例如,镰状细胞贫血在世界上疟疾流行或曾经流行地区的人群中更为普遍[4,5]。

(5)这些国家和地区公布的疾病进展或手术发生率如何?

(6)潜在的临床试验机构和目标受试群体所在地的匹配程度如何?

(7)是否应考虑患者的发育情况或疾病进展情况(例如,幼儿患者分为出生 6 个月、7 个月到 2 岁、2 岁零 1 个月到 4 岁等;癌症患者分为Ⅰ期、Ⅱ期、Ⅲ期或Ⅳ期)?

(8)患者通常可以在什么环境下接受治疗、手术或医疗器械? 是否为多种场所(医院、诊所、家中或志愿者诊所等)?

(9)该产品是否属于非重大风险医疗器械,可通过机构审查委员会(IRB)豁免知情同意进行临床试验?

（10）市场竞争格局如何？

（11）监管要求是否规定产品必须与金标准或竞争产品进行比较，还是可以与文献进行比较？

（12）产品是否必须与金标准、竞争产品或文献进行比较才能上市？

（13）与对比器械或当前实践标准（如有）相比，公司自认为该产品具有哪些技术竞争优势？

（14）该产品有何预期功效或效果，与当前实践标准相比如何？

（15）该产品能否作为美国医疗保险和医疗救助服务中心（CMS）规定的 B 类（非试验/研究型）IDE 医疗器械纳入医保支付范围？

（16）产品获得许可或批准后能否纳入医保支付范围？美国医疗保险与医疗救助服务中心和国家卫生统计中心（NCHS）要求提供哪类数据？

（17）客户在购买同类产品时会查看哪些类型的数据？

虽然需要考虑的要求数量杂多，但审查这些参数有助于同时为规划临床和营销方案确定以下内容：

（1）优先上市的国家和地区，从而影响销售预测；

（2）预期用途所涵盖的患者群体；

（3）注册申报所需数据强度；

（4）集团采购组织（GPO）、公立医院等采购团体所需数据强度；

（5）同行评审的期刊出版物和台上展示；

（6）基于同行评审出版物的医保报销策略；

（7）竞争营销优势，包括产品宣称；

（8）了解竞争对手对该产品的评价。

2. 上市优先次序

在了解公司的产品营销规划和预期后，下一步是确定产品上市的优先市场顺序。对于来自营销、监管、报销和工程部门的利益相关方来说，尽快获得上市批准并实现产品早期采用的最关键需求和产品属性是什么？回答这一问题有助于确定临床试验的患者群体、样本容量、总体设计、机构选择、受试者招募策略、时间节点、预算、资源方案以及阶段性试验或上市后研究的顺序。通常情况下，临床战略经过全面审查后，产品的预期用途会进行变更（通常是限制或缩小）以适应更小范围的研究群体，推动产品更快上市。

公司无论规模大小，都应评估如何逐步确定预期产品宣称和目标市场，以便收集相关数据来制定"上市"计划，使计划创造收入，为长期研究或其余产品功能宣称提供资金支持。

3. 监管注意事项

在整个监管过程中，申请方（sponsor）全权负责提供有效的临床证据来证明产品的安全性和性能。根据产品及其分类，临床证据可以基于已发表的文献、临床试验，或者同时基于两者的临床评价报告。然而，现今，全球监管机构比以往任何时候都更加期望技术文档中包含更为全面的临床评价，因此不再倾向于仅接受已发表文献的支持。

需要注意的是，并非所有的注册申请都需要开展前瞻性临床试验，但所有的临床宣称都应获得临床数据和（或）临床文献的支持。通常情况下，FDA 不要求 Ⅰ 类医疗器械以及多种 Ⅱ 类医疗器械进行临床试验。对于这些产品，如果产品的工程性能数据与对比器械的性能数据或公认的临床数据实质性等同，可能就已足够。然而，无论产品或其分类如何，申请方必须收集适当的临床数据来支持任何引用安全性和有效性参数或对比数据的功能宣称，从而避免出现虚假或误导性的标签。[6]因此，当公司申请首次许可或批准时，通常只需要提交工程性、安全性和有效性等基本信息，这比等待获取额外数据来证明某些宣称能够更快进入市场。此时也可以收集相关数据，用以支持新的上市后临床宣称（但不超出已获准或认可的预期用途），作为将来的注册申请资料。

在欧洲，临床证据并非新规定的要求。《医疗器械指令》（欧盟 MDD）规定，低风险医疗器械需要提交临床评价报告（CER），高风险医疗器械需要提供临床数据。[7]根据欧盟 MDR 附录 ⅩⅣ 第 A 部分的规定，目前仍然需要提交临床评价报告，但其内容和可接受性正在发生变化。[8]随着公告机构对 MDR 越发熟悉，其理解、审查和审评水平也将提高。欧盟 MDR 第 32 条规定，现在，除了临床评价报告外，特定类型和类别的医疗器械还需要提供安全性和临床性能的公开综述。这类综述应包含临床评价报告中提出的诊断或治疗方案及其替代方案。对于 Ⅲ 类医疗器械和植入性医疗器械，其临床数据应来源于申请方监督下执行的临床试验。与在美国进行的试验一样，这些临床试验应遵循《临床试验质量管理规范》（GCP）、国际标准 ISO 14155:2011 以及世界医学会《赫尔辛基宣言》中涉及人类受试者医学研究伦理准则的要求。[9,10]此外，在欧盟进行的临床试验获得的数据必须符合《欧盟基本权利宪章》第 8 条关于个人数据保护权的相关规定。[11]随着欧盟 MDR 在 21 世纪 20 年代开始实施，申请方应将法规中新的临床要求整合到产品的监管战略之中。

4. 确定监管要求

如果注册申报需要提交临床数据，产品必须对患者和使用者都是安全的，并且其性能必须符合其预期用途，这是基本要求。在美国，制造商必须证明所生产的 Ⅱ 类医疗器械与对比器械实质性等同，而对于 De Novo 医疗器械或 Ⅲ 类医疗器械，制造商必须证明产品的安全性和有效性能够为患者带来益处，同时所带来的益处能够超过其带来的风险。对于加贴 CE 标志的产品，临床评价应评估分析与该医疗器械和类似医疗器械相关的临床数据，以验证该产品的临床安全性和性能。

"安全性""性能"及"有效性"都是法规通用词汇，因为监管机构依赖制造商来研究和确定当前的实践金标准，并将所申报的医疗器械与金标准进行比较。幸而这些年来，FDA 已经发布了多份指导文件，明确了安全性和性能数据类型，有时甚至也包括临床试验设计。FDA 希望根据疾病治疗过程审查某些器械类型（例如，脊柱系统、流感体外诊断器械、房颤经皮导管消融术、牙根形骨内牙种植体和基牙等）。然而，监管机构不可能为每一类疾病治疗过程或医疗器械提供指导。因此，制造商应咨询相关领域的关键意见领袖，了解当前的观点和趋势，还应对广泛的科学文献进行综述，以了解当前的临床环境。

由于欧洲药品管理局(EMA)准备加大临床数据审查力度,因此公告机构鼓励采用模块化审评方法,在执行临床试验前审评临床评价方案,确保临床评价足以支持技术文件和技术档案。

自试验用新药(IND)预会议(约 1988 年)[12]和试验用医疗器械豁免(IDE)预会议(1999 年)方案制定以来,FDA 一直支持"预会议"或"预提交"这种做法。[13]在许多针对特定医疗器械的指南中,FDA 鼓励临床试验申请方或研究者在产品开发早期与其沟通联系,以便公司有机会在规划临床前和临床开发方案时考虑 FDA 的建议。

申请方应预留充足的时间和资源,举办预提交会议,与 FDA 或公告机构进行会谈。由于预提交会议指南的相关要求,预提交会议申请本身就需要耗费大量精力,类似于正式的 IDE 或 510(k)申请。为了充分解决公司的问题,FDA 或公告机构必须获得足够的背景信息。预提交会议申请应以计划方案的形式呈现,向 FDA 或公告机构详细提供产品背景以及临床规划等信息。如果申请方具备临床方案草案、文献综述和病例报告表,应视具体问题提供此类资料。这些问题应针对计划方案的所有部分。如果申请方仅向 FDA 或公告机构提出一些开放式问题,询问他们希望审查什么信息,这是远远不够的,因为他们可能只会建议你去参考法规或指导文件,而不会给出你想要的反馈。制造商有责任证实临床计划的适当性,并要求 FDA 阐明适合支持功能宣称的数据类型等信息。

如果申请方计划申请召开预会议,应在整个内部临床计划中预留充足的时间。FDA 有 60 天的时间给出回复并安排会议。虽然 FDA 通常会在 60 天内举行会议,但这并非绝对。通常情况下,预会议会在提交会议请求后的 60~90 天内举行。此外,根据研究主题,FDA 可能会建议申请方在开展研究前更新临床计划或方案,并重新提交计划或方案以供审评。对于更为复杂的高风险医疗器械,这种来回操作是合理的。如果临床计划或方案无法确保临床试验采集到充分的数据,这种来回操作可能帮助申请方节省数十万乃至数百万美元的费用。而对于低风险医疗器械,不召开预会议而直接提交 IDE 申请也有其优势,因为 FDA 通常会在 30 天内批复 IDE 申请或者要求申请方解释相关内容(这比安排预会议花费的时间更少)。

5. 国外临床试验数据的收集和接受

FDA 表示,申请方可以在多种情况下选择进行跨国临床试验,包括在获得 IDE 的情况下在国内和国外试验机构进行研究和(或)在未获得 IDE 的情况下在国外试验机构进行研究。FDA 报告估计,FDA 监管的药物和生物制品的临床试验中,有 40%~65%的临床试验是在美国境外进行的。[14]无论临床试验机构位于美国境内还是境外,只要临床试验数据用于提交给美国,法规便要求申请方遵守 GCP 开展临床试验,GCP 的定义为:"临床试验设计、实施、执行、监控、审核、记录、分析和报告的标准,确保数据和报告结果可信、准确,并保护受试者的权利、安全和健康。"[15]

美国境外的司法管辖区可能希望申请方在该国专门收集数据,以确保产品适合当地的患者群体或临床实践。例如,由于解剖结构差异和生理差异(如身高、临床化学等),对于更为复杂的医疗器械,中国经常要求申请方在中国境内开展临床试验。俄罗斯有自己的医疗器械评价和注册申报要求,其中要求由当地监管部门亲自进行产品临床评价。为了确保在美国境外开展临床试验时能够符合 GCP 的要求,申请方需要投入大量资源频繁进行临床试验项目管理和监控。

6. 确定客户要求

如果已公开发表的文献能够提供相关数据和结果,监管机构和消费者通常会将这些数据和结果作为标准与公司产品进行比较,尤其是在缺少适当对比器械的情况下更是如此。在整个 20 世纪,医疗器械公司和患者普遍认为,只有医生才会评估临床数据,并在台上展示早期的数据结果。

数十年来,无论产品优劣,医院产品的购置决定权一直掌握在医生手中。然而,在过去的 20 年里,医学界不断发展,医生和护理标准得到提升,医疗服务支付机制实现公开透明,医疗行业已经进入了"循证采购"和"循证医疗实践"的阶段。在"循证采购"和"循证医疗实践"的模式下,决策者能够获得科学证据,并利用这些证据进行与真实世界问题相关的研究来指导决策,了解证据,并知道如何根据自己的问题来解读证据。因此,在制定临床战略时,制造商应考虑客户在做出购买决定时会查看哪类证据,以及这些数据将如何影响其购买决定。在许多国际地区,医生仍然在推动购买决策,但现在,越来越多的国有医疗实体要求根据比较数据评价来证明采购的合理性,尤其是针对新型医疗技术。

10.2 试验用研究支付

2003 年,美国颁布了《医疗保险处方药、改进和现代化法案》(MMA)。该法案规定,在特定类型的 IDE 试验中,医疗保险受益人的常规护理费用可以由医保支付。[16]A 类(试验性)IDE 试验如果获得批准,常规试验护理项目和服务费用可以纳入医保承保范围,但不包括 A 类器械,因为法律规定 A 类器械不包含在承保范围之内。B 类(非试验或研究)IDE 试验如果获得批准,B 类器械以及常规试验护理项目和服务费用可以纳入医保承保范围。该方案旨在使用医保支付 IDE 试验费用,以消除可能阻碍受益人参与的经济障碍。以前,公司需要向 CMS 申请批准 IDE 试验纳入医保承保范围,并且必须获得当地 CMS 办公室的批准。自 2015 年 1 月起,IDE 试验报销申请不再由当地 IDE 试验基本医疗保险管理承包商(MAC)审评审批,而是进行集中审评审批。对于随访时间较长、患者护理过程中需要大量进行 X 射线检查、血检、CAT 扫描的研究,为试验用器械和常规服务申请医保支付可能是值得的。但是,医疗器械医保支付不能针对医疗器械的市场价值,而只能针对产品研发。申请医保支付可能值得投入时间与精力,也可能并不值得,具体取决于研究设计。

10.3 试验机构选择和受试者招募

如果试验机构选择不当或受试者招募计划制定不当,可能会成为导致研究失败或延迟的原因。如果申请方在初次进行现场访查后并未开始招募受试者,随着时间的推移,将更难以按时或完全达成受试者招募目标。在这种情况下,公司可能会新增一两个甚至更多的试验机构来取代那些效果不佳的试验机构。在选择试验机构的过程中,申请方应从现场收集实际数据,特别关注在现场接受治疗且符合试验概况的患者人数。许多调查者和研究协调员可能无意中高估了所在试验机构的适用人群。随着世界各地开始使用电子病历,收集患者群体数据变得更加容易,数据收集工作应与试验机构评估同时进行。在选择试验机构过程中,申办方应询问该试验机构所进行的其他研究的受试者招募统计数据情况。根据作者的经验,只有 5% ~ 10% 的患者符合入选或排除标准并且愿意参与临床研究。

在审查试验机构的总体概况时,通常建议邀请几位关键意见领袖作为调查者参与其中。同时,也应邀请其他非关键意见领袖的研究者参与,以确保医疗器械的安全性,并确保日常医疗服务人员能够成功操作与应用。在某些情况下,可能需要增加试验机构,因为研究者是临床研究的重要组成部分。研究开始前,申请方和试验机构负责方应承认,试验机构可能并不具有最相关的研究对象人群。虽然让关键意见领袖参与研究很重要,但同样重要的是,他们需要有充足的时间,并能分享潜在的患者资源。通常,关键意见领袖已经参与了多项正在进行的研究,因此申请方应完全理解他们的参与,认可他们的领导能力和专业知识,并邀请他们基于他们的专业知识和经验参与本研究。这不仅是为了招募受试者,也是为了利用他们的合作研究者网络来招募受试者。

第 11 章　体外诊断医疗器械

Abhishek Harde，PMP，RAC 更新

引言

本章重点介绍制定体外诊断医疗器械(IVD)全球监管战略的注意事项。制定体外诊断医疗器械全球监管战略的第一步是确保产品符合体外诊断医疗器械的定义。

美国 FDA 将体外诊断医疗器械定义为"用于诊断疾病或测定健康状况等其他情况，以便治愈、缓解、治疗、预防疾病或后遗症的试剂、仪器和系统。这类产品用于采集、准备和检查人体标本，既包括《联邦食品、药品和化妆品法案》第 210(h)条定义的医疗器械，也包括《公共卫生服务法》第 351 条规定的生物制品。"[1]

根据欧盟《体外诊断医疗器械指令》[2]，体外诊断医疗器械是指"制造商预期用于体外检测人体血液和组织样本的医疗器械，如单独使用或组合使用的试剂、试剂产品、校准品、质控品、试剂盒、仪器、器具、设备或系统，仅用于或主要用于提供以下信息：(1) 生理或病理状态，或;(2) 先天性异常，或;(3) 确定与潜在接受者的安全性和相容性，或;(4) 监测治疗措施"。

撰写本书时，欧盟《体外诊断医疗器械法规》(简称欧盟 IVDR)即将实施，其中，体外诊断医疗器械的定义发生了细微变化。[3]该定义如下，具体变动已加粗体现："任何医疗器械包括试剂、试剂产品、校准品、质控品、试剂盒、仪器、器具、成件设备、**软件**或系统，无论单独使用或组合使用，其制造目的是用于体外检测来自人体的血液或组织样本，仅用于或主要用于提供以下一类或几类信息：(1) 关于生理或病理**过程**或状态;(2) 关于**先天性身体或精神损伤**;(3) **关于医学病症或疾病的倾向**;(4) 确定与潜在接受者的安全性和相容性;(5) **预测治疗效果或反应**;(6) **确定**或监测治疗措施。"

应注意，现今，欧盟 IVDR 专门将软件纳入体外诊断医疗器械的定义之中。

其他地区和国家对于体外诊断医疗器械的定义存在差异。例如，日本的《药品和医疗器械法》(简称 PMD 法)将体外诊断试剂产品定义为"药品"产品。[4]对于法规事务专员来说，在确定是否将产品投放该市场之前，他们应当先了解一个地区或国家是如何定义这些产品的。

11.1　预期用途和适应证

预期用途、预期目的以及适应证是制定体外诊断医疗器械监管策略的关键要素。在

产品分类以及体外诊断医疗器械的销售与使用环境确定过程中,大多数国家的上市许可申请或提交流程都会考虑产品的预期用途和适应证。

根据 FDA 的规定,"预期用途"这一监管术语指的是法律责任人在医疗器械标签上所提供的客观意图。这种意图既可以通过书面形式明确,也可以通过医疗器械的销售情况进行体现。预期用途在很大程度上能够决定一个医疗器械能否通过上市前通知[即510(k)]途径获得批准在美国销售,还是必须在申请上市前批准(PMA)时进行评估。[5]

国际标准 ISO 18113-1:2009[6]①将"预期用途"或"预期目的"定义为体外诊断制造商在技术指标、使用说明和体外诊断制造商提供的信息中所体现的关于产品、过程或服务使用的目标意图。

开发体外诊断医疗器械时,可以考虑以下几类预期用途定义。

(1)诊断:用于测定、验证或确认患者临床状况,并作为唯一决定因素的测试。这类检测还包括唯一的确认性检测(验证以前的检测结果)和唯一的排除性检测,以排除某种特定情况。这些检测的目的在于评价患者的当前状态。

(2)辅助诊断:用于提供额外信息帮助测定或验证患者临床状态的测试。这些测试不作为唯一决定因素,其目的在于评价患者的当前状态。

(3)筛查:用于测定无症状个体的疾病、紊乱或其他生理状态的测试,包括遗传筛选检测、生理分型测试以及用于降低传染病传播风险的测试。筛查测试可能是常规测试,也可能只限于需要特别保护的患者(at risk patients),视病情性质与目标人群而定,其目的在于评价个体患者的当前状态。

(4)监测:用于测量分析物水平的测试,目的在于根据需要调整治疗措施或干预措施。监测测试包括以下几项。

① 用于确保某种分析物保持在生理水平或治疗药物既定范围内的检测。这类测试的目的在于评价个体患者的当前状态。

② 用于连续测量的检测,即在一段时间内进行多次测定。这类测试常用于检测或评估疾病进展或消退、疾病复发、微小残留病变、治疗反应、治疗抵抗和(或)治疗的不良反应。这类测试的目的在于评价个体患者状态的变化情况。

(5)倾向测试:用于测定症状前患者发病可能性的检测(即评估未来发病的风险)。对于发病风险高的患者(由检测结果决定),可采取预防性干预措施。这类检测用于评价患者的未来状态。

(6)预后测试:用于测量与临床结果相关的因素而无须区分治疗手段的测试。这类测试可用于预估疾病的自然发展情况(即在不进行治疗情况下的结果),或测定在不考虑治疗干预情况下出现临床结果的可能性。这类检测用于评价患者的未来状态。

(7)预测性测试(治疗反应或不良反应):用于测量患者对特定疗法是否出现反应或不良反应的决定因素的测试。预测性测试专门用于靶向治疗,有时被称为"伴随诊断"或"个性化医疗"。这些检测用于评价患者的未来状态。

---

① 译者注:已更新为 ISO 18113:2022。

（8）生理状态测定：用于评价个体的生理状态，以确定人的健康状况与特征。这类检测用于评价患者的当前状态。

与预期用途相关的体外诊断特征可进一步分为定性测试、定量测试、半定量测试。

（1）定性测试：产生描述性结果而非数字结果的测试

（2）定量测试：确定标本中分析物数字量或水平（浓度）的测试

（3）半定量测试：具有剂量反应梯度的测试，可包括在报告结果中，但没有权威的校准尺度能够确定其是否不准确和不精确，这类测试产生的结果是一个近似值（如微量、中等）。

一些体外诊断试剂，若仅用于实验室，或属于分析物特异性试剂（analyte-specific reagent，ASR）和通用试剂，可能不会具备临床预期用途声明。分析物特异性试剂包括多克隆抗体、单克隆抗体、特异性受体蛋白、配体、核酸序列等类似试剂，它们通过与标本中的物质特异性结合或发生化学反应，用于定性或定量检测生物标本中的化学物质或配体。[7]通用试剂则是具有广泛实验室用途的化学试剂，它们虽然以诊断为目的，用于采集、准备和检查人体样本，但不进行标记或用于特定诊断。[8]这两类试剂既可以组合使用，也可以与其他适宜的试剂联合使用，作为经认证的实验室或体外诊断医疗器械制造商开发的诊断测试程序或系统的一部分，构成体外诊断测试成品，支持其"临床预期用途"。这两类试剂大多属于Ⅰ类医疗器械，可免除上市前提交。

体外诊断产品若目前处于开发阶段且尚未获得批准用于临床诊断，在符合特定标准的前提下，可作为科研专用产品（research use only，RUO）或临床试验专用产品（investigational use only，IUO）进行销售。[9]因为 RUO 产品和 IUO 产品主要用于与产品开发相关的试验，而非用于临床诊断，因此它们豁免于大多数监管控制，包括 IDE 规定。RUO 产品系指处于实验室开发阶段的医疗器械，而 IUO 产品系指处于产品开发测试阶段的医疗器械。[10]

对于某些预期用途来说，注册过程以及证明安全性和有效性的工作可能令人望而生畏。

一般的"适应证"通常已经确定了目标群体，在绝大部分群体中已经有充分的科学证据可以证明，该器械能够如标识所声明产生具有临床意义的结果，同时不会给患者带来不合理的疾病或伤害风险。[11]该体外诊断产品是否用于幼儿患者？该体外诊断产品是否用于老年患者？是否同时适用于成人患者和儿童患者？

11.2　目标市场

此外，体外诊断医疗器械制造商必须明确产品的潜在客户。该产品是供普通人使用的吗？该测试是否仅供专业人士使用？抑或该产品是否患者床旁使用？

（1）非专业人士：未经过相关医学领域或学科方面正式培训的个人。

（2）床旁检测：在临床实验室之外但在患者附近的或患者所在的任何其他护理点（如药房、医护人员的办公室或床边）使用的体外诊断医疗器械。患者身边检测（NPT）与即时检测（POCT）含义相似，可互换使用，用于描述医护人员在传统实验室之外为患者进行的临床诊断。

（3）专业用体外诊断医疗器械：经过特定教育和培训、有资格进行体外诊断检验的人员使用的体外诊断医疗器械。

如果体外诊断医疗器械仅供专业人士使用，其客户群体可能包括医院、医疗诊所、其他医疗机构、参考实验室、科研实验室，以及医疗行业的各类公司（例如制药公司、生物技术公司、疫苗公司或食品公司）。

对于在专业环境中使用的体外诊断产品，其上市许可申请或提交要求会有所不同。制定体外诊断产品商业计划时应包含一个全面记录的监管战略，充分考虑到不同细分市场和目标地理区域的上市许可申请或提交要求。法规专业人员需要仔细审视商业计划中制定的商业化初期方案，并提出以下问题，以确保提供全面的法规策略：

（1）制造商希望进入哪些市场？

（2）哪个地理位置能提供最大的投资回报？

（3）哪些市场能够实现快速进入？

（4）与潜在的商业收入相比，申请市场授权需要投入多少直接成本和间接成本？

并非所有的地理区域都规定了体外诊断医疗器械上市许可申请和提交要求，而中国、美国、欧盟等国家和地区则规定了严格的注册要求。制定商业计划和监管战略时也应考虑到注册过程的时间表。一些国家还要求交纳注册费以及批准前检查相关费用（如检查费、旅行费用等），这些费用会影响体外诊断医疗器械制造商选择产品目标市场的决策。在某些市场注册所需时间可能比在其他市场更短，注册时间的长短取决于注册档案所需的批准。此外，一些国家也承认其他国家批准的上市许可，这样能够缩短申请进入市场的时间。例如，ABC 国家规定了严格的上市许可申请和提交要求，但接受 CE 认证（欧盟注册），这就能够缩短产品注册过程，同时减少进行附加测试的需要；从财务、业务和上市时间的角度来看，一种谨慎的做法是，首先对产品申请 CE 认证，然后再遵循 ABC 国家的简化上市许可申请或提交过程。制定战略规划时，公司应考虑利用不同地理区域的上市许可申请或提交过程缩短上市时间。

11.3　确定监管分类与监管路径

一旦确定了产品的预期用途或适应证以及目标市场，法规事务专员便能够明确产品的监管分类和世界各地的相关监管路径，从而进一步制定法规策略。通常情况下，体外诊断产品是按照风险等级进行分类的，其分类方法与其他医疗器械的分类方法相同或类似。本节将深入探讨体外诊断医疗器械的具体要点。

在美国，医疗器械根据其风险程度的高低可分为三类：Ⅰ类器械（一般控制）、Ⅱ类器械（特殊控制）和Ⅲ类器械（上市前批准）。如果体外诊断产品是一个由多个产品（仪器、软件、主要反应体系的试剂和质控品或校准品等）组成的系统，整个系统的分类将由其中风险最高的组件决定。例如，即使仪器产品本身可能属于Ⅱ类医疗器械，只需要申请 510(k)上市前通知，但如果其中一个主要试剂的预期用途属于Ⅲ类医疗器械，那么相关的仪器、软件、质控品或校准品也将被划分为Ⅲ类医疗器械,需要在 PMA 中进行审查。在这种情况下,整个系统都需要遵循Ⅲ类医疗器械上市后相关要求。

如果体外诊断医疗器械属于创新产品(De Novo 产品),机构需要根据《联邦食品、药品和化妆品法案》第 513(a)(1)条的准则重新评价新器械,那么该产品遵循 De Novo 分类申请的要求,制造商需要提交适合 De Novo 产品的 510(k)申请,而不是通过 PMA 途径。FDA 在指导文件《De Novo 医疗器械分类流程(对自动归为Ⅲ类医疗器械的评估)》中阐明了这一过程,并鼓励体外诊断产品制造商和医疗器械制造商对其加以充分利用。[12]

如果一种体外诊断试剂作为分析物特异性试剂上市,不具备制造商提供的临床预期用途声明,但用于实验室自制试剂(LDT)的组成,在此情况下,该产品可被划定为Ⅰ类器械,无须经过上市前提交。[13]实验室自制试剂是一种供临床使用、由单一实验室设计、生产并内部使用的体外诊断产品。这类产品更易获得较短的上市时间;然而,法规事务专员应提醒公司,这类产品在分销以及标签方面存在限制。分析物特异性试剂只能销售给体外诊断医疗器械制造商或者是已获得《临床实验室改进修正案》(CLIA)认证的高度复杂实验室。分析物特异性试剂不得根据特定的分析性能与临床性能声明或特定测试使用说明进行推广,也不得将单一的分析物特异性试剂与其他分析物特异性试剂、通用试剂、质控品、实验室指定仪器、软件等其他产品一同进行推广。[14]鉴于 FDA 计划加强对实验室自制试剂的监管,[15,16]法规事务专员和商业专业人员需对产品的监管路径进行彻底评估,以为公司确定最合适的监管策略。同时,他们应考虑到,在美国市场上被视为分析物特异性试剂的产品,在其他国家和地区,如欧盟、中国和日本,可能被归类为具有特定用途声明的体外诊断产品。这是因为这些国家和地区对于体外诊断医疗器械的定义和分类标准与美国存在差异。在这些地区,产品上市申请可能需要提交与美国上市的分析物特异性试剂相同的性能数据以及上市前的监管文件。

在美国之外,产品的预期用途同样决定了其分类及相应的监管途径。如前文提到的,日本的体外诊断试剂产品按照 PMD 法案被当作药品进行监管,因此,这类产品是作为药品、根据其在疾病诊断方面风险程度的高低进行分类。体外诊断仪器产品则被划分为普通医疗器械(Ⅰ类器械),在上市前无须申请上市前批准(只需向当地政府提交上市通知);然而,这些产品在销售、分销和服务相关活动中仍需获得必要的许可。[17]在中国,体外诊断试剂作为体外诊断医疗器械受到监管,不同于普通医疗器械。体外诊断医疗器械虽然被视为医疗器械的一种,但更高层次的法规(例如国务院令第 650 号)同时适用于医疗器械和体外诊断医疗器械。不过,在产品注册、标签以及 GMP 相关活动方面,体外诊断试剂必须遵守特定的规定。[18]

目前,在欧盟,体外诊断产品被归类为附录Ⅱ清单 A 产品、清单 B 产品或附录Ⅲ产品。附录Ⅱ产品需要公告机构对产品技术档案进行审查;然而,大多数产品都是划分为附录Ⅲ自我声明的产品。这种情况随着 2022 年新版欧盟 IVDR 的实施而发生变化。产品分类将与国际医疗器械监管者论坛(IMDRF)保持一致,IMDRF 前身为全球协调工作组(GHTF),延续了 GHTF 的分类模式,将医疗器械分为 A、B、C、D 级,其中 A 级为低风险,D 级为高风险。[19]医疗器械公司应该确定,如果公司产品还未确定分类,新版欧盟 IVDR 实施后会给这些产品带来什么影响,即他们的产品在新法规下将如何进行分类? 如果公司的体外诊断产品升级为风险更高的类别,他们还需要进行哪些测试或研究? 如果现在需要公告机构对产品进行审查,公司是否已经选择了少数几个获得认证的体外诊断公告机构? 这些都是法规事务专员需要回答的问题。

制造商如果打算通过世界卫生组织和联合国的招标来分销产品,还应考虑到产品可能需要经过世界卫生组织的资格预审过程。这一过程[20]通常包括由世界卫生组织官员进行产品档案审查、现场检查以及产品实验室性能测试。

11.4　监管要求

1. 总要求

与其他医疗器械相似,对于体外诊断产品而言,确定每个目标地理区域的关键分类及相关监管总体要求,对于制定全球监管战略至关重要。为了构建有效的全球监管和商业战略,需要提出并回答以下示例问题:

(1) 进入目标市场有何上市前要求?

(2) 是否涉及机构注册和(或)申请许可证以及定期更新?

(3) 需要哪些产品注册、许可、上市和定期更新? 定期更新的费用是多少?

(4) 上市后的要求是什么?

- 变更控制/通知、质量和(或)警戒系统维护?
- 投诉处理、医疗器械报告和召回或现场纠正措施(FCA)报告?
- 维持这些要求的费用是多少?

2. 区域特定要求

在明确了关键的监管总体要求之后,公司应当着手确定关键市场中体外诊断产品注册的具体要求。在产品开发阶段,公司是否可以利用多个国家的通用注册要求? 公司如何才能最有效地汇编注册档案以满足全球市场注册需求? 如果能够解答这些问题,法规事务专员将能够向公司提供指导,从而有效地推进体外诊断产品的开发工作。

(1) CLIA 的分类要求仅适用于美国市场。在美国,临床实验室受到 CLIA 的监管,并根据实验室的复杂性分类原则(高度复杂、中度复杂和豁免)获得 CLIA 认证。[21]如果体外诊断产品旨在销售给美国的临床实验室,它们也必须被评估并归类到这些类别中。体外诊断产品的评估通常与上市前申请的审查过程同步进行。对于销售给 CLIA 豁免实验室(即用于家庭使用或即时护理的产品)的体外诊断产品,需要对 CLIA 豁免申请进行专门的研究。[22]因此,体外诊断制造商在产品注册研究设计时,最好考虑到 CLIA 豁免测试的要求,以提高成本效益。

(2) 正如本章前面所述,基于系统的产品审查和批准是美国特有的做法。因此,制造商在产品开发过程中应考虑到这一点,并且还需兼顾其他地区的注册要求,以便选择最有效的测试方法。

（3）对于希望获得欧盟 CE 认证的体外诊断医疗器械（CE－IVD），附录Ⅱ清单 A 中的产品需要将通用技术规范要求[23]纳入性能评估的研究设计中。当前的 IVD 指令以及即将实施的欧盟 IVDR 均要求提供产品的临床证据。值得注意的是，与普通医疗器械的要求相比，体外诊断医疗器械的临床证据要求更为具体，包括科学有效性、分析性能和临床性能。[24]根据 GHTF/SG5/N7：2012 的规定，如果体外诊断产品的科学有效性得到充分证明，并且其分析性能完全符合相关的基本原则（EP），则可能无须额外提供临床性能数据。此外，如果相同试剂在采用相同基本分析技术的不同仪器之间进行迁移测试，尽管仪器的通量可能存在差异，但只要检测的配方和预期用途未发生改变，通常也无须重新提供临床数据。确定产品是否已上市以及是否实现了标准化，有助于精简性能评价测试的范围，并更有效地展示产品的临床证据。若需查询欧盟的统一标准，可以访问欧盟委员会的网站（https：//ec. europa. eu/growth/single-market/european-standards/harmonised-standards/iv-diagnostic-medical-devices_en）进行查阅。

（4）此外，法规事务专员需要熟悉适用于公司体外诊断产品的最新国际标准。这些相关标准可以在网上商店购买，例如 IHS Markit 标准商店（www.ihs.com）。

（5）日本对体外诊断产品的性能研究有特定的要求。[25]除了具体的研究设计和样本量（如相关性和稳定性研究）之外，日本的相关性研究还明确了产品需要满足的验收准则。

（6）在加拿大，Ⅲ类和Ⅳ类体外诊断医疗器械可能需要满足特定的医疗器械性能研究设计要求。[26]即使公司的产品已经获得了欧盟 CE 认证，法规事务专员仍需在加拿大卫生部的网站上查阅该部门认可的标准中关于产品研究设计的要求。[27]

（7）在中国，体外诊断试剂的注册过程极具挑战性，且注册要求不断更新。最近，体外诊断医疗器械的临床试验规定进行了修订，现在要求必须使用新鲜样本而非储存样本，并且样本量需具有统计学意义。此外，临床试验应在国家药品监督管理局批准的检测场所进行，且应在不少于三个不同的地点进行。[28]体外诊断试剂的分析研究和体外诊断仪器的注册还须满足最低批次要求。为了在中国及时获得体外诊断产品的批准，还需要获得成品负责的合法制造商所在国监管部门或制造原产地实体的批准。

（8）体外诊断试剂的稳定性研究对于在全球市场获得产品的许可和批准至关重要。在欧盟，只要加速稳定性研究的设计符合统一的国际标准，其研究数据就可以用来支持产品的首次上市。[29]然而，在美国，FDA 要求申请者提交实时稳定性研究数据以支持产品声明。[30]同样，日本和加拿大也要求提交产品的实时稳定性研究数据。总体来看，在韩国、中国、泰国、印度、新加坡等新兴市场，对体外诊断试剂实时稳定性研究的要求正在逐渐提高。例如，韩国对稳定性研究设计的时间点有具体要求，而日本等国家可能对产品提交规定了最低货架寿命要求。

（9）如果公司产品需要通过世界卫生组织（WHO）的预审程序，制造商应当评估产品的区域风险，并考虑与资源有限的体外诊断产品使用环境相适应的已知风险。[31]

全球监管环境处于动态状态，区域要求也在持续变更。法规事务专员应识别适用的监管要求，了解要求的变化情况，制定最有效、最高效的监管战略，向公司建言献策优化产品开发活动,及时获得全球主要市场的监管批准。

即使目标市场没有制定结构化的产品注册过程,确定原产国的进出口要求(包括标签要求)和招标相关要求也有助于公司能够及时实现市场准入。

11.5 性能测试

大多数规定了体外诊断产品注册要求的国家要求申请方进行某种性能测试。所需的性能测试取决于体外诊断产品的类型(如仪器、试剂、软件)、体外诊断产品的分类(由地理区域决定)以及体外诊断产品的预期用途和适应证。性能测试主要分为两类,包括临床测试和分析测试,用于提供支持体外诊断产品安全性和有效性的客观证据。

临床测试在医院、诊所、私营医疗机构或参考实验室等医疗环境中进行。监管战略应明确支持注册档案所需的临床测试。设计体外诊断产品临床研究时应考虑以下几个方面:

(1)所需样本量是多少?

(2)能否使用剩余标本?

(3)是否需要获得知情同意?

(4)临床终结点是什么?

(5)研究是否需要包括多类群体(如成人和幼儿)?

(6)参照器械是什么?

(7)是否会有多种参照器械?

(8)将使用什么参照方法?

(9)是否需要考虑种族或性别?

中国等国家和地区要求在境内进行测试,以确保体外诊断产品在境内特定人群中能够发挥预期作用。中国还规定,测试应使用新鲜样本。这些注意事项应包含在体外诊断产品监管战略之中,并纳入产品开发战略。如果在产品开发过程中不考虑这些方面,可能会导致体外诊断产品在监管审查期间申请获得许可和批准进一步复杂化。

剩余标本是指为常规临床护理或分析而采集的人类标本的残余部分,这类标本本应丢弃处理。[32]临床研究中使用的剩余标本无法单独识别。如果受试者的身份不为研究者或研究相关的任何其他个人(包括申请方)所知或可能不易确定,则该标本无法单独识别。[33]如果剩余标本能够使用,则无须获得患者的知情同意即可获取体外诊断产品性能测试标本。剩余标本可以从各临床机构获得,需要进行必要储存以保持标本的活力。一些机构储存并销售各种生物体的各类阳性库存标本(血液、尿液、血浆等)。制造商可以选择购买标本进行测试,也可以委托标本机构直接进行测试。使用剩余标本能够大大节省前瞻性临床试验的成本和时间。在美国,FDA 规定,使用储存标本应进行一项研究,证明冷冻标本的可行性,并与新鲜标本具有"等效性"。这类分析测试通常简单易行,除非基质(如痰液)难以检测。欧盟等其他地理区域也允许使用剩余标本。体外诊断制造商应仔细考虑这一切实可行的经济适用选择。

分析测试通常在参考实验室、临床实验室进行,如果可行的话也可以在生产工厂内部进行。体外诊断产品所需的分析测试类型取决于上述临床测试的因素。一些需要进行的分析测试包括:

(1)分析特异性——描述测量程序在样品中有其他量存在时只检测或测量被测量存在的能力。

(2)分析灵敏度——以足够置信度可检测的最小浓度差异;测量程序能区分被测物的两种浓度的能力。

(3)检出限——用于描述一个检验程序以特定置信水平能报告存在的被测量最低值。

(4)定量限——用于描述一个检验程序以指定的测量不确定度能测量的被测量最低值。

(5)线性——描述测量示值或测量结果相关于样品的指定值符合直线的能力。

(6)干扰——由一个影响量引起的测量的系统效应,该影响量自身不在测量系统中产生信号,但会引起示值的增加或减少。

(7)携带污染——反应混合物中引入不属于它的材料(例如,在检验中,样品、试剂、稀释液或洗涤液的一部分从一个容器或从一个反应混合物转移到另一个)。

(8)交叉反应——在竞争结合的免疫化学测量程序中,非分析物的物质与试剂结合的程度。

(9)临界值——用于鉴别样品,作为特定疾病、状态或被测量存在或不存在的界限的量值。

(10)诊断灵敏度——体外诊断检验程序可以识别特定疾病或状况相关的目标标志物存在的能力。

(11)诊断特异性——识别特定疾病或状态相关的目标标志物不存在的能力。

(12)测量重复性——在一组测量条件下的测量精度,包括相同测量程序、相同操作者、相同测量系统、相同操作条件和相同地点,并且在短时间段内对同一或相似被测对象重复测量。

(13)测量再现性——这包括了不同地点、不同操作者、不同测量系统对同一或相似被测对象重复测量的测量精密度。[34]

美国临床和实验室标准协会(Clinical and Laboratory Standards Institute,CLSI)负责制定分析测试的相关标准,这些标准在多数监管国家已经实现协调统一使用。它们为分析测试的设置(如样本大小和设计)以及数据解读(即统计分析)提供了详尽的指导。遵守CLSI标准可以确保数据生成的方法科学合理,并且能够得到监管部门的认可。新型体外诊断产品的制造商在制定分析测试策略时,可以将CLSI标准作为基础框架。此外,如果制造商计划推出一种新型体外诊断产品,他们可以根据CLSI标准来评估特定产品可能需要进行的分析测试类型。

分析测试可以提供证明体外诊断产品安全性和有效性所需的大部分证据。制定周密的分析测试计划能够使注册过程更加顺畅,最重要的是,应确保分析测试具有相关性,并按照详细方案恰当地执行(这些分析测试可能需要在符合良好实验室规范的机构中进行)。

法规事务专员需要与研发、工程、临床事务等相关部门紧密合作,通过审查特定地区的指令、指导文件、法规、协调标准以及标签要求,以及其他相关参照器械的文件,来确定性能测试的策略。参照器械的相关文件能够提供丰富的信息,为制造商制定监管战略提供一个框架。

在美国,制造商或申请方可以向 FDA 提交预提交文件[35],以获得有关拟定的体外诊断产品性能测试策略的反馈。制造商或申请方如果采用预提交过程,可通过两种方式获得 FDA 的反馈:其一是获得书面评审备忘录,其二是与 FDA 代表会谈。在预提交过程中,制造商或申请方需要向 FDA 提交信息包,详细说明其测试策略,包括单个分析测试或临床测试计划或方案,并提供测试策略相关问题清单以及其他潜在的关注点供 FDA 评审。FDA 有 90 天的时间来评审这些预提交的资料。随后,制造商或申请方将收到 FDA 发来的书面评审备忘录,获得计划或方案的反馈以及对所提具体问题的答复。

还有一种情况是,FDA 可能会要求制造商或申请方提供更多信息,或对测试计划或方案中的关键点进行进一步阐述。如果制造商要求与 FDA 会谈,FDA 会同时反馈书面评审备忘录以及方便会谈的时间。虽然 FDA 的反馈并不具备约束力,但体外诊断制造商或申请方能够从中获得一些参考意见,了解 FDA 关于提供证明体外诊断产品安全性和有效性的客观证据所需测试的当前意见。在开始成本颇高的分析测试与临床研究之前,预提交方案是一个与 FDA 协商的良好机制,IVD 制造商可以利用预提交过程创造与评审部门沟通对话的机会。如果体外诊断产品属于新产品,这一点尤为重要。沟通越早,对体外诊断产品制造商就越有利。通过预提交,体外诊断产品制造商能够在良性环境下向 FDA 介绍其产品。

对于体外诊断仪器,可能需要进行额外的性能测试。电气和电子设备有害物质使用限制(RoHS)(2011/65/EU)[36]、电气安全(EN 61010-2-101)[37]、低电压(2006/95/EC)[38]和发射控制(EMC)(2004/108/EC)[39]等欧盟指令与标准都适用于体外诊断仪器。无论是公司内部进行,还是委托外部测试机构执行这类性能测试,体外诊断仪器的监管策略都应充分考虑到测试的成本和时间因素。

对于包含软件或作为独立软件存在的体外诊断医疗器械,目前已有适用的国际协调标准和美国指导文件发布,这些文件明确了所需进行的测试类型。尽管具体要求存在差异,但总体上,软件同样需要遵循与其他体外诊断产品相同的严格流程。这包括进行验证测试、代码审查、风险分析以及确认测试。其他测试的注意事项则取决于软件的类型(例如,现成软件)以及软件的控制程度。FDA 发布了多份关于软件的指导文件。目前,业内还发布了一项软件协调标准——IEC 62304[40],该标准详尽阐述了软件全生命周期的测试要求。

如果一种试剂含有动物或人类来源的原材料,那么在注册前可能需要开展额外的测试。一些国家和地区规定,所有动物来源的原材料不得来自曾发生牛海绵状脑病(疯牛病)的国家或地区,并且不得使用患有疯牛病的动物作为原材料。在选择 IVD 试剂的原材料时,应遵循相关流程,并接受核查,以确保所有成分的来源都是已知的。从长远来看,提前获取无疯牛病认证将有助于节约注册申请的时间。

11.6 其他体外诊断趋势

个性化医疗(personalized medicine)在医疗保健领域的应用日益增多。所谓个性化医疗,是指根据每位患者的具体体征,为其量身定制医疗方案。个性化医疗并不一定涉及为患者定制独特的药物或医疗器械,而是关于根据个人对特定疾病的易感性或对特定治疗的反应,将患者划分为不同亚群的能力。在体外诊断领域,FDA 于 2011 年 7 月 14 日发布了一份关于体外伴随诊断医疗器械(通常称为伴随诊断,CDx)的综合指导文件草案,并在 2014 年 8 月 6 日发布了该指导文件的最终版。FDA 将伴随诊断定义为一种体外诊断医疗器械,它能够提供必要的信息,以确保相关治疗产品的安全有效使用。[41]

近年来,FDA 已批准多种伴随诊断医疗器械进入美国市场,并持续为这些产品制定最佳规范,确保其评审和性能测试要求不会对药品或体外诊断产品制造商造成过重的负担。大多数伴随诊断医疗器械被归类为 Ⅲ 类医疗器械,其安全性和有效性的证明标准较为严格,这需要 FDA 内部各中心之间紧密的协调与合作。为了确保成功,法规战略必须同时考虑药品或生物制品以及体外诊断产品。此外,药品和体外诊断产品制造商应积极与监管部门合作。精心规划提交前和提交阶段的所有步骤,有助于明确了解两种产品商业化所需满足的条件。而在美国以外,伴随诊断产品的监管环境仍在不断发展。欧盟计划根据欧盟 IVDR 对伴随诊断产品进行监管,日本和中国的监管机构也表明了建立伴随诊断监管程序的意向,但监管规定仍在持续发展和实施中。

在当今时代,包括体外诊断医疗器械在内的医疗器械正通过无线、网络和互联网实现互联互通,医疗器械与体外诊断相关的健康信息也在实现交流共享。与此同时,医疗器械网络安全审查的力度不断加强。FDA 于 2013 年 6 月 14 日发布了一份指导文件草案,并于 2014 年 10 月 2 日发布了最终文件①。后续的更新草案于 2018 年 10 月发布了征求意见稿。体外诊断产品制造商有责任研究并实施可行的网络安全措施,以协助防止其生产的体外诊断产品遭受有意或无意的破坏,从而降低对患者安全的潜在风险。[42]此外,还发布了一些国际标准以应对网络安全问题。网络安全已成为一个全球性的监管议题,具有电子传输和(或)访问能力的体外诊断产品应当进行相应的评估。即使是非联网产品,也需要确保一定程度的网络安全,例如通过个人用户认证(如用户名和密码)。对于包含或连接到软件、中间件或固件的体外诊断产品,制定全面的战略有助于确保在设计和开发阶段对网络安全进行评估。

近期,FDA 发布了一些关于社交媒体使用的指导文件草案。这些文件重点关注如何在社交媒体平台上,尤其是在字符数量受限的情况下,确保体外诊断产品的广告和宣传能够准确地向公众传达所有相关的风险和益处。FDA 明确指出,社交媒体上发布的信息属

---

① 译者注:FDA 于 2022 年 4 月公布了《医疗器械网络:质量体系考量与上市前申报指南》草案再次公开征求意见。

于产品标签内容的延伸,必须确保其真实性和非误导性。此外,FDA 也关注到第三方在社交媒体上发布的不准确信息,并期望体外诊断产品制造商能够迅速纠正任何不准确的信息。

近年来,一些国家和地区开始对体外诊断医疗器械进行重新分类。如前所述,欧盟发布了新的 IVD 法规,并更新了体外诊断产品的分类方案。目前,体外诊断产品的分类方案将遵循以 IMDRF 分类指南为蓝本的基于风险的规则体系(关于体外诊断分类的信息,见上文"确定监管分类和监管路径"部分)。欧盟 IVDR 于 2022 年 5 月正式实施[①]。亚洲国家如越南、泰国、菲律宾在制定新法规时,预计将参照东盟的《医疗器械指令》以及 IMDRF 指南来对体外诊断医疗器械进行分类。2018 年,中国也对其体外诊断分类体系进行了完善,采用了 IMDRF 推荐的基于风险的分类体系,从 A 类(低风险)到 D 类(高风险)[②]。这些重新分类工作有助于确保体外诊断产品遵循相同的(已协调的)分类方案,并且不受国家或地区的影响,可以减少未来出现一个体外诊断产品划定为多个类别的情况。

11.7　监管部门的角度

监管部门通常对新产品的了解持开放态度,并欢迎制造商就认为重要的问题进行咨询。这样,监管部门就有机会熟悉新产品和新技术,从而进行资源规划,确保产品的及时审查。在规划新产品注册时,制造商可以利用当地监管部门提供的预提交或咨询程序。

如前所述,FDA 建立了一个正式的预提交程序[43]。在日本,独立行政法人医药品医疗器械综合机构(Pharmaceutical and Medical Device Agency, PMDA)也提供咨询服务。即使在没有正式咨询程序的国家(例如加拿大卫生部),监管部门或监管审查机构通常也愿意讨论具体的预提交问题。

11.8　易犯错误

全球体外诊断产品制造商可能容易犯的错误包括:(1)采用过于以美国或欧盟为中心的方法;(2)过于顺应美国或欧盟以外的市场要求。

如果体外诊断产品制造商过分专注于欧盟和/或美国市场的监管要求,而忽视了其他国家的监管规定,这可能会阻碍其产品进入迅速发展的新兴市场。此外,为了满足当地注册要求,制造商可能需要重复进行一些关键的性能研究,这将导致额外的、计划外的费用发生。

相反,如果体外诊断产品制造商过分迎合各个注册要求而不明确自身的业务优先级,可能会导致产品进入任何市场的时间延迟。法规专业人员应当细致分析不同区域要求之间的相似性和差异,探索是否可以借助相似要求来优化研究设计。然而,平衡目标市场的

---

① 译者注:IVDR 已宣告延长过渡期至 2025.5.26。如果是 IVDR 分类为 C 类,最晚于 2026.5.26;如果分类为 B 类,最晚为 2027.5.26;如为 A 类灭菌,最晚为 2027.5.26。
② 译者注:我国并未对 IVD 实施 A 至 D 的分类。

注册要求与基于业务优先级确定的上市时间也很重要。例如,某些国家和地区可能要求体外诊断产品的货架有效期至少为 6 个月(或更长时间),并且需要实时稳定性研究数据,而其他地区可能接受加速稳定性研究数据。如果公司计划利用适用的数据来注册产品,可能会更高效地实现市场上市。

确定"关键"目标市场,并在时间与成本之间找到平衡以实现最大影响力,这一点尤为重要。

11.9 结语

为了构建有效的体外诊断医疗器械法规策略,首要步骤是清晰地理解和确定申请方公司或制造商的商业计划、业务优先级以及产品概念。接着,需要根据业务计划评估法规的影响,包括上市前要求、批准时间、上市后要求以及产品维护成本。这种法规评估可能会调整业务的优先级,并有助于巩固战略,确保产品能够最有效地进入目标市场。

全球监管环境持续变化,法规专业人员应当识别适用的法规要求,并跟踪监管要求的演变,以制定最有效和最高效的法规策略。他们应向公司提供咨询,优化产品开发活动,确保及时获得全球主要市场的监管批准。

第 12 章 组 合 产 品

Allyson B. Mullen 和 Jeffrey N. Gibbs 更新

引言

随着技术进步,为了更有效地满足临床需求,医疗器械公司正在将药品、医疗器械和生物制品相结合,研发创新产品。例如,药物涂层支架,骨科植入物与生长因子的结合应用,绷带和其他医疗器械浸泡在抗菌药物中以促进伤口愈合,以及单克隆抗体与治疗药物的联合使用。

药品、医疗器械和生物制品的法律定义广泛且存在交集,这有时会导致产品监管方式的不确定性。当不同监管类别的产品相结合时,这为医疗器械公司和 FDA 带来了监管上的挑战。为了开发组合产品并使之商业化,公司需要了解 FDA 对组合产品的监管方式。

FDA 对"组合产品"这一术语的定义作了具体规定,这为分析产品如何被分类提供了基础。值得注意的是,根据 FDA 的规定,组合产品可以以多种不同的方式呈现。本章将重点介绍 FDA 对组合产品的定义和监管,并探讨其他国家的监管机构对组合产品的监管与 FDA 存在的差异。

12.1 组合产品是什么?

组合产品可定义为:

(1)由两种及两种以上受监管成分组成的产品,即药品/器械、生物制品/器械、药品/生物制品或药品/器械/生物制品,通过物理、化学或其他方式组合或混合,并且作为一个单一的实体生产出来;

(2)两种及两种以上独立的产品,在一个包装里或作为一个单元包装在一起,包括药品和器械组成的产品、器械和生物制品组成的产品,或生物制品和药品组成的产品;

(3)单独包装的药品、器械或生物制品,根据其研究计划或拟定标签内容,仅与已批准的指定药品、器械或生物制品一起使用,两者都需要达到预期用途、适应证或效果,该申报产品一旦获得批准,需更改获准产品的标签以体现预期用途、剂型、强度、给药途径等方面的变更或剂量的重大变化;

(4)单独包装的试验用药品、器械或生物制品,根据其拟定标签仅和另一种单独指定的试验用药品、器械或生物制品一起使用,两者都需要达到预期用途、适应证或效果。[1]

简而言之,组合产品包含三种不同的形式:单一实体组合产品、共同包装组合产品,以及交叉标签组合产品。

(1)单一实体组合产品系指由药品、器械和/或生物制品通过物理方式组成的产品,例如,含有氟化物涂层(药物)的牙线(器械)、预充式注射器(注射器中的药物——器械)以及内含抗生素(药物)的骨空隙填充物(器械)都属于单一实体组合产品。

(2)共同包装组合产品系指两种以上单一实体产品包装在一起的产品,常见例子包括药物输送系统(如与器械输送系统包装在一起的药品)和试剂盒(如包含手术器械和药品或生物制品的袋子)。

(3)交叉标签组合产品系指并未通过物理方式将两种以上实现产品预期用途所需的受监管产品包装在一起的产品。例如,造影剂和成像系统,其执行成像任务既需要造影剂也离不开成像系统。然而,由于实际原因,这两种产品通常并不包装在一起:成像系统是重复使用的固定器械,而造影剂是一次性产品。由于组合产品可以以各种方式呈现,公司应警惕其产品是否可能构成组合产品。

12.2 组合产品历史和 FDA 组合产品办公室

尽管上述讨论的例子看似相对简单,但在判断一个产品是单一实体产品(仅药品、医疗器械或生物制品)还是组合产品,以及如果属于组合产品,哪个 FDA 中心负责其监管这些问题上,并不总是那么明确。

1990 年,美国发布《安全医疗器械法》(SMDA)[2],在这之前,FDA 临时规定了组合产品的监管方式。然而,这种临时性评审有时会导致组合产品的监管流程不一致,造成监管混乱。

美国国会尝试将组合产品的监管程序进一步明晰化,并使之成为《安全医疗器械法》的一部分。《安全医疗器械法》中包含了《联邦食品、药品和化妆品法案》(也称《FD&C 法案》)中新的第 503(g)条。[3]该条款要求 FDA 指定对组合产品的主要管辖中心,这一决定是基于组合产品的"主要作用方式"(下文将进一步讨论)。相应的法规已于 1991 年 11 月 21 日发布(21 CFR 第 3 部分)。[4]

然而,这些新制定的法律和法规并没有确保组合产品监管过程的统一性和明确性,也不一定使得监管过程更加简化。实际上,在某些情况下,这些规定反而使得组合产品进入市场变得更加困难。例如,当药品熊去氧胆酸与碎石机组合使用时,FDA 要求对医疗器械和产品中的药品成分分别进行审批,这一要求增加了产品审批的复杂性,并导致了严重的审批延误。[5]

随后,根据 2002 年颁布的《医疗器械使用费和现代化法案》(MDUFMA)的要求,成立了组合产品办公室(Office of Combination Products,OCP)。[6]OCP 承担着多种角色,其中包括担任 FDA 的产品管辖协调员。[7]在这个角色中,当组合产品和单一实体产品的监管中心分配不明确时,OCP 负责进行指定。[8]此外,OCP 还负责发布关于组合产品问题的指导文件,解决组合产品上市前评审及时性争议,并向美国国会提交关于 OCP 活动的年度报告。

这些年度报告包括提交给 OCP 的属性界定申请(requests for designation，RFD)的数量和时间、向行业提供非正式反馈的频率、组合产品上市前评审以及其他 OCP 活动的数量和时间。[9]

12.3 主要管辖中心

组合产品的评审和监管由下列 FDA 中心负责：

(1) 器械和放射卫生中心(Center for Devices and Radiological Health，CDRH)；

(2) 药品评价与研究中心(Center for Drug Evaluation and Research，CDER)；

(3) 生物制品评价与研究中心(Center for Biologics Evaluation and Research，CBER)。[10]

这样分配的目的在于消除组合产品需要从多个 FDA 中心获得批准的情况，这曾是这类产品面临的一大难题。

主要管辖中心是根据组合产品的主要作用方式确定的。作用方式(mode of action)可定义为："产品达到预期治疗效果或作用的方式。"[11]

一个组合产品可以具有多个作用方式，包括药物作用方式、医疗器械作用方式或生物制品作用方式。

如果组合产品或其部分符合《联邦食品、药品和化妆品法案》第 201(g)(1)条中关于药品的定义，并且不具备生物制品的作用方式或医疗器械的作用方式，那么该产品被认为具有药品作用方式。[12]如果组合产品或其部分符合《联邦食品、药品和化妆品法案》第 201(h)条中关于医疗器械的定义，且不具备生物制品作用方式，且"不通过在人或其他动物体内或体表的化学作用来实现其主要预期用途，而且依赖代谢方式来实现其主要预期用途"，那么该产品被认为具有医疗器械作用方式。[13]

美国国会通过上述条款来区分医疗器械和药品。然而，由于药品和医疗器械的定义在功能上存在重叠，实际上区分这两者依然非常困难。药品和医疗器械的定义大致相同，只有一项条款进行了区分，该条款规定，医疗器械"不通过在人类或其他动物体内或体表的化学作用来实现其主要预期用途，并且不依赖代谢过程来实现其主要预期用途。"[14]

根据这一条款，FDA 宣称所有医疗器械都符合药品的定义。这一立场在一份指导文件草案[15]中得到了阐述，并在处理 Genus 医疗技术公司的硫酸钡产品管辖权问题时得到了进一步确认。然而，FDA 的这一观点在法庭上遭到了挑战，并且法庭作出了对 FDA 不利的裁决。法院表示，"(FDA)没有自由裁量权来统一管理所有造影剂，无论它们在法规下的定义特征如何"[16]，并将问题退回给 FDA，要求其根据法院的意见作出相应的决定。注：FDA 已就这一裁决向上诉法院提起上诉。

FDA 就医疗器械"化学作用"含义发布了指导草案。[17]一些民众为此向 FDA 提交了相关评论，对该文件的某些内容提出了质疑。FDA 随后表示，它正在根据 Prevor 案件的决定(详情见下文)重新评估该指南草案。[18]然而，九年后，仍未发布新的指导草案。Genus 案件的裁决可能使得 FDA 在医疗器械监管领域的工作变得更加复杂。

如根据《公共卫生服务法》第 351(i)条的规定，如果组合产品或其部分通过病毒、治疗性血清、毒素、抗毒素、疫苗、血液、血液成分或衍生物、过敏性原产物或任何类似产品来预防、治疗或治愈人类的疾病或状况,则该产品被认为具有生物制品作用方式。[19]

在决定哪个中心拥有管辖权时,OCP 采用了一个三步算法。第一步便是确定该产品的"主要作用方式"。组合产品的主要作用方式是:"能够为组合产品提供最重要的治疗作用的单一作用方式。最重要的治疗作用是指预计对组合产品的整体预期治疗效果贡献最大的作用方式。"[20]

如果组合产品具有药物主要作用方式,那么 CDER 将拥有主要管辖权。如果组合产品具有医疗器械主要作用方式,那么 CDRH 将拥有主要管辖权。如果组合产品具有生物制品主要作用方式,那么 CBER 将拥有主要管辖权。[21]即便某一中心将获得组合产品的主要管辖权和监管权,但这并不排除另一中心与该主要中心进行协商的情况。[22]事实上,各中心之间进行沟通协商乃是常事。

在许多情况下,组合产品的主要作用方式对于制造商或 FDA 来说可能并不清晰。对于一些新型产品,可能缺乏足够的信息来确定不同作用方式的相对贡献。当组合产品的主要作用方式无法明确时,此时 OCP 会采取规则的第二步,将主要管辖权分配给监管"存在类似安全性和有效性问题的其他组合产品"的中心。[23]最后,如果不存在其他此类组合产品,OCP 则会将主要管辖权分配给拥有"与组合产品最重要的安全性和有效性问题有关的最专业的中心。"尽管这种确定主要管辖权的规则看起来很明确,但 OCP 在应用这些规则时可能会采取一些出乎意料的做法。例如,CDER 可能被赋予对某一产品的管辖权,而该产品的医疗器械部分已由 CDRH 多次批准,且 CDER 对该器械部分的监管经验要少得多,在这种情况下,如果出现新的问题,理论上最好由 CDER 负责解决。

1991 年,FDA 的三大中心相互达成了不具有约束力的内部协议。这些协议在三大中心之间指定了各种组合产品类别的监管职责。[24]尽管这些协议是在二十多年前签订的,但它们有时可以为行业提供有用的指导,说明哪个中心对不同的组合产品类型拥有主要管辖权。然而,FDA 并不受这些中心间协议的约束,因此,公司应当核实管辖权的分配是否依然适用于其特定产品。OCP 表示,它非常乐意接受外界的非正式咨询。

此外,2011 年 6 月,FDA 发布了《行业和 FDA 工作人员指南:产品作为药品和器械的分类以及其他产品分类问题》草案。[25]该指南草案旨在进一步区分产品属于医疗器械还是药品,这有助于确定产品的作用方式。然而,该指南草案引起了巨大的争议,因为它提出了这样一个概念:产品"即便只是部分地依赖人类体内或体表的化学作用来实现其任何一个主要预期用途",也不能判定为器械。[26]这一标准以往并未公开阐述过,但在 FDA 将其用于确定一种旨在保护工人免受化学灼伤的产品监管地位后,该标准被法院驳回,下文将对这一案例做进一步讨论。

12.4 RFD 过程

属性界定申请(RFD)是一个正式的申请流程,通过这一流程,公司可以请 OCP 分别确定产品的监管属性(是否为药品、生物制品或医疗器械)以及(或)确定单一实体产品和组合产品的监管中心或主要管辖中心。1997 年，RFD 流程根据《联邦食品、药品和化妆品法案》第 563 条的规定正式确立，并在同年被纳入《食品和药品管理现代化法案》（FDAMA）中[27]。

RFD 的管辖权决定对 FDA 具有法律约束力，相比之下，与管辖中心的讨论则不具备约束力。例如，一家公司可能与 CDRH 进行了多次接触沟通，包括评审 510(k) 上市前通知的预提交文件，之后又被告知该产品可能不属于器械，应提交 RFD。

如果公司计划提交 RFD，在提交前，公司应充分了解产品分类信息（包括其主要作用方式，如适用），同时应在提交上市前评审材料（如上市申请或调查性通知）之前完成提交。一份 RFD 应包含足够的信息，以便 OCP 做出明智的决定。虽然公司往往急于尽早巩固其策略，但如果尚未充分了解产品及其作用方式便过早提交 RFD，会对公司产生长期的不利影响。例如，如果没有关于拟议产品的清晰、有说服力的信息，FDA 可能会对该产品产生错误印象，并以不符合公司预期的方式进行监管，如将其判定为药品而非器械。此外，FDA 一旦判定了产品的监管方式，就很难再改变其决定。

鉴于属性界定请求是一项正式且具有确定性的申请，公司可以选择另一种途径：与 OCP 进行非正式沟通。公司可以在提交正式的 RFD 之前，提交一个预属性界定申请（pre-RFD 或非正式 RFD），以获得不具约束力的早期反馈。预属性界定申请可以只重点关注最终可能包含在正式 RFD 的单个要素，也可以提交一份和预定 RFD 非常相似的文件。关于 pre-RFD，目前尚未规定相关提交要求。如果制造商希望得到其 RFD 中某个关键问题或方面的反馈，提交 pre-RFD 能够有所助益。OCP 对 pre-RFD 的回应虽然不具有法律约束力，但它可以为制定最终的 RFD 提供有价值的见解和信息。

此外，OCP 鼓励医疗行业和适用的管辖中心之间召开相关会议，从而收集有关监管策略和管辖问题的非正式反馈。企业能够以非正式形式与 OCP 联系沟通，协助确定合适的中心工作人员来参加和举办这些会议。[28]

在陈述拟申报产品信息时，清晰、有力且可靠地表达至关重要。同时，简洁明了也很重要。根据 RFD 的要求，包括附件在内的总页数不得超过 15 页。至于 15 页这一限制从何而来，以及尽管有人要求废止，又为何流传至今，个中缘由目前尚无定论。与 FDA 的其他提交类型不同，pre-RFD 并未设定页数限制，这或许正是该方法的一大优势。然而，考虑到 OCP 要求提供更详尽的信息，包括产品成分相对贡献的更多数据，15 页的限制可能带来严重的实际问题。

根据 FDA 的规定，一份 RFD 必须包括以下信息。

（1）申请方信息：包括公司名称和地址、机构注册号、公司联系人和联系电话。

（2）产品描述，包括：

① 产品分类、产品名称和所有组成产品，如适用；

② 产品和所有组成产品的通用名；

③ 产品的商品名；

④ 已获得上市前批准、作为不受上市前批准限制的产品上市或者已获得研究性豁免的产品其组成成分的确认、申请方的身份以及申请方之间关于将该产品用作新组合产品

的组成成分的讨论或达成的协议；

⑤ 产品的化学、物理或生物成分；

⑥ 产品开发工作(包括动物试验)的情况和简要报告；

⑦ 生产过程的描述，包括所有成分的来源；

⑧ 预期用途或适应证；

⑨ 所有已知作用方式的描述，申请方对该产品实现最重要治疗作用的单一作用方式的确认，以及确认依据；

⑩ 使用时间和期限；

⑪ 药品或生物制品的剂量和给药途径；

⑫ 相关产品的描述及监管情况；

⑬ 任何其他相关信息。

(3) 申请方根据实现组合产品最重要的治疗作用的作用方式，就哪个中心应具有主要管辖权提出的建议。如果申请方不能合理确定哪种作用方式能够实现该组合产品最重要的治疗作用，申请方的建议必须基于 3.4(b)中规定的分配算法以及对申请方希望 FDA 在分配其组合产品时考虑的其他组合产品的分配评估。[29]

在确定管辖权时，以上有些信息是次要的。鉴于 15 页的限制，企业在决定如何涵盖以上主题时要谨慎行事。

OCP 还针对撰写 RFD 及其内容发布了相关指南。[30]该指南提供了一份 RFD 筛查清单，FDA 收到 RFD 后的 5 个工作日内会对照该清单对所有 RFD 进行完整性评审。[31]OCP 可以拒收 RFD，也的确出现过拒收情况。

FDA 收到 RFD 后 60 天内，OCP 将以书面形式正式答复申请方，指明对该产品上市前评审和监管具有监管权力或主要管辖权的中心，以及其他咨询机构。[32]OCP 可以要求在 60 天的评审期内与申请方当面讨论 RFD，但由于时间很短，这种情况罕见。此外，由于 RFD 的评审时间较短，OCP 一般不接受企业提交 RFD 后要求与 OCP 会面商讨的请求。公司应期待在第 60 天之前收到 OCP 的答复，如果 OCP 在 60 天评审期限内没有给出回复，则申请方所提监管权限建议便具有法律约束力。

在过去，如果申请方不同意 OCP 的 RFD 决定，可以在收到 OCP 的初步决定后 15 天内向 OCP 提出书面复议申请。[33]FDA 提议修改法规，取消这一规定。[34]FDA 解释说，"对于选择利用这一机制的申请方来说，申请复议的效率很低，而且纳入复议申请机制会导致出现混乱。"FDA 虽未明言，但可以推测，"效率低下"的原因在于复议申请往往只是徒劳。

如果 RFD 申请失败，企业可以向特别医疗计划办公室(Office of Special Medical Programs, OSMP)提起上诉。提交上诉没有时间限制，也不存在 OSMP 必须作出决定的最后期限。

RFD 申请不应与 513(g)申请相混淆。RFD 申请只适用于医疗器械，而 513(g)申请适用于获取"关于某医疗器械的分类或根据《FD&C 法案》适用于某医疗器械的要求等信息。"[35]尽管《FD&C 法案》的确规定，应在 60 天内答复 513(g)申请，但与 RFD 不同的是，延迟答复不会给 FDA 造成任何影响。因此，与 RFD 申请不同，513(g)申请的回复时间可能远远超过 60 天。此外，还有一点与 RFD 不同的是，513(g)申请对 FDA 没有约束力。对

513（g）申请的答复往往不会详细提供决策理由。

12.5　标签声明与 OCP 决定书

在过去，OCP 会在其网站上公布修订版 RFD 决定书。然而，自 2009 年或 2010 年起，OCP 停止了这一做法。2010 年，OCP 发布了最后一份 RFD 决定书。自那时起，OCP 虽然审查了许多 RFD 申请并对其提供意见，但并未公开。根据 FDA 提交给美国国会的报告，从 2012 年至 2017 年，FDA 共审查并发布了 102 种产品的 RFD 决定书。如今，若想查阅这些决定书，公司必须依照《信息自由法》提交申请。若 OCP 不公开管辖中心的分配依据，外界往往很难理解 OCP 是如何做出这些管辖决定的。此前，OCP 曾承诺会公布 RFD 概要以提高透明度。[36]但实际上，OCP 似乎并不重视以往的决策案例；它倾向于认为，以前的监管决定不同于当前决定，除非这些决定实质上等同。

值得注意的是，在 2018 年，FDA 推翻了其长期持有的观点，此前，FDA 宣称用于治疗膝关节骨关节炎的透明质酸（hyaluronic acid, HA）关节内产品属于医疗器械，如今 FDA 表示此类产品属于药品。[37]对此，FDA 解释称，"尽管用于这种用途的 HA 产品已判定为医疗器械（产品代码 MOZ；酸，透明质酸，关节内），但目前公布的科学文献显示，HA 通过体内的化学作用实现治疗膝关节疼痛（骨关节炎）这一主要预期用途。"

这些先前的决定对于企业非常有帮助，尤其是当公司需要确定哪些标签声明可能导致他们最终归于某一管辖中心而非另一中心。在确定管辖中心分配时，企业必须清楚，产品的预期用途能够决定产品的管辖权。例如，用于伤口管理的产品以往一直被 FDA 判为医疗器械进行监管，而用于伤口治疗或伤口愈合的产品通常作为药品进行监管。获得 RFD 概要有助于公司了解这些更细微的区别。

最近发生的一个案例展现了 OCP 的决策过程，进一步揭示了确定产品主要作用方式和拟定产品声明的必要性。本案涉及普利沃公司（Prevor）及其产品敌腐特灵® 皮肤冲洗液（DSW）。[38]到目前为止，这是唯一一个在法庭上对 RFD 质疑的案件。

DSW 是一种喷雾罐装的溶液，是一种"即时反应"产品，有助于防止和减少因意外接触化学品而发生的化学烧伤。DSW 通过两种方式实现其预期目的：（1）将溶液喷洒在皮肤表面，以物理和机械方式去除或清洗令人不适的化学品；（2）中和酸碱。

与许多皮肤和伤口清洁剂一样，普利沃公司认为 DSW 具有医疗器械主要作用方式，其主要管辖权应归属于 CDRH。

2009 年 8 月，普利沃公司提交了 DSW 的 RFD 申请。同年 10 月，OCP 发布了一份界定书（letter of designation），判定 DSW 是一种药械组合产品，其中溶液属于"药物"成分，而罐装容器属于"器械"成分。OCP 将主要管辖权分配给 CDER，因为它发现 DSW 具有药物主要作用方式。2010 年 3 月，普利沃公司要求 OSMP 重新审议这一决定。2011 年 4 月 25 日，时隔一年之后，OSMP 发函确认了 OCP 在 2009 年 10 月所做的决定。

2011 年 6 月，普利沃公司向美国哥伦比亚特区地方法院提起诉讼，质疑 FDA 将 DSW 判定为以药物作用为主的药械组合产品。2012 年 9 月，法院判决普利沃公司胜诉，认定

FDA 行事武断、反复无常。具体而言,法院认为 FDA 未能为其分类决定提供合理的依据,部分原因是 FDA 在分类决策时使用了"极其广泛的语言",但没有提供"决定内容之外的佐证"。此外,法院驳回了 FDA 关于其应用的标准并非新标准这一说法,法院指出,FDA "甚至无法举出一个曾应用'部分'标准的案例。法院撤销了 FDA 将 DSW 判定为以药物作用为主的药械组合产品的决定,并将此案发回 FDA,由其按照法院的裁决作出决定。

8 个月后,FDA 发布了对 DSW 的新分类决定。FDA 得出了相同的结论,依然将 DSW 判定为以药物作用为主的药械组合产品进行监管。决策过程中,FDA 引入了一个新标准,通过评估化学作用是否对产品的预期效果做出"有意义的贡献"来确定组合产品是否通过化学作用"实现"其主要预期目的。对此,2013 年 7 月 31 日,普利沃公司在美国哥伦比亚特区地方法院对 FDA 提起诉讼,再次质疑 FDA 将 DSW 判定为以"药物"作用为主的药械组合产品。诉状称,FDA 没有遵循法院 2012 年 9 月的裁决,案件发回重审时,依旧得出了与先前裁决相同的结论。

2014 年 9 月 9 日,法院再次认定普利沃公司胜诉,并采纳了普利沃公司对"实现"的普通含义,驳回了 FDA 关于"有意义的贡献"与"实现"同义的论点。法院同时指出,"法规并未要求 FDA 量化产品最终效用的确切贡献(以将其归类为药物)。不过 FDA 确实需要根据更多信息进行分类,而非只是发现产品在没有化学作用的情况下不会像声称的那样发挥作用。"法院驳回了 FDA 的决定,同时也驳回了普利沃公司关于法院认定该产品为医疗器械的申请,并再次将案件发回给 FDA,要求 FDA "确定符合法规要求的标准,并据此对 DSW 进行分类。"

2015 年 1 月 13 日,FDA 发布了关于 DSW 的新分类决定,再次认定 DSW 是一种药械组合产品。FDA 主要所依靠的凭据是普利沃公司并未包含在 RFD 之内的声明,包括一些在美国之外的声明。企业支持 RFD 的论证篇幅不得超过 15 页,但 FDA 显然能够在记录之外寻找与管辖权有关的信息。[39]普利沃公司并未在法庭上挑战这一决定。

本案例是一个警示性的故事,重在强调企业与 FDA 早期互动时,应具体清晰地提供产品的主要作用方式和产品声明等信息,并且不应过于依赖已有的案例。在诉讼过程中,FDA 反复区分所有先例,或暗示以前对这些案例的判定并不十分准确。本案例进一步显示,即便法院已经(两度)指出 FDA 作出了错误的判定,但要想说服 FDA 更改其决定仍然极为困难(这是在尚有回旋余地的前提下)。此外,从本案例来看,OCP 未来可能会为申请医疗器械属性界定的公司设定更高标准。

12.6　组合产品上市前评审

对组合产品具有主要管辖权的中心负责对该产品进行上市前评审。因此,该组合产品的上市前提交材料需要提交给其所在的管辖中心。这一原则同时适用于申请上市前许可和批准以及试验用器械豁免。

虽然某一管辖中心被指定为负责组合产品上市前评审的主要管辖机构,其他中心也可以在评审中进行咨询。此外,各中心之间可以互通协作,一同对组合产品进行评审。例如,药物洗脱支架属于以医疗器械作用为主的药械组合产品,因此,CDRH 对该产品拥有主要管辖权。然而,药物洗脱支架的上市前申请是由 CDRH 和 CDER 合作进行评审的。医疗行业所担忧的是,即便已经指定了管辖中心,但监管要求却并非总是明确的,此外,评审时间漫长,各管辖中心之间也会存在分歧。OCP 表示可以帮助解决组合产品评审及时性这一问题。

FDA 发布了关于组合产品批准后变更的指导草案。[40]该指南草案旨在为行业提供有关对已批准的产品进行变更前的提交类型等信息。该草案还就申请人如何与 FDA 讨论有关批准后变更的选择以及相关问题提供指导。

12.7 组合产品监管策略

由于上述原因,组合产品的监管策略与单一实体产品的监管策略并不相同。事实上,组合产品的监管策略需要考虑到各种情况,这取决于 FDA 如何回应 RFD 申请、不同的标签声明以及双中心评审。

此外,组合产品监管策略还应该概述公司计划与 FDA 进行哪些提交前的沟通协商。公司是否会提交 RFD 或 pre-RFD 申请? 如果申请,公司有何佐证数据? 如上所述,RFD 一大优点在于它对 FDA 有法律约束力,不同于与管辖中心的互动。事实上,管辖中心可以初步处理企业申请,如授予试验用医疗器械豁免,然后要求申请方提交 RFD 申请。

企业准备 RFD(或 pre-RFD)时应做到字斟句酌。因此,公司在假设准备选择 RFD 申请途径前(可能是在制定监管策略时),应概述产品的主要作用方式(如测试数据、已发表的文献)、预期的产品声明、目前市场上有哪些类似产品及其监管方式,以及公司的产品及其声明与目前市场上的类似产品有何不同等已知信息。OCP 在应用其算法时,可能会将关注点聚焦在产品与当前市售产品的不同之处,而非其相似之处。

许多公司在准备或考虑申请 RFD 时仅仅关注测试数据。但实际上,即便公司的 RFD 申请中并未包含已发表的材料,FDA 可能也会查阅这类材料。因此,公司应仔细核查,确认是否有发布的拟申请产品或类似产品的相关信息。公司甚至应该查阅 OUS 出版物或科学刊物,它们可能与确定管辖权有关。

此外,公司还应充分了解拟申请产品的预期声明,随后应评估:(1) 具有类似技术特征的产品的监管方式;(2) 具有类似声明的产品的监管方式。

这些产品的监管方式可能并非始终相同。公司可能会发现具有类似技术特征的产品以某种方式进行监管,但具有类似声明的产品却是以另一种方式进行监管。这能够影响公司重新去思考可能想要避免的声明和其他预期用途。

制定监管策略时可以考虑选择其中任意一种提交类型,视管辖中心的分配情况而定。例如,监管策略文件可能会建议,如果管辖中心是 CDER,可能需要提交新药申请(new drug application, NDA);如果管辖中心是 CDRH,可能只需提交 510(k)上市前通知。有些公司可能倾向于选择较为烦琐的 NDA 上市前申报途径,以防止未来的竞争者轻易进入市场或因其他商业原因需要申请恢复专利权,但对大多数公司来说,NDA 或生物制品许可申请（biologic license application，BLA）的申请工作更繁杂、成本更高昂、上市时间更漫长。相比而言，510（k）上市前通知或 De Novo，甚至是上市前批准（PMA）这类医疗器械提交通常会便利许多，前提是公司能够选择这条医疗器械提交途径。然而，根据作者的经验和 Genus 案例来看，OCP 似乎倾向于将 CDER 或 CBER 指定为越来越多的组合产品的管辖中心，即便在过去，那些非常类似的产品是作为医疗器械进行监管。

最后一点，监管策略应评估支持上市前申请所需的数据类型。NDA、BLA 和 PMA 都需要提供临床试验数据，510（k）可能需要临床数据，但并非固定要求。公司应确定类似产品的提交文件是否包括临床数据以及进行的试验类型。这些信息是公司预估其未来负担的基础。此外，企业还应考虑人为因素问题。[41]一旦确定了管辖中心，公司可以通过预提交（医疗器械）或 Pre-IND（药物）等适用的机制提交反馈请求，从而获得有关拟开展的临床试验设计的额外反馈。

12.8　生产质量管理规范

组合产品没有特定的生产质量管理规范（GMP）。组合产品与其组成成分一样，都需要遵守 GMP 的规定。[42]法规 21 CFR 4 阐释了组合产品的 GMP，简而言之，就是要求组合产品的组成成分都应遵守适用的 GMP。例如，对于一种药械组合产品，其药物部分需要符合 21 CFR 210 和 21 CFR 211 规定的要求，而器械部分则需要符合 21 CFR 820 规定的要求。同样，如果组合产品包含生物制品成分，该成分需要符合 21 CFR 600~680 的规定，而人体细胞、组织与以细胞和组织为基础的产品（HCT/P）成分需要符合 21 CFR 1271 的规定。

从理论上讲，组合产品 GMP 的规定看起来似乎很简单，适用于独立包装的交叉标签组合产品。但是，对于单一实体组合产品或共同包装组合产品，这一规定的运作方式就不大明确了，因为对于这些组合产品而言，其组成成分的设计和生产过程存在重叠情况。因此，规定的哪部分内容适用于这些重叠的过程呢？在这种情况下，如果公司的质量体系符合针对组合产品某组成部分的 GMP 标准（"简化方法"），法规则规定公司必须遵守组成部分 GMP 的特定要求。[43]例如，如果一个产品属于药械组合产品，而且制造商的质量体系符合 21 CFR 210 和 21 CFR 211 有关药物的要求，法规则规定制造商必须满足 21 CFR 820 有关器械的要求。尽管有上述规定，但如果共同包装或单一实体组合产品的某一组成部分与其他组成部分是在不同的设施中生产的，该生产设施必须只遵守适用于在该处生产的组成部分的特定要求。[44]

2017 年 1 月，FDA 发布了最终指南，目的是进一步明确组合产品的 GMP 要求。[45]该指南并未提供任何新信息，但阐明了"简化方法"，并为那些未能充分了解其他管辖中心的 GMP 要求的企业提供了有用的背景知识。

12.9　不良事件报告

2016 年，OCP 发布了一项关于报告组合产品不良事件的最终规定。[46]根据该规定，公司应继续根据相关组成部分的适用规定提交不良事件报告——具体而言，器械组件部分应遵守 21 CFR 803 和 21 CFR 806，药物组件部分应遵守 21 CFR 314.80 和 21 CFR 314.81，《公共卫生服务法》许可的组成部分（生物制品）应遵守 21 CFR 600 和 21 CFR 606。[47]此外，如适用，组合产品公司还需要提交以下报告：

（1）21 CFR 803.3、21 CFR 803.53 和 21 CFR 803.56 针对组合产品的器械组成部分所要求的"5 天报告"；

（2）21 CFR 803.50 和 21 CFR 803.56 针对组合产品的器械组成部件所要求的"30 天故障报告"；

（3）21 CFR 314.80（c）（1）和（e）以及 21 CFR 600.80（c）（1）和（e）针对组合产品的药物和生物制品组成部分所要求的"上市后 15 天警戒报告"；

（4）21 CFR 314.81（b）（1）针对组合产品的药物组成部分所要求的"3 天现场警戒报告"；

（5）21 CFR 600.14 和 21 CFR 606.171 针对组合产品的生物制品组成部分所要求的"生物制品偏离报告"。

如果一家公司对某一组合产品的所有组成部分负责，那么该公司必须报告所有组成部分的所有不良事件。此外，如果公司仅负责组合产品中的一个组成部分，根据最终规定，公司只需报告其负责部分的不良事件。报告方法和记录要求在最终规定中保持不变。

最终规定也存在明显的缺陷。具体而言，该规定并未明确如何报告应急包的不良事件。在实践中，这种情况可能会导致难以确定哪个组成部分是造成不良事件的原因。

12.10　结语

如今，组合产品越来越普遍。为了避免遭遇市场准入障碍，公司应了解其产品将由哪个中心进行监管以及监管方式如何。然而，在充分了解产品及其作用机制前，公司应保持警惕不要过早提交 RFD 申请，因为如果信息不完整，可能导致 OCP 作出不符合预期的、有约束力的决定。由于 OCP 将对 RFD 进行严格评审，因此撰写 RFD 时应十分谨慎。一旦确定了产品的管辖权，就必须了解公司将如何遵守适用于该产品的上市前和上市后要求。

第 13 章　全球监管过程

Xianjun（Catherine）Chen，MS，RAC，
Manuel Urena 和 Brian Young 更新

引言

近年来，随着对人体生理学的深入理解以及医疗技术的飞速发展，监管过程和分类决策的复杂性显著提高。越来越多的产品融合了不同监管分类的元素，而医疗公司正积极应对含有医疗器械、药物和（或）生物元素的创新技术挑战，这为医疗企业和监管机构带来了许多不确定性。全球监管流程始于对面向所有目标市场产品的分类（图 13－1）。产品的分类将决定其在各管辖区的基本监管要求，对产品策略和规划产生深远影响。

公司的合规要求已覆盖产品的全生命周期。一旦产品获得批准（或"许可"）并上市销售，公司的主要合规义务便包括维持符合质量体系的标准、进行不良事件分析、向监管机构报告警戒信息、启动和报告产品召回。一些国家和地区规定产品变更前应获得批准，而另一些国家和地区则要求定期延续产品注册。

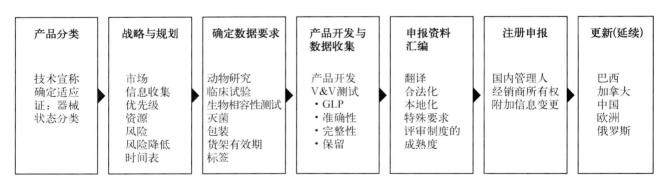

图 13－1　注册申报流程

法规事务部的核心目标是通过最具商业可行性、最具成本效益、可预测的方式，及时、高效、合规地为公司完成产品注册，并持续必要的法规批准。实现这一目标需要制定周密的流程，并积极进行跨职能、跨地域的沟通协作。为了取得成功，法规事务专员应深入了解公司需求，并有效进行跨职能、跨地域的沟通协作。

全球监管流程的规模和复杂性因公司规模、地理位置、产品分类、产品设计和全球营销计划的不同而有所差异。不过，这些流程具有一些共同的原则，如果应用得当，将为全

球产品注册提供一个明确且高效的流程,并在产品全生命周期中提供持续支持。本章将探讨有效的全球监管流程的关键要素,同时也考虑到产品设计、公司规模和业务全球分布的不同,允许在处理复杂性时存在本质上的变化。

尽管不存在一种适用于所有公司和产品的规范性方法,但本章提供了一个基本框架,在此基础上通过个性化以满足特定公司的需求。

获取医疗器械的法规批准是一项充满挑战但意义重大的任务。为了完成这一任务,法规事务专员需要将技术设计和测试细节转化为一个连贯且具有说服力的叙述。就如同棋局对弈,一个称职的法规事务专员应当洞察监管审评人员的期望,预见他们的思路,从而发掘、开发并提交能够达成预期结果所需的信息。

13.1　产品分类

医疗器械的产品分类决定了监管部门的审批路径,并且也可能影响医疗器械的报销政策。因此,确定医疗器械的产品分类是了解目标国家监管要求的第一个关键步骤。大多数国家和地区采用基于风险的产品分类方法,该方法考虑产品的设计、预期用途以及拟议的声明。尽管分类的法规相似,不同国家和地区的产品分类仍可能存在显著差异。在产品分类过程中,应当考虑到国家和地区的差异,并将实现各类产品声明以及获得报销的成功概率和影响因素纳入战略决策的考量之中。

1. 确认产品按照医疗器械管理

在确定产品分类时,首要考虑的问题是产品是否符合各个司法辖区对医疗器械的定义。在制定全球战略时,必须认识到不同司法辖区对医疗器械的定义存在差异,同一产品在一个辖区可能被视为医疗器械,而在另一个辖区则可能作为药品或生物制品进行管理。此外,产品的声明对其监管分类具有决定性影响。例如,多种伤口敷料含有银物质,其起到控制细菌的作用。在欧盟,含银物质被视为药物成分进行监管,而在美国,如果含银物质用于控制伤口敷料中的细菌,则该敷料作为医疗器械管理。然而,如果公司声称含银物质会释放到伤口中以控制细菌,那么在美国,这种含银物质将被视为药物,而含银敷料则作为药品与医疗器械的组合产品进行监管。在这种情况下,公司必须评估在美国将该产品作为药品声明的价值是否足以超过为获得批准所需的大量额外投资。由于药品、生物制品和医疗器械的数据要求和法规差异显著,法规事务专员必须投入必要的时间、精力和努力,以确保公司了解其产品在每个目标市场的监管途径。此外,法规事务专员应积极与市场营销部门、临床事务部门和商业部门保持沟通与合作,确保所选的产品合规路径与公司的商业战略保持一致。

2. 产品分类地区差异

在确认产品在各个司法管辖区作为医疗器械进行监管之后,接下来的步骤是对该医疗器械进行分类。尽管不同国家和地区的监管部门的分类规则存在差异,但通常医疗器械可以分为三个主要类别：低风险医疗器械、中风险医疗器械和高风险医疗器械。在欧盟,中风险医疗器械被进一步划分为两个子类别(Ⅱa类和Ⅱb类)。而加拿大和东南亚国家则将医疗器械分为四个类别。医疗器械的分类是根据其医学专业、技术特性和适应证来进一步明确的。例如,目前美国FDA已经为大约1 700种不同的通用类型设备建立了分类,并将其归入16个医学专业组。

尽管不同国家之间的医疗器械分类标准可能存在显著差异,但也有些国家如美国、巴西和中国采用了类似的分类体系。国家或地区之间在分类法规上的差异可能会成为公司产品进入特定市场的障碍,并对企业的全球战略产生重大影响。鉴于这些差异,公司可能需要考虑对产品及其相关声明进行调整,以确保符合当地的监管要求和临床需求。

理解全球医疗器械分类规则中的一些特殊情形同样至关重要。例如,医疗器械的分类通常不会区分成人患者和幼儿患者群体。因此,获得批准的适应证有时可能不会特别注明产品是供成人还是幼儿使用的。但是,由于产品的获批适应证并未明确指出患者的年龄范围,如果公司宣称其产品适用于儿科患者,那么他们需要自行承担相应的风险。因此,法规事务专员在向公司提供建议和执行行动方案之前,应全面研究每个司法辖区的具体要求。

法规事务专员应当认识到,随着时间的推移,为了适应医疗器械领域的技术进步和临床经验,医疗器械的分类会进行调整。例如,由于不良事件的发生,某一类医疗器械可能会被提升到更高的管理类别。相反,如果某一类医疗器械在多年的临床应用中表现出良好的安全性,其管理类别可能会被降低。监管机构也可能将某一组相似产品从现有分类中独立出来,划入新的分类组,而这一变动可能并不涉及风险级别的调整。因此,产品分类的变化可能会对公司的利益产生正面、负面或无影响。法规事务专员需要监测分类变化的趋势,并积极参与相关的重新分类讨论。在某些情况下,加强监管可能更符合公司的最佳利益,这不仅能提升患者安全,还可能有助于淘汰市场上的竞争对手。然而,在其他情况下,公司所掌握的关于特定技术和适应证相对安全性的重要数据,可能为监管机构基于设备风险尝试平衡数据要求和合规监管时提供支持。

13.2　战略与规划

全球监管环境持续发展变化,明显的趋势体现为监管要求不断增加、监管过程更为复杂。为了帮助公司更好地发展,法规事务专员需要预测监管变化,就如何满足监管要求提供明确的指导。有效的监管战略应当可操作、可衡量,能够支持业务战略。良好的合规路径能够预测监管变化并有效地加以利用,从而为公司创造或增强竞争优势。

1. 监管战略与商业战略的协同

监管战略应支持公司的商业战略,成为商业战略的有益补充。法规事务专员需要考虑到公司是否能够在遵守法规审批的框架下销售产品,并确保产品在市场竞争中不被淘汰。因此,最简单的监管路径并不总是最佳选择。这是一个基础的监管理念,但它往往未被管理层和商业战略规划者充分理解并认识到其战略价值,特别是当公司被财务利润驱动时。法规事务专员有责任努力传达这一概念的重要性。

在某些情况下,采取更为严格的合规程序是最佳选择,这样可以获得额外声明的批准,并为竞争对手设立较高的合规门槛。例如,某些产品分类可豁免于上市前要求或者需符合最低上市前要求,这可能有助于产品更早上市。然而,在此情况下,公司将需要遵守获批或豁免的限制条件。这种方法可能会严格限制公司的产品市场营销宣传,也能使得竞争者通过宣称其产品具有相同声明和适应证而迅速轻易地进入市场。在某些情况下,率先上市可以抵消潜在的不利影响。然而,在其他情况下,选择更为复杂的合规路径,使公司产品更具备区分度并受到更多保护,可能更为可取。

同样,公司必须考虑所需的功能宣称,这些宣称应支持产品的价值主张,确保产品能够纳入医保范围,并有效地实现商业化。在某些情况下,可取的做法是以最小范围的功能宣称获得最初批准,随后通过上市后临床研究来支持更广泛的功能宣称。这种阶段性推进方法可以充分利用不同地区监管要求的差异。例如,可以先在监管要求较为宽松的地区快速获得产品批准,然后在该地区开展上市后临床研究,扩展功能宣称,以支持在监管要求更加严格的高价值市场提交注册。

2. 管理不确定性和风险

对于所有公司和产品而言,没有一种放之四海而皆准的方法。法规事务专员需与市场营销部门和商业部门紧密协作,根据公司的具体需求,制定最合适的合规方法。法规事务专员将扮演市场营销部门的关键合作伙伴角色,通过提供多样化的选择来指导市场营销决策。在此过程中,清晰地传达不同合规方法所涉及的不确定性或风险水平至关重要。例如,依赖临床证据来扩展功能宣称可能会引入新的不确定性,这些不确定性主要与临床研究的成果以及预期的功能宣称能否得到监管机构的认可相关。此外,监管要求随时间演变,这可能会对公司业务产生深远影响。因此,法规事务专员需要评估并预测可能的监管变化。在产品概念和开发过程的早期阶段,将这些信息及时传递给公司极为重要,这样可以将这些因素纳入投资回报率的计算,并作为决策确定要启动的项目和策略的辅助工具。

3. 单一全球化产品还是针对各地市场开发多个版本的决策

基于不同国家的经济水平、市场竞争状况、物流条件、医疗实践、患者群体特征和基础设施等众多因素,同一产品的市场潜力在各国家和地区之间存在显著差异。在某些情况下,更为可取的做法是在全球范围内就相同的功能宣称和适应证申请获得监管部门的批准。然而,公司也需要接受对产品、功能宣称和适应证进行本地化以满足当地需求这一做法。在这种情况下,公司必须考虑是按照限制性最强的司法管辖区的限制条件推出单一全球化产品,还是根据各地区需求和要求推出多个版本。在做出这一决策时,公司需要在以下两方面取得平衡:一方面是扩大在目标市场中的功能宣称营销优势,另一方面是管理多个产品代码和相关标签所带来的额外成本。

4. 平衡合规成本与产品商业潜力

不同司法管辖区之间的监管要求可能存在显著差异,这可能导致在某些市场申请产品批准成本高昂、耗时良久。在准备投入时间和资源进行产品注册之前,公司应当评估市场机会,并预测在各个目标国家完成注册所需的时间和成本。注册成本应当被纳入对目标市场的商业论证中,并且最好制定一个全面的上市战略来支持这些成本。

制定周密的合规战略应充分考虑以上因素,在计算投资回报时应将其纳入考虑范围之内,同时为确定目标市场提供参考。这一过程需要制定一个系统的计划,确定并安排全球注册的优先次序。表13-1展示了全球注册策划及其优先次序的基本流程。

表13-1　全球注册申报策划和优先排序流程

法规事务团队	商业团队
确定产品在各市场的分类	确定所需的产品特性
确定注册申报要求	确定期望的功能宣称和适应证
计算合规成本	确定业务风险
建立批准时间表	确定销售预期
确定监管不确定性因素	确定对业务的战略价值
确定资源需求	计算投资回报率(ROI)
总计划	
确定产品投资回报率和战略价值	
根据投资回报率和战略价值对产品和市场进行排序	
根据可用资源调整优先次序列表	
制定并传达全球注册计划	

5. 注册规划与优先次序

由于公司可能缺乏足够的资源,无法同时在所有目标市场进行注册,因此确定优先次序的能力对注册规划过程至关重要。以下基本信息可用于确定全球市场的注册次序[1]:
(1)市场潜力(销售预测);
(2)预测的法规审评和审批时间表;
(3)是否有符合注册要求的信息和文件;
(4)审批时间以及获得批准的不确定性;
(5)合规成本,如生产、测试、翻译、咨询和申请等费用;
(6)提交注册文件前是否必须在其他国家获得批准;
(7)其他战略考虑,如率先上市、产品发生变更的可能性。

公司应当定期评估其在预测实际审批时间、成本和回报方面的规划流程的准确性,以此来衡量其规划流程的有效性。同样地,法规事务部门也应当对自身的绩效进行衡量和分析。在衡量和评估时,可以参考以下指标:一定时期内提交的文件数量(吞吐量)、监管部门提出的问题次数、审评时间以及批准率。对以往的计划和绩效进行审评,有助于制定更有价值的规划方案,完善法规提交过程。

13.3　确定数据要求

一旦确定了目标市场以及产品在各个市场的分类,公司便可以开始着手明确支持全球注册所需的信息要求。这一步骤应在产品开发的早期阶段完成,以便确定所有需要的信息并将其纳入产品开发计划之中。

在确定信息的过程中,应同时考虑各国的具体要求以及支持在所有预期市场获得批准所需的信息。

1. 需要提交多少必要信息?

一个重要的考虑因素是需要提交多少信息。为了更好地符合公司利益,应尽早与监管部门进行沟通,以确定获得批准所需的信息。沟通方式可以包括正式或非正式的通信、会议等。对于复杂、成本高昂且审评周期长的注册申请程序,例如美国的上市前审查(PMA),在提交注册申报资料前与监管部门明确信息要求是非常有意义的。然而,需要注意的是,监管部门的反馈通常不具有法律约束力,而且安排会议可能需要较长时间。因此,对于常规性的注册申报,公司可以自行分析并做出决策,或者咨询独立专家来确定信息申报的要求。

最基本的信息量可以从法律法规、指南文件、行业标准以及类似产品的提交经验中确定。然而,注册申报要求可能会根据审评人员、监管部门从其他提交文件中获得的信息、不良事件监测数据以及其他领域的经验而发生非正式的变化。此外,公司可能希望为其产品申报更多的功能宣称以提高竞争力,这也增加了提交信息量以支持及时监管批准的不确定性。考虑到这一点,法规事务专员需要制定一个信息策略,旨在降低风险的同时,优化监管批准的可能性和及时性。

一般情况下,公司可以选择提交所要求的最低信息量,并根据审查要求进行补充测试或提供更多文件。这种方法可以缩短注册申报时间,但可能会延长整个批准过程。公司也可以选择提交超出最低要求的信息,预先提供审查过程中可能要求的补充信息。或者,公司可以按照最低要求进行注册申报,同时在审查过程中进行补充检验。这些做法都是合理且可行的。然而,法规事务专员应认识到,选择提交最低要求信息可能会导致审查周期延长,因为需要时间来设计和执行解决审查过程中提出问题的相关测试。因此,法规事务专员应进行全面研究,以明确产品获批所需的必要信息。

随着公司拓展到其他市场,法规事务专员需要考虑向审查部门披露公司专有和机密信息的风险,这些信息可能会落入当地竞争对手手中。尽管这种情况很少发生,但在目标市场清廉指数[2]排名较低,或产品包含非常敏感的专有信息时,应予以特别关注。在实施新法规或相关法规体系尚不成熟的国家,一般不需要申请方提供详细的图纸和专利信息。在没有明确要求的情况下,不建议申请方主动提供这些信息。

在成熟市场,提供过多的细节信息也可能带来问题,尽管原因不同。成熟市场通常对何时需要提交新申请以应对变化有严格的规定。如果产品变更的项目不在初始申请范围内,则可能无须提交新的申请材料。其逻辑是,如果政府在审查过程中无须审评或考虑该项目,那么产品进行变更时,申请方就不太可能需要提交新的申请。尽管这不是一个普遍规则,但过多的细节信息可能会导致公司在未来进行产品变更时受到限制。

2. 申请材料的准确性和完整性

大多数具备正式监管基础的国家和地区都要求申请方提供准确完整的注册申请材料,提交错误或误导性信息将引发严重后果。此外,一些国家和地区的设备变更审查和批准流程烦琐而冗长。要想提交修改信息来更正初始申请中的错误可能并不容易实现。因此,确保申请材料的准确性和完整性对于规避不合规情况以及避免延误产品上市销售非常重要。随着全球注册申报所需信息量日益增加、内容越发复杂,确保材料的准确性和完整性越发成为一个日益令人关切的问题。鉴于此,公司应将验证提交准确性和完整性的系统纳入注册申报流程。

信息完整性验证过程包括确认上市前提交的信息具备充分的基础数据支持。至少,信息完整性验证应确认以下内容:

(1)产品测试前,已经制定了测试方案并确定了验收标准;

(2)测试产品能代表最终包装的灭菌产品;

(3)测试产品通过验收标准;

(4)测试设备已进行适当维护和校准;

(5)保留原始数据来支持最终报告的结论;

(6)保留原始数据文档以证明任何更改或排除的原始数据的合理性;

(7)最终报告的计算和统计分析准确;

(8)方案偏离情况已得到解释和说明;

(9)提交的信息具备充分的基础数据支持。

图13-2提供了一个确认数据完整性的基本流程框架。信息完整性应当由合格的独立个体或机构负责评估。从过程的角度来看,将完整性评估纳入文件审评审批过程是有意义的。如果最终提交的资料打包完成前仍未发现文件问题,信息完整性评估能够减少延误注册的风险。

3. 临床证据

由于收集临床证据需要投入时间和资金,并且可能伴随一定的不确定性,申请方在决定是否收集临床证据时应特别谨慎。若注册过程中需提供临床证据,公司必须明确临床证据的收集方法、地点及时间。对于某些要求提供临床证据的目标市场,而其他市场则没

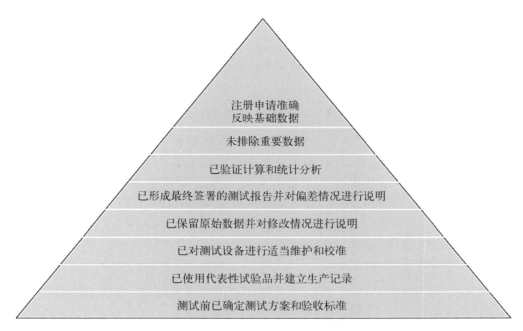

图 13 - 2　数据完整性验证流程概述

有此要求,申请方可以选择在不需要临床证据的司法管辖区通过上市后研究来收集信息,以支持审批。在此情况下,公司必须考虑在其他国家收集的临床证据是否能够代表目标群体,以及是否能够被审评机构接受。

　　通常情况下,医疗器械公司会面临这样一种情况:监管部门在审批过程中不要求提供临床证据,但在产品销售时却需要。这就引出了一个问题,是在监管部门审批前收集临床证据,还是等获得批准后再进行收集? 产品营销部门通常希望加快临床研究速度,并希望在监管部门审批前完成。这可能是一个最佳的选择方案,但也存在潜在问题。例如,上市前临床试验的开展可能需要额外时间来获得批准,监管部门也可能推迟上市审批,等待研究结果。此外,临床研究的结果存在不确定性,它们可能支持审批,也可能引发新的问题,从而进一步延长审批过程。因此,法规事务专员必须协助公司,在特定情况下选择最合适的方法。在做出决策时,法规事务专员应努力明确拟开展临床研究的目的。通常,产品营销部门只是希望借助关键意见领袖的个人经验来"支持审批"。在这种情况下,获得上市批准后立即启动一项简单的、有限的使用者偏好研究,可能是最佳选择。在制定合规战略时,与临床事务部门的紧密合作至关重要。

13.4　产品开发与数据收集

　　法规事务部门和质量部门应参与产品全生命周期,确保产品开发计划得以执行,确保监管部门的意见得到有效沟通和落实。

　　产品上市出现延误往往可以归咎于合规战略制定不当、战略落实不当或未能考虑到不断变化的情况。因此,法规事务部门应加入产品开发团队,确保监管要求纳入设计规划和设计输入,并得到有效实施。

13.5 申报资料汇编

在本节讨论中,"申报资料"(dossier)指的是监管部门或审评部门在其司法管辖区内批准医疗器械上市销售所必需的信息和文件集合。根据医疗器械的分类和管辖范围,这些资料可能在批准前需要接受审查,或在定期审核期间进行审查。

从监管的角度来看,创建和整合申报资料对于高效获得监管批准是至关重要的。产品开发完成后,再召集开发团队执行补充测试的效率低下且耗时长。因此,在产品概念开发阶段或项目初期,就应当细致规划注册申报所需的文件和信息。

1. 建立注册资料汇编基础

如果产品开发的目的是进入美国、欧盟等传统医疗器械市场,那么大部分注册资料将按照这些地区的法规所规定的标准方法和结构进行编制。在多数情况下,欧洲的技术文件和美国的510(k)或PMA申请文件构成了适用于其他国家监管审批的文件基础。

汇编数据和协调全球注册递交材料是一项复杂的工作,但由于各个国家和地区的数据要求存在许多共同点,这项任务已经有所简化。这为开发单一的全球注册档案或技术文件摘要(summary technical documentation, STED)提供了可能,这类文件包含了大多数全球注册递交所需的信息。STED的格式和内容结构可作为全球协调工作组(GHTF)在国际医疗器械监管者论坛(IMDRF)网站上制定指导文件的参考。[3]尽管STED格式并非在全球范围内普遍适用,但它已经得到了许多国家和地区的认可,并且与欧洲技术文件和美国510(k)或PMA申请文件一起,全球注册申报所需的大多数文件都将在一个或多个文件中。在撰写本文时,IMDRF正在试行一种新的档案结构,名为监管产品提交目录(table of contents, TOC),这也是建立全球综合档案的有效方法。

支持全球注册所需的大量信息通常是在常规的产品设计开发过程中形成和收集的。例如,器械描述、设计验证、生产确认、风险管理和标签等相关文件,如果遵循公认的国际标准和业界普遍接受的最佳实践进行编制,可以在任何国家和地区用作注册申报资料提交。在监管审查技术性较弱或监管制度成熟度或能力较窄的国家,通常可以使用上述活动的总结报告(如设计验证)来代替实际报告。

设计确认和临床证据的要求在不同的司法管辖区可能存在显著差异。某些地区可能接受针对现有器械的等效性分析,如美国的510(k)程序,但这种方法在其他地区可能不被认可或接受。

合规规划应考虑到开展临床试验以支持监管审批的需要。在中国和欧盟等司法管辖区,可能需要开展本地临床试验,然而,与在这些国家和地区销售产品的经济利益相比,本地临床试验的成本可能相当高昂。建议医疗器械公司咨询监管机构或当地监管专家,以确定这些情况下的最佳方法。相反,如果产品已经在某些成熟的参照市场(如美国、欧洲、澳大利亚、加拿大或日本)获准上市,一些国家可能会免除临床证据的要求。

2. 自由销售证书

在许多国家和地区,作为申报资料的一部分,关键要求之一是提供产品所有者(即制造商或合法制造商)所在国家/地区的监管批准证明。这种监管批准证明通常为所在国家/地区监管机构颁发的自由销售证书(certificate of free sale,CFS)或同等证书(如,美国颁发的给外国政府的证书,CFG)。这些证书的作用是确认证书涵盖的产品在颁发证书的国家/地区合法销售,并且符合该国的法规要求。一些国家要求自由销售证书中必须包含产品代码表、产品描述以及实际制造商及其位置信息。对于拥有复杂产品配置和多个分包生产场地的大型制造商而言,获取符合监管机构期望的自由销售证书可能是一项挑战。

3. 合法化

在许多情况下,监管机构签发的文件(如 CFS)需要在一定程度上具备合法性,才能用作另一个国家或地区的注册申报资料。通常合法化类型包括以下几种。

(1)公证(notarization):由公证员、治安法官或类似人士执行,用于证明签名或文件副本的真实性。

(2)海牙认证(apostille):由专门的政府机构(通常是贸易机构、州秘书或类似实体)出具,用于证明文件的真实性。海牙认证通常被视作《海牙公约》成员国所要求的唯一证明。《海牙公约》的目的是简化海牙成员国之间的贸易和官方文件认证流程。

(3)领事认证(consular certification):由目标国家当地领事服务部门出具,用于证明文件的真实性。领事认证通常需要先进行公证,这种认证方法常用于非《海牙公约》成员国。

(4)商会认证(chamber of commerce certification):商会认证虽然不常见,但在一些国家,医疗器械公司需要借助这类认证来证明其在生产许可证或企业注册等文件中的法律地位。

4. 翻译与本地化

在创建通用档案的过程中,制造商的法规事务专员负责收集所需的文件,并将其用于翻译和本地化阶段。这些最终步骤可以根据制造商的地理覆盖范围和能力,在制造商所在国家/地区进行,也可以由区域或当地代表来完成。本章中关于注册申报的部分提供了有关当地法规事务代表路径的更多详细信息。

无论是由谁负责汇编申报资料,通常在提交申报前需要完成最后两个步骤。第一步是文件的翻译。许多国家(例如俄罗斯、中国、日本、美国、土耳其、墨西哥)要求所有注册申报资料必须使用当地语言。制造商应针对这项要求预留足够的时间和预算,制造商代表应对翻译文件进行审查和批准。如果制造商代表不熟悉特定语言,制造商应使用经认证的翻译,确保不存在翻译错误,从而影响注册。第二步是将当地文件纳入注册申报材料。许多国家要求注册申报资料应包含当地文件,如需要填写的表格和付款凭证。这些活动通常由制造商在申请监管批准的管辖区的授权代表负责开展。

5. 特定国家的注意事项

大多数国家和地区在产品注册方面遵循一些共同的原则。然而,不同国家和地区的监管要求可能存在显著差异,某些市场申请上市批准可能需要投入大量的时间和资金。因此,在开始注册过程并投入时间和资源之前,申请人必须仔细考虑并充分了解目标市场的特定要求。下文将介绍一些国家和地区的特定要求。

6. 成熟市场的基本要求

在美国,基本要求包括机构注册、设备登记、上市前通知或批准和上市后合规。大多数 Ⅰ 类医疗器械豁免于上市前通知的要求,无须经过 FDA 审评便可商业化。大多数 Ⅱ 类医疗器械在上市前需要申请 510(k)许可,而 Ⅲ 类医疗器械需要申请上市前批准(PMA)。绝大多数需要接受 FDA 审评的医疗器械是通过 510(k)上市前通知程序进入市场的。510(k)程序要求申请人证明申报产品与合法上市的具有类似技术特性和相同预期用途的"参照器械""实质性等同"。

2021 年 5 月,《欧盟医疗器械法规》(欧盟 MDR)取代了《医疗器械指令》(MDD)和《有源植入性医疗器械指令》(AIMDD)。[4]新发布的欧盟 MDR 对医疗器械制造商申请 CE 认证及持续进入欧洲市场产生了重大影响。为了实现商业化,医疗器械公司必须满足欧盟 MDR 规定的通用安全和性能要求,并为其产品贴上 CE 标志。申请 CE 认证的过程中,需准备一份具有法律效力的制造商声明(即符合性声明),以证明产品符合欧盟 MDR 的所有要求。公司还需编制医疗器械技术文件,证实产品符合欧盟 MDR 的通用安全和性能法规。此外,制造商需为其产品选择合适的符合性评估程序。根据医疗器械的种类,公告机构需在产品上市前审查制造商的质量管理体系和技术文件。例如,与 MDD 时期相似,受欧盟 MDR 监管的医疗器械需要公告机构进行评审,并由公告机构为 Ⅰ 类无菌器械、Ⅰ 类可重复使用器械、具有测量功能的 Ⅰ 类器械以及 Ⅱa 类、Ⅱb 类和 Ⅲ 类器械颁发 EC 证书。

欧盟 MDR 在几个重要方面与欧盟现行的医疗器械指令和有源植入性医疗器械指令存在差别,其中最重大的变化有以下几项[5]。

(1)产品范围扩大:欧盟 MDR 所涵盖的医疗器械和有源植入性医疗器械的定义大幅扩大,包括不具有医疗目的的设备,如彩色隐形眼镜和美容用植入性器械和材料,以及为疾病或其他健康状况的"预测和预后"而设计的设备。

(2)确定"有资格人员":欧盟的医疗器械制造商应在其组织内指定至少一名有资格的人员最终负责所有合规方面符合欧盟 MDR 要求。组织应形成文件明确该人员与职责相关的特定资质。小微企业可以豁免此要求。

(3)实施医疗器械唯一标识:欧盟 MDR 要求实施医疗器械唯一标识(UDI)制度。这一规定有助于提高制造商和监管机构通过供应链追踪特定医疗器械的能力,快速有效召回具有安全风险的医疗器械。此外,欧盟医疗器械数据库(Eudamed)预计将进一步扩展,更有效地提供已批准医疗器械的信息。

（4）严格的上市后监管：欧盟 MDR 要求公告机构进一步加强上市后监管。飞行检查、产品抽样检查和产品测试等规定将强化欧盟的执法制度，并有助于降低不安全医疗器械的风险。在许多情况下，欧盟 MDR 还要求医疗器械制造商进行安全和性能年度报告。

（5）规范：欧盟 MDR 计划允许欧盟委员会或专家小组发布通用规范，制造商和公告机构应考虑在内。这些通用规范应与协调标准和现有技术并行存在。

（6）根据风险、接触时间和侵入性对医疗器械进行重新分类：考虑到Ⅲ类医疗器械和植入性医疗器械需要满足更高的临床要求并接受定期审查，欧盟 MDR 将要求医疗器械制造商查阅更新后的分类规则并相应更新其技术文件。

（7）对于Ⅲ类和植入性医疗器械，要求提供更严格的临床证据：欧盟 MDR 规定，所有的医疗器械都需要提供临床证据。实际情况下，高风险医疗器械的临床证据标准更高。临床证据可来源于医学文献或临床试验。对于来源于医学文献的临床数据，欧盟 MDR 包含一种更具规范性和限制性的方法进行评估。这可能意味着制造商需要开展更多的临床试验，才能使高风险医疗器械进入欧盟市场。医疗器械制造商也需要收集和保留上市后的临床数据，作为持续评估潜在安全风险的部分内容。

（8）Ⅱa 类和Ⅱb 类医疗器械的系统性临床评价：对于满足 MDD 要求获准上市的现有医疗器械，制造商需要根据欧盟 MDR 新要求重新审查其临床评价。例如，利用医学文献与等效器械进行比较时新增了限制要求。从理论上讲，为了满足欧盟 MDR 新要求，已上市的医疗器械可能需要开展临床试验。

（9）不实施"祖父"条款：欧盟 MDR 规定，所有目前已获准的医疗器械必须按照新的法规要求重新认证。对于已上市销售的医疗器械，申请欧盟 MDR CE 认证时间视现有 EC 证书到期时间而定，但不得晚于 2025 年 5 月。

在澳大利亚，药品管理局（TGA）负责监督医疗器械监管活动。注册申报的医疗器械应依据风险程度进行分类管理，遵循质量、安全性和性能原则，遵守生产过程的监管控制要求，在澳大利亚治疗用品登记册（Australian Register of Therapeutic Goods，ARTG）上注册，并开展上市后警戒计划。医疗器械如果持有公告机构颁发的 CE 认证标志，可以更容易地证明符合澳大利亚药品管理局的要求。此外，在注册申报医疗器械时，制造商还应提供符合澳大利亚法规的声明。如果医疗器械已获得欧洲的 CE 认证，其在澳大利亚的分类可能会与欧洲的分类保持一致。在大多数情况下，欧盟、日本、美国和加拿大的监管批准以及一些附加条件将被接受为低风险和中等风险设备注册的一部分。在澳大利亚，制造商只要确保产品及其预期用途不发生变更，并支付年度 ARTG 登记费用，医疗器械的批准就不会过期。

在加拿大，卫生部颁发两种类型的许可证以监管医疗器械的销售。若要在加拿大销售Ⅰ类医疗器械，制造商必须持有医疗器械企业许可证（medical device establishment license，MDEL）。而对于Ⅱ类、Ⅲ类和Ⅳ类医疗器械的制造商，则需要获得加拿大医疗器械许可证（medical device license，MDL），而非 MDEL。MDL 既是产品的批准，也是授予医疗器械公司、分销商或进口商的许可证书，其作用类似于美国 FDA 的 510（k）程序。对于

Ⅱ类医疗器械,获得 MDL 的过程通常比 510(k)程序更为迅速;对于Ⅲ类医疗器械,两者过程大致相同;而对于Ⅳ类医疗器械,获得 MDL 的过程则比 510(k)更为复杂。

在日本,Ⅰ类医疗器械的制造商需向独立行政法人医药品医疗器械综合机构(PMDA)提交上市前通知(todokede),此过程不需要 PMDA 的评估。对于Ⅱ类指定的管制医疗器械,制造商必须向负责颁发注册证书的注册认证机构(Registered Certified Body, RCB)提交上市前认证申请(ninsho)。这一流程与在欧洲向公告机构申请 CE 认证的过程相似。实际上,一些欧洲的公告机构也是日本授权的注册认证机构。所有指定的管制医疗器械都应遵循国际协调标准。如果Ⅱ类医疗器械没有适用的认证标准,它们将接受与更高级别管制医疗器械相同的监管审批流程。对于Ⅲ类和Ⅳ类高度管制医疗器械,制造商必须提交上市前批准申请(shonin)以及按照 STED 格式编制的注册申报资料。这些文件将提交给 PMDA 进行审批,并且所有文件必须用日文编写。

7. 特殊要求:中国和韩国的型式检验

中国国家药品监督管理局(NMPA)和韩国食品药品安全部(MFDS)规定,产品在中国和韩国注册不仅需要提交注册申报资料,而且在大多数情况下还要进行型式检验(type-testing)。

在中国,制造商应制定产品标准,称为产品技术要求(product technical requirements, PTR),详细说明产品性能及其检验方法。产品技术要求应包含所有适用的中国标准。然后,检测机构将根据产品标准对公司提供的样品进行检验。

编写产品技术要求是注册过程中的一项重要工作。公司应对产品样品进行检测,以确定其是否符合产品技术要求。如果检测结果不符合要求,监管机构可能会要求公司修改产品技术要求并进行重新检测,这将导致产品审批严重延迟。此外,NMPA 将参考产品技术要求来决定不同型号的产品是否可以在同一进口产品注册证内包含不同型号。因此,公司应提供充足信息来支持中国的产品技术要求。此外,公司向监管机构运送产品前,最好对同批次样品进行产品技术要求符合性检测。

在中国,所有Ⅱ类和Ⅲ类医疗器械均需进行型式检验。型式检验通常耗时 6~9 个月,具体取决于设备的类型。检测报告的有效期为一年,因此,制造商在完成型式检验后应尽快提交注册申请。若检测报告在提交注册申请前已过期,则需重新进行检验。制造商应确保所选检测中心具备类似医疗器械的检测经验,并且已获得 NMPA 的认证。检测中心将根据产品技术要求确定检测项目。此外,制造商还应根据中国的"产品法规标准",提交产品技术要求作为注册申报资料的一部分,并在 NMPA 进行备案。若产品无法在中国实验室进行检测(由于缺乏中国国家标准或公司的特定标准超出了实验室的检测能力),NMPA 将接受产品在原产国进行检测。

在韩国,Ⅱ类、Ⅲ类和Ⅳ类医疗器械的型式检验必须由独立实验室进行,而非食品药品安全部。型式检验的周期为 1~3 个月,具体取决于医疗器械的类型。检测完成后,实验室将颁发合格证书。为降低成本和缩短审评时间,公司可以选择提交国外进行的等效检测报告,并进行验证。不过,这些国外的检测必须符合特定的国际标准。

8. 特殊要求：俄罗斯基于检测的产品注册

在俄罗斯注册医疗器械和设备可能颇具挑战，因为该国依赖本土的产品检测体系来确认产品的安全性和有效性。即便产品已获得欧洲 CE 认证、美国 FDA 510(k) 许可或其他国家的批准，由于俄罗斯拥有自己的国家标准，因此仍需进行安全性和有效性检测。在注册之前，医疗器械必须通过毒理学、技术、电气和电磁兼容性等一系列检测。为此，制造商需要向俄罗斯认可的检测实验室提供医疗器械样品。检测成功完成后，制造商应向俄罗斯联邦居民健康与社会发展监督局（Roszdravnadzor）提交技术文件，其中包括产品描述和检测结果。这些检测结果将由 Roszdravnadzor 认可的专家进行评审。Roszdravnadzor 是俄罗斯的监管机构，相当于美国的 FDA。如果医疗器械被认定为安全，Roszdravnadzor 将颁发注册证，并将该医疗器械列入国家医疗器械登记册。

获得产品注册证后，公司必须从经认可的俄罗斯认证机构获得医疗器械符合性声明。符合性声明只能由俄罗斯公司以制造商或分销商名义持有若符合性声明是以分销商的名义签发，且制造商更换分销商后，必须重新申请所有证书的签发。为了避免这一昂贵而耗时的过程，建议以医疗器械制造商的名义申请证书。在这种情况下，分销商可持有注册证的公证副本，证明其有资格在俄罗斯联邦境内进口和销售这些医疗器械。符合性声明可证明该医疗器械满足所有适用的俄罗斯技术要求和标准。注册证和符合性声明是俄罗斯海关部门要求的强制性出口文件。

9. 特殊要求：遵循生产质量管理规范

在大多数国家和地区，医疗器械的生产设施普遍需要遵守生产质量管理规范（GMP）。在美国，21 CFR 820 规定了医疗器械的 GMP 要求。[6] 而在美国之外，ISO 13485 是医疗器械公司为满足欧盟、加拿大、日本、澳大利亚和其他国家的质量体系要求而普遍采用的路径。[7] 对于在欧盟销售的制造商来说，虽然实施 ISO 13485 是自愿的，但大多数公司都会选择这一标准来证明其符合指令要求。自 2019 年 1 月起，加拿大卫生部开始要求医疗器械单一审核程序（Medical Device Single Audit Program，MDSAP）认证。由于大量的公司申请 MDSAP 认证，加拿大卫生部规定，如果公司制定了有效的 MDSAP 过渡计划并确保在 2019 年底前完成过渡，其产品可以继续在市场上销售并获得新的许可证。

MDSAP 允许医疗器械制造商通过一次审核即可满足多个司法管辖区的要求。通过进行一次 MDSAP 审核，制造商可以同时满足多达五个不同医疗器械市场的标准和法规要求，这些市场包括澳大利亚、巴西、加拿大、日本和美国。MDSAP 审核基于 ISO 13485，涵盖制造商所有目标市场所在国的质量体系和其他医疗器械法规。MDSAP 审核包括首次认证审核（由第一阶段和第二阶段审核组成）、两次年度监督审核，以及在最后一次监督审核后一年进行的再认证审核。MDSAP 审核的优势是不会再出现因检查活动而发生的大部分中断情况，因此无须经常抽调监管人员和质量人员去准备众多不同的检查或审核。此外，支持检查的其他人员也较少需要暂停本职工作，从而减少了对组织活动和计划的负面影响。然而，如果审核过程中发现不合规问题，调查结果将通知制造商选择的所有监管机构。此外,如果监管机构发现产品存在召回、警戒问题或重大投诉等问题,仍然可以进行飞行检查。因此,制造商选择哪些国家和地区作为目标市场可能会对是否进行 MDSAP 审核产生重要影响。例如,如果制造商仅在美国市场运营,进行 MDSAP 审核可能没有益处,但如果制造商准备进入加拿大市场,那么进行 MDSAP 审核将是必要的。制造商确定的目标市场包含越多 MDSAP 成员国,MDSAP 审核的优势就越明显。

对于全球公司而言,如果希望向 MDSAP 成员国出口产品,应考虑选用 MDSAP。五国监管机构预计使用 MDSAP 审核报告具体如下:[8]

(1)澳大利亚:澳大利亚药品管理局将使用 MDSAP 审核报告作为部分证据,用于评估医疗器械产品是否满足上市要求。可豁免上市批准要求的医疗器械,或现行政策限制使用 MDSAP 审核报告的情况除外。

(2)巴西:巴西国家卫生监督局(ANVISA)采用 MDSAP 审核报告的结果作为产品上市前和上市后评估程序的重要输入,在适用时作为法规技术审评的关键信息。

(3)加拿大:加拿大卫生部(HC)将把 MDSAP 审核纳入加拿大医疗器械符合性评估系统(CMDCAS)认证程序,以实现加拿大质量管理体系要求的监管合规性。

(4)美国:FDA 器械和放射卫生中心(FDA CDRH)将接受 MDSAP 审核报告替代 FDA 的常规检查。FDA 的有因检查(for cause)、符合性后续审核(compliance follow-up)不受 MDSAP 的影响。此外,MDSAP 不适用于任何必要的 PMA 申请的批准前或批准后审查,或根据法案第 513(f)(5)部分(21 U.S.C. 360c(f)(5))有关器械分类的决定。[9]

(5)日本:在日本,厚生劳动省和独立行政法人医药品医疗器械综合机构将在上市前和上市后法规审核中使用 MDSAP 审核报告。

中国:在中国,产品注册后,生产许可需要进行生产质量管理规范(GMP)检查,确保生产的产品符合生产质量管理规范要求。2018 年 12 月,国家药品监督管理局发布新法规《药品医疗器械境外检查管理规定》(2018 年第 101 号),用于规范医疗器械境外检查工作。[10]该规定对监督境外制造商遵守中国法规具有至关重要的作用。国家药品监督管理局食品药品审核查验中心(CFDI)负责具体组织实施药品、医疗器械境外检查工作。制造商需要在境外检查通知送达之日起 20 个工作日内,向检查中心提交境外检查产品清单,40 个工作日内提交其他文件和材料。境外检查包括检查生产场地、研究和开发设施以及仓库。根据检查日程,制造商应安排被检查产品的动态生产过程,及时提供检查所需的文件、记录、电子数据等。必要时,食品药品审核查验中心可对产品进行抽样并封存抽样文件。境外检查通常包含 3 名检查员,根据检查范围,检查时间可能需要几天到几周的时间。现场检查结束后,检查报告将于 30 个工作日内送达制造商。制造商应当在检查报告送达之日起 50 个工作日内提交对检查发现不符合项的整改情况和纠正措施。

韩国:在韩国,Ⅰ类特殊控制、Ⅱ类、Ⅲ类和Ⅳ类医疗器械制造商必须运行符合韩国生产质量管理规范(KGMP)的质量体系。这些要求类似于 ISO 13485 和美国的《质量体系法规》。对于初次进入医疗器械行业的制造商或任何在过去 3 年内报告发现质量问题的制造商,可能需要进行现场审核。申请 KGMP 认证预计需要 3~4 个月(与产品注册审评同时进行）。KGMP 证书有效期为 3 年。KGMP 符合性审核由韩国食品药品安全部和第三方检查机构进行。制造商及其韩国许可证持有人都需要接受 KGMP 审核。医疗器械注册申请获得批准后,韩国食品药品安全部将颁发产品批准证书和 KGMP 证书。

10. 对于监管制度成熟度的考虑

美国、欧盟、日本和加拿大等成熟的监管辖区在医疗器械监管的多数方面都设有完善的要求。这些国家和地区通常具备以下特点:技术先进的系统;先进的定义明确的电子资料提交和格式要求;定义明确以及可预测的时间节点;正式的会议和沟通程序。然而,这些要求、人员和组织结构并非固定不变。因此,法规事务专员在向监管机构提交新申请前,必须密切关注监管要求的动态变化,并核实现行的法律、法规和指南。这一点应成为公司内部审批流程的基石。

相较之下,那些初步建立医疗器械监管要求的司法管辖区,往往监管过程不明确、结构不完善且缺乏透明度。部分国家和地区在知识产权保护方面力度不足,常面临资源短缺问题,且监管审批时间难以预测。因此,在目标市场寻找国内代理商或分销商,对于理解和引导审批流程将大有裨益。公司应尽早与当地的国内代理商或分销商建立联系,而不是等到出现问题后才着手处理。

13.6　注册申报

提交注册申请似乎是监管过程中的一个较为简单的环节,然而,一些关键的注意事项可能会显著影响产品注册的成功率。

在大多数国家和地区,规定申请人必须通过本地代表来提交注册申请,并由该本地代表持有产品注册证。常见的做法是,制造商通过设立附属办事处直接进入目标国家和地区,或者授权当地的分销商或独立的注册持有人(国内管理人)作为第三方代表。

在目标市场设立办事处确实有其优势,但这一模式的成本较高。制造商选择这种模式,更多是为了获取当地的商业、财务和战略优势,而不仅仅是便于提交注册申请资料。通常,大中型医疗器械组织更倾向于采用这种模式,尤其是在那些具有重大销售潜力的国家。

然而,在某些国家,商业办事处可能没有权限提交注册申请或持有产品注册证。在这种情况下,当地办事处需要遵守特定的要求,例如聘请负责的技术人员或持有良好经营规范(GDP)证书。

对于小型公司而言,指定授权代表通常是更为常见的选择,特别是在商业潜力有限的新兴市场。将分销商作为授权代表,可以简化与单一实体的合作,同时分销商也能从及时获得上市批准和持续满足当地法规要求中获得直接利益,确保市场的连续性。但是,由分销商持有注册证也存在一些潜在缺点:分销商合同涉及所有分销和销售活动的复杂协议,可能导致法律审评和批准过程漫长,进而延迟注册申报;分销商通常不是法规专家,可能在注册申报过程中出现错误;在许多国家和地区,产品注册证是以授权代表的名义颁发的,一旦更换分销商,就需要重新进行产品注册。

成本是决定是否让分销商担任产品注册证持有人的另一个考虑因素。聘请国内管理人获取并持有产品注册证需要支付较高的费用,而分销商通常不收取费用。但是,当公司变更产品时,可能会出现问题,需要提交新的注册申请。分销商可能未能及时或正确地提交变更资料,从而给制造商带来风险。

另一种授权代表的形式是,不从事分销活动的当地机构(国内管理人)持有产品注册证。在某些国家和地区,法律或法规咨询机构可以担任国内管理人,这样制造商可以在不影响产品注册的情况下灵活更换当地分销商。法律和法规咨询机构具有显著优势,因为这些机构通常是法规领域的专家,其专业知识有助于加快审批流程,降低材料申报过程中的合规风险,例如分类错误。表 13-2 列出了选择分销商或国内管理人担任授权代表的利弊。

表 13-2   选择国内代理商的考虑因素

代理人	优　点	缺　点
经销商	成本低	可能出现与合同相关的注册申报延迟
	方便	通常不是监管专家,这可能会导致注册申报错误和合规问题
	企业中的既得利益	可能需要提交新的文件来更换分销商
		可能延迟或未能提交变更所需的文件
国内管理人	监管专家,可能能够加快审批时间并降低与注册申报相关的合规问题的风险	费用高
	支持使用多个分销商,并且无须提交新的许可证即可更换分销商	

无论选择哪种授权代表,制造商都应坚持要求其提供最终申报资料的副本。这一要求对于确保申报资料正确包含了制造商的信息很有必要。鉴于其重要性,这一要求应写入合同,作为付款的条件之一。

对于这两类授权代表,注册申报资料中应包含一份法律文件(通常是授权委托书),确认制造商已指定一个授权代表以其名义申请和持有产品注册证。

在一些国家和地区,提交注册资料之前,应当或最好咨询监管机构或与之进行会谈,讨论注册申报计划并确认注册申报要求。这些会议常见的讨论要点包括确认器械分类、是否需要临床证据,以及当地法规的特殊标准或要求。另外,会上还可以讨论与产品分组或扩展现有注册的产品范围有关的方法,确定适用于该国的注册申报策略,简化监管审批过程。

监管机构可以通过多种方式接收注册申报资料。这个过程可包括打印和交付硬拷贝、在线提交申请、电子传输文件,或以上几种方式的组合。

1. 审评联络、沟通和批准

在注册资料提交之后,监管审评人员在做出关于医疗器械安全性和有效性的决定之前,通常会要求提供额外的信息。若初始申报资料存在不足,或者审评人员需要更多细节来支持其决策,他们将要求申报人提交补充资料。

在这些情况下,监管机构或审评人员会与资料申报人取得联系,提供问题清单或所需补充信息的清单,并设定制造商或其代表必须提交补充信息的截止日期。资料申报人应当准确理解审评人员的询问内容,并针对所有问题提供清晰、全面的回应和文件支持。若申报人未能按期提供令人满意的答复,可能会导致注册申请不被批准。

建议的做法是监控注册申报的时间线,包括补充信息请求的提出日期和答复的提交日期。部分监管机构设定了注册审批的时间限制,跟踪这些限制有助于制造商规划产品上市活动。公司内部的沟通对于让管理层了解潜在的监管审批延迟或风险至关重要。同时,将监管审评人员提出的问题和疑虑在公司内部传达,这有助于更新注册申报资料,避免未来在其他司法管辖区遇到相同的问题或疑虑。

监管审评流程结束后,若产品获得批准,还有一些后续活动需要完成。首先是注册申报历史文件的归档和保存,包括原始文件、审评期间的所有补充通信和文件,以及最终的批准证书或备案凭证。产品获得批准后,制造商可以取消对该辖区的运输控制,开始在该区域销售医疗器械。若产品批准附有条件,如上市后监督或定期报告,制造商应明确这些要求并执行相应流程,确保满足这些条件。最后,考虑到某些司法管辖区的监管批准具有有效期,制造商应记录注册证书的到期日,并提前规划延续注册,以确保产品在整个生命周期中保持市场连续性。

2. 产品变更

医疗器械经常会进行变更,可能涉及多个方面,包括但不限于生产工艺、生产设备、部件、材料、设计、包装、灭菌、软件、有效期、生产场地、预期用途、适应证、识别标签或使用说明等。这些变更可能是主要变更(重大变更),也可能是次要变更(非重大变更)。

一般来说,监管机构对产品变更持保守态度,这意味着许多与医疗器械相关的变更都需要向监管机构报告或得到监管机构的批准,在此前提下才能分销变更后的医疗器械。产品重大变更如果无法获得所需的批准,会给企业带来破坏性的影响,或可导致潜在的执法行动、停止销售和(或)召回未经批准的产品。由于许多司法管辖区的变更要求不够明确,这给法规事务专员带来了不小的挑战。

只有在设计及生产过程已完成并经过验证,且短期内不会发生变更的情况下,才应向监管机构提交新的医疗器械注册申请。然而,这一做法在现实中并不总是可行。鉴于不同市场的监管审批时间差异,制造商可能需要在首个市场上市的同时,根据实际使用经验对产品或标签进行改进或变更。法规事务专员需评估拟变更的影响,并为实施变更和提交监管审批的最佳时机提供建议。

在提交注册申报资料期间实施的变更通常很难进行管理。然而,根据拟变更内容的重要性,存在几种可行的路径。例如,申请人可以等到获得注册批准之后变更已提交的申报资料。或者,申请人可以在对补充信息要求的答复中介绍变化情况。此外,还可以修正注册申报资料,应充分展示需修正的所有内容并与监管审评人员就能否修正资料达成共识,因为一些监管机构是不接受修正已提交资料的。

某些司法管辖区不承认非重大变更的概念。例如,新加坡等地的监管机构规定,无论变更的程度或重要性如何,所有变更至少应报告,并且在大多数情况下需获得批准后才能实施。对于其他司法管辖区,变更的重要性取决于该变更是否会影响医疗器械的安全性或有效性,以及是否需要补充验证或确认(尤其是临床研究)以确保变更的预期效果,并不会带来不利影响。

根据医疗器械的分类和变更评估(轻微或重大),监管机构会对制造商提出不同的报告要求。例如,在美国,Ⅰ类医疗器械的变更豁免于 510(k)审批,无须上市前报告。而对于需要进行 510(k)审批的Ⅱ类医疗器械,重大变更或预期用途的改变需在上市前提交新的 510(k)申请并获得批准。对于已获得 510(k)批准的医疗器械,非重大变更无须报告。对于需 PMA 审评的Ⅲ类医疗器械,变更报告要求更为复杂,即使是轻微变更也必须记录并每年提交给 FDA。

法规事务专员的一项常规任务是评估拟变更的影响,并规划合规的实施策略。这是一项高风险的活动,可能对公司产生重大影响。若法规事务部门过于保守,可能导致不必要的变更实施延迟;若过于激进,则可能给公司和员工带来严重的法律后果。因此,建议详细记录公司的分析和决策过程,并在边界决策时咨询独立专家的意见。

法规事务专员还必须及时掌握监管环境的变动,包括法律、法规、指南、审评人员、审评组织结构、医疗需求和医疗实践等方面的变化。这些变动对审批过程有重大影响,需要时刻保持关注。

13.7　更新(延续)

在一些国家,如中国和巴西,医疗器械的产品注册具有明确的有效期,且在注册证到期前需进行延续注册,以确保产品能够继续在市场上销售。在中国,若能在注册证有效期届满前完成延续注册,则产品在原注册证到期后生产的批次仍可进入中国市场。因此,提前规划延续注册至关重要,以确保产品市场供应的连续性。在考虑延续注册的时间节点时,还需注意重复样品测试和上市后质量和安全监测信息的准备工作。在中国,样品测试是注册过程中最为耗时的环节,且测试标准可能与初次注册时有所不同。若产品上市后出现严重不良事件或进行了现场安全纠正行动,监管机构可能会对产品的安全性产生疑问,从而要求进行额外的测试或确认。实际上,由于注册申报和延续注册的过程可能充满不确定性,如审评人员的变动可能要求新的测试和补充信息,因此在注册证有效期届满前提交延续注册申请显得尤为重要。

巴西等国家规定,医疗器械公司在产品注册证有效期届满前 6 个月应提交注册更新申请,而在审评期间,产品可以继续销售。此外,公司每两年需重新进行 GMP 认证,巴西国家卫生监督局将决定后续评价是通过远程文件审核还是现场检查来完成。

在韩国、俄罗斯和美国等国家,产品注册批准通常是持续有效的。然而,韩国的 GMP 证书每三年需更新一次,俄罗斯的 GOST－R 证书则分为一年期和三年期两种,后者包含专家评估。在加拿大和美国,企业注册需要每年更新并支付相关费用。

为了保持产品供应的连续性,制定战略性更新计划至关重要。及时了解全球范围内的产品注册证和许可证书更新要求是一项重大挑战。因此,建议制造商利用产品注册数据库在全球范围内追踪注册证和许可证书的有效期情况,以此来尽量降低市场供应中断的风险。

13.8　分销控制

了解不同国家的进口要求和流程,有助于遵守特定国家的进口法规,也有助于确保产品顺利通关。在获得医疗器械注册证后,申请进口许可证是产品进入目标市场的最后必要步骤。

联邦技术法规与计量署(Gosstandart)是俄罗斯联邦的国家认证机构,负责维护和执行符合性认证制度。例如,为了将医疗器械进口到俄罗斯联邦,需要出示注册证、根据器械类型可能需要的卫生证书、GOST－R 证书以及其他的国际商业运输文件,如货物报关单和符合俄罗斯标准和法规的声明。如前所述,获得卫生证书和 GOST－R 证书的前提是必须先获得注册证。GOST－R 证书的有效期为一年,适用于一次性交付或同一合同下的多次交付;如果 GOST－R 证书包含专家对境外制造商在原产国的工厂进行的现场审查评估,则有效期为三年。

在获得进口许可证后,医疗器械公司应控制分销活动,确保产品仅销售给获得批准的国家。对于公司来说,向未经批准的地点分销产品不仅成本高昂,而且会带来重大的合规风险。使用企业应用软件进行运输限制控制是防止未经注册的产品运往全球市场的常见做法。小型公司可能会采用简单的系统,如产品批准电子表格。每次装运产品前,公司对产品批准电子表格进行核查。无论采用哪种方案,都需要使用纳入和排除表格来控制产品的运输。纳入规则只允许将产品运往一个特定的国家或集团,排除规则可以否决所有纳入规则,阻止向特定国家或集团运输产品。

医疗器械出口需进行合规的原产地(country of origin, COO)申报。由于不同司法管辖区的要求各异,医疗器械公司在申报原产地时极易出错。多种标准的适用性大大增加了出错的风险。医疗器械制造商常从不同国家和地区的多个来源采购产品部件或零件,且频繁更换供应商。因此,原产地的正确申报(尤其是为了海关清关)存在较大的变动性。公司需定期重新确认原产地,以确保所申报的原产地准确反映供应链的变化、标签、包装和营销资料。

对于在两个或两个以上国家(地区)参与生产的产品,许多公司为避免原产地申报错误,通常会将这些产品存放在特殊库存位置,以实施运输控制。小型公司可根据自身业务能力,在仓库中采用物理隔离或划设控制区的方法,并通过颜色编码或悬挂相应国家(地区)的旗帜来标识产品及其原产地。大型公司则普遍使用软件驱动的原产地自动控制系统来管理跨国(地区)生产的产品。在这种情况下,公司通过序列号(针对资本设备或可重复使用的器械)和批号(针对无菌器械或一次性器械)来控制产品运输。例如,序列号或批号在 000001 至 000100 范围内的产品归为 A 国生产,而 000101 至 000200 范围内的产品则归为 B 国生产。对于按序列号或批号控制的产品,只要系统能够确保只有正确序列号或批号的产品运输到特定市场,便无须实施物理隔离或划设控制区。

违反海关规定会产生严重的违法后果,包括巨额罚款和个人刑事责任。因此,遵守进出口法规与遵守产品注册要求同等重要。

13.9　结语

本章探讨了在制定合规计划和注册策略时应注意的关键要素,涵盖了从产品开发的初始阶段到注册批准及其后续维护的全过程。通过引用特定国家和地区的实例,本章阐释了合规计划必须满足的需求类型。需要指出的是,这些实例并未包含所有国家和地区的具体要求,所提及的内容仅为概要。法规事务专员应充分发挥其职能,明确监管要求,并制定一个全面的监管计划,该计划需涉及产品的具体特性、关键时间节点,以及成功进入所有目标市场所需的资源。

对于医疗器械制造商来说,监管规划是一项至关重要的活动。合理的监管规划不仅能够为企业节省成本和时间,而且相较于那些监管职能不健全的制造商,它还能提供显著的市场竞争优势。通过加速产品上市或制定严格标准,企业能够获得实质性的商业利益,并构建起竞争优势。一位有能力的监管战略家能够为公司创造巨大的价值。最后,全球监管过程中的另一个关键环节是遵守产品上市后的各项要求。

第 14 章 第三方视角下的全球监管过程

Gert Bos，MSc，PhD，FRAPS，Qserve 更新

引言

　　本章将从第三方视角介绍医疗器械制造商获准在主要司法管辖区销售医疗器械前应落实的一些核心要素,探讨实施质量管理体系(QMS)支持医疗器械在多个司法管辖区进行销售的益处以及所需资源。此外,本章将阐释医疗器械监管环境如何持续发生或重大或细微的变化,阐明法规事务专员在预测监管环境变化、制定准备应对策略方面发挥的作用。监管环境变化包括内部系统和过程、可能的产品设计和生产变更、临床评价、技术文件开发等方面出现变化。这些变化将改变制造商与监管部门、合格评定机构以及公告机构的关系。本章将以欧盟医疗器械监管制度变更为例,说明制造商应该如何警惕、分析监管环境变化,做好应对准备。本章最后对法规事务专员提出要求,希望他们有效发挥引导作用,帮助雇主和客户为应对监管变化做好准备。

14.1　将 MDSAP 作为 ISO 13485 和 QSR 质量管理体系的基础

　　本书第 5 章从实践角度出发,探讨了如何建立有效的质量管理体系,而在战略层面,又当如何呢? 公司应该建立一个足以满足其进入首个市场的小型质量管理体系,还是应该着眼长远,建立一个涵盖全球要求的质量管理体系呢?

　　面对现实,我们需要保持清醒的头脑。对于初创公司而言,应专注于核心业务,即公司成立所依靠的业务。通常情况下,初创公司的产品正处于开发阶段,或者正在开始销售自有品牌商选定的产品。在其他情况下,早期销售"同类"产品将为开发独立产品组合提供资金支持。在早期阶段,公司应尝试建立有效运作的关键过程。开发新产品时,医疗器械公司应遵循良好实验室规范(GLP),采用设计和确认受控文件系统,以便未来可以使用早期阶段的开发数据。在此阶段,设计程序只需要满足 ISO 13485 或《质量体系法规》(QSR)相关规定。[1,2]此外,应制定数据完整性措施,建立配置控制系统。此后还需根据首个关键市场确定相关要求。如果医疗器械公司选择美国作为首发市场,则需要满足《质量体系法规》要求。如果产品目标市场为欧盟,则需要遵循欧盟 MDR[3]附录Ⅸ的最低要求或欧盟 IVDR[4]中类似的质量保证要求,以及两部法规正文所规定的一些重要要求,如质量目标、质量手册和指定合规人员。

不过,大多数在欧盟市场销售的医疗器械产品(中风险和高风险医疗器械)必须满足负责审查产品质量体系的公告机构的相关要求。满足这些要求最简易的选择是,从产品开发初期就开始遵循协调标准 EN ISO 13485:2012。虽然 I 类(低风险)医疗器械制造商监督相对有限,但以 EN ISO 13485:2012 作为指南通常被视为预防重大事故的最佳做法。公司如果意识到质量体系或将实施,考虑进行质量体系认证可能大有裨益。这将是公司开发计划和商业论证中的另一个里程碑。对于风投初创企业而言,质量体系认证是证明产品和生产设施质量良好的首要一步。

计划在美国和欧盟等关键市场快速上市的公司应当认识到,QSR 和 ISO 13485 可以相辅相成地结合使用。乍看之下,这两份文件的侧重点似乎迥异:QSR 的要求基于合规性,重点在于设计控制及纠正和预防措施系统,而 ISO 13485 则没有规定具体的标准要求。然而实际上,二者在文件控制、管理控制、培训、资格认证、设计开发、产品生产、质量检验以及可追溯性等方面的关键要求,均有显著的相似性。鉴于美国和欧盟均接受双焦点(double-focused)质量管理体系,构建一个同时基于 ISO 13485 和 QSR 的质量管理体系结构,无疑是明智之选。在此情形下,为了迎合两地监管要求,公司必须确保使用正确的术语。即使公司没有迅速进军其他市场的计划,也可以借鉴医疗器械单一审核程序(MDSAP)的相关原则。MDSAP 集结了其成员国的要求,并获得了这些国家的认可。目前,MDSAP 的成员国包括美国、加拿大、巴西、澳大利亚和日本。世界卫生组织、欧盟以及其他国际医疗器械监管者论坛(IMDRF)的辖区担任 IMDRF 观察员的职责,以确保 MDSAP 的要求与当地的解释相吻合。基于 MDSAP 概念建立的质量管理体系,即使最初不需要进行 MDSAP 审核,也应是"面向未来"的。一旦公司在各个 IMDRF 辖区市场推出医疗器械,就应开始准备接受正式的 MDSAP 审查。MDSAP 全面实施后,单个监管机构通常无须再单独进行现场审核以验证公司的质量管理体系,因为简便的第三方机构审核将涵盖所有辖区的要求。

14.2　内部资源与外部资源

开发质量管理系统是一个耗时且复杂的过程,因此,公司可能会倾向于认为聘请外部咨询方是解决这一挑战的有效途径。然而,在不少情况下,咨询方提供的系统并不完全符合公司的特定需求,而且员工可能会发现将这样一个"外购"系统融入日常工作相对困难。因此,实现合规性的最佳策略是确保公司内部拥有足够的资源来构建定制化的质量管理体系。

尽管如此,咨询方在建立和维护质量管理体系方面拥有丰富的经验,完全排斥外部顾问并非明智之举。理想的方案可能是结合外部支持来指导公司内部建立专门的质量管理体系。在聘用合同和内部沟通中,应当清晰地界定外部资源的角色、职责和权限。

显然,如果公司拥有擅长建立和维护医疗器械质量管理体系的内部资源,应当充分利用这些资源。否则,公司需要借助外部资源来满足时间上的要求和目标。特别是对于初创企业来说,利用外部资源进行部分内部审核有助于提升公司质量人员的工作独立性。

这些外部资源必须与公司的质量管理体系相契合。

14.3　市场准入策略

过去,制定营销战略似乎相对简单:首先聚焦本地市场,同时选择那些尚未设立医疗器械相关立法要求的国家和地区。然而,随着全球监管趋同的实施,以及许多国家和地区不断建立自己的监管要求,确定首个目标市场变得日益复杂。尽管如此,一个事实依然成立,即公司无论位于世界的哪个角落,在许多情况下都可能将其所在国家或地区作为首个目标市场,除非其特定产品在本国市场的研发和数据收集所需时间超过了在欧洲或美国等其他管辖区的时间。有时,美国 FDA 为低风险和中风险的"同类"产品提供的 510(k)途径(证明与已上市产品实质性等同)是一条相对顺畅的上市路径。过去,510(k)途径通常不需要临床研究,但在过去几年中,对临床数据的需求稳步增长。如今,通过 510(k)途径获得产品批准的难度正在增加。

对于高风险医疗器械,欧盟通常是首选的监管地区。公司可以首先在该地区寻求产品上市批准,但由于公告机构资源短缺,这一途径目前几乎不可行。然而,对于欧盟公司而言,首先在欧盟申请产品上市批准仍然是一条重要的路径,因为许多国家或地区要求产品在原产国或原产地获得上市批准后,才能在该国上市。但由于监管机构不断调整监管预期,并且不会提前通知或提供指导,满足欧盟要求的难度日益增加。本章后续内容将进一步探讨这一问题以及如何最佳地应对这种"量子跃迁式"的变化。

欧洲市场准入面临两大关键障碍。首先是 CE 认证。对于初创公司或首次希望进入欧洲市场的公司来说,获得医疗器械的 CE 认证以获得正式市场准入常常是公司的第一个财务里程碑。其次是产品报销。早期项目规划有时会忽视这一点。虽然欧盟所有成员国都承认 CE 认证,但产品报销问题必须在每个成员国单独协商。一些国家可能要求公司提供临床数据。如果产品属于创新医疗器械,公司可能需要提供与当前临床治疗的比较报告。对于常规产品,公司可能需要评估该产品与市场上已获批准和报销的医疗器械的可比性。考虑到许多欧洲国家正在考虑要求根据新法规上市的"同类"产品进行对比试验,公司应认识到在产品开发早期收集临床数据的重要性,因为这些数据将来可能用于申请产品报销。如果这样做,通过同时用于 CE 认证和报销审评的方式收集临床数据,可能会使欧洲各国更顺利地接受这些数据,并在新版欧盟 MDR 过渡期间,使证据文件更容易应对未来的产品性能和安全要求审查。目前,欧洲已经开始进行报销协调工作,但需要较长时间才能看到成效。

14.4　收集临床数据

在全球范围内,不论市场如何,六大洲普遍倾向于要求通过单独的临床试验来证明医疗器械的安全性,而不是依赖等效性确认。最近,中国的医疗器械监管体系发生了变化,许多即使在其他地区已收集了临床数据或已销售很长时间的医疗器械,现在也需要在中国进行(比较)临床试验,并且通常还需满足最低患者数量的要求。此外,在欧盟,高风险医疗器械和植入性医疗器械的制造商无法通过实质性等同的路径申请产品上市,而必须自行收集临床数据。

在这种趋势的推动下,制造商开始调整其临床战略。监管机构、报销和支付机构越来越期望申请人提供更多的临床证据。在美国,越来越多的510(k)申请资料需要包含临床数据;在欧盟MDR中,对临床评价的关注转向了(比较)临床试验;中国和其他亚洲国家进一步要求申请人在本地收集临床证据。这些变化似乎都在推动制造商增加临床试验的数量,并调整临床研究的设计和类型。目前,国际多中心临床试验难以获得批准,可能是由于监管机构担心这种多国设计可能导致不同国家监管机构之间的争议和分歧,并且透明措施可能使其成为公众领域的信息。

因此,医疗器械公司可能需要尝试在不同地区开展临床试验,保持主要终点和次要终点完全一致或基本相似,以提供更广泛的元分析选择。

现在是时候关注未来的要求了。如果比较临床试验数据的需求持续增加,那么"同类"产品收集足够的临床数据可能需要通过集体行动来实现,即制造商共同委托第三方进行临床试验。显然,集体行动不适合创新产品,因为市场先机是获得投资回报的关键。然而,对于成熟产品,集体行动可能是获取相关数据的唯一途径,因为到目前为止,产品上市后,制造商很少会考虑单独收集临床数据(上市后临床跟踪,PMCF)。目前,输注装置等产品的市场准入通常基于性能数据和实验室分析(bench analysis),但在欧洲,这类产品可能需要公告机构进行特殊审查,并根据欧盟MDR进行政府控制的同行附加审评,因为这类产品涉及药品管理。临床研究者可能更愿意参与大型比较试验,而不是对单个产品进行研究。竞争者之间达成协议并选择进行比较试验只是需要解决的首要问题。多家公司之间的协调和提供试验资金可能是集体行动的关键。独立的监测和透明的外部监督将有助于建立政府和患者对医疗行业的持续信任。

14.5 确定专业资源来源

本书的第6章探讨了在研发过程中构建技术文件的策略。战略性的问题在于,公司打算利用哪些资源?公司内部是否拥有必要的专业知识?如果有的话,公司是否已经充分利用这些资源来建立技术文件?如果公司在技术文件方面经验不足,那么借助外部资源来支持内部开发团队从起步阶段就提升技术文件的质量,将是一个有益的选择。即便公司内部拥有专业资源,外部支持也能够帮助缓解资源紧张的状况。如果公司选择将所有技术文件的编写和汇编工作外包,就必须建立相应的流程来确保承包商对文件内容负责。因此,公司内部应当为外部资源提供明确的支持,并保持适当的输入和控制水平。除了雇佣常规顾问,随着技术写作和医疗写作需求的增加,雇佣临时工作人员也日益成为一种流行趋势。大量的临时工作人员加入医疗器械公司,承担了大量工作,任务完成后又会转向其他公司。

另一个需要考虑的因素是文件格式。目前,所有辖区都要求或建议申请人使用特定的文件格式。虽然技术文件摘要(STED)和通用提交档案模板(common submission dossier template, CSDT)目前得到了广泛的应用,并为避免重复创建文件提供了一个良好的基础,但 IMDRF 为注册申报电子资料制定了两个目录说明,其中包含了成员国辖区的内容要求。[5]鉴于该分类矩阵为 IMDRF 各成员辖区提供了应用指导,公司应当考虑同时使用传统格式和 IMDRF 格式,或者将传统格式更新为 IMDRF 格式。IMDRF 文件结构最为详细,公司只需学习如何通过内容分组来自动编制 STED 或 CSDT 文件。

14.6 及时关注亚洲监管体系

如今,亚太地区仅有少数司法管辖区制定医疗器械法规的时代已经过去。在亚洲医疗器械法规协调组织(AHWP)的推动下,越来越多的国家开始相互合作,相互学习,以建立自己的规则体系。尽管法规协调是一个重要目标,但各国在将新要求融入现有法规框架时,立法仍存在差异,尤其是在越来越多地使用 UDI 数据库以支持产品可追溯性方面,各国都设定了具体的要求。

AHWP 已经为其成员国制定了一份关于实施医疗器械监管框架的指导手册,旨在促进国际监管的协调。[6]该指导手册建议,各经济体应确保为监管框架提供充足的资源和适当的合格人员,以实施并持续更新监管系统。

此外,东南亚国家联盟(Asian Harmonization Working party, ASEAN)各国已经就各自的指令达成共识,并计划在未来几年内制定或调整各自的法规。可以预见,为多个辖区准备注册申报资料的任务将非常艰巨,且有时需要在短时间内使产品适应新的审评审批制度。通过根据 IMDRF 目录、STED 和 CSDT 格式准备注册申报资料,可以加快新注册申报资料的编制速度。一个理想的做法是,建立一个包含各类文件的小型数据库,任何技术文件结构都能够根据生成方案自动或半自动地生成,用户可以根据文件元标签来选择和组合特定的文件。

14.7 瞬息万变的监管环境

对于法规事务专员而言,生活从未乏味,每一天都充满了新的挑战。然而,如果监管环境正在经历重塑,他们该如何为即将到来的风暴做好准备呢? 他们深知,风暴终将到来,但具体何时、何地,以及它将对个人、公司和行业带来何种影响,这些都是未知数。本节将探讨一些关键的准备措施,以应对这些挑战性的变化(即"监管改进"),并完善对这些变化的应对策略。

对于企业来说,经历变化的不仅仅是监管部门,其他部门也必须适应和改进。更为关键的是,法规团队不能继续孤军奋战,因为跨职能合作已成为满足监管期望的关键。法规事务专员可以审查他人的工作,但如果他们能够提前控制并开始准备,效果会更好。那么,法规事务专员如何帮助公司为未来做好准备,以便在风暴来临时能够从容应对呢? 秘诀在于持续改进和立即行动。本节将以当前欧盟的法规改革为例加以说明。

1. 欧盟监管风暴

欧盟正经历着几十年来最为动荡的监管环境变化,医疗器械行业面临的挑战远超过最初医疗器械指令生效时的紧张局势。那时候,指令草案中的许多通用条款相当宽泛,为行业留下了较大的解释空间。经过十年或更久的努力,医疗器械法规要求才逐渐形成了相对一致的解读,并得到了所有利益相关者的认同,在整个行业内得到了统一应用。MEDDEV 指导文件[7]由专家起草并同意,这一稳定的系统已经顺利运行了 15 年。在这期间,欧盟迎来了新成员国,规模扩大了一倍。新成员国的加入带来了更多语言和国家法规,但某些方面与中央指令中给予立法者的指导存在偏差。随着时间的推移,法规解读、商业文化和习惯也开始出现分歧。与此同时,医疗技术持续迅猛发展。在前 15 年里,利益相关者合作解读法规,共同编写指南,但在下一个时代,利益相关者之间出现了分歧。指导文件的制定不再遵循由制造商和公告机构之间的辩论启动,随后由主管部门进行改进并认可的程序。相反,监管机构开始承担起提议编订和修订指导文件的任务。那时,针对含有人体血液和动物组织成分的医疗器械,欧盟实施了新的执行法规,在上市前审查阶段引入了更多的中央监管参与。然而,最初的变化并不大,主要集中在对高风险和典型的长期侵入性和植入性医疗器械的监管。

随后,当欧盟开始起草第 2007/47/EC 号指令时,监管风暴便开始酝酿。[8]回顾过去,第 2007/47/EC 号指令似乎只在临床评价和上市后监督(PMS)方面带来了较小的变化,但其影响巨大,至今仍未完全消化。该指令的出台,标志着不断变化的立法首次适用于所有医疗器械类别。临床评价成为各类医疗器械必须完成的任务,使得主动性的上市后监督进入了原始设计档案和技术文件的持续改进模式。该指令于 2010 年 3 月 21 日生效,此后,公告机构对所有技术文件和技术档案进行了重新认证,并完成了技术档案完整性的一级评估。到现在,《医疗器械指令》[9]和《有源植入性医疗器械指令》[10]的初始影响应该已经减弱,但实际上,情况并非如此。理解背后的原因将有助于法规事务专员为即将到来和持续的变化作好准备。

2. 不断变化的解读

欧盟监管机构在第 2007/47/EC 号指令中调整既有规定,目的是希望申请人在上市前阶段提交更多临床证据,并在产品全生命周期内持续收集产品临床信息。警戒调查表明,在许多情况下,产品一旦获准上市,上市后活动就会减少至仅限于强制性的投诉处理和警戒报告。对于创新产品,申请人可能会主动进行一些上市后监督活动,但这通常是因为产品生产线的扩展,而不一定与产品安全性直接相关。第 2007/47/EC 号指令中的两大关键调整实现了监管机构的期望,即收集更明确的上市前临床数据和持续评估上市后临床跟踪(postmarket clinical follow-up,PMCF)中收集的长期安全性数据。面对这种持续改进的要求,医疗器械生产经营企业需要从市场反馈中吸取教训,逐步提升产品安全水平。通过这些措施,第 2007/47/EC 号指令带来了必要的改进,并强化了最初在公告机构建议 NB - MED/2.12/Rec 1 中提出的要素。[11]

在第 2007/47/EC 号指令实施的初期,欧盟委员会开始讨论全面重塑整个医疗器械立法体系。当时,该指令的调整尚未显现明显成效,关键调整包括临床评价和上市后监督。然而,由于第一次修订尝试未能成功,不良事件的发生增加了变更的风险。

在立法过程中,多起涉及不同长期植入物的不良事件证实,临床数据并未被一致收集或系统分析。一个常被引用的例子是,髋关节置入物和其他骨科植入物经历了持续的调整,多次迭代后,市售产品与最初临床研究中的产品几乎完全不同。这场争议引发了关于等效性(equivalence)的讨论,最终形成的观点是,支持新产品等效性声明的临床证据应主要基于一种等效产品的临床数据,如有细微差异可以参考其他产品。以往用于收集等效性数据的矩阵方法已被更严格的解读所取代,通常需要在将新一代设备投放市场之前对其进行临床试验。在某些情况下,通过部分等效、上市前临床试验来填补证据空白和上市后临床跟踪之间可以达成平衡。上市后临床跟踪研究将深入关注产品的长期安全性,其次是确认上市前研究中经过严格控制的患者群体的最终结果。

同时,随着立法实施工作的继续,新版欧盟 MDR 的发布准备工作也在进行中。多年来,效益-风险的解读已经发生了变化,从《医疗器械指令》和《有源植入性医疗器械指令》规定不需要临床声明,到临床声明成为临床评价的核心要素。毫无疑问,这种情况将持续到下一个层次,届时创新产品制造商将需要证明产品指标不低于当前治疗标准,并且未来申请上市的产品需要在更多的患者中进行比较临床评价。在为早期开发阶段的产品规划上市时间时,应从一开始就考虑收集这种高水平的证据,并在这方面投入更多的时间和资源。

此外,欧盟 MDR 规定不实施"祖父"(grandfathering)条款。因此,制造商可能需要为目前已上市的产品收集足够的临床数据。尽管这些产品可能已有较长的上市时间,但其上市历史缺乏投诉事件,或者警戒案例较少,这不足以从正面证实该产品的临床性能、安全性和潜在的有效性。从目前已上市的产品中收集更多的科学证据,并将其用于改进产品文件,将有助于平稳度过法规过渡期。应将资源集中用于为所有希望度过过渡期留在市场上的产品收集数据。

因此,对产品组合进行评估,确认哪些产品版本值得将证据提升到新水平是有意义的。目前少量销售的产品旧版本,或者已完成 CE 认证但仅为在欧盟以外地区销售的产品,可能会从市场上消失。然而,部分旧版产品仍将留在市场上;根据第 2007/47/EC 号指令提高临床评价水平后,制造商应尽快开始收集更多的实质性临床数据。

目前,由于临床和监管要求增加,第一批医疗器械公司已经自愿或被勒令停止在欧盟销售其产品。

3. 公告机构

2012 年法国贝丽(Poly Implant Prothèse)公司劣质乳房植入物丑闻曝光后,欧盟委员会和欧盟成员国启动了一项行动计划,旨在在新法规生效之前迅速改善对医疗器械监管系统的监督。这项行动计划包括提高对公告机构的要求,其中一项关键措施是由公告机构的指定部门进行联合审核,并重新评估现有公告机构的指定,特别是那些涉及高风险医疗器械的指定。如今,这些联合审核已成为欧盟 MDR 规定的初始指定、更新和范围扩展的基准。

由于多种原因,如联合审核、对无法通过联合审核的担忧、公告机构协会(TEAM-NB)的行为准则审核以及一般的商业决策等,公告机构的数量正在锐减,预计未来还将继续下降。尽管新版欧盟 MDR 仍在实施过程中,但对下一个修订版的讨论已经启动。在下一个修订版中,中央机构的职能可能会增强,公告机构的职能可能会相应缩减。然而,这种变化可能会使医疗器械公司面临挑战,因为针对解决当前公告机构问题的大幅调整可能是暂时的,并且未来可能会再次发生变化。不过,请放心,这种修订将需要相当长的时间来完成。

4. 何时何地生效尚不确定,但已是必然趋势

新版欧盟 MDR 通过后,似乎将有两个主要的实施阶段。在第一阶段,公告机构将重新申请职能评价,他们的地位将根据新的要求进行重新评估。这一过程可能需要几年时间,具体取决于指定部门的可用资源和个别公告机构需要改进的程度。如果医疗器械公司选定的公告机构不在新法规下第一批获批的公告机构之列,其他公告机构的压力可能会增加,但由于资源短缺,他们可能会拒绝接受医疗器械公司的申请。这种情况可能会持续到法规施行的第二阶段,实际上可能是在过渡期截止日期之后。届时,公告机构可能不得不继续拒绝新的申请,因为他们的工作任务将非常繁重,直至过渡期结束。

未来,仅有的一小部分公告机构将不得不在相对较短的宽限期内负责审查欧盟市场上所有产品是否符合新的要求;这些产品的正常重新评估周期为 60 个月。由于合格的公告机构数量有限,审查的数量将至少增加一倍,导致公告机构审查的"紧缩"。

为了避免这种情况,公司应在过渡期和宽限期内尽早完成技术文件的审查,并严格筛选首批送检的产品。因为如果申请第二批和第三批文件审查,可能会面临暂时的市场停顿,在此期间无法签发 CE 证书。

5. 当前和未来——持续改进

另一个已经被广泛接受的变化是进一步优化制造商的持续改进系统和流程。这包括持续反馈上市后阶段的产品改进信息、更新风险管理档案、临床经验等。将这种改进循环完全融入当前的质量管理体系中,有助于医疗器械公司为未来的要求做好准备,并为收集更全面的上市后监督数据预留更多时间。此外,市场反馈还有助于确定在新系统下需要审查的档案的重要程度,从而将一些选定的产品放在次要位置。

6. 如何应对变化的要求

回顾即将实施的临床证据要求变化,可以了解到公司如何开始考虑在解读基本要求时满足这些变化。由于所有技术指南、临床指南和通用规范的发布时间都相对较晚,公司在很大程度上需要依靠自身。公告机构无法向医疗器械公司提供任何建议或产品相关的培训,因此公司唯一可以依赖的参考意见来源是公司内部的法规事务人员和临床人员。

对公司来说,挑战在于如何继续发展,在无须过多额外努力的情况下实现定期合规。然而,在缺乏外部指导的情况下,这正是大多数法规团队和临床团队追求的目标,因为他们通常倾向于规避风险。

14.8　预测未来,做好规划

医疗器械公司需要明确未来的发展方向并开始制定自己的战略计划。这包括分析自身产品或产品组合可能面临的潜在变化,以掌握主动权,并开始制定一个优先级列表,列出哪些产品需要最大限度地收集数据和修订档案,甚至在某些情况下需要重新设计产品的要素。鉴于未来可能会有更多法规和指南的出台,公司现在就应该开始努力符合修订后的要求,并优先考虑对市场推广至关重要的产品。法规团队决不能等到指南文件和实施细节完全确定并发布后才开始行动。他们需要进行基于证据的预测,这本身就是一个挑战,而在要求根据预期要求增加预算时,真正的挑战才刚刚开始。公司可以选择单独进行这类分析,但与其他制造商、公告机构和其他利益相关方分享观点和解读也极具价值。这种与内容相关的讨论,例如在会议上与公告机构小组的讨论,不仅有助于法规事务专员评估公司选择的公告机构,还能合理地决定未来是与一家还是多家公告机构合作。与多家公告机构建立合作关系的好处是,法规事务专员可以降低在过渡期和宽限期内公司面临无公告机构可用的风险。这些因素都应纳入公司的业务连续性规划中。如果公司的质量体系中没有包含详细的业务连续性规划,法规事务专员应参考 ISO 22301 : 2012[12]等标准,立即开始制定业务连续性和应急计划。现在让公司参与这一层面的讨论,对于法规事务专员设定目标并推动公司进行业务连续性管理体系认证是非常有益的。虽然首要目标是安全度过即将到来的监管风暴,但这些概念将具有更广泛的应用。

1. 风险评估——ALAP vs. ALARP

解读当前指令中监管要求的变化可以发现,其中有一项重要调整是,法规在临床评价的要求上更加严格,同时在风险管理方面也提出了更高的标准。2013 年 9 月,欧盟委员会发布了第 2013/473/EU 号议案[13],对长期使用的"最低合理可行"(as low as reasonably practicable, ALARP)原则风险管理概念提出了质疑。议案指出,如果风险处于可接受范围内,就不应停止相关活动,而应尽可能进一步降低单个风险。仅仅平衡工作与经济因素是不够的。在关于这个问题的讨论中,经常被引用的指令条款主要是为了立法者的目的,并不一定是对受监管行业的正式要求。此外,进一步降低风险显然是可行的,主要方法之一就是增加上市前临床试验的患者数量,直到无法再进一步降低风险。这需要采用一种全新的、平衡的解读,即"尽可能低"(as low as possible, ALAP)原则。基本上,ALAP 认为所有单个风险都应尽可能降低,不考虑成本或难度,因为这种做法最终有助于提高效益-风险比。理想情况下,这一变化应在新的法规正式生效前完成,以便在重新评估期间,所有档案资料都可以按照这一新的风险原则进行修订。但是,公司应保持谨慎,并认识到不存在无风险的情况,剩余风险总是存在的。由于产品的使用说明(instructions for use, IFU)

需要包含剩余风险的内容,公司可能需要特别关注剩余风险的表述和分类。

2. 下一级别的附录 Z

这是关于在 ISO 14971:2019 中增加附录 Z 的持续辩论中的一个关键要素[14]。因此,假设新法规将保留目前的合规假定,尝试完成所有协调标准 Z 附件的修订过程将是至关重要的。然而,这也意味着,一旦法规生效,相关的欧洲协调规范中所有附录 Z 将需要在很短的时间内完成修订。由于目前的工作已经耗费了数年时间,这一挑战将变得非常困难,因为制造商、专家和其他利益相关者将把他们的资源集中在实施修订后的质量管理体系和产品文件要求上。然而,尽早花时间共同解释新法规,并注意到修订后的附录 Z 的解释,将加快审查的速度。在直接着手起草和准备未来法规的新附录 Z 之前,相关各方需要进行前瞻性思考,根据当前的指令最终确定附录 Z 的修订。同时,法规事务专员只能证明这些附录中发现的任何偏差,同时随着时间的推移对改进提供支持。另外,在向新法规过渡时,法规事务专员需要证明为什么所应用的解决方案符合基本要求,即使协调标准的附录 Z 没有根据新法规进行调整。

3. 体外诊断医疗器械——新的风险分类

目前体外诊断医疗器械的分类系统仍然是基于 20 年前的风险评估、产品和技术的静态列表[15]。然而,这一分类系统将经历重大调整,采用 IMDRF 基于风险的分类模式。这一改变并未引起争议,但它意味着,未来少数 IVD 公告机构需要在资源有限的情况下审查大量档案。法规事务专员清楚,在新法规过渡期的后半段,时间和资源将变得非常紧张,因此必须立即开始准备。

法规事务专员的首要任务是开始审查和改进现有技术文件,以达到公告机构可接受的水平。在改进技术文件时,应考虑到未来法规的预期内容。法规事务专员可以考虑邀请公告机构对一项或多项不同技术进行预审评,或者聘请曾在 IVD 领域担任公告机构审评员的顾问进行审评。考虑到未来公告机构的数量可能会减少,公司应开始选择未来可以合作的 IVD 公告机构。公告机构应向法规事务专员证明自己对未来有明确的愿景和规划。如果公司现在就开始与公告机构建立联系(例如通过获得 ISO 13485 认证),那么法规生效后,公司首次联系公告机构将更为顺利。

4. 飞行检查

自 2014 年年中以来,公告机构至少每三年对生产场所进行一次飞行检查。对于高风险医疗器械、经常不合规的医疗器械或疑似不合规的医疗器械,飞行检查的频率更高。飞行检查包括检查足够数量的最近生产的产品,以评估产品是否符合技术文件和法规要求,并进行技术档案审查,包括验证所有关键部件和材料的可追溯性以及制造商的可追溯系统。

制造商及其关键分包商和供应商必须能够适应这种飞行检查,并做好充分准备。在许多情况下,分包商和供应商的合同可能需要修改;公司监管部门有时必须努力说服供应商适应这些要求的变化。可以预见的是,一些供应商和分包商可能会因为新要求带来的转变和风险而选择不再继续合作。医疗器械行业的投资回报率可能太低,供应商可能无法接受这些新的参与规则。更乐观的情况是,合同修改后,分包商和供应商并未选择终止合作。鉴于在飞行检查过程中制造商通常不在审核现场,因此需要做好必要的准备工作,包括制定程序和流程,并进行模拟审核。同样,对于内部生产要素审核,制造商也应做好充分准备,例如,可以从下一次内部审核中积累飞行检查经验。此外,还可以利用外部审核员进行模拟审核。

由于公告机构将根据是否能够更有效地实施控制来决定是否核查某一特定分包商,因此,制造商必须提供准确的数据来说明分包商的具体情况。此外,审核员将根据风险评估作出决定。影响风险评估的因素包括分包商是否受到成品器械合法制造商的高度控制。因此,对于法规事务专员而言,一种好的做法是,重新审视供应商和分包商审核的实际做法,并重新评估评估方法,或者转而对供应商进行突击检查。

5. 角色、职责与权限

在 ISO 13485 审核阶段,许多不符合项都与角色、责任和权限不明确有关。由于在这些方面会出现一些变化,法规事务专员的首要任务是开始着手弥补当前的平衡。按照现行法规和协调标准的定义与要求,法规事务专员应通过组织的流程来验证当前文件是否确保权限与分配的职责充分匹配。第二步则是验证所记录的内容是否符合公司的当前做法。

在 ISO 13485 审核过程中,许多不符合项都与角色、职责和权限的不明确性有关。随着这些方面的潜在变化,法规事务专员的首要任务是开始调整现有的平衡。根据现行法规和协调标准的定义及要求,法规事务专员应通过组织的流程来确认现有文件是否确保了权限与分配的职责充分对应。第二步是验证记录的内容是否与公司的当前操作相符。

完成第二步并确认当前记录准确无误后,法规事务专员可以开始探讨可能发生的变化。大多数变化可能会涉及"合规负责人"的角色。法规事务专员应注意到,医疗器械法规中规定的职责和权限与欧洲医药法规中当前合格人员角色之间存在显著差异。此外,法规的措辞似乎表明,职责可以由多人共同承担,只要这些人员具备相关的法规事务知识和经验。公司内部应当有掌握法规事务知识的员工;如果不存在,人力资源部门应立即着手招募这类专业人才,因为随时拥有这类资源是基本要求。新法规的目的是加强质量管理体系和合规管理责任。

14.9　结语

做好预算规划,追求质量

本章明确指出,立法改革将带来众多挑战。考虑到法规过渡期通常较短,法规事务专员需为不确定性做好准备。公司必须提前招募充足的人力,并完成必要的培训,以期尽早完成工作任务。因此,公司应在法规要求发生变化之前就预留相应的预算,以确保质量和合规性的持续维持。

第 15 章　使用标准制定医疗器械监管战略

Susumu Nozawa，RAC，FRAPS 更新

引言

从最基本的角度来看，标准是提供要求、规范、准则和特性的文件，以确保材料、产品、工艺和服务始终符合其用途。国际电工委员会（IEC）将"标准"定义为："经协商一致制定并由公认机构批准的文件，具备通用性和可重复使用性，是活动或其结果的准则或特征，旨在一定范围内获得最佳秩序。"[1]

在医疗器械开发领域，采用标准有助于确保开发过程的一致性，并使产品达到既定的性能和预期效果。符合标准可能加快监管审批的速度，因为某些国家和地区要求医疗器械必须符合特定标准。因此，理解标准及其在医疗器械开发和监管审批过程中的作用，可以为企业带来战略优势。

对于医疗器械制造商而言，无论是初次接触医疗器械开发和审批过程，还是对此已经颇有经验的老手，面对标准之复杂，无不深感困惑。标准分为过程标准和产品标准两种类型。过程标准为医疗器械的开发、生产和评估等过程提供指导，而产品标准则根据医疗器械的类型（如植入式医疗器械）和生产材料等，明确产品的预期效果和测试评估方法。

在开发特定医疗器械并申请审批时，制造商没有一个集中的列表、数据库或决策树来确定所需遵循的标准。不同的监管机构可能规定不同的标准。许多标准专用于医疗器械行业，而其他标准则是通用标准，适用于多个行业（例如，船舶测试标准）。这些标准对医疗器械制造商和监管机构都很重要，因为它们提供了一致性的要求，确保器械符合其预期用途。本章将讨论更多常用的标准。

标准维护并非只是某一个组织的责任，许多组织都制定了医疗器械开发和审批标准。本章将介绍标准制定和维护的主要参与者。随着时间的推移，标准会发生变化，可能会被修订或由新标准取代。由于标准不是由中央机构统一发布，从业者往往难以及时了解标准的变化，特别是在产品开发或注册申报过程中。

另一个难点在于，在大多数情况下，制定和维护标准的组织通常独立于监管机构。例如，美国 FDA 等监管机构虽然认可某些标准和标准条款，但这种认可通常是在适用于特定医疗器械类型的新版标准生效之后。不同监管机构认可的标准或标准修订版可能有所不同，因此制造商在不同司法管辖区应遵守的标准可能不相同。如果产品面向多个司法

管辖区,法规事务专员应首先研究适用于所有司法辖区的共同要求和类似要求。

为了符合监管要求,标准不应被视为独立文件,或被全球各监管机构所参考或认可,而应与当地法规一同考虑。负责制定标准的实体称为标准制定组织(Standards Development Organization, SDO)。SDO 制定的标准是自愿性的,目的不是取代当地法规。某些监管机构可能会在其管辖范围内将标准规定为强制性,但这并不常见。在某些情况下,即使是广泛使用的标准也可能无法充分解决医疗器械的安全性和性能问题。例如,FDA 发布的《医疗器械射频无线技术指南》[2]指出,IEC 60601‐1‐2 共识标准在 2013 年 8 月发布了最终指南,但仍不足以充分解决无线技术的电磁兼容性(electromagnetic compatibility, EMC)问题。如果医疗器械制造商计划在多个司法管辖区申请上市,应同时研究国际标准和当地法规。

在美国,“共识标准”(consensus standard)是由标准制定组织基于共识过程制定的,而“得到认可的共识标准”(recognized consensus standard)则是 FDA 已经评估并发布在《联邦公报》上可供使用的标准。共识形成过程详见本章后文介绍。如果医疗器械制造商选择不适用得到认可的共识标准的某些部分,而该标准是适用标准(即在 FDA 的指导文件中被引用),在注册申报时,应陈述不遵从的理由,并说明所使用的替代方法。制造商应了解违反适用标准可能面临的风险。如果希望使用其他国家的国家标准在美国获得上市许可或批准,制造商可以在预提交过程中与 FDA 讨论该方案。相比之下,《欧盟医疗器械法规》(欧盟 MDR)和其他行业领域的指令都是基于协调的欧洲标准(EN)或标准制定的。这些标准是根据欧洲委员会(EC)的授权制定的,由欧洲三大标准化组织——欧洲标准化委员会(CEN)、欧洲电工标准化委员会(CENELEC)或欧洲电信标准协会(ETSI)——制定,并经欧盟官方公报公布,用于证明符合一项或多项指令的基本要求。使用这些自愿性标准可以推定符合指令的强制性监管要求。

在澳大利亚以及亚洲和南美洲的部分国家和地区,标准被接受或认可的程度可能因当地法律而异。例如,在中国,外国制造商可以向中国国家药品监督管理局(NMPA)提交经过公证的质量体系证书,证明其质量体系符合 ISO 13485《医疗器械——质量管理体系——用于法规的要求》标准或美国 FDA 的《质量体系法规》(QSR)。相较于国际版本,中国的标准可能存在滞后。在这种情况下,制造商应证明其符合中国标准,并提供必要的测试报告。以 IEC 60601‐1 的第二版和第三版为例,在中国,制造商需要满足 IEC 60601‐1 第二版的测试报告要求,而世界上其他大部分地区则要求满足 IEC 60601‐1 第三版的测试报告要求。巴西的 RDC 第 185/2001 号决议规定,巴西生产质量管理规范(BGMP)与国际标准 ISO 13485 相似,因此巴西可能认可 ISO 13485 的合规证书。法规事务专员应咨询当地监管机构,了解当前认可哪些国际标准和版本,以及是否接受前一标准版本。

总之,不同国家和地区使用标准来证明医疗器械法规合规性的情况各有不同。这些差异为医疗器械法规事务专员制定全球监管战略带来了挑战。幸运的是,多个标准制定组织制定的标准均可用于证明特定安全性和性能要求的合规性,如前所述,这些标准通常都是得到认可的标准。[3]制造商可以充分利用国际医疗器械监管者论坛(IMDRF)发布的文件,这些文件对许多医疗器械标准进行了规范性引用。下文将详细介绍 IMDRF 的工作。

认识标准编号

对于许多法规事务专员而言,标准的版本或编号常常令人费解,制定标准时,编号系统确实颇为复杂。例如,在医疗器械行业,一项非常有名的标准是国际标准 ISO 13485,如果在互联网上搜索"ISO 13485",可以检索到以下结果:

(1) ISO 13485:2016

(2) EN ISO 13485:2016

(3) CAN/CSA - ISO 13485:16

(4) DS EN ISO 13485:2016

那么这些标准有何区别呢?

为了回答这个问题,首先要从 ISO 13485:2016 这一基础文件开始分析。一般来说,标准编号的命名格式是:

ISO 13485:2016

① 前面的字母代表发布组织,在本例中,发布组织是国际标准化组织(ISO);

② 13485 代表标准号;

③ 2016 年代表修订年份,有时仅用最后两位数字表示。

后来,不同司法管辖区的各种监管机构选择采用 ISO 13485 来满足其特定要求,该标准编号随之发生变化。EN ISO 13485:2016 是指被泛欧洲标准机构 CEN、CENELEC 或 ETSI 所采用的 ISO 13485:2016 版本。CEN、CENELEC 和 ETSI 都已得到欧盟的正式认可。欧盟的正式认可意味着这三大组织可以采用欧洲标准(EN),而这些欧洲标准有望成为根据欧盟委员会法规指令制定的欧洲协调标准(得到认可的标准)。EN ISO 13485:2016 增加了附录,说明了该标准满足欧盟医疗器械指令(欧盟 MDD)的具体方面。CAN/CSA - ISO 13485:16 是经加拿大国家标准/可在加拿大使用的标准所采用的 ISO 13485:2016 版本。DS/EN ISO 13485:2016 是丹麦标准协会[4]采用的版本,与欧洲标准化委员会批准的 EN ISO 13485:2016 版本相同,未做任何修改。

虽然有些司法管辖区所采用的版本包含采用标准年份,但有些则不包含该信息,如 CAN/CSA - ISO 13485:03。查看采用的版本的范围对于了解采用的标准版本是必要的。例如,ISO 13485 在 2016 年 2 月进行了修订,许多标准机构通过各自流程采用了新版本。ISO 13485:2016 设有为期三年的过渡期,因此,了解生产组织将要遵守标准的哪个修订版本,这是非常必要的。

15.1 标准制定组织

如前定义,标准制定组织是指负责制定标准的组织。多个标准制定组织支持医疗器械行业,法规事务专员应当了解这些组织,并理解其成立原因和作用。

标准制定组织为消费者、行业和政府提供了讨论和制定国际标准的平台。标准制定组织之间、标准制定组织及其利益相关者之间协同合作,联合发布出版物,帮助在全球范围内宣传标准化的重要性,协调可能存在的工作重叠,确保国际标准之间无缝衔接、相互补充。本章将介绍一些重要的标准制定组织。

（1）国际标准化组织（ISO）

ISO 成立于 1947 年,是一家独立的非政府机构,现有 164 个成员国,负责制定和发布国际标准[5]。每个成员国都有一个国家委员会,代表 ISO 在本国执行任务。例如,美国国家标准学会（American National Standards Institute, ANSI）代表 ISO 在美国开展工作。美国通过 ANSI 积极参与 ISO 的技术委员会（technical committees, TC）活动,如 ISO/TC 194 医疗器械生物学和临床评价标准化技术委员会。ISO/TC 194 负责发布诸如 ISO 10993－1:2018《医疗器械的生物学评价——第 1 部分:风险管理过程中的评价与试验》和 ISO 14155:2011《医疗器械——临床试验质量管理规范》等出版物。英国标准协会（British Standards Institute, BSI）在英国代表 ISO 行使职能。ISO 在各司法管辖区的代表信息可在成员国官网查询。[6]

（2）国际电工委员会（IEC）

IEC 负责为电气、电子及相关技术领域（统称为电工技术领域）制定和发布国际标准。[7]IEC 的成员称为国家委员会（NC）,代表其国家处理所有与电工标准化和合格评定相关的问题。IEC 的目标是推动电气工程和电子领域在标准化等所有问题上的国际合作。IEC 发布国际标准、技术规范、技术报告、公开可获取的规范（PAS）和指南文件等,并与 ISO 保持紧密合作。美国通过 ANSI 参与医疗器械标准制定的分委员会（SC）活动。

（3）美国国家标准学会（ANSI）

ANSI 是美国非营利性民间团体,负责协调管理美国自愿性标准与符合性评定系统。ANSI 本身不是一个标准制定组织,但负责对符合 ANSI 基本要求的标准制定组织进行认证,ANSI 基本要求基于公开、平衡、共识和正当程序等,包含一套用于管理共识标准制定的过程。ANSI 是 ISO 的创始成员,其基本要求包含了全球公认的 ISO 和 IEC 标准化原则。作为 ISO 的美国成员机构,ANSI 对美国技术咨询小组（TAG）进行认证。美国 TAG 通过 ANSI 在国际上推广采用美国标准、政策和技术观点,倡导在国际标准满足医疗行业需求的前提下将其作为美国国家标准。ANSI 在 ISO 的管理机构中担任领导角色,同时也参与 IEC 的工作,因此,美国可以通过国家委员会立即参与 ISO 和 IEC 标准制定过程。作为美国自愿共识 SDO 的认证机构,ANSI 确保 SDO 在制定美国国家标准时保持完整性。

（4）美国临床和实验室标准协会（CLSI）

CLSI 的前身是美国国家临床实验室标准委员会,致力于制定适用于临床实验室的共识标准与指南,并在全球范围内推广使用。[8]CLSI 已得到 ANSI 的认可,并作为临床实验室检验和体外诊断检测系统技术委员会（ISO/TC 212）秘书处,积极推动临床实验室检验标准的全球协调工作。此外,CLSI 还负责监管 ISO/TC 212 的美国技术咨询小组。CLSI 形成共识的过程是,邀请来自行业、政府和医疗方面利益相关方的专家齐聚一堂,共同为提高临床实验室检测的质量、安全和效率制定标准。例如,CLSI 发布了《即时体外诊断试剂检测》指南,为临床实验室环境以外的体外诊断试剂用户提供指导,以确保现场检测结果与实验室检测结果具有可比性。

（5）美国保险商实验室（UL）

除上述组织外，还有其他的标准制定组织负责发布广泛的行业技术标准，或与 ISO 和 IEC 合作制定和发布标准。UL 制定了各类标准用以衡量和确认产品性能、环保性和可持续性。[9] UL 60601－1《医用电气设备——第 1 部分：安全通用要求》标准参考了 36 个额外的 UL 标准，如能认识和理解 UL 60601－1 和 IEC 60601－1 中专用要求的差异并在全球监管战略中有效加以实施，则可以使用 UL 60601－1 代替 IEC 60601－1。但需要注意的是，许多 UL 标准并不被美国以外的监管机构所认可。

（6）电气和电子工程师协会（IEEE）

其他专业组织的工作包括协调和发布医疗器械行业可能使用的技术标准或模型。IEEE 是一个致力于推动技术创新的专业协会，负责发布工程技术标准和模型，并提供其他服务。医疗器械软件工程专业人员与按医疗器械管理的软件和移动医疗应用（mobile medical app，MMA）制造商持续采用完善的 IEEE 标准，如 IEEE 1012－2012《系统和软件验证和确认标准》。

（7）美国医疗仪器促进协会（AAMI）

AAMI 成立于 1967 年，是一个非营利性组织，支持医疗行业开发、管理和使用安全有效的医疗技术。AAMI 的标准项目由 100 多个技术委员会和工作组组成，负责为医疗器械制定标准以及推荐做法和技术信息报告。AAMI 标准和推荐做法代表全国性共识，其中已有许多标准和推荐做法经 ANSI 批准成为美国国家标准。此外，AAMI 也负责监管许多国际 ISO 和 IEC 技术委员会以及美国技术咨询小组。[10] AAMI 标准的一个例子是 AAMI/ANSI HE75：2009（2013）《人因工程学——医疗器械设计》。

（8）国家电气制造商协会（NEMA）

NEMA 由近 325 家电气设备和医学影像制造商组成，为七大主要市场提供安全、可靠、高效的产品和系统。对于医学影像标准，医学影像与技术联盟（MITA）发挥着关键作用。医学影像与技术联盟属于 NEMA 的一个分部，是医疗成像设备、放射性药物制造商、产品创新和研发者的协会组织，也是医学数字影像和通信（DICOM）的秘书处。MITA 的技术包括计算机断层扫描（CT）、核成像技术、放射性药物、磁共振成像（MRI）、影像信息系统、超声和医用 X 射线设备。MITA 标准示例有 NEMA XR 26－2012《计算机断层扫描的访问控制：识别、联锁和日志》、NEMA MS－10－2010《诊断性磁共振成像局部比吸收率的测定》。除医学成像外，NEMA 还涵盖建筑系统、基础设施、照明系统、工业产品和系统、公用事业产品和系统、运输系统以及耐用医疗设备制造商和安装商等领域。

（9）ASTM 国际

ASTM 国际的正式名称是美国材料与测试协会，目前已经制定了 7 000 多份技术标准，成为美国国家标准的基础，或为全球各行各业的法规提供参考。ASTM 技术标准用于产品开发、产品测试和质量体系。[11] 常见 ASTM 标准有 ASTM F2516－07《镍钛超弹性材料拉伸测试的标准试验方法》和 ASTM F1980－07（2011）《医疗器械无菌屏障系统加速老化标准指南》。

（10）其他相关组织

如前所述，IMDRF 的前身是全球协调工作组（GHTF）。IMDRF 并非标准开发组织，而是一个由欧洲、美国、加拿大、日本和澳大利亚的医疗器械监管机构代表自愿成立的国际团体，负责制定医疗器械和体外诊断试剂指导文件。亚洲医疗器械法规协调组织（AHWP）[12]、ISO 和 IEC 于 2012 年加入 IMDRF 成为联络组织成员。AHWP 目前包含 26 个成员经济体。[13]

IMDRF 在 GHTF 的工作基础上，致力于编制一系列描述基于风险的监管模式指导文件，以确保医疗器械的安全性、有效性、性能和质量。这些指导文件旨在协调用于评价医疗器械是否符合各管辖区适用法规的基本监管实践的文件和程序，以减少（如无法消除）各司法管辖区之间的差异，降低法规合规成本，让患者尽早接受新技术或治疗。IMDRF 指导文件常引用各类标准，[14]如 ISO 和 IEC 制定和发布的标准，法规事务专员可以在制定全球合规战略时以及在医疗器械产品全生命周期内使用这类文件。

下文所举事例可说明全球法规事务专员如何从了解 IMDRF 工作中受益。一家医疗器械制造商将澳大利亚确定为产品潜在目标市场，要求公司的全球法规事务主管确定市场准入要求。鉴于澳大利亚是 IMDRF 的创始成员，参与制定 IMDRF 指导文件，IMDRF 文件中引用的许多标准（某些版本除外）都为澳大利亚药品管理局[15]（TGA）所认可。通过研究 IMDRF 文件，法规事务专员能够确定适用于上市前评价、评估和实施的标准清单。

这一原则同样适用于美国、日本、加拿大和 AHWP 等其他 IMDRF 创始经济体的市场准入。IMDRF 发布的指导文件可以帮助医疗器械全球法规事务专员确定用于符合性评价过程的参考标准，以满足不同国家和地区的法规要求。

15.2　使用标准证明符合法规要求

虽然不同司法辖区的医疗器械法规存在差异，但法规事务专员可以利用国际标准来证明产品符合基本法规要求，从而助力制造商尽快为患者提供新技术和治疗手段。在美国，FDA 的指导文件常常引用国际标准。法规事务专员在制定战略时，应同时引用和使用国际标准，并参考 FDA 的指导文件，以满足 FDA 的要求、规范和准则，确保医疗器械适用于其预期用途。例如，医疗器械制造商可以采用国际公认的 ISO 14971《医疗器械——风险管理对医疗器械的应用》标准来证明其符合医疗器械风险管理的要求。FDA 的多份指导文件，包括《行业与 FDA 工作人员的最终指南：医疗器械网络安全管理的上市前提交内容以及在医疗器械上市前批准和 De Novo 分类中确定效益风险时的考虑因素》，均引用了 ISO 14971 标准，并详细阐述了与其重合的内容。

如前所述，IMDRF 的指导文件也引用了 ISO 14971 等标准。法规事务专员在负责制定医疗器械全球合规战略时，应充分利用当地指导文件的建议、参考标准和法规，以增加医疗器械早日上市的机会。

需要指出的是，标准并不等同于监管机构在指导文件中提出的建议或准则。FDA 的《行业与 FDA 工作人员的最终指南：软件验证的一般原则》等指导文件包含了建议的法规

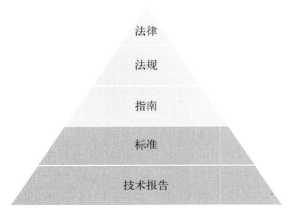

图 15-1　文件层级关系

准则,反映了 **FDA** 的当前观点以及推荐的医疗器械监管过程的最佳实践。与 IMDRF 文件相似,FDA 指导文件可能会引用多种过程标准、安全标准和性能标准,例如由 ISO 和 IEC 制定和发布的标准。

标准并不等同于法规。法规是国家法律的执行细则,由国家的监管机构制定,一旦违反将面临处罚。图 15-1 展示了法律、法规、指南、标准和技术报告之间的层级关系。值得注意的是,法规和指导文件由监管机构负责发布,而标准和技术报告则由非政府性质的标准制定组织负责发布。

15.3　产品标准和过程标准

标准可以分为三大类:兼容性标准、过程标准和安全与性能标准。具体来说,兼容性标准的实例包括通用串行总线(universal serial bus,USB)标准和蓝光光盘标准。过程标准覆盖了医疗器械产品的整个生命周期,规定了过程或整体系统的要求,但并不具体指导制造商如何满足这些要求。

标准也可以分为专用标准(vertical standard)、并列标准(collateral standard)和通用标准(horizontal standard)。在医疗器械行业,通用标准是适用于几乎所有医疗器械的"通用"(general)标准。例如,ISO 13485《医疗器械——质量管理体系——用于法规的要求》、ISO 14971《医疗器械——风险管理对医疗器械的应用》和 ISO 15223-1《医疗器械——用于医疗器械标签、标记和提供信息的符号——第 1 部分:通用要求》等标准适用于大多数受监管的医疗器械。并列标准则是适用于特定类型产品的"团体"标准("group" standard),如 IEC 60601-1-2《医疗电气设备——第 1-2 部分:基本安全和基本性能的一般要求——并列标准:电磁兼容性要求和测试》和 IEC 60601-1-3《医疗电气设备——第 1-3 部分:基本安全和基本性能的一般要求——并列标准:诊断性 X 射线设备的辐射防护》。而专用标准则针对特定的设备或设备类型,例如 IEC 60601-2 系列标准适用于某些机电医疗器械。

标准制定组织和行业协会已经制定并发布了众多兼容性标准、过程标准以及安全和性能标准。本章将重点讨论与医疗器械生命周期(从概念到上市)相关的标准。目前,医疗器械行业的标准超过 1 000 份,本章将介绍一些广泛使用和认可的标准。

本章将介绍 ISO 13485、ISO 14971 和 IEC 62366,这些标准已被多个监管机构认可和引用,并普遍适用于所有中高风险医疗器械。此外,还将介绍 IEC 62304:2015-06《医疗器械软件——软件生存周期过程》,该标准适用于包含软件组件的医疗器械、独立软件和移动医疗应用。最后,本章还将探讨 ISO 14155:2011《医疗器械——临床试验质量管理规范》,因为临床试验是医疗器械制造商收集安全性和性能数据,以支持医疗器械上市审批的关键步骤。

1. ISO 13485《医疗器械——质量管理体系——用于法规的要求》

ISO 13485 标准规定了组织在医疗器械的研发、生产、安装、服务以及设计、开发和提供相关服务中应采用的质量管理体系要求。[16]

ISO 13485 源自 ISO 9001 的早期版本(2015 年之前的版本),而 ISO 9001 则涵盖了全球各种制造和服务行业的质量管理体系要求。[17]然而,随着 ISO 9001 发展成为一套全面的"质量体系",ISO 13485 与 ISO 9001 之间的差异变得更加明显。以往,ISO 9001 的大部分条款、子条款和格式与 ISO 13485 中的相对应部分保持一致,但为了明确区分两者,这种情况已经发生了变化。ISO 13485 最新版在其附录 B 中新增了表 B.1 和表 B.2,以展示 ISO 13485:2016 与 ISO 9001:2015 之间的对应关系。

在欧盟、澳大利亚和加拿大等大多数司法管辖区,医疗器械制造商证明符合法规要求的首选方法是获得 ISO 13485 认证。2018 年 12 月,FDA 正式宣布,对医疗器械制造商的核查将依据《质量体系法规》21 CFR 820 过渡到 ISO 13485:2016 标准。[18] FDA 表示,"我们认识到,落实这项过渡决定将对 FDA 产生重大影响。例如,CDRH 工作人员、ORA 调查员与合规审查人员需要培训 ISO 13485 要求、释义、最佳做法等,检查模式(QSIT 模式)将发生变化,众多文件需要修订或更新,IT 系统也将修改。这一过渡或将需要几年时间才能顺利结束。"[19]

2016 年修订的 ISO 13485 标准更加强调了质量管理体系在整个供应链中的应用和作用,旨在应对医疗器械的全生命周期,这是相对于 2003 版的变化之一。2019 年 3 月,FDA 停止接受声称符合 ISO 13485:2003 标准的符合性声明,并要求符合 ISO 13485:2016 版本。

如前所述,过程标准基本上属于非规定性标准,即它们提出要求,但不详述如何满足这些要求。ISO 13485 标准认识到,从简单的、低风险医疗器械到复杂的、高风险医疗器械的开发涉及多种不同的组织(从员工数量较少的小型初创公司到拥有数千名员工的大型跨国公司);因此,某一组织成功开发产品的过程并不适用于另一组织。

ISO 13485 标准涵盖了质量管理体系通用要求、管理层在质量管理体系方面的总体责任、人力资源和物质资源管理、产品实现以及测量、分析和改进。

在美国,FDA 规定,国内外的制造商必须建立符合《质量体系法规》要求的质量管理体系。ISO 13485 质量管理体系标准首先在美国被采用,命名为 ANSI/AAMI/ISO 13485:2003。尽管 ISO 13485 与《质量体系法规》的要素相似,但两者并不完全相同。《质量体系法规》可能要求制造商履行某些义务,而 ISO 13485 则没有类似要求。例如,《质量体系法规》要求使用统计技术,而 ISO 13485 则没有这一规定。

在本章撰写之时,ISO 13485:2016 尚未得到欧盟委员会的正式认可。一旦该协调标准发布,制造商必须审查其与欧盟 MDR 要求之间的差距,以确保合规。

尽管 ISO 13485 与欧盟 MDR 之间存在差异,使用 ISO 13485 仍然可以简化质量管理体系建立过程,以满足全球大多数监管机构的要求。应注意,其他标准与 ISO 13485 之间也存在关联。前文已经介绍了 ISO 13485 如何概述制造商的质量管理体系基本框架。然而,其他过程标准,如 ISO 14001《环境管理体系——要求及使用指南》和 ISO 14971,虽然不如 ISO 13485 具有总体性,但也有助于构建质量管理体系的子过程或分部。

2. ISO 14971《医疗器械——风险管理对医疗器械的应用》

ISO 14971 标准概述了识别与医疗器械相关的危害、预估、评价和控制这些风险的过程,并在产品的整个生命周期内监测控制措施的效果。[20]该标准常作为产品实现过程中风险管理方面的指南,被 ISO 13485 和其他许多标准引用。

需要注意的是,尽管 ISO 14971 概述了风险管理过程,但它并未规定每一类医疗器械需要减轻和控制的具体风险危害。由于医疗器械的范围广泛,从温度计到手术工具,涉及的技术和使用方法多样,因此,试图编写一本关于风险危害缓解措施的百科全书将会内容繁杂、不便于使用,并且很快就会过时。不同设备的风险范围各不相同,这取决于所采用的技术、预期用途和使用环境。例如,口腔清洁工使用的手工洁牙器和微型超声波洁牙器都能达到清除牙菌斑的目的,但两者的使用风险却大相径庭。

随着技术的不断发展,不可预见的新危害也可能出现,因此,建立一个标准化的风险识别、缓解和控制过程是非常必要的。

ISO 14971 所概述的一般过程包括制定风险管理计划,将风险管理活动的实施方式文件化,然后进行风险评估,以确定潜在危害并预估与每种潜在危害相关的风险。例如,手工洁牙器的锋利尖端就是一种潜在危害。

3. IEC 62366-1《医疗器械——第 1 部分:可用性工程对医疗器械的应用》

随着医疗保健和技术的进步,更为复杂的医疗器械不断问世,技术水平较低的用户,甚至患者本人使用医疗器械的情况也变得更加普遍。[21]

IEC 62366 标准最初于 2007 年发布,并在 2014 年进行了修订,将适用范围扩展到所有医疗器械,包括无源植入性医疗器械和有源植入性医疗器械。2015 年,IEC 62366 被更新为 IEC 62366-1。最新修订版将 IEC 62366 分为两部分:IEC 62366-1 和 IEC/TR 62366-2。IEC 62366-1 讨论了可用性工程的原则,并概述了如何将这些原则整合到医疗器械的研发过程中。IEC/TR 62366-2 是一份技术报告,它提供了遵循 IEC 62366-1 的指导。

IEC 62366 标准旨在解决医疗器械可用性工程的需求,有助于尽量减少使用错误和使用相关的风险。与之前讨论的其他标准一样,IEC 62366 并未规定医疗器械用户界面的具体细节,而是描述了与医疗器械安全相关的分析、规范、设计、验证和确认等可用性过程。该标准与 ISO 14971 紧密相关,并在多处引用了 ISO 14971。对于医疗器械制造商来说,如果设计得当,风险管理过程和可用性过程可以有效地相互衔接。IEC 62366 的附录中包含了一张图示,说明了风险管理和可用性流程之间的输入和输出要素。

4. IEC 62304:2015 - 06《医疗器械软件——软件生存周期过程》

许多医疗器械都包含软件组件。与机械和机电设备一样,含有软件的医疗器械必须保证其安全性和有效性。IEC 62304 标准的制定基于一个观点:仅靠软件测试不足以确保医疗器械的安全运行。因此,该标准提供了一个指导框架,用于在全产品生命周期内确保软件的安全设计和维护。标准规定软件活动应在质量管理体系和风险管理体系内进行,特别是遵循 ISO 14971 风险管理标准。IEC 62304 标准涵盖了软件开发、维护、风险管理、配置管理和问题解决过程的一般要求。与上述标准的性质类似,IEC 62304 并未对软件代码做出具体规定,而是侧重于开发安全有效软件的过程。

上述标准均引用了国际标准 ISO 14971。有时,标准制定组织会发布技术报告(TR)来指导医疗器械制造商或法规事务专员如何使用某个标准,例如 IEC TR 80002 - 1《医疗器械软件——第 1 部分:ISO 14971 对医疗器械软件的应用指南》。该技术报告由 IEC SC 62A(医疗电气设备通用要求)、IEC 62(医疗电气设备)和 ISO TC 210(医疗器械质量管理和通用要求)等技术委员会联合制定,对于理解如何将 ISO 14971 的风险管理原则应用于医疗器械软件非常有帮助。

5. ISO 14155:2011《医疗器械——临床试验质量管理规范》

国际标准 ISO 14155 旨在确保医疗器械临床试验遵守临床试验质量管理规范(GCP),以保障受试者的安全。

该标准详细说明了获得市场准入批准的临床试验的基本要求。临床试验的申办方(sponsor)和主要研究者(principal investigator, PI)等关键利益相关者应遵循该标准的要求。FDA 认可 ISO 14155 可与 FDA 的 GCP 和试验用器械豁免(IDE)指南并行使用;但应注意,尽管 ISO 14155 与 FDA 的 GCP 要求一致,仅符合该标准并不足以满足美国的临床试验要求,也可能不足以使 FDA 接受在美国境外进行的临床试验所获得的数据。医疗器械全球法规事务专员应认识到,当医疗器械处于试验阶段,即根据适用法律和 GCP 进行安全性和性能评估时,所有这些文件中的通用原则都是相关的。

ISO 14155 还引用了其他一些规范性标准,包括 ISO 13485、ISO 10993、ISO 15223 - 1《医疗器械——用于医疗器械标签、标记和提供信息的符号——第 1 部分:通用要求》和 EN 1041《医疗器械制造商提供的信息》。然而,法规事务专员不应认为标准中所引用的规范性标准会自动获得认可。

15.4　使用标准的益处

下文将具体介绍标准和符合性评估程序。[22]

选择遵守标准并将其纳入产品开发的关键原因之一是,这样做可以更容易地获得监管机构的批准。虽然标准本质上是自愿性的,但在某些司法管辖区,标准具有特殊的法律地位,符合标准可能是制造商证明其符合强制性监管要求的首选方式。因此,通常来说,遵守标准比寻求不遵守标准的理由更为简单。

在医疗器械的全生命周期中,标准扮演着至关重要的角色。目前,各种标准支持所有相关的医疗器械产品,以及风险管理和质量体系等过程。医疗器械行业的多方利益相关者都参与标准的制定,并在必要时参与标准的修订和更新。标准有助于协调监管过程,确保医疗器械在全生命周期内的安全性和性能不受影响,对医疗器械和体外诊断试剂的合规性评估具有重要帮助。

如前所述,各种标准可以用来支持医疗器械的过程,并帮助制造商简化风险管理过程。标准的制定旨在促进一致性和最佳实践,确保设备满足当前安全性和有效性方面的最新要求。按照标准进行设计有助于减少潜在的应用风险和设计风险。例如,医疗设备的电力系统可能带来触电相关风险。UL 60601-1《医用电气设备——第 1 部分:安全通用要求》概述了电气安全防护措施的标准。设计符合该标准的设备可视为已采取了电击危险的缓解措施。该标准还支持医疗器械风险管理标准 ISO 14971 的要求。

在美国,FDA 的指南《CDRH 标准操作程序:用于识别和评估候选共识标准》提供了一个既定的标准认可过程。[23]标准工作组(STG)向标准管理人员(SMS)报告,负责协调其指定技术区域内所有 CDRH 共识标准与相关 SDO 的活动。标准认可过程的第一步是,标准工作组在其技术领域内确定一个所需的现有标准,并根据通用准则确定所需活动的优先次序。随后,标准工作组协调评定该标准是否可用于满足特定的上市前或法定要求。评定结束后,标准工作组就标准是全文还是部分条款得到认可提供建议,并在《联邦公报》上予以公布。《联邦公报》不仅公布最新认可的标准,也公布对先前认可的标准所做出的修改,并指出所有原经认可现已作废的标准。在医疗器械行业,任何利益相关者都可以提出标准认可申请。此过程包括提交标准名称、参考号、日期和标准制定组织信息。此外,利益相关者必须提供适用该标准的医疗器械类型清单,并简述符合该标准所能解决的医疗器械测试、性能和其他特性等方面的情况。

2018 年 9 月,FDA 最终发布了《医疗器械上市前注册申报时适当使用自愿性共识标准》指南。[24]该指南为行业准备医疗器械上市前注册申报材料以及 FDA 工作人员评价申报材料时适当使用国家和国际自愿性共识标准提供了指导。

根据 2017 年《FDA 重新授权法》对《联邦食品、药品和化妆品法案》第 514 章节所作的修正以及作为 2017 年医疗器械使用者费用修正案的一部分,FDA 计划实施一项名为"符合性评估认证计划(ASCA)"的符合性评估试点。这项自愿试点项目旨在提高 FDA 在医疗器械上市前审评与符合 ASCA 评估标准的一致性和可预测性。

ASCA 试点的目的是通过增强产品评审人员对医疗器械测试的信心,减轻监管负担,减少 FDA 内部咨询、测试报告完整性评审以及标准附加要求信息的需求。ASCA 试点的最终目的是帮助 FDA 确保及时向患者提供安全、有效、优质的医疗器械。[25]ASCA 指导文件预计在 2020 年底或 2021 年初定稿发布。①

在美国以外的国家和地区,一些监管机构已经制定了适用于其管辖范围内的标准认

---

① 译者注:ASCA 指导文件已于 2024 年 9 月 20 日发布。

可过程。目前,标准制定组织已经在全球范围内建立了标准制定过程,本章下一节将对此进行阐述。

15.5　标准制定过程

一个标准被称作"共识标准",是因为它在制定过程中考虑了所有利益相关者的利益,并确立了各方已达成共识的内容。

共识被看作是一种通用协议,其特点是平衡所有相关方的利益,调和不同的意见,确保所有关键利益相关者对实质性问题不持有反对意见。然而,需要记住的是,共识并不等同于一致同意,而是指大多数利益相关者对大多数拟定的要求或准则表示同意。同时,还要注意确保标准不会为个别使用者带来竞争优势。

标准化过程包括标准的制定、发布、实施和遵守。虽然某些政府机构负责制定标准,但大多数标准是由非政府组织编制的,其中一些已在本章前文介绍过了。这些组织确保程序公开、透明,各方参与均衡,设有上诉程序,并接受公众监督。每个医疗器械标准的制定都经历了一个全面的过程,这包括广泛收集、分析和讨论所有利益相关者的观点,并在关键问题上达成共识。监管机构、IMDRF 等利益相关者通过在指导文件和出版物中引用标准来支持标准的使用。一些国家的监管机构专家也直接参与标准的制定。

最后,医疗器械标准制定组织依赖销售标准来支持其持续地工作和完善服务。通过对标准进行收费,标准制定组织还能确保自身不会受到单一利益的过度影响。

15.6　如何选择医疗器械标准

法规事务专员需要考虑从设计、开发到医疗器械全生命周期的标准,这是全球合规战略和临床战略的重要组成部分,因为标准有助于证明医疗器械的安全性、性能和有效性,以满足监管要求。

1. 案例研究 1:标准应用于人工胰腺装置系统研发

本案例研究假设一家制造商负责开发一款人工胰腺装置系统(artificial pancreas device system, APDS),并申请在美国和欧盟进行临床试验。APDS 是一种复杂的、与体外诊断试剂系统联合使用的设备,由多个部件组成,是专用标准和通用标准应用的典型例子。APDS 设备包括血糖仪、胰岛素泵、胰岛素储存器、传感器、血糖值显示器、传输器以及一些复杂的软件组件。与传统持续葡萄糖监测系统相比,APDS 设备采用了改进技术,其传感器能够持续监测细胞葡萄糖值,并将这些数据传输给胰岛素泵。APDS 软件可编程执行以下三个特定任务:

(1) 如果葡萄糖水平低于预定的阈值,自动提供胰岛素;

(2) 根据预定的低阈值和高阈值控制胰岛素的输送;

(3) 控制胰岛素输送直至达到预定的葡萄糖目标水平。

血糖仪的作用是持续测量和显示葡萄糖值,帮助计算和输送基础胰岛素。报告功能可以实时报告葡萄糖值趋势信息。当传感器检测到葡萄糖水平低于预设值时,APDS 设备可通过编程设置为自动停止或暂停输送胰岛素 2 小时。葡萄糖传感器通过插入患者腹部来感应或测量患者血液中的葡萄糖值,并将其传送到胰岛素泵上显示给患者看。胰岛素泵通过输液装置向患者输送胰岛素。

由于 APDS 属于复杂的系统,设备故障可能导致患者死亡或严重受伤,因此在美国和欧盟,APDS 被归类为最高风险等级的医疗器械,即 Ⅲ 类医疗器械。

那么,如何为 APDS 选择合适的标准呢?所幸,这个案例研究可以参考几份指导文件,包括《行业与 FDA 工作人员的最终指南:试验用器械豁免内容》和《人工胰腺装置系统上市前批准申请》。专用标准和通用标准构成了法规事务专员的知识体系,帮助他们选择正确的标准。此外,FDA 还汇编了《关于认可共识标准的常见问题》,介绍了 FDA 如何确定特定医疗器械的适用标准,以及为什么在美国和欧盟注册申报时需要采用标准。[26]医疗器械研发团队可以引用该指南证明医疗器械如预期的安全和有效,合规团队和临床团队也可以引用该指南以确保医疗器械试验符合当地法规和国际标准。

对于法规事务专员而言,第一步是根据医疗器械的功能、作用模式、预期用途、作用部位和操作模式,确定美国联邦法规公告中关于医疗器械安全性、有效性或性能的基本要求。然后查找 FDA 发布的相关指导文件,选择其中引用的标准。使用标准有助于医疗器械制造商确定医疗器械临床前和临床试验要求以及关键的上市后要求。

幸运的是,FDA 发布了一份 APDS 指导文件,其中引用了多份通用标准和专用标准。此外,可以检查类似设备或先例(如果存在)的安全性和有效性数据(SSED)摘要。从这些文件和参考标准中,可以形成一个相当全面的标准清单,涵盖大部分(如果不是全部)的临床前试验要求、基准性能指标标准、电磁兼容性(EMC)、生物相容性、无菌保证、包装、货架期、运输、软件和人为因素。

组织内设计和开发、工程、质量和临床等跨职能团队应确保满足所有监管要求。此外,还应对标准进行讨论,因为标准在帮助确定和沟通 APDS 产品各生命周期阶段基本要求方面发挥着重要作用。适用于不同 APDS 组件的通用标准和专用标准数量众多,下面将举例加以讨论。

由于 APDS 的胰岛素系统组件需要植入患者皮下,监管机构会特别关注这些组件材料的生物相容性。在风险管理过程中,为了理解和满足 APDS 的生物相容性要求,法规事务专员应查阅 ISO 10993 系列标准中的相关内容。此外,可以参考 FDA《使用国际标准 ISO 10993〈医疗器械的生物学评价——第 1 部分:风险管理过程中的评价与试验〉》蓝皮书备忘录。[27]医疗器械制造商需要提供生物相容性测试结果摘要,因为 ISO 10993 标准本身并未规定合格或不合格标准。国际标准 ISO 11137《医疗健康产品灭菌——辐射》有助于了解无菌试验和验证要求。APDS 系统的传感器组件属于一次性使用设备,需要植入患者皮下并最多停留六天。除了传感器,胰岛素泵、传输器、储液器和输液装置也属于无菌组件。ISO 11137 标准规定了电子束灭菌过程和验证的基本要求,用于对所有无菌提供的组件进行灭菌,包括一次性使用和可重复使用组件。ISO 11607《终端灭菌医疗器械包装》、

ASTM D4169《运输集装箱和系统性能测试标准规范》和 ASTM D642－00《测定运输集装箱、部件和单位负荷的抗压强度的标准测试方法》等标准适用于传感器包装。制造商应使用这三份标准来确认传感器的包装充分满足无菌和保护的要求。无菌提供医疗器械部件与非无菌提供医疗器械部件具有不同的包装标准。前文介绍过的 IEC 62366－1：2015 标准有助于分析、规定、设计、验证和确认医疗器械的安全可用性。最后，ISO 14155：2011 标准可用于全球 APDS 临床试验。ISO 13485 质量体系标准和 ISO 14971 风险管理标准也同样适用。

上述讨论中提及的标准并未包含所有涉及的标准。本案例研究的目的在于展示适用于典型的、复杂的、最高风险的体外诊断设备系统的标准广度。识别、理解和应用相关标准有助于制造商的跨职能团队开发出最终符合美国以及其他国家和地区监管要求的医疗器械。

2. 案例研究 2：标准应用于人工置换心脏瓣膜研发

人工置换心脏瓣膜的假设案例同样能够说明在医疗器械研发过程中如何运用专用标准和通用标准。人工心脏瓣膜作为一种高风险医疗器械，在美国被归类为 Ⅲ 类医疗器械[28]，在欧盟根据 MDD 也作为 Ⅲ 类医疗器械进行监管[29]。心脏瓣膜持续与患者血液接触，其故障可能导致患者死亡或严重受伤。在 20 世纪 80 年代，Shiley 心脏瓣膜故障事件被广泛报道，促使医生、患者、监管机构和制造商等所有利益相关者对心脏瓣膜保持高度关注。正是因为民众对 Shiley 心脏瓣膜和其他医疗器械保持关切，美国在 1990 年颁布了《医疗器械安全法案》。[30]

置换心脏瓣膜可以由多种材料制成。机械心脏瓣膜通常由一个或两个在环形区或支架内运行的倾斜圆碟或"瓣叶"组成，瓣叶通常由热解碳等陶瓷材料制成，而支架可能由陶瓷或钛等金属材料制成。组织工程心脏瓣膜则使用动物来源的组织，如牛心包或完整的猪心脏瓣膜，这些组织通常经戊二醛或类似固定剂进行固定处理。大多数手术植入瓣膜都有一个"缝合环"，通常由聚酯材料制成，用于帮助医生将人工瓣膜缝合到患者的原始组织环中。

不过，本案例研究假定医疗器械制造商想在产品中采用最新的技术创新。考虑到传统开胸手术的高风险并发症，为了治疗患者，人工心脏瓣膜将通过导管进行输送。导管从患者的腹股沟进入体内，经股动脉向上穿过主动脉。随后，瓣膜从导管中释放，固定在患者原生主动脉瓣处。瓣膜本身需要有一定的弹性和可压缩性，以便装载到导管上。为了避免引发与动物来源组织相关的潜在风险，制造商决定使用聚合物材料制造瓣膜支架和瓣叶。

制造商计划向全球患者提供这种瓣膜，并制定了合规战略，选择首先在美国进行临床试验，以获得用于在其他国家或地区提交上市申请的临床数据。[31]

制造商将遵循严格的设计控制过程，包括预留充足时间来确定用户需求以及开发设计输入，以实现设计输出。此外，制造商将安排一系列设计审评活动，作为整个研发过程中的门控机制。在到达设计和测试过程中特定重要节点时，设计审评活动将确认设计是否符合预期，或将活动推进到下一阶段，或指导设计和开发团队退回到前一阶段进行重新测试或修改设计。研发团队将根据心脏瓣膜的前沿观点和最合适的可用标准和指南，建立设计验证和设计确认的整体规程。

由于制造商计划首先在美国进行心脏瓣膜的临床试验和上市,研发团队需要了解 FDA 的相关要求。FDA 在 1994 年首次发布了《行业和 FDA 工作人员指南草案:心脏瓣膜——试验用器械豁免和上市前批准申请》[32],并在 2010 年进行了修订和重新发布。ISO 在 1996 年首次发布了 ISO 5840《心血管植入物——人工心脏瓣膜》[33],并在 2005 年进行了修订,于 2010 年重新确认。此后,该标准被 ISO 5840 - 2:2015《心血管植入物——人工心脏瓣膜第 2 部分:经外科植入式人工心脏瓣膜》修订。[34]

因此,在人工心脏瓣膜的开发过程中,制造商需要同时使用 FDA 指南和 ISO 5840 标准。ISO 5840 标准提供了一个完善的概述,明确了通用要求,甚至在设计输入、设计输出、设计转换及风险管理等方面也做了具体规定。[35]该标准还进一步明确了材料性能评估、水动力性能评估、结构性能评估等方面的通用要求,并在附录中规定了一些具体要求。

FDA 指南在某些方面提供了更多的细节,旨在补充 ISO 5840 标准。该指南明确了耐久性、疲劳寿命、动态失效模式和气蚀等体外试验的具体要求,也提供了临床前动物试验的相关细节,并就如何在申请试验用器械豁免和上市前批准时提交数据给出了具体建议。此外,该指南还提供了大量与临床试验相关的信息,包括客观性能准则。最后,指南中还明确了标签相关要求。附录中还提供了关于货架期、气蚀、伯努利原理的验证以及超声心动图评价规程的具体信息。

临床试验申办方将遵守 ISO 标准,并特别关注 FDA 指南的要求,以精心制定人工心脏瓣膜试验的整体方案。申办方可以自行制定试验方案,或者与第三方专家签订合同,由其负责制定试验方案或进行试验。在启动漫长且昂贵的试验之前,制造商可能希望与 FDA 进行咨询,以确保满足其要求。

注:FDA 指南甚至提到了预提交过程,以便申办方可以了解这些选择。[36]

除了遵循国际标准和 FDA 关于心脏瓣膜的指南,制造商还需要参考其他适用的通用标准。由于人工心脏瓣膜是一种植入式产品,并且制造商选择了在人工心脏瓣膜领域应用较少的聚合物材料,因此制造商和监管机构将特别关注人工心脏瓣膜材料的生物相容性。ISO 10993 系列标准规定了生物相容性试验的要求,制造商还应该参考 FDA 关于使用 ISO 10993 的最终指南。[37]

在产品开发过程中,还需要使用其他通用标准,这些标准明确了植入式医疗器械的通用要求,包括符号、标签、包装和灭菌等方面。对于所有研发过程,其他重要的广泛通用标准包括 ISO 14971 风险管理标准和质量管理体系相关标准(ISO 13485 或 QSR)。

最后,由于本案例中假定的人工心脏瓣膜将通过导管进行输送,专用标准 ISO 58403:2013《心血管植入物——人工心脏瓣膜第 3 部分:经导管植入式人工心脏瓣膜》明确了导管输送系统的操作条件和性能要求,因此,该产品的研发过程也应遵循这一标准。[38]

本案例研究表明,尽管人工心脏瓣膜的设计成果具有创新性,包含了一些市场上不常见甚至是前所未有的功能,但制造商和研发团队可以利用基于多年置换心脏瓣膜经验的现有知识体系。通过现有通用标准和指南,特别是专用标准,制造商能够确定 FDA 和其他监管机构的相关要求。制造商可以制定临床试验的总体方案,并通过预提交流程向 FDA 申请对方案进行审核。临床试验申办方可以对产品进行测试,并通过制造商自己的设计确认过程对测试结果进行验证。通过恰当且严格地采用国际标准和法规指南,制造商可以确保医疗器械产品的安全性和有效性,并提供有效的科学证据,以支持在美国申请上市前批准(PMA)以及在其他国家和地区的上市批准。

15.7　如何查找医疗器械标准

许多标准制定组织提供搜索引擎服务,以帮助用户找到所需的标准。大多数标准需要从标准制定组织的网站购买电子版或纸质版。许多标准制定组织与指定的经销商合作,授权他们代为销售标准。

除了直接访问标准制定组织的网站,法规事务专员还可以使用多种标准搜索引擎进行搜索。这些搜索引擎连接了所有主要标准制定组织的专用数据库,提供了一个集中的标准搜索服务。其中一个搜索引擎是美国国家标准学会提供的全球标准信息服务系统(NSSN,网址为 http://www.nssn.org/)。在 NSSN 中输入关键词"医疗器械",可以检索到一系列与医疗器械相关的标准,搜索结果会展示标准的标题和相应的标准制定组织名称。用户检索时,还可以考虑输入其他搜索词,包括医疗器械的主要功能和应用,即药物输送、治疗、消融等。

美国 FDA 和欧盟医疗器械部门等监管机构也建立了数据库,制造商可以在这些数据库中检索适用于正在开发的医疗器械的认可共识标准。如果制造商需要在 FDA 数据库中检索,一个有效的方法是确定当前开发医疗器械的潜在参照器械和相应的 FDA 产品分类代码(例如,DTC 是起搏器发生器功能分析仪的产品代码)。随后,在 FDA 数据库中检索,找到与 DTC 相同产品代码相关的共识标准。在本案例中,提到了两个认可的共识标准:ISO 27185:2012《心脏节律管理设备——用于心节律管理设备标签的符号和需提供的信息——通用要求》和 ISO 27185 第一版《心脏节律管理设备——用于心节律管理设备标签的符号和需提供的信息——通用要求》(2012 年 2 月 15 日)。

注:本案例也强调了监管战略的重要性。对于许多新型技术和潜在的医疗器械,市场上可能没有明确的参照器械,但可以选择和组合参照器械。由于相关的共识标准因每个参照器械而异,这种检索有助于确定在各种监管战略下实现产品上市所需完成的工作。

对于某些特定的医疗器械,可能目前还没有明确的产品标准或过程标准,法规事务专员可能无法找到与产品直接相关的具体标准。通常,如果产品采用特定的创新技术并宣称具有极为创新的预期用途时,就会出现这种情况。在这种情况下,现有标准可能无法覆盖正在开发产品的所有方面。例如,最早的血管内移植物就是依据外科植入移植物、血管内导管[39]和血管支架[40]的相关标准来设计的。每个独立标准的适用部分都成为新型血管内移植物设计输入的一部分[41]。同样地,一些早期开发的经导管输送式人工心脏瓣膜也借鉴了外科植入式瓣膜和导管输送系统的相关标准。设计团队需要了解所有适用于医疗器械设计特性的最新标准,并且广泛参考应用于不同医疗器械类型的标准。

如果制造商需要在欧盟数据库中检索(在澳大利亚、日本、新加坡和加拿大则参考 IMDRF 要求),第一步应该是确定医疗器械产品的预期用途、使用目的以及主要作用方式。接着,审查 MDD(欧盟医疗器械指令)的基本要求(或 IMDRF 的基本原则)中关于安全和性能的相关规定,以确定与特定器械、所用技术以及生产过程相关的要求。

随后,制作关键词列表,将其作为关键检索词在标准制定组织或服务提供商(如 TechStreet 或 IHS 工程工作台)的标准搜索引擎中检索相关标准。应检查检索获得标准的具体适用性,进一步缩小检索词的范围。

在美国也可以采用类似的方法,不过 FDA 不使用基本要求模型。如果产品将在美国上市,法规事务专员的首要任务是仔细研究美国联邦法规,确定产品的相关法规。此时法规事务专员可使用美国联邦法规数据库,网址为 http://www.ecfr.gov。FDA 还鼓励制造商在预提交会议上讨论标准使用计划或与使用标准有关的任何具体问题。

1. 案例研究 1:磁性缝针缝线医疗器械

在本案例中,法规事务专员无法轻易找到医疗器械相关标准。制造商正在开发一种新型磁性缝针和针尖具有磁性的缝线。[42]根据宣称的预期用途、使用目的、主要作用方式、基本要求、所用技术和生产过程,可以得到以下检索词表:

(1) 缝线;
(2) 缝合;
(3) 外科缝针;
(4) 磁铁;
(5) 磁性医疗器械;
(6) 缝合线。

使用这些检索词,可创建一个标准列表:

(1) GME B 040 0367 磁粉膏;
(2) BS 7507 用作缝线和其他外科用的可锻线;
(3) A－A－51410 非可吸收性外科单股聚丙烯缝线。

通过审查这些标准的摘要,可以排除其中不适用的标准。在本例中,磁粉膏标准将被排除,因为磁性缝针不会是粉膏形式。下一步将审查其余标准。此时建议审查标准的文本,确定是否所有条款或只有部分条款适用于该产品的开发、评价和生产等全球合规战略的关键要素。

应注意,标准检索是一个反复的过程,视医疗器械产品的开发阶段而定。处于概念阶段或早期开发阶段的医疗器械可能会随着新功能、技术、预期用途和使用目的的发展而发生变化。这些变化反过来又会影响关键检索词列表,进而影响潜在的适用标准列表。

2. 案例研究 2:设计变更后的 APDS

在本案例中,制造商正在为上文介绍的 APDS 设备开发一种改进的新型输液泵。改进之处在于,制造商引入了一个蓝牙无线通信设备,在移动医疗应用中使用人工智能技术进行操作,使护理人员和医疗服务提供者能够远程监测基础胰岛素的剂量输送。在此情况下,关键检索词可能包括蓝牙、无线通信、软件医疗器械和移动医疗器械。检索获得标准清单后,制造商将检查标准的相关性,并选择符合检索条件的结果。

在本案例中,如果制造商计划在美国销售该产品,可以利用 FDA 的预提交过程来讨论标准选择计划以及任何与特定设计变更相关标准的具体问题等。

3. 寻找标准

本节将探讨法规事务专员可能不容易找到医疗器械标准的另外几种情况。相关案例包括:输入关键词检索获得的相关标准清单过长;现有标准不再体现特定医疗器械的最新技术;当前应用标准在医疗器械开发或监管审查过程中发生变化;在医疗器械在设计过程中所用标准的修订版本被追溯至已市售的产品;之前所用标准进行修订,导致医疗器械设计变更。

有时,即便已经审查了标准清单的具体适用性并进一步精简了检索结果,仍然可能检索得到许多相关的标准。在这种情况下,其中一种处理方法是,确定这些标准中是否存在内容重叠情况,还是每个标准都针对一组特定主题。如果一个标准涉及性能要求,而另一个标准涉及测试方法,那么这两个标准都可以使用。如果一个标准涉及一组主题(如 EN ISO 13485:2016),而另一个标准针对不同司法管辖区的相同主题(如 CAN/CSA - ISO 13485:16),这时就应该选择与目标司法管辖区最一致的标准。此外,应确定标准列表中适用于所有目标司法管辖区的公认标准。法规事务专员应寻找适用于不同目标市场司法管辖区的通用要求和类似要求,最好进行差异分析。监管要求的相同程度或差异程度都会给整个合规战略带来极大影响。如果在某一目标辖区内需要遵守不同的标准,导致出现重大的设计和开发变化,从而延长上市时间,法规事务专员可能会建议放弃在该地区申请上市。

法规事务专员可能会发现,一些现有标准无法再体现特定技术的最新技术水平。通常情况下,新技术从引入到得到广泛认可之间存在时间差。从用户群体和利益相关者全面了解该技术,对其进行评价并接受它,到最后正式成为一项标准,整个过程可能需要持续数年时间。如果医疗器械所用技术超过了现有标准,制造商应评价在当前开发的医疗器械中纳入该技术的风险。在风险评价过程中,制造商应考虑,该技术是否的确有望成为最新技术,与现有标准的建议相比,应用该技术有何利弊。如果现有标准也是某司法管辖区的公认标准,制造商应准备好充足理由说明该产品为何不遵循该标准。该理由或将能够解释这一新技术如何符合或超过标准的要求。

法规事务专员也可能发现,在医疗器械开发或监管审查过程中,标准已经发生变化。在思考如何遵循新标准之前,法规事务专员应审查标准的制定过程。标准制定组织发布草案征求公众意见,回应意见,发布最终版本。对于广泛使用的标准,如果即将进行修订,标准制定组织和行业通常会在出版物中公布修订内容,以便利益相关者了解即将到来的变化。标准需要定期复审和修订,因此,在医疗器械开发或监管审查过程中,一项标准有可能会演变成新的版本。如果出现这种情况,制造商应尽可能多地收集即将生效的标准变更相关信息,确定新修订版本是否设置了过渡期以及是否属于得到认可的标准。通过这些信息,制造商可以确定标准变更对医疗器械开发计划和过程的影响。制造商拥有以下几个选择。

（1）假定临时性的修改不发生冲突并且不会额外增加大量开发时间,按照现行标准和制造商理解的新修订标准进行设计。

（2）如果制造商认为遵循现行标准可使当前开发的医疗器械更快上市,那么便按照现行标准进行设计。之后,制造商将对下一代医疗器械进行修改以满足新修订版本的变化。如出现以下情况,建议采用这种方案:

① 尚未确定修订版发布日期;

② 尚不确定修订版将成为得到认可的标准;

③ 修订版过渡期已经确定且结束日期晚于下一代医疗器械的计划上市日期。

（3）如果修订版已经发布,过渡期已经确定并且过渡期结束日期早于制造商计划的上市批准和上市目标日期,则按照标准修订版进行设计。

需要注意的是,标准修订版的过渡期在不同的司法管辖区可能存在差异,不过通常由标准制定组织公布这些信息。例如,ISO 14971 和 EN ISO 14971（2012 年）之间的预期过渡期确定为 0 天。在美国,标准修订应注意,即便修订前的标准属于 FDA 认可的标准,修订后的标准可能不再获得监管机构的认可。

在医疗器械交付生产或投入商业使用后,法规事务专员可能会发现之前使用的标准已经发布了新版本。是否需要返回到设备的初始设计过程并重新纳入现有标准的后续修订,这主要取决于产品当前销售的司法管辖区。在美国,FDA 关于共识标准认可的常见问题解答中指出,公认标准的变更不会追溯影响产品的许可或批准状态,因此不需要进行修订。

最后一种情况是,制造商宣称产品符合先前标准的,现在可能需要修改其医疗器械产品以满足最新标准的要求。在这种情况下,法规事务专员可以假定当前的标准修订版已得到 FDA 的认可。在决定是否需要遵守修订标准的所有部分时,法规事务专员应考虑修改对设备的安全性和有效性有何影响。"对于设备的某些修改,FDA 认为不需要提交新的 510（k）申请,遵循现有的质量体系要求（21 CFR 820）可以在工作负担最小的情况下合理保证变更后设备的安全性和有效性。"[43]如果变更对设备的安全性和有效性会产生重大影响,FDA 通常要求制造商提交新的上市前申请和新的符合性声明（如果制造商选择使用这种方式）,新的符合性声明应反映产品符合 FDA 认可的修订标准。制造商可能并不需要遵守修订标准的所有部分,但符合性声明应说明该设备不符合修订标准的部分,并陈述相关理由。

本节讨论了一些非典型情况,即当法规事务专员无法轻易找到相关标准时,可以采取的一些应对方法。在许多情况下,法规事务专员可能希望跟踪或直接参与到标准审查或制定过程。直接参与不仅可以帮助法规事务专员更好地处理非典型情况,还具有其他好处。下一节将讨论法规事务专员如何直接参与标准审查或制定过程。

15.8　如何参与

医疗器械法规事务专员可以通过加入自己最感兴趣的工作组来参与标准制定或修订

过程。他们可以从探索标准制定组织的网站开始,了解各个分委会、技术委员会或工作组的目标,并与合适的工作组联系。通常,标准制定组织网站会公布工作组秘书处(负责人)和当地辖区成员组织或成员的信息。例如:

(1)打开标准制定组织的网站(如 http://www.iso.org/iso/home.htm),在搜索框中输入"医疗器械"等相关术语;

(2)随后,检索结果中将显示许多支持医疗器械产品和过程的标准。选择 ISO 10993-1:2018《医疗器械的生物学评价——第 1 部分:风险管理过程中的评价与试验》;

(3)点击 TC/SC 链接:ISO/TC 194;

(4)最后,选择"联系方式",查询 TC/SC 秘书处的信息,选择"参与国",查询所在地联系方式。

即使不是国家标准委员会或标准制定组织技术委员会的成员,感兴趣的法规事务专员也可以直接或通过行业协会关注标准的制定以及提交对标准草案的意见。他们可以免费加入标准制定组织的电子邮件列表服务。例如,加入 ISO 通信的步骤是:

(1)访问 ISO 网站:http://www.iso.org/iso/home.html;

(2)向下滚动至"保持 ISO 最新信息";

(3)选择"订阅"按钮,输入联系信息。

对于制造商而言,投资于标准制定工作可以带来商业上的优势。他们能够获取影响未来市场趋势和设备开发计划的早期信息,并洞察标准的发展方向。制造商可以通过分享经验和专业知识来参与标准制定,他们所关注的问题可能会在正在制定或修订的标准中得到解决。此外,参与自愿工作小组不仅能够为标准的制定提供技术贡献,还能够了解其他贡献者的担忧,并共同探讨解决问题的方法。

最后,美国制造商如果认为自身或能从提交标准供 FDA 认可中受益,可以查阅《联邦公报》于 1998 年 2 月 25 日发布的 63 FR 9531 通知,了解相关规范。医疗器械制造商如果有意提出标准供认可,需要遵循既定的流程,包括提交:标准名称、参考号、日期和标准开发组织,适用于该标准的医疗器械类型清单,以及标准符合性声明中应包含的设备试验、性能和其他特性的简要说明。

15.9　结语

根据定义,标准是经过协商一致制定并由公认机构批准的文件。医疗器械标准为相关活动及其结果提供了指导与特征描述,旨在通过共同使用和重复使用来实现最佳秩序。在全球医疗器械监管策略的框架下,某些国家和地区将标准视为"规范",在符合性评估过程中应遵循这些标准以满足基本的监管要求。使用这些标准可以假定符合了这些国家和地区的强制性法规要求。而在其他国家和地区,在满足法规要求的前提下,标准不属于独立文件,必须与当地法规并行应用。一般来说,标准制定组织制定的标准属于自愿性标准,应在咨询当地法律和 IMDRF 指南的前提下再对其加以应用。

第 16 章　全球医疗器械营销战略

Charles Tam，MBA 更新

引言

对于医疗器械销售公司而言，每年对业务执行战略进行更新至关重要。从每个项目的起始阶段开始，确保营销战略与监管战略的紧密融合是极其重要的。如果公司未能充分理解法规要求对执行战略的支持作用，那么整个计划可能会面临风险，这可能导致不必要的成本、代价高昂的延误，甚至无法获得必要的市场准入批准。

16.1　医疗器械公司的全球执行战略开发

医疗器械公司的执行团队会根据公司的目标疾病状态、医疗条件、业务重点以及技术实力来制定全球战略。例如，心血管疾病是一个广泛的疾病领域，而专注于心血管疾病治疗的心血管医疗技术公司可能会选择一个或多个特定的治疗领域。例如，介入心脏病学器械专注于治疗冠状动脉血管阻塞（支架、球囊），而对于电生理学器械，其功用为治疗另一种心血管疾病状态，即心脏（消融、起搏器等）或身体的传导性畸变；这些器械可能是诊断性或介入性的。结构性心脏病涉及先天性心脏缺陷或由瓣膜和血管异常引起的疾病〔如主动脉瓣植入物、卵圆孔未闭（PFO）封堵器〕。每一种心血管疾病以及其他医学状况在战略上都有其独特性，需要不同设计流程的医疗器械。这受到多种因素的影响，包括呼叫点、技术、治疗方法、报销资金讨论（如公共支付卫生系统）、医生和医院的服务期望，以及医疗专业人员的个人性格等。通常，医疗专业人员具有相对一致的风险承受水平，但有趣的是，一些专科医生被视为冒险家，他们比其他同行更快速、更愿意采用新技术来治疗疾病。医疗器械公司的执行团队需要评估并适应这些差异。

大型心血管医疗器械公司可能会生产涵盖多种疾病的治疗产品组合，而小型公司可能只专注于少数或单一治疗产品。确定目标疾病和技术后，执行团队需要根据股东和利益相关者的预期回报来制定市场策略。公司可以选择四种基本类别的产品：现有产品组合、新产品、类似产品或服务、空白研究（早期开发阶段的先进技术，即首次人体临床研究测试）。每一类别都需要不同的策略。在某些情况下，执行团队可能会选择开发多种产品组合，以实现公司的增长和盈利目标（表 16 - 1）。本章将探讨两种最常见产品类别（现有产品组合和新产品）的监管和商业策略。

表 16-1　心血管医疗器械公司产品开发矩阵示例

产品类别	心血管领域的产品实例	评　　述
现有产品组合	血管成形术球囊、药物洗脱支架、外科心脏瓣膜	当前市售产品
新产品	生物可吸收支架、经导管心脏瓣膜	产品开发已完成或接近完成。产品准备进行商业化时,可能需要在市场开发方面增加投资以支持产品上市
类似产品	术后患者无线监测,无创血流动力学程序性监测	是指与医疗器械公司当前服务市场相似的特定市场或客户群体,有着相似的需求或业务流程
空白(先进技术)	冠状动脉再生技术、闭环决策软件(即人工智能、机器学习、基于算法等)	产品开发仍处于早期规划或概念开发阶段,预计未来5~20年内可实现商业化

16.2　为执行战略决策提供全球营销支持和分析

执行管理团队需要营销部门提供全球市场评估,从而确定全球哪些地区的疾病状态可以定为可行的销售目标。通过全球市场评估,执行团队能够选择具有最佳商业机会的地理区域。评估商业机会时需分析以下内容:

(1)总体市场机会(按国家/地区、细分市场划分的全球市场规模)

(2)可触达市场机会

① 在哪些细分市场中,连续护理与本产品非常匹配?

② 本产品能否报销?

(a)如果无法报销,预计有多少人可以承担使用本产品的费用?

(b)竞争对手在报销方面取得了哪些进展?

(c)如果需要报销,获得产品报销的时间表或流程是什么?

③ 有多大比例的人口能够在当地前往拥有本产品和技术的医疗保健中心就医?

④ 基础设施、手术量、培训次数和医生人数是否都足以支持本产品的预期用途?

(3)通过市场、投资回报率和预测,未来五年的财务预期如何?

(4)当地产品竞争状况如何(直接和间接),竞争对手具有哪些优势和劣势?

(5)有哪些产品采购基础建设,如集团采购组织(GPO)和招标? 企业内部的供应链和分销能力能否满足预期需求?

(6)产品销售是采用直销模式还是区域分销模式?

(7)政治、经济、社会及技术因素(PEST)分析是否显示危险信号?

(8)有哪些市场驱动因素? 市场壁垒是否已经明确,是否有缓解策略以资借鉴?

(9)市场将承受什么样的定价?

(10)当地监管框架的总体复杂程度如何?

(11)该地区的监管合规性、监管机构的风险容忍度以及合规执法历史的总体水平如何?

请参考案例分析 16－1：评估全球目标市场的商业机会第 1 部分，了解详细的医疗器械实例。

案例分析——评估全球目标市场的商业机会第 1 部分

情况：一家胃肠(gastrointestinal，GI)内窥镜公司考虑在中国推出内窥镜逆行胰胆管造影术(endoscopic retrograde cholangiopancreatography，ERCP)内窥镜。

战略问题：在中国市场投放胃肠道胆道内窥镜是一个战略性商业决策吗？ERCP 内窥镜在中国的市场规模有多大？公司如果向中国市场投放胆道内窥镜，需要在营销和销售方面提供哪些投资？中国市场属于已开发市场、新兴市场还是成熟市场？假设中国市场属于已开发市场或新兴市场，公司需要在市场开发方面提供多少投资？中国 ERCP 内窥镜市场处于下降状态、稳定状态还是上升状态？

支持性数据：2006 年，中国大陆共实施了 63 787 例 ERCP 手术，年手术率预估为每 10 万名居民中有 4.87 名接受了 ERCP 手术。当时，这一比率远低于发达国家，[a]这表明中国的胃肠内窥镜逆行胰胆管造影术市场并不完善。2012 年，中国大陆 ERCP 手术增加至 195 643 例，年手术率预估为每 10 万名居民有 14.4 名接受了 ERCP 手术。与发达国家相比，2012 年中国胃肠内窥镜逆行胰胆管造影术市场的增长仍然不够成熟。[b]后续数据需要进一步调查。

挑战：中国 ERCP 手术率较低表明，要想推出 ERCP 内窥镜，除了需要投入常规的产品上市成本，还需要建立市场开发策略。市场开发是一种商业策略，用于开发具有高增长潜力的新买家群体，扩大现有产品和服务市场。对于胃肠内窥镜公司而言，市场开发策略投资是否可行？换句话说，从较低的相对比率角度考虑绝对增长，中国 ERCP 内窥镜市场是否仍被认为属于新生市场(适当进行市场开发投资可呈现高增长潜力)或成熟市场(不具备实际增长潜力，不值得投入市场开发资源)？

支持性数据和假设：大多数全球战略都是建立在假设的基础之上，利用现有信息研判趋势，从而得出推断和预测。进行全球战略分析时，内窥镜营销团队可以提供以下数据：如果公司资金充裕，且执行团队认为中国比其他国家和地区拥有更多的 ERCP 商业机会，公司可以选择规划市场发展策略，以支持在中国推出 ERCP 内窥镜。以下数据可用于形成假设，以验证中国市场机会：

中国 ERCP 市场机会的数据和假设

支 持 性 数 据	基于数据的假设
中国有 14.3 亿人口[c]	市场规模巨大
中国 96.9%的医院提供 ERCP 服务[c]	现有基础设施规模巨大
中国 ERCP[d] 手术率与人均国内生产总值 GDP 之间存在显著的统计学相关性($R=0.871$，$P<0.001$)[e]	中国市场具备增长潜力
2018 年，中国 GDP 增长率[e]预计可达 6.6%	中国经济快速增长

结论：中国目前对 ERCP 的持续利用不足以及本表中的数据表明，中国市场具备持续的商业机会。2012 年的 ERCP 内窥镜市场正在增长，相较于 2006 年更为成熟。只要不存在其他严重市场准入壁垒，通过在市场开发和产品上市方面进行适当投资，ERCP 内窥镜市场有望增长。

下一步：中国市场的投资回报率如何？在中国，开展业务的成本（如监管成本和克服市场准入壁垒的成本）对投资回报率有何影响？

 a. "ERCP service in China：results from a national survey." PubMed website. Gastrointest Endosc. 2013 Jan；77（1）：39 - 46.e1. doi：10.1016/j.gie.2012.08.035. Accessed 14 July 2020.

 b. "ERCP development in the largest developing country：a national survey from China in 2013." Gastrointest Endosc. 2015 Oct；84（4）：659 - 666. doi：10.1016/j.gie.2016.03.1328. Accessed 14 July 2020.

 c. China Population 2019. World Population Review website. http://worldpopulationreview. com/countries/china-population/. Accessed 14 July 2020.

 d. Op cit b.

 e. GDP growth（annual %）. World Bank website. http://data.worldbank.org/indicator/NY.GDP.MKTP.KD.ZG. Accessed 14 July 2020.

如果当地医疗服务提供方式与欧美市场存在差异，进行市场细分分析非常重要。在产品规划过程中，可以对这些市场进行分析评估，了解当地医疗基础设施情况、临床工作流程以及各地区亟待解决的医疗需求。开展市场调研和人因工程可用性测试可为这些分析提供信息，突出连续医疗护理的差异。同时，公司应考虑现有产品是否适用于该地区的护理服务，当地市场是否需要引进新产品、新技术？

16.3　区域营销策略开发

执行团队一旦确定了最适合公司产品并且具有最佳商业机会的目标地区和国家，就需要分析每个目标地区或国家的市场驱动因素和进入壁垒。营销团队需要和公司其他部门协同合作，挖掘针对特定职能领域的信息。通常情况下，公司准备进入任何特定国家或地区时，遇到的最大障碍之一就是监管过程，所以，此时公司应当让法规团队参与其中负责确定医疗器械的预期用途、制定监管审批策略。法规团队的参与对于确定产品或产品系列是否作为"医疗器械"进行监管、其监管分类、监管审批所需临床证据、器械标签、所需语言和监管路径方面具有至关重要的作用。法规团队通过确保团队遵守所有法规和法律，并针对可能影响商业化活动的监管方面和环境提供建议，为产品营销策略过程提供信息。

从监管的角度来看，区域策略确定以下内容：

（1）特定目标地区或国家的监管环境如何影响投资回报率？

（2）整个监管进程如何？

（3）产品的使用年限是多久？

①与当前要求相比，在目标国家或地区初次申请审批时的监管要求是否有所变化？

②技术文件是否需要更新，更新费用是多少？

（4）与跨国公司相比，当地医疗器械公司有利的监管进程是否会造成竞争劣势？

（5）是否有区域卫生部门或政府计划（即"监管沙盒"）可加快市场准入？

（6）当地是否要求提供临床和安全性数据？未来这类需求是否会增加？

① 对于在其他国家或地区进行的临床试验（研究性测试），监管机构是否接受，还是会要求申请方在当地进行临床试验？

② 如果接受，国外的临床数据是否与目标国家的现有临床实践相一致？

③ 现有临床数据是否适用于目标国家或地区的人群？

④ 是否有种族或连续护理方面的差异需要考虑？

（7）维持注册和更新技术文件需要多少费用？

（8）需要哪些资源来支持新产品注册？

（9）该器械在市场中分类如何？

（10）产品功能宣称、适应证以及产品差异化能力如何因市场而异？

（11）公司是否应该将监管审批过程外包给当地的代理机构，以此提高专业性并掌握监管重点？

（12）在特定地区申请监管审批是否会招致侵犯知识产权或仿冒问题？

（13）是否需要在当地市场指定监管代表？

（14）团队是否了解医疗器械注册申报资料的范围和数量？

（15）器械标签和翻译方面有什么要求？

（16）产品上市规划是否与目标国家或地区的监管合规步骤相一致？

（17）当地在上市后监督和警戒方面有什么要求？

（18）哪些地区的监管差异（如有）可能会给公司现有的监管过程带来挑战（即扩大或缩小上市后要求的定义）？

（19）是否有哪一市场区域要求实施特定的质量管理体系（QMS）标准，即 ISO 13845、MDSAP 等？

请参考案例分析 16-2：评估全球目标市场的商业机会第 2 部分，继续了解详细的医疗器械实例。

案例分析——评估全球目标市场的商业机会第 2 部分

情况：一家胃肠（GI）内窥镜公司考虑在中国推出一种使用新技术的加强版内窥镜逆行胰胆管造影术（ERCP）内窥镜。

策略问题：第 1 部分回顾了在中国市场推出胃肠道胆道内窥镜这一方案。第 2 部分将评估在中国开展业务的监管成本和临床试验成本对投资回报率的影响。监管风险和相关注意事项可能会改变第 1 部分中提出的营销案例吗？

支持性数据：美国 FDA 将胆道内窥镜归类为 Ⅱ 类医疗器械。[a]美国的 Ⅱ 类医疗器械或欧盟的 Ⅱa/Ⅱb 类医疗器械在中国可能属于 Ⅲ 类医疗器械，这意味着注册时间更长、费用更高。[b]在中国，Ⅲ 类医疗器械还需要进行医疗器械类型测试，即设备需送达中国,由授权的测试中心进行测试。[c] 如果设备运用了新技术,可能还要求召开专家小组会议并对中国境外的生产设施进行质量管理体系审核。[c]

　　支持性数据和假设:以下数据可用于形成假设,以验证中国监管审批和临床试验成本。

中国 ERCP 胆道内窥镜监管成本和临床试验成本的数据和假设

支 持 性 数 据	基于数据的假设
在中国,获得监管批准的成本很高[c]	超过 5 万美元
在美国或欧盟,医疗器械临床试验的费用在 500 万~1 000 万美元[d]	平均为 750 万美元
在中国进行临床试验的费用约为在美国进行类似试验费用的 30%~50%[e]	在中国进行 ERCP 胆道内窥镜临床试验的费用为美国的 10%~25%,估计费用可能在 75 万~187.5 万美元
在中国,获得监管批准的成本很高[c]	超过 5 万美元

　　结论:中国目前对 ERCP 的利用不足以及本表中的数据表明,中国市场可能具备良好的商业机会。中国 ERCP 市场尚处于初期阶段,通过在市场开发和产品投放方面进行适当投资,可以合理地预期该市场将会增长。鉴于所有产品的利润率不同,每个产品线的投资回报率公式都有所差异。由于中国的成本很高,监管审批和临床试验成本对于确定投资回报率至关重要。不过,中国市场商业机会潜力大,假以时日,产品的利润有望超过监管和临床试验成本。此外,新技术相关的类型测试要求会引发专利和知识产权风险方面的问题和讨论,公司在战略规划早期阶段便应向法律和工程利益相关方确定相关注意事项。

　　a. 21 CFR Part 876—Gastroenterology-Urology Devices, Subpart B-Diagnostic Devices. FDA website. http://www.accessdata.fda.gov/scripts/cdrh/cfdocs/cfcfr/cfrsearch.cfm?fr=876.1500. Accessed 14 July 2020.

　　b. "China CFDA Regulatory Approval Process for Medical Devices." Emergo by UL website. https://www.emergogroup.com/re-sources/china-process-chart. Accessed 14 July 2020.

　　c. Regulatory Process Charts (China, Updated July 2019). Emergo by UL website. http://www.emergogroup.com/resources/down-load-regulatory-process-charts. Accessed 14 July 2020.

　　d. The Role of Good Clinical Practices (GCP) in Medical Device Clinical Investigations. Emergo by UL website. https://www.emergobyul.com/blog/2019/02/role-good-clinical-practices-gcp-medical-device-clinical-investigations. Accessed 14 July 2020.

　　e. Bio 2012:Development cost comparison, China vs. US. Nature.com website. http://blogs.nature.com/tradesecrets/2012/07/02/bio-2012-development-cost-comparison-china-vs-us. Accessed 14 July 2020.

16.4　对区域内由高到低的监管壁垒进行细分和分类

　　回答完以上问题,接下来则是对目标国家的监管壁垒进行细分和分类,从而了解每个市场从高到低的监管成本,最后计算出实际投资回报率(ROI)。在此阶段,法规团队和营销团队之间协同合作对于制定全面可行的全球执行战略至关重要。

（1）是否需要在境内进行临床试验（研究性测试）？

（2）在政府和政治方面存在哪些阻碍？

① 在减轻监管压力方面有什么可能的策略？相关费用是多少？

② 是否需要在境内建立生产基地或设立办事处？

③ 需要哪些类型的患者安全性数据？

④ 产品上市审批预计时间表是什么？

⑤ 产品上市审批是严格按照预计时间表进行还是会有变化？

⑥ 需要借助哪些资源来更新技术文件以满足当地市场标准？

（3）产品属于现有产品、新产品还是类似产品？（表 16-1）

① 每种产品类型必须满足哪些法规要求？

② 注册审批完成后，是否需要定期进行上市后报告、重新备案或更新？与这些重复活动有关的监管负担是什么？预期成本是多少？

16.5　为新产品和现有产品确定细分目标市场的优先次序

如果医疗器械公司的执行管理层认为某一新产品能够满足目标市场的持续护理需求，他们可以优先为该新产品在监管障碍较低的国家和地区制定上市计划。对于执行团队来说，选择商业机会丰富、市场进入壁垒较低的国家和地区，是他们所作的最为重要的决策之一。从战略上讲，这为医疗器械公司提供了一个较早的商业机会，帮助公司获得收入，以此作为产品开发资金，为随后进入其他监管壁垒较高的市场提供支持。

16.6　完成注册审批的总体成本[1]

在多个国家和地区获得批准后，逐一计算注册审批成本是估算医疗器械投资回报率的重要做法。Emergo 集团[2]已经完成了在选定国家和地区获得批准的成本评估，评估结果见图 16-1，其中各国（地区）的监管成本包括注册申请费、产品测试费用、境内代表费用、注册申报准备费用、咨询费以及注册资料（不含使用说明）翻译费，不包括实施、审核或更新符合美国 21 CFR 820 和/或 ISO 13485 标准的质量管理体系的费用。监管机构如果要求在当地进行临床试验，则还需要增加计算这一成本。Emergo 集团估计，完成注册审批的成本如下。

（1）低：少于 5 000 美元；

（2）中等：15 000~30 000 美元；

（3）高：超过 50 000 美元。

为了总结数据和绘制成本统计图（图 16-1），Emergo 集团进一步将中点成本定义如下。

（1）低：5 000 美元；

（2）低到中等：10 000 美元；

（3）中等：25 000 美元；

（4）高：500 00 美元以上。

欧盟体外诊断试剂盒[3]的成本预估为：

（1）一般产品：5 000 美元；

（2）自测产品：25 000 美元；

（3）列表 A 或 B[4]（附录Ⅱ）产品：50 000 美元以上。

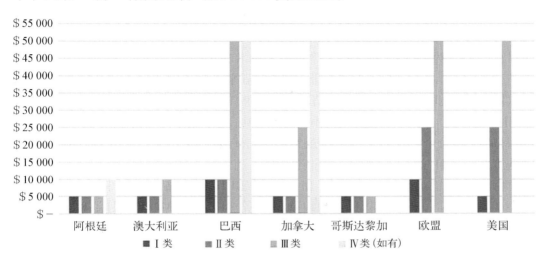

图 16-1　不同国家和地区医疗器械注册审批预计费用

16.7　监管壁垒

　　监管壁垒是评估目标市场时的一个关键考量因素。目前，监管壁垒较低的国家有以色列、智利和巴拉圭等。根据 Emergo 的报告[5]显示，智利的医疗器械监管体系正在完善，其相关法规正逐步与美国、加拿大和欧洲的法规接轨。在选择临床试验地点时，应优先考虑那些注册审批难度较低、人口基数适中且符合公认临床试验质量管理规范（GCP）标准的地区。相比之下，监管壁垒较高的国家包括美国、中国、印度和巴西。以中国为例，国家药品监督管理局（NMPA，原 CFDA）对第三类医疗器械的审查可能需要 12～18 个月，整个注册流程最长可达到 36 个月（不包括临床试验时间）。[6]而在欧洲，医疗器械的审查时间平均估计为 3.4 个月[7]，但随着《欧盟医疗器械法规》（欧盟 MDR）的实施，这一审查时间可能会有所调整。

16.8　欧盟审批要求和时间方面即将出现的变化

　　欧盟 MDR 生效后，欧盟的审查时间预计将发生变化。[8]2012 年，欧盟委员会发布了新的欧洲医疗器械法规草案。在一定程度上，这一转变是由欧盟体系内的滥用事件促成的，例如法国贝丽（Poly Implant Prothèse）公司的劣质隆胸假体丑闻[9]。在该事件中，制造商用工业级硅胶替代了医疗级硅胶，导致隆胸假体破裂，引发多起严重不良事件。新法规的实施旨在防止未来再次发生此类滥用行为。医疗器械专家指出，与美国和其他监管壁垒较高的国家和地区相比，新法规的实施可能会导致欧盟的注册审批成本上升，同时也可能减少患者快速接受欧洲创新医疗器械技术治疗的机会。[10]在经过三年的激烈讨论后，欧盟国家的部长理事会批准了一项关于审查医疗器械和体外诊断医疗器械（IVD）框架的全面总体方案。[11,12]新发布的欧盟法规是二十多年来对欧洲医疗器械法规所作的最全面修改。关于医疗器械的第 2017/745 号条例（欧盟 MDR）和关于体外诊断医疗器械的第 2017/746 号条例（欧盟 IVDR）将取代现有的三个医疗器械指令（93/42/EEC、98/79/EC 和 90/385/EEC），并于 2017 年 5 月 25 日正式生效。新法规原定于 2020 年 5 月 26 日开始全面适用于医疗器械；[13]然而，为了应对新冠疫情的全球影响，欧盟 MDR 的生效日期被推迟了一年，自 2021 年 5 月 26 日起正式生效。[14]欧盟 IVDR 的生效日期保持不变，仍为 2022 年 5 月 26 日。[15]这两项新法规在生效前都设定了过渡期，以便制造商、公告机构和监管机构能够遵守这些变化。[16]

16.9　全球广告营销与促销法规

在规划医疗器械的国际营销活动时，医疗技术公司必须遵守每个国家和地区的所有适用法律。在医疗服务提供者与医疗技术行业的互动方面，不同地区以及同一地区内不同国家之间的法律和监管要求存在显著差异。其中一个主要差异在于：在一些国家和地区，主管当局要求医疗器械公司在开始销售和推广医疗器械及体外诊断试剂盒之前，必须获得监管批准；而在其他国家和地区，监管评估则可以在营销和广告推广活动启动之后进行。

对于跨国医疗技术公司而言，针对每个国家和地区的广告营销和推广活动进行监管和合规性评估可能相当复杂。在美国，一种常见的合规性做法是建立公开的酬劳数据库，这一规定已纳入《阳光法案》[17]。该法案要求，医疗器械制造商每年需在公共网站上报告向医生和医院支付的费用，以及医生或其直系亲属在该公司中的投资情况。公布的信息包括医生的：① 演讲或其他推广活动；② 差旅食宿开支；③ 娱乐活动费用；④ 礼品；⑤ 教育材料，如书籍、订阅期刊或书籍再版；⑥ 医学顾问委员会的薪酬。

如果营销和广告宣传活动不符合规定，可能会引发严重的后果和法律诉讼。考虑到许多国家和地区的医护人员是通过公共系统招聘的，公司必须严肃对待市场当地以及公司所在国的反贿赂法规。几乎在所有国家和地区，都设有严格的规定，禁止医疗产品行业和国内医疗机构从事不道德的行为。表 16-2～表 16-5 展示了全球范围内医疗公司与医疗服务提供者之间合乎道德的商业往来的监管信息。我们已尽力搜集全球 196 个国家和地区的相关信息[18]，但在许多情况下，相关数据确实难以收集、解释或整理。需要特别注意的是，表 16-2～表 16-5 中提供的关于全球广告营销和推广法规的信息仅供参考。许多国家和地区的法规正在迅速变化,因此我们强烈建议医疗技术专业人员在开展营销活动之前,查阅最新的具体信息。

表 16-2　来自《制药和医疗技术合规手册》的特定国家和地区信息

亚太地区	欧洲及东欧地区	拉美和南美地区	北美地区
澳大利亚	奥地利	阿根廷	加拿大
中国	比利时	巴西	美国
印度	捷克共和国	智利	
日本	法国	哥伦比亚	
马来西亚	德国	墨西哥	
菲律宾	匈牙利	委内瑞拉	
新加坡	意大利		
俄罗斯	西班牙		
泰国	英国		
乌克兰			
越南			

16.10　美国和欧盟[19]

题为"欧洲医疗器械销售和上市中的法律问题与合规"的报告[20]提到,欧盟法律框架过于分散,医疗器械广告和促销法规协调性较低。欧洲医疗器械工业协会(Eucomed)向各成员国提倡进行自我监管。该协会发布的《商业行为准则》[21]规定,"协会各成员应确保,产品功能宣称和比较以及其他推广内容做到准确、平衡、公平、客观、清晰,并具备适当依据。"

此外,美国先进医疗技术协会也发布了《AdvaMed 道德准则(美国和中国版)、欧洲医疗技术商业道德准则和亚太医疗道德行为规范的比较》[22],对各地区的具体做法进行了比较,尤其是对比了欧盟和美国在以下方面的做法:

(1)公司组织的产品培训和教学;

(2)支持第三方举办的教学会议;

(3)销售、推广和其他商务会议;

(4)与医疗卫生专业人员的咨询安排;

(5)专利使用费条款;

(6)禁止休闲娱乐活动;

(7)与医疗卫生专业人士开展商务活动时的餐饮标准;

（8）教学物品、赠送礼品；

（9）提供保险、报销和卫生经济学信息；

（10）科研教学资助和慈善捐赠；

（11）评价产品和展示产品。

《制药和医疗技术合规手册》[23]提供了关于在欧盟各国推广医疗器械产品的有用信息（表 16-2）。表 16-3~表 16-5 涵盖了各大洲的具体信息，并按国家和地区总结了医疗器械广告营销和推广相关的高级别规定。

表 16-3　亚太地区市场营销推广的高级别信息

	DCT 推广	HCP 推广	样品	礼品价值	娱乐或休闲活动	招待费	医疗教育	赞助	会议	咨询
澳大利亚	允许	允许	可提供样品包（医疗技术）	不超过 100 澳元	不提供	需与教育相关	必须有教育价值	可信的组织	可信场所	价值可信
中国	需要批准	需要批准	价值适度	不超过 200 元	业务相关	价格合理	无	无相关信息	可信场所	价值可信
香港	无相关信息	无相关信息	可提供贴有标签的样品包	不超过 250 港币	不提供	本科不超过 400 港币；博士不超过 700 港币	需要雇主许可	价值可信	可信场所	价值可信
印度	大多被禁止	无相关信息	限制数量	不提供	不提供	不提供	如在印度培训，则允许	公开批准的设施，可能需要对外公开	可向演讲者支付合理报酬	需要披露
日本	须满足特定条件[a]	允许，但不适用于公众	限制数量	不超过 3 000~5 000 日元	商业活动形式	不超过 20 000 日元	必须有教育价值	价值可信	研讨会不能针对特定产品	价值可信
马来西亚	不适用于特定疾病	首选当前信息	不超过 500 林吉特	不超过 100 林吉特	允许以"种类折扣"形式提供，但有一定限度	需与教育相关	教育材料不超过 1 000 林吉特	价值可信，透明	酬金 1 000~2 000 林吉特/天	价值可信，且必须签订书面合同
菲律宾	禁止	允许，但不对公众开放	可捐赠给医疗机构，而非医生个人	不超过 1 000~1 500 比索	禁止为政府官员提供	需与教育相关	必须有教育价值	价值可信	可信场所、演讲者差旅/住房	可信场所
新加坡	没有 HSA 提交的资料，无法说明预期用途	可能需要许可费 100~300 新币不允许公开	允许提供	不超过 20~200 新币，视情况而定	商业活动形式，受到严格监管	需与教育相关，且不超过 20~100 新币	必须有教育价值	价值可信	可信的场馆发言人；合理支出，酬金公允	价值可信且需要披露
俄罗斯	不清楚	允许但不对公众开放	不允许	不允许	不允许	不允许	可信场所，高度监管	价值可信	不允许	可信场所，高度监管
泰国	不清楚	需要泰国 FDA 的批准				不清楚				价值可信

续　表

	DCT推广	HCP推广	样品	礼品价值	娱乐或休闲活动	招待费	医疗教育	赞助	会议	咨询
越南	一般不允许	不清楚	不超过50万越南盾	不清楚		费用合理	不清楚			经理的书面预批准，须签订书面合同

a. The Japan Federation of Medical Devices Associations. The Promotion Code of the Medical Devices Industry. JFMDA website，http：//www.jfmda.gr.jp/wp-content/uploads/2018/12/Promotion-Code-of-the-Medical-Device-Industry.pdf. Accessed 14 July 2020.

表 16 - 4　欧洲市场营销推广的高级别信息[d]

	DCT推广	HCP推广	样品	礼品价值	娱乐或休闲活动	招待费	医疗教育	赞助	会议	咨询
奥地利[a]	禁止	无相关信息	样品包，须加贴标签	不超过70欧元	无相关信息	不超过70欧元	需要机构认可，价值可信	价值可信，须签订书面合同	可信场所/价值	价值可信，需要披露，需签订书面合同
比利时	禁止	无相关信息	须提供HCP的书面请求	低	价值可信	由MDEON[b]授权	价值可信	价值可信，须签订书面合同	可信场所/价值，需要获得机构批准	价值可信，需要披露，书面合同需向MDEON备案
捷克共和国	允许，标准适用	允许，标准适用	样品包，须加贴标签	不超过1500克朗	价值可信	允许，标准适用	价值可信	需要机构认可，价值可信，需签订书面合同	可信场所/价值	价值可信
法国	仅限低风险产品[e]	允许，但高风险产品应得到药品管理局批准	根据伯特兰法律[c]							
德国	禁止	允许，需要批准	样品包，须加贴标签	不超过1欧元	禁止	价值可信	价值可信	需要机构认可，价值可信，需签订书面合同	价值可信，标准适用	价值可信，标准适用，须签订书面合同
匈牙利	禁止	允许，标准适用	样品包，最多不超过2份	不超过4 650福林	不清楚	不超过4 650福林	需要机构认可，价值可信	需要机构认可，价值可信，需签订书面合同	价值可信，标准适用	价值可信，标准适用，须签订书面合同
意大利	禁止	允许，标准适用	须提供HCP的书面请求	禁止	允许适度提供	允许，标准适用	支持	仅限机构	价值可信	价值可信，标准适用，须签订书面合同
西班牙	禁止	允许，标准适用	限定数量，需加贴标签，需获得授权，需书面申请	不超过10~30欧元	不清楚	适度、平衡	需要机构认可，价值可信	需获得机构认可，价值可信	价值可信，标准适用	价值可信，须签订书面合同

续　表

	DCT 推广	HCP 推广	样品	礼品价值	娱乐或休闲活动	招待费	医疗教育	赞助	会议	咨询
英国	不清楚	允许, 标准适用	适用有限的标准	不超过 6~25 英镑, 标准适用	价值可信适度	价值可信	价值可信	需获得机构认可, 价值可信	价值可信, 适用的标准、披露	价值可信, 需获得机构认可

a. AustroMed website, www.austromed.org/. Accessed 14 July 2020.

b. SAFETYmedical website, http://www.safetymedproducts.be/. Accessed 14 July 2020.

c. "La loi n°2011 – du 29 décembre 2011 relative au renforcement de la sécurité sanitaire du médicament et des produits de santé" Direction Des Affaires Juridiques website. http://affairesjuridiques. aphp. fr/textes/la-loi-n2011-du-29-decembre-2011-relative-au-renforcement-de-la-securite-sanitaire-du-medicament-et-des-produits-de-sante. Accessed 14 July 2020.

d. "Physician Payment Sunshine: French Sunshine Act and Disclosure Rules for European Countries." Policy and Medicine website. http://www.policymed.com/2012/05/physician-payment-sunshine-french-sunshine-act-and-disclosure-rules-for-european-countries.html/. Accessed 14 July 2020.

表 16 - 5　拉丁美洲和南美洲市场营销推广的高级别信息

	DCT 推广	HCP 推广	样品	礼品价值	娱乐或休闲活动	招待费	医疗教育	赞助	会议	咨询
阿根廷	禁止	允许, 标准适用	允许提供	不允许向政府官员提供	不允许	不允许向政府官员提供	需要公开邀请和选择标准	不清楚	价值可信	可信场所, 不允许向政府官员提供
巴西	禁止	允许, 标准适用	可提供样品包	低价值, 可追溯性	不清楚	价值可信, 且需要披露	价值可信, 场所可信	价值可信, 须签订书面合同	价值可信、披露	价值可信, 须签订书面合同
智利	不清楚	允许, 标准适用	不清楚	价值低	不清楚	不清楚	不清楚	不清楚	价值可信, 公认的学术组织	不清楚
哥伦比亚	允许, 标准适用	允许, 标准适用（科学出版物）	不清楚							
墨西哥	不清楚	允许, 标准适用（合适的媒体）	样品价值低且可追溯	可信价值——为政府官员提供的礼品价值不超过 30 英镑	可信价值——为政府官员提供的礼品价值不超过 30 英镑	价值可信	价值可信	不清楚	价值可信	可信价值——政府官员咨询费不超过 30 英镑
委内瑞拉	不清楚	允许, 标准适用	不清楚	价值低	不清楚	价值可信	价值可信	不清楚	价值可信	价值可信, 标准适用

　　本章余下部分广泛且详细地介绍了许多法规事务专员需要了解的信息。虽然在某些情况下,法规事务专员可能不负责这些领域的合规性,但法规副总裁或总监往往负责监督合规性。这在小公司尤其如此,合规责任越发转由法规事务专员承担,不过最终还是由执行管理层负责。

16.11　缩略语和免责声明

以下所提信息都有明确的参考来源,并取自公认可信的网站。如信息中包含数据,二者都已进行交叉检查。

（1）DTC：直接面向消费者；

（2）样品包（sample packs）：通常比零售包装小,合规标签会注明"禁止转售",并且要求具备可追溯性；

（3）NI：无相关信息；

（4）适用标准（standards apply）：使用情况为,参考的具体标准名称太长导致无法在表格中注明,具体信息可在网上找到[24]；

（5）平衡（balanced）：医疗行业如果需要提供差旅费、食宿费或注册费,应适度控制相关支出,并确保相关支出主要用于会议相关活动,即娱乐活动以及工作相关活动的支出比例必须控制在较低水平。

16.12　DTC 广告——欧洲制药公司（营销）趋势

DTC 广告的最佳实践对于法规副总裁、总监或小型公司的合规人员来说非常重要。

医疗技术制造商可以借鉴制药公司在 DTC 广告中采用的多种最佳实践。然而,这一做法也遭到了一些反对。反对者认为,DTC 广告中包含了一些复杂的信息,某些概念对于普通消费者来说难以理解,因此这些信息和概念最好由医疗卫生专业人士（HCP）向患者介绍。支持者则认为,DTC 广告能够为患者提供有价值的信息,帮助患者了解新医疗产品的优势和潜在缺点,同时也能增加医患之间的互动,并提高患者对医生治疗方案的合作度。

2008 年 12 月 10 日发布的欧盟指南表明,DTC 广告的审查正在变得更加严格。[25]在该指南中,欧盟委员会表示将发布一份关于通过互联网向公众发布信息的益处和风险的报告。欧洲的法规对于在患者认知活动中使用医疗产品名称有着严格的限制。DTC 广告被限制在不提及具体产品或治疗类别的教育性和非宣传性的疾病认知活动中。即使在欧洲获得批准的 DTC 广告,也不会采用美国那种高度品牌化的方式。[26]例如,在法国,只有当购买者无法通过社会保障体系获得医保报销时,非处方医疗产品才能使用 DTC 广告；在西班牙,DTC 广告仅限于治疗轻微症状的产品。

16.13　欧洲 DTC 广告的未来

欧洲医疗公司逐渐认识到,DTC 广告不仅能够提高患者的疾病意识,还能够证明产品的可信度,赢得品牌认可,从而增加产品的市场份额。这对于负责法规的副总裁、总监或小型公司的合规人员来说至关重要。预计,欧洲的 DTC 广告将从短期内的推广强调转向更加专注于提高患者治疗效果的策略性营销活动,以创造更高层次的价值,并实现商业利益与社会责任的有机平衡。根据历史记录,关于欧洲医药DTC广告支出的数据可以追溯到2004年,当时欧洲医药公司非品牌DTC广告的支出总额约为8 500万美元,并且在随后的几年中以42%的复合年均增长率增长,到2008年达到了3.455亿美元。[27]在欧洲医药广告支出中,英国和德国占据了相对较高的比例,这可能是因为这两个国家聚集了许多全球医药制造中心。在2004年,英国的医药DTC广告支出占欧洲医药DTC广告支出总额的35%,德国占25%,法国占20%,而西班牙和意大利的DTC广告支出水平相对较低,分别占6%和4%。[28]

DTC广告在欧洲是一个充满争议的话题。自2009年以来,欧洲议会一直倡导为患者提供更畅通的了解处方药信息的渠道,但反对者担心这可能会导致处方药也采用DTC广告。反对者认为,在欧洲,DTC模式可能会绕过医疗专业人士,这种制药公司与患者直接传递信息的方式并不恰当。

16.14　关键意见领袖和监管合规

为了实现健康发展,医疗器械公司应当与重要的医学专家和意见领袖建立合作关系。在执行管理和市场营销方面,国内的关键意见领袖(key opinion leader,KOL)能够为医疗器械公司制定商业战略提供关键支持。理想情况下,在目标国家和地区选定的KOL应当具备深厚的专业知识,他们能够为制定营销、监管、报销和临床试验(研究性测试)战略提供相关信息,从而帮助公司降低审批和商业化过程中的进入障碍。法规副总裁、总监以及小型公司的合规人员应当充分认识到与KOL建立关系的重要性。在过去的几年中,与KOL的关系受到了越来越多的审查,例如,《阳光法案》[29]等新法规要求提高医生酬劳的透明度。鉴于这些规定,医疗器械公司需要探索新的意见领袖管理方法,通过建立衡量标准平衡好合法的关键意见领袖业务支出和《阳光法案》、国际医疗器械制造商协会(IMEDA)《道德行为准则》[30]、《Eucomed医疗技术与医疗专业人士互动指南》等规定[31]。

16.15　医疗器械人因可用性测试

医疗器械人因工程学是一门科学学科,它通过评估选定的医疗器械如何与全球用户群体实现最佳匹配,为制定全球产品商业化策略和监管策略提供信息。人因工程学专注于研究临床医生和患者与医疗产品和系统之间的相互作用,旨在确保医疗器械、产品和系统的安全性、有效性和可用性。优秀的可用性可以成为一项竞争优势,而易用性则是大多数临床医生的首要关注点。[32]可用性测试是人因工程学的重要内容,它主要评估医疗器械设计的可用性、潜在风险以及设计团队采取的风险缓解措施。FDA针对在医疗器械设计验证过程中进行人因工程评估发布了相关指南。[33]此外,上市前和上市后的风险评估中也应考虑到人因工程。

市场营销团队可以协助商业化团队识别医疗器械的用户群,确定用户群的需求以及与公司策略的匹配度。此外,市场营销团队也能在建立可用性测试的最终用户档案、用户数量(如有多个产品用户)和使用环境等方面向法规团队或质量团队提供建议。在使用环境方面,市场营销团队可以提供有关竞争对手和既有系统方面的宝贵信息,以便了解目标国家既定的黄金性能标准。了解使用环境,有助于公司在目标市场选择具有最佳商业化潜力的产品。这将有助于建立问题和假设基准,以便与国内专家和关键意见领袖进行验证,并帮助法规团队评估未来的监管审批成本及其对各国投资回报的影响。

16.16　市场研究、监管合规和成本评估

通过观察研究、焦点小组和用户访谈等方式进行市场研究,是了解工作流程和目标国家连续护理的关键步骤。这对法规副总裁、总监和小型公司的合规人员来说非常重要,确保公司符合合法的市场研究准则,支持公司的商业目标。此外,法规团队可以主动参与早期的市场研究和可用性测试,以了解产品是否与目标市场的黄金使用标准实现良好匹配。这有助于形成建立问题和假设基准,以便与国内专家和关键意见领袖进行验证,帮助法规团队评估未来的监管审批成本及其对各国投资回报的影响。

16.17　产品分销与搜索选择国内合作伙伴

在一些地区,医疗器械分销商还提供监管服务。对新的分销商及其能力进行适当的评估和尽职调查是进行全球商业化的关键第一步。如果选择分销商不当,可能会导致销售损失、与关键意见领袖和其他医疗决策者的关系恶化、出现不合规问题、声誉损害以及监管审批的延迟,从而造成意外的成本并增加公司法规团队的工作负担。

在分析分销合作伙伴时,医疗器械公司首先应确保分销商满足自身的合作需求,最重要的是确认他们是否具有相关产品类别的经验。如果分销商承诺提供监管服务,他们有哪些先前的经验可以协助产品审批?他们是否具备并维持适当的监管许可和/或质量管理体系?他们是否了解该器械的复杂性,在新型或先进技术方面拥有哪些经验?医疗器械公司应查阅相关资料,并与分销商沟通,了解他们计划如何推出产品,以尽快获得市场准入并实现盈利。此外,公司应查阅医疗器械法规和通用商业法规,明确由哪一方——制造商或分销商——"持有"任何必要的器械注册或营销权。如果不这样做,制造商未来想要变更国内直接附属机构或子公司的分销伙伴和/或机构可能会变得非常复杂。

在执行尽职调查时,如果分销合作伙伴的选择已经缩小到几个候选者,分销商和医疗器械公司应共同制定一个战略框架,包括目标市场概述、新技术采纳率、竞争对手评估、关键意见领袖简介和关系建立以及监管路径等内容。提前了解监管要求有助于确定每个国家需要的监管支持程度。遗憾的是,目前市场营销部门无法向法规团队提供一个统一的模板,以帮助他们确定世界各地产品审批的要求,以及所需的文件工作和资源数量。如果公司不积极获取预先知识,在新国家或地区推出产品可能会导致法规团队压力过大,从而使公司战略面临风险。鉴于新成立的公司可能缺乏支持法规团队的资源,因此,在确定具

体目标国家的数量时,公司应特别注意目标与法规团队能力相匹配。

16.18　社交媒体

有时,医疗器械公司的销售代表无法轻易接触到目标医生。在这种情况下,社交媒体提供了一个很有吸引力的战略机会,可以帮助公司与精通数字技术的临床医生或患者建立联系,提供产品信息,加强彼此间的关系。[34]

目前,医疗器械公司面临的挑战在于如何利用社交媒体快速变化这一特点,同时在FDA 和其他监管机构暂未制定明确的社交媒体使用指南的情况下满足监管要求。鉴于很少有国家和地区制定了社交媒体使用指南,而且这些准则在不同地区也存在差异,因此,目前使用社交媒体仍存在不确定性。此外,社交媒体本身的性质往往变化迅速,但总体而言,它是一种实时的、公开的、多人参与的多媒介互动形式,其参与者可以是已知的、未知的和匿名的,且具有不同的动机。社交媒体或可导致出现许多独特的复杂情况,如投诉处理、患者信息保密、广告宣传、误导性或虚假信息、未注册(超说明书)用法讨论、区域间通信等。医疗器械公司可以参阅那些主动制定区域社交媒体推广政策的国家和地区所提出的原则,在此基础上积极主动制定相关政策。在许多情况下,医疗器械行业可以向其姐妹行业,即医药行业及其监管机构咨询有关战略和政策制定的宝贵信息。例如,英国的处方药广告管理规范当局(PMCPA)[35]是由英国制药工业协会(ABPI)建立的,负责制定 APBI《处方药广告管理规范》。

《处方药广告管理规范》简称《规范》,为向英国医疗卫生专业人士和医疗卫生管理人员推广医疗产品制定了一系列标准,确保医疗公司以负责、合乎道德和专业的方式与英国医疗服务提供者合作。该准则类似于 AdvaMed 制定的自愿性准则,指导医疗器械公司与医疗卫生专业人士进行合乎道德的合作,为患者提供最佳服务。其目的是改进医疗技术,确保医疗技术的安全性和有效性,支持医疗技术研究和教育,并达到最高道德标准。AdvaMed《与医疗卫生专业人士互动交流的道德准则》[36]和《处方药广告管理规范》都为以下方面提供了指导:

(1) 广告(期刊、直邮和数字广告);

(2) 行业代表活动和互动交流,包括销售和宣传材料;

(3) 样品;

(4) 礼品、招待、促销会;

(5) 科学和其他会议的赞助,支付差旅费和食宿费;

(6) 展览和数字通信;

(7) 为患者或患者组织提供信息。

FDA 关于使用互联网/社交媒体平台的指南草案如下。

2014 年,FDA 为医疗器械公司发布了两份社交媒体使用指南草案,这两份文件对2020 年的在线互动仍具有持续影响。第一份指南草案介绍了有字符限制的社交媒体平台的使用规定[37],第二份指南草案则详细阐述了医疗器械公司如何更正第三方社交媒体平台上的错误信息[38]。这两份指导文件为医疗器械公司提供了有价值的方向。[39]

FDA 发布了《有字符限制的互联网/社交媒体平台：处方药和医疗器械风险和效益信息公开》的指南草案。该文件仅适用于具有 280 个字符限制的社交媒体，如推特（Twitter）等通信平台。该指南指出，任何医疗器械公司如果使用 Twitter 或类似具有字符限制的社交媒体平台宣传产品效益信息，必须在字符限制情况下同时展示风险信息。医疗器械公司如果无法满足这些要求，则应使用其他社交媒体平台。当使用 Twitter 或其他具有字符限制的社交媒体平台时，FDA 鼓励医疗器械公司引导消费者访问公司网站获取产品更为详尽的信息。该指南规定，信息中的 URL（统一资源定位符）应对应分享内容的专门登录页面，其名称不得暗示效益信息。

此外，FDA 还发布了《互联网/社交媒体平台：独立第三方提供的处方药和医疗器械错误信息的更正》指南草案，该草案详细阐述了医疗器械公司应如何更正关于 FDA 批准产品的错误信息。这些错误信息通常是由独立第三方通过社交媒体（例如博客或其他与指定医疗器械公司无关的第三方网站）上传或评论的。虽然医疗器械公司没有义务更正这些错误信息，但指南草案建议公司在确保更正信息内容真实准确、不具有广告性质，并且仅限于回应错误信息的情况下，进行更正。此外，该指南草案还建议公司的更正信息应当符合产品的获批标签内容，并提供了几种错误信息更正的方法。

除上述两份文件外，FDA 在 2014 年 1 月发布了《满足人类和动物处方药及生物制品的互动宣传媒体上市后提交的监管要求》指南[40]，并在 2011 年 12 月发布了《处方药和医疗器械未注册用法信息主动请求的回应》指南[41]。这两份指导文件都是指导医疗器械公司的市场、销售和法规部门的重要文件。

16.19　结语

监管战略是医疗器械商业化的基石之一，对投资回报率具有重大影响。公司应该期待变化，并从营销和监管的角度全面调查市场，确保做出正确决策。

第 17 章 战略开发的监管资源

Gretchen E. Parker, PhD, RAC, CIP 更新

17.1 人力资源

法规事务专员是一群积极进取、训练有素的专家。他们多元化,既忠诚又专注,尽管他们通常拥有不同的教育背景,但往往持有质量、监管或审计等领域的研究生学位和/或专业资格证书。

如今,越来越多的人选择攻读专为法规事务工作者设立的法规事务和质量方面的研究生学位(美国天普大学自 1968 年起招收法规事务和质量方面的研究生,乔治·华盛顿大学和约翰·霍普金斯大学等学校如今也开始设置专业研究生学位)。其他人则选择通过专业认证来证明自己已具备必要的知识和经验。

当然,优秀的法规事务专员工作耐心细致,充满动力,致力于实现目标。他们经常面临的一个关键问题是:"帮助医疗器械上市需要什么?"这个问题看似简单,但其答案却相当复杂。医疗器械种类繁多,从呼吸机到护肤霜,从磁共振成像设备到普通绷带,每种产品都有其独特的特点和要求。因此,一些新型产品可能需要通过临床研究来证明其安全性和有效性。而其他"同类"产品可能需要通过 510(k)途径来证明"实质性等同",类似于仿制药的"生物等效性"。Ⅰ类医疗器械需要编制文件,但通常不需要进行注册申报。鉴于监管要求范围很广,为了正确、有效且高效地完成注册申报工作,应采取哪些行动?

法规事务专员应掌握相关法规、质量过程以及所支持产品的特定知识。美国 FDA 对这些知识了如指掌,并正在应对许多新的挑战。考虑到这一点,法规事务专员必须能够与监管机构、同事、执行管理层、中层管理人员、研发人员(R&D)、工程师、市场营销人员、销售人员、财务人员和质量人员进行有效沟通,同时兼顾美国特定的监管法规和国际通行的监管法规要求。此外,法规事务专员还必须理解产品概念,并能对产品概念和设计提出疑问。

法规事务专员可能仅负责处理监管问题,也可能同时负责质量过程和体系工作,但总体而言,他们的主要职责是保护患者、产品使用者、公司、产品生产者和支持者的利益。为了成功完成注册申报工作,公司应在全面理解产品及其相关法规要求和质量要求的基础上制定注册申报策略。

为此,法规事务专员应做到以下事项。

(1)详细理解和掌握法规要求。

（2）具备解读法规和指导文件的能力。

（3）能够自由且自信地指出违反良好实践、不符合法规要求和道德准则的做法等。

（4）具备研究法规的能力（没有人能够无所不知，但熟练的法规事务专员知道寻找答案的方向和途径，并且敢于表示："我现下虽不清楚，但我会查阅资料的。"受过良好教育的人并非无所不晓，但知道到哪里去寻找答案）。

（5）能够制定注册申报计划并提出合适的问题，包括：

① 本产品属于独特的新型产品（需要上市前批准，PMA），510（k）产品还是 De Novo 产品？

② 本产品属于 Ⅰ 类、Ⅱ 类还是 Ⅲ 类医疗器械？

③ 目标患者包括哪些群体？存在哪些商业风险？

商业现实的重要性无可置否，因此，法规事务专员必须意识到时间和成本的限制。然而，在任何情况下，产品的安全性和有效性都必须得到保证。法规事务专员需要了解新的复杂技术，但绝不能因为产品是新产品或带来了技术突破而忽视安全标准和法规要求。

优秀的法规事务专员也是出色的沟通者。在当今的商业环境中，电子邮件、数字信息和社交媒体等工具可能使沟通变得更加复杂。沟通不是技术的产物，因此必须制定一个有效的沟通策略，包括对话、书面报告、电话沟通、会议、信件、通知、电子邮件等。所选的沟通工具必须满足沟通需求。虽然沟通可以跨越距离，但建立信任才是关键。面对面会谈这一形式能够帮助谈话双方评估非语言沟通过程。所有决定和分歧都应记录在案，避免后续对会谈现状产生分歧。

由于医疗产品行业实行自我监管，伦理道德问题便成了一个基本问题。美国 FDA 负责对 10 万多处注册地点进行检查。假设对一处注册地点进行现场检查需要花费一周时间，那么需要 1 900 多年才能对 10 万多处全部检查一遍，这是不可能完成的任务。两位调查员在一个大型公司甚至小型公司的检查时间仅为一周，不可能发现所有问题。即便调查员很优秀，当然，调查员自然很优秀，但合规的背后仍然是自我激励：合规是公司和法规事务团队既定理念和做法的产物，需要得到执行管理层的支持。法规事务负责人是合规的关键人物，但不是唯一一投身于合规工作的人员。

除上述问题外，法规事务专员还应注意下列问题。

（1）测试

法规事务专员应了解不同产品和过程所需测试类型，可能包括软件测试、细胞毒性测试、生物相容性测试。也可能包括来料、加工品和成品的灭菌验证和质量测试。测试虽然非常复杂，但其重要性也是显而易见。

（2）文件化

"事件如无书面记录，则视为未曾发生。"法规事务团队应确定文件化、验证、变更控制、确认和保留方法，以确保合规和有效。此外，还应制定保留规则和程序。由于美国与其他国家或地区的文件要求和方法并不完全一致，文件化工作往往非常复杂。

（3）风险管理

由于大多数决策都是基于用户面临的风险（监管风险和商业风险），对于如今的法规事务专员来说,风险管理和危险评估至关重要。虽然故障树分析、故障模式效应分析、危害分析与关键控制点以及 ISO 14971 等工具有助于确定风险性质,但最终,法规事务专员必须决定风险是否处于可接受范围以及如何对其加以验证(识别的问题和价值)。

(4)监管要求

毫无疑问,法规事务专员应熟知各类法规。例如,医疗器械开发各团队不仅需要了解 21 CFR 820,还应了解 21 CFR 54 和,以及 21 CFR 58 的第 11 部分和第 211 部分,等等。除此之外,ISO 13485、ISO 13488、ISO 14971、ISO 10993 和 ISO 9001 等国际标准也十分重要,且经常需要使用。日本所使用的质量体系标准包括 GMP #40 条例、GMPI #63 条例以及 QS 医疗器械标准#1128 通知。[1]

(5)生产工艺

法规事务专员应了解产品生产工艺体系、方法确认以及无菌处理方式。没有优质的生产工艺,就没有高品质的产品。法规事务专员应参与产品生产流程和变更规划。为了应对监管机构检查和监管报告,法规事务专员应掌握产品生产及相关要求的知识。

(6)过程和计算机系统确认

安装、操作、性能和设计资质审核以及软件确认,都是关键的监管工具。质量"无法在检查中得以保证",而应融入整个过程。这一观点认为,没有精良的生产工艺和优质的生产材料,就没有高品质的产品。

(7)质量管理体系

医疗器械开发过程必须包含 21 CFR 820、生产质量管理规范(GMP)、ISO 13485:2016、质量协议以及文件、培训、测试和审核等方面的持续支持等质量体系要求。

(8)做好员工准备工作

项目人员应具备适当技能,参加项目培训,做好项目准备。法规管理层应积极同监管机构沟通交流。

(9)与监管机构真诚沟通

法规事务专员应认识到,监管机构与医疗行业有着共同的目标,即通过研发和审批安全产品从而保护患者。一旦理解了这一点,双方就更加可能相互尊重,有效沟通。法规事务专员应毫不犹豫地与监管机构工作人员交流意见。虽然监管机构的工作人员不是行业顾问,但他们的意见和建议大有裨益,十分重要。

(10)与技术人员沟通

通常,工程师、技术人员和软件开发人员认为法规烦琐耗时。法规事务专员应定期对技术人员进行培训和会谈,帮助他们清楚地认识到,大家有着共同的目标——生产安全、有效、高质量且合规的产品。必须根据需要规划和调配资源并做好相关培训工作。

(11)项目人员

项目人员必须接受培训,并保持高度的工作积极性。理解法规对于项目的推进至关重要。产品开发依赖时间,且按顺序推进,因此必须提前明确监管要求,确保设计合规,确定开发过程,保证项目符合质量体系和相关法规要求。追溯性的设计和要求是无效的。

（12）配合监管要求

确保患者和产品使用者的幸福与安全是产品开发的首要任务。法规事务专员必须尽早参与开发过程以确保项目合规，同时持续关注产品的安全性与合规性。根据法规规定，随着项目推进，设计历史文档（DHF）、设备主文档以及所有动态文件应及时更新。

（13）监管战略

法规事务专员应具备制定战略的能力，帮助公司满足监管要求、伦理要求和商业要求。为此，法规事务专员应充分了解法规规章、员工的工作动力以及公司的商业目标。监管战略应明确产品的提交和审批路径——510（k）、PMA 或 De Novo。

（14）预期用途和适应证

法规事务专员应了解产品的预期用途和适应证。预期用途和适应证应清楚明确，所有产品宣称都应同产品预期用途和适应证保持一致。

（15）时间限制和成本限制

每个产品和项目都有时间和成本限制。法规事务专员应明确与时间和成本有关的监管要求，进行有效规划。监管要求不可妥协，必须遵循。

（16）管理预期

法规事务专员应管理预期，了解可比产品获批所用时间、FDA 的审查流程和持续时间。

（17）临床过程

对于新型产品而言，临床过程和临床研究至关重要。法规事务专员必须清楚什么情况下需要开展临床研究，什么情况下无须进行临床研究。法规事务专员应能与机构审查委员会（IRB）和主要研究人员（PI）合作，能够理解临床研究的统计数据，并撰写有效的数据报告和总结，清楚写作重点。

显然，监管机构的作用是复杂的，与之互动既充满挑战又十分重要，这个过程有时令人筋疲力尽、灰心沮丧，但又给人回报。在不了解监管机构或不与之直接沟通的情况下，几乎没有哪家医疗器械公司能够影响这么多人的健康与幸福。

法规事务专员应当认识到，法规事务是一份伟大的工作，它绝不轻松，但极为重要，既充满挑战，又能够带来深深的满足感。在工作中，法规事务专员可以运用多种资源。

17.2　战略资源

注册申报战略和资源

哪里可以找到全球监管信息？有哪些电子数据库，如何使用这些数据库？哪些是国际监管机构的关键在线资源？成功完成产品注册申报需具备哪些要素？

遗憾的是，至今尚未形成一个确保医疗器械产品注册申报成功的统一监管公式。然而，如果法规事务专员能够拥有或雇佣并留住与任务相匹配的专才，那么他们就有望助力产品成功注册。虽然培养这些技能听起来简单，但实际操作却相当复杂。法规事务专员不仅需要认识到自己需要帮助,还必须知道在哪里可以找到有能力且合适的帮手。此外,拥有上述所提技能的人才往往备受青睐,十分珍贵。

医疗器械公司可以通过商业伙伴推荐、参加研讨会或网络交流等方式来寻找全球监管专家资源,同时也可以在互联网上检索到大量免费的相关信息。然而,虽然不少人认为海外市场往往可以节省成本,但实际上,公司需要投入大量的资金和精力来建立合适的海外业务联系。医疗器械制造商必须在产品全生命周期内考虑以下问题:

(1)寻找合适的主管部门或监管组织;

(2)解读法律、法规和指南文件;

(3)商业许可和注册;

(4)医疗器械上市许可分类和要求;

(5)质量管理体系和 GMP 要求;

(6)不良事件或事故报告;

(7)医疗器械召回和下架。

一旦从全球市场的角度考虑,这些问题就会变得更加复杂。因此,利用恰当的工具和资源来寻找与医疗器械监管相关的帮助和信息至关重要。通过采用一些标准化的方法和理念,法规事务专员能够有效地评估和管理团队成员,并顺利完成产品许可和批准流程。除了本书讨论的通用规则之外,法规事务专员还可以运用其他具体的工具和策略来提高医疗器械注册申报的成功率。在本章中,我们按国家和地区提供了全球监管资源网站的列表,法规事务专员可以根据书中提供的网址,按需查找医疗器械信息,并收集监管信息和战略。

17.3　成功注册申报的通用战略和资源

在准备医疗器械或诊断器械的上市注册申报资料时,法规事务专员需要应对不同国家和地区的监管要求,这些要求有些极为复杂,有些非常全面,有些则相对简单。在许多情况下,医疗器械的要求与医药产品的要求相同,或源于医药产品的要求。尽管这些要求往往并不适用,或存在某些问题,但法规事务专员仍需准备好管理这些要求。

在制定全球策略时,法规事务专员必须确保监管信息的质量不受影响。本章提供了许多可用于协助法规事务专员完成这一过程的资源。由于监管要求和来源经常发生变动,因此有必要定期重新核实信息。

1. 跨文化协商技能和翻译服务

在准备医疗器械或诊断器械上市过程中,法规事务专员可能需要与其他国家人员接触与合作,如今这种情况变得越来越普遍。法规事务专员可能会接触到各种各样的专家,从政府机构、当地顾问到当地经销商或分销商。严格开展尽职调查对于了解国际监管要求、法律制度和文化差异至关重要。在努力跨越文化障碍的过程中,法规事务专员需要记住许多一般性问题和可用资源。尊重他国文化、努力解决语言问题有助于快速积累跨文化工作经验,提升效率。

此外,使用电子邮件或互联网创建、组织、管理、召开虚拟会议也是必须掌握的基本技能。有一些搜索引擎可进行语言翻译、提醒用户特定文化的假日时间、计算时间差,也可用于组织网络会议(如 UberConference、WebEx、GoTo Meeting),对于促进商业协商大有裨益。虽然全球有许多网站并非使用英文,但法规事务专员可以借助许多翻译网站顺利工作。在准备医疗器械注册申报的过程中,使用经认证的专业翻译服务十分必要,但如果只是处理普通信息,法规事务专员可以选择使用网络上的免费服务。

2. 同监管机构会谈

要想顺利完成产品注册申报工作,进行科学有效的长期监管规划至关重要。公司如果初入国际市场,则需要对医疗器械注册程序和法规要求具备基本认识。通常情况下,阻碍产品获批和清关的关键问题在于,医疗器械制造商和适用的监管机构之间未能就科学的监管要求达成一致,或制造商未能处理好监管机构关心的问题。在文件、质量管理、医疗器械分类、不良事件报告以及其他过程方面,可能会出现全球监管不一致和误解等问题。

如果公司在产品开发的早期阶段联系监管机构进行会谈,法规事务专员就能够明确告知公司某种器械的设计特点或标签声明是否会导致实质性的监管障碍。法规事务专员应鼓励医疗器械制造商在开发过程中尽早同监管机构全面、真实、准确地沟通。表 17 - 1～表 17 - 6 按国家和地区列出了监管机构。法规事务专员在与监管机构合作时须注意以下几点:

(1)沟通过程中,应简明扼要,清晰表述,避免使用俚语;

(2)了解监管机构的规则、法规条例和指南文件;

(3)在产品开发早期阶段联系监管机构进行会谈,与主管部门和评审人员建立健康良好关系;

(4)及时了解新出现的监管机构关切点和产品问题;

(5)根据注册申报类型,法规事务专员可能需要确保具备适用的安全性和有效性数据,或提供产品与参照器械实质性等同的强有力证明;

(6)大致确定合适的研究终点,并制定研究方案,通过统计学方式验证研究假设。

在整个产品审批过程中,医疗器械制造商应持续同监管机构积极主动沟通。

表 17 - 1　非洲和中东监管机构

国家/地区	监 管 机 构	其他信息/网站*
阿尔及利亚	卫生、人口和医疗改革部	引进医疗器械时,必须先获得卫生、人口和医疗改革部的授权。如要在当地销售医疗器械,需要同时提供质量证书和原产地的上市许可证明。所有文件须翻译成法语或阿拉伯语。 网站:http://www.sante.gov.dz/
亚美尼亚	卫生部	网站:https://www.gov.am/en/structure/i/
巴林	国家卫生监督管理局(NHRA)	网站:https://www.nhra.bh/

国家/地区	监 管 机 构	其他信息/网站*
博茨瓦纳	卫生部	网站：https://www.gov.bw/ministries/ministry-health-and-wellness
塞浦路斯	卫生部医疗和公共卫生服务司	网站：https://www.Moh.gov.cy/Moh/mphs/mphs.NSF/home2/home22openform
埃及	卫生与人口部（MOHP）和医疗器械注册委员会	埃及的标准化工作由卫生与人口部通过药物政策和规划中心（DPPC）和中央药事管理局（CAPA）进行协调。 卫生与人口部 地址：3 Magles El Shaab St., Cairo 网站：https://www.healthresearchweb.org/en/egypt/institution_54 卫生与人口部国家药物控制和研究组织（NODCAR） 地址：51 Wezaret El-Zeraa St. Dokki, Cairo 网站：http://www.nodcar.eg.net/main/
加纳	卫生部	网站：http://www.moh.gov.gh/
伊朗	卫生和医学教育部	网站：http://irandataportal.syr.edu/ministry-of-health-and-medical-educationwww.imed.ir/Uploads/Forms/Documents/73a82691-3330-4eef-a1d1-36c769376672.pdf
伊拉克	卫生部，国家药品和医疗器械供应公司（Kimadia）	网站：http://kimadia.iq/en/
以色列	以色列生物研究所（IIBR）	地址：P.O.B 19, 74100, Ness-Ziona, Israel 网站：www.iibr.gov.il/
	以色列卫生部医疗器械管理局（AMAR）	地址：2 Ben Tabai St., Jerusalem, Israel 91010 网站：www.health.gov.il/
约旦	卫生部	网站：http://www.moh.gov.jo
肯尼亚	卫生部	网站：http://www.health.go.ke/
科威特	科威特食品药品监督管理局	网站：https://www.moh.gov.kw/ar/Pages/DRUGCA.aspx
黎巴嫩	卫生部	地址：Hussein Mansour Bldg., Museum St, Beirut, Lebanon 网站：https://www.moph.gov.lb/en
马尔代夫	卫生部	地址：Ameenee Magu, Male 20379 网站：http://health.gov.mv/
毛里求斯	卫生和生活质量部	地址：5th floor, Emmanuel Anquetil Building, Port Louis, Mauritius 网站：http://health.govmu.org/English/Pages/default.aspx
摩洛哥	卫生部	地址：335, Avenue Mohammed V 网站：www.sante.gov.ma/
纳米比亚	药品监管委员会	网站：www.nmrc.com.na/
尼日利亚	国家食品药品监督管理局（NAFDAC）	地址：Plot 2032, Olusegun Obasanjo Way Wuse Zone 7, Abuja 网站：www.nafdac.gov.ng/
阿曼	卫生部	通过公开招标销售医疗器械的制造商必须在阿曼医疗用品总局完成注册，并获得资格证书。 资格证书颁发给生产工厂，而非医疗器械，但可用于在已认证工厂所生产的所有产品。 网站：https://www.moh.gov.om/en

续　表

国家/地区	监 管 机 构	其他信息/网站*
巴勒斯坦	制药总局	网站：http://www.pharmacy.moh.ps/index/index/Language/ar
卡塔尔	注册：经济和商务部（MEC）	网站：https://www.moci.gov.qa/
	申请审查：市政和农业部（MMAA）	网站：http://portal.www.gov.qa/wps/portal/homepage
沙特阿拉伯	沙特阿拉伯食品药品监督管理局（SFDA）	网站：https://www.sfda.gov.sa/en/medicaldevices/Pages/default.aspx
塞内加尔	健康、卫生和预防部	地址：Fann Residence, Rue Aime Cesaire, 2eme etage 网站：www.sante.gouv.sn
南非	药品管理委员会	网站：https://www.sahpra.org.za/medical-devices/
	南非国家标准局（SABS）	为医疗器械行业提供各类服务。 地址：Private Bag X191, Pretoria, 0001 网站：www.govpage.co.za/south-african-bureau-of-standards-sabs.html
	卫生部	南非卫生部规定,电磁和辐射性医疗器械须进行注册并获得 CE 认证。 电子医疗器械属于《有害物质法》(1973 年第 15 号法)监管范畴。 网站：www.health.gov.za/
坦桑尼亚	卫生、社区发展、性别、老人和儿童部	地址：Samora Avenue P.O. Box 9083, Dar es Salaam 网站：http://www.moh.go.tz/
	坦桑尼亚食品药品监督管理局（TFDA）	TFDA 法规基于全球协调工作组(GHTF)的建议,要求所有医疗器械制造商进入市场前获得注册证书。 地址：Off-Mandela Road, Mabibo-External P.O. Box 77150 Dar es Salaam, Tanzania 网站：https://www.tmda.go.tz/
突尼斯	卫生部	地址：Bab Saadoun-1006 Tunis 网站：http://www.santetunisie.rns.tn/fr/
土耳其	卫生部药品和药房总局	医疗器械服务部,市场监察组 地址：Mithatpasa Cad. No: 3, Sihhiye 06434, Ankara/TURKIYE 网站：http://www.saglik.gov.tr/TR/ana-sayfa/1-0/20160303.html
乌干达	卫生部	地址：Plot 6 Lourdel Rd, Wandegeya P.O. Box 7272 Kampala, Uganda 网站：www.health.go.ug/
阿拉伯联合酋长国	卫生部药品管理部	基于 GHTF 指南和欧盟要求。申请上市许可需要在药品管理部门注册并获得公司认证证书。 地址：UAE, Abu Dhabi, P.O. Box 848, Abu Dhabi, Hamdan Street 网站：www.moh.gov.ae/en/Pages/default.aspx
也门	药品和医疗器械最高委员会	网站：http://www.sbd-ye.org/
津巴布韦	卫生和儿童保健部	地址：Mukwati Building, Livingstone Ave, Harare 网站：http://www.mohcc.gov.zw/

＊所有网站的访问时间均为 2020 年 7 月 15 日。

表 17-2 亚洲和大洋洲监管机构

国家/地区	监 管 机 构	网 站*
澳大利亚	药品管理局(TGA)	www.tga.gov.au
柬埔寨	药品食品部	https://www.ddfcambodia.com/
中国	国家药品监督管理局(NMPA)	http://www.nmpa.gov.cn
	国家质量监督检验检疫总局(AQSIQ)——国家认证认可监督管理委员会	https://www.aqsiq.net/
	国家卫生委员会(NHC)	http://en.nhc.gov.cn/
香港	医疗仪器行政管理制度(MDACS) 医疗器械控制办公室(MDCO)	www.mdco.gov.hk
印度	卫生和家庭福利部	https://mohfw.gov.in/
	中央药品标准控制组织	https://cdsco.gov.in/opencms/opencms/en/Home/
	印度放射成像协会	https://iria.org.in/
印度尼西亚	印度尼西亚共和国卫生部	https://www.kemkes.go.id/index.php?lg=LN02
日本	厚生劳动省	https://www.mhlw.go.jp/English/policy/health-medical/pharmaceuticals/index.html
	独立行政法人医药品医疗器械综合机构	http://www.pmda.go.jp/english/ https://www.pmda.go.jp/english/review-services/reviews/ap-proven-information/devices/oo02.html
老挝	卫生部食品药品司	http://www.fdd.gov.la/index.php
马来西亚	马来西亚卫生部	www.moh.gov.my
缅甸	食品药品监督管理局	http://www.fda.gov.mm/
新西兰	药品和医疗器械安全管理局(MEDSAFE)	https://www.medsafe.govt.nz/
巴布亚新几内亚	卫生部制药服务标准处	https://www.health.gov.pg/subindex.php?pharm=i
菲律宾	卫生设备和技术局(BHDT)	https://www.doh.gov.ph/node/266
	食品药品局	http://www.fda.gov.ph/
斯里兰卡	国家药品监督管理局(NMRA)	http://nmra.gov.lk/index.php?lang=en
新加坡	新加坡卫生科学局(HSA),卫生产品监管组(HPRG)	www.hsa.gov.sg
韩国	韩国产业技术试验院(KTL)	https://www.ktl.re.kr/eng/main.do
	食品药品安全部	https://www.mfds.go.kr/eng/index.do
泰国	泰国食品药品监督管理局医疗器械控制部	http://www.fda.moph.go.th/sites/fda_en/SitePages/Medical.aspx?
越南	卫生部	http://moh.gov.vn/sites/en-us/pages/home.aspx

*所有网站的访问时间均为 2020 年 7 月 15 日。

表 17-3　欧盟监管机构

国家/地区	机 构 名 称	联系信息/网站*
奥地利	奥地利卫生和食品安全局	地址：SpargelfeldstraBe 191 1220 Wien Austria 电话：+43 5 0555 - 0 网站：www.ages.at
比利时	联邦药品和保健产品局	地址：Eurostation building, block 2 place Victor Horta, 40/ 40 1060 Brussels, Belgium 电话：+32 2 524 7111 网站：www.fagg-afmps.be/
保加利亚	保加利亚药品管理局医疗器械部	地址：8 Damyan Gruev Str. BG - 1303 Sofia 网站：www.bda.bg
塞浦路斯	塞浦路斯医疗器械主管部门	地址：Prodromou 1 & Chilonos 17 Corner CY - 1449 Nicosia 网站：www.moh.gov.cy 或 www.moh.gov.cy/phs
捷克共和国	卫生部药事司医疗器械处	地址：Palackého náměstí 4, CZ - 12801 Prague 2 网站：www.mzcr.cz
克罗地亚	药品和医疗器械管理局	地址：Ksaverska cesta 4, 10 000 Zagreb 网站：www.almp.hr
丹麦	丹麦药品管理局	地址：Axel Heides Gade 1 2300 Kobenhavn S Denmark 电话：+45 7222 7400 网站：www.laegemiddelstyrelsen.dk
爱沙尼亚	医疗器械部卫生委员会	地址：1a Põllu st., EE - Tartu 50303 网站：www.terviseamet.ee
芬兰	芬兰药品管理局	地址：P.O. Box 55 FI - 00034 FIMEA Finland 电话：+358 29 522 3341 网站：www.fimea.fi
法国	国家药品和卫生产品安全局（ANSM）	地址：143 - 147 boulevard Anatole France FR - 93285 Saint Denis Cedex 网站：http://ansm.sante.fr/
德国	联邦药品和医疗器械研究所	地址：Kurt-Georg-Kiesinger-Allee 3 53175 Bonn, Germany 电话：+49（0）228 - 207 - 30 网站：www.bfarm.de
德国	保罗·埃尔利希研究所	地址：Paul-Ehrlich-StraBe 51 - 59 63225 Langen Germany 电话：+49 6103 77 0 网站：www.pei.de/
希腊	国家药品组织	地址：284 Mesogion Ave GR - 15562 Holargos, Athens 网站：www.eof.gr
匈牙利	国家药学与营养研究所	地址：1051, Budapest, Zríny street 3, Hungary http://ogyei. gov. hu/presidency2011/about _ department _ for _ medical _ deviceseekh 网站：www.ogyei.gov.hu
冰岛	冰岛药品管理局	地址：VMlandslei3 14, IS - 113 Reykjavik 网站：www. lyfjastofnun.is/

续　表

国家/地区	机 构 名 称	联系信息/网站＊
爱尔兰	健康产品监管局	地址：Kevin O'Malley House, Earlsfort Centre, Earlsfort Terrace Dublin 2, Ireland 电话：+353 1 676 4971 网站：www.hpra.ie
意大利	意大利药品管理局	地址：Via del Tritone, 181 00187 Roma Italy 电话：+39 06 5978401 网站：www.aifa.gov.it 或 http://www.salute.gov.it/
拉脱维亚	国家药品监管局	地址：15 Jersikas street, LV－1003 Riga 网站：www.zva.gov.lv
列支敦士登	卫生局/药品部	地址：Aulestr 512 9490 Vaduz Liechtenstein 网站：https://www.llv.li/
立陶宛	国家药品管理局	地址：Zirmunq g. 139A 09120 Vilnius, Lithuania 电话：+370 5 263 9264 Tel +370 5 263 9265 网站：www.vvkt.lt 或 www.vaspvt.gov.lt
卢森堡	卫生部	卢森堡路 2120 号马可尼卢森堡 www.ms.etat.luwww.etat.lu/MS/
马耳他	医药管理局（"边界产品"）	地址：203 Rue D'Argens GZR 03 Gzira Malta 电话：+356 23439000 网站：www.medicinesauthority.gov.mt
荷兰	药物评价委员会	地址：Graadt van Roggenweg 500 3531 AH Utrecht, The Netherlands 电话：+31 (0) 88 224 8000 网站：https://www.cbg-meb.nl/
荷兰	卫生保健和青年监察局	地址：Stadsplateau 1 3521 AZ Utrecht, The Netherlands 电话：+31 88 120 5000 网站：https://www.igj.nl/7utm_sourceuigz. nl&utm_medium = redirect&utm_cam-paign=redirect
挪威	挪威药品管理局	240 瑞典克朗 0213 挪威奥斯陆 电话：+47 22 89 77 00 网站：https://legemiddelverket.no
波兰	药品、医疗器械及生物杀灭剂注册管理局	地址：Al. Jerozolimskie 181C, 02－222 Warsaw 网站：http://www.urpl.gov.pl/
波兰	Chief Pharmaceutical Inspectorate	地址：Senatorska 12 00－082 Warsaw Poland 电话：+48 22 8312131 网站：www.gif.gov.pl
葡萄牙	国家药品和卫生产品管理局	地址：Parque da Saude de Lisboa Av. do Brasil, n° 53 PT－1749－004 Lisboa 网站：www.infarmed.pt
罗马尼亚	国家药品和医疗器械局	地址：Str. Aviator Sanatescu 48 011478 Bucharest Romania 电话：+4021 317 11 00 网站：www.anm.ro

续　表

国家/地区	机 构 名 称	联系信息/网站*
斯洛伐克	国家药物管理研究所医疗器械科	地址：Kvetna 11SK－825 08 Bratislava 26 网站：https://www.sukl.sk/
斯洛文尼亚	斯洛文尼亚共和国药品和医疗器械管理局	地址：Slovenceva ulica 22, 1000 Ljubljana 来源：http://origin.who.int/medical_devices/coun-tries/svn.pdf
西班牙	西班牙药品和保健品局	地址：Parque Empresarial Las Mercedes Edificio 8C/. Campezo, 128022 Madrid, Spain 网站：www.aemps.gob.es
瑞典	药品管理局	地址：Dag Hammarskj61ds vag 42 / Box 26 751 03 Uppsala Sweden 电话：+46 18 17 46 00 网站：www.lakemedelsverket.se
瑞士	药品监督管理局	地址：Hallerstrasse 7, CH－3012 Bern 7 来源：https://www.swissmedic.ch/swissmedic/de/home/medizinprodukte.html
英国**	药品和保健品管理局（MHRA）	地址：10 South Colonnade London, E14 4PU United Kingdom 网站：www.mhra.gov.uk

资料来源：欧洲自由贸易联盟（https://www.ema.europa.eu/en/partners-networks/eu-partners/eu-member-states/national-competent-authorities-human）

＊所有网站的访问时间均为 2020 年 7 月 15 日。

＊＊自 2020 年 1 月 31 日格林尼治时间 23:00 时起,英国不再属于欧洲联盟（欧盟）成员国。

表 17－4　东欧监管机构

国家/地区	监 管 机 构	网 站*
哈萨克斯坦	国家药物和医疗器械专家中心	https://www.ndda.kz/
吉尔吉斯斯坦	国家药物供应和医疗器械司	http://www.pharm.kg/
俄罗斯	俄罗斯联邦居民健康与社会发展监督局	地址：4 Slavyanskaya Square, Building 1, Moscow, 109074 Russia 网站：http://www.roszdravnadzor.ru/
乌克兰**	公共卫生部国家质量控制监察局	地址：7, M. Hrushevsky Street Kiev, 01601 网站：https://moz.gov.ua/

＊所有网站的访问时间均为 2020 年 7 月 15 日。

＊＊必须在乌克兰卫生部注册,获得国家合格标志,并在国家医疗器械和产品注册处注册。

表 17－5　拉丁美洲监管机构

国家/地区	监 管 机 构	网 站*
阿根廷	卫生部下属的国家药品、食品和医疗技术管理局（ANMAT）	www.anmat.gov.ar
巴哈马	卫生部	https://www.who.int/medical_devices/countries/bhs.pdf?ua＝i https://www.bahamas.gov.bs/wps/portal/public/home

续　表

国家/地区	监　管　机　构	网　站*
玻利维亚	玻利维亚卫生部药品与卫生技术局（UNIMED）	http://www.unimed.coop.br/pct/index.jsp7cd_ca-nal=49i46
巴西	卫生部	www.saude.gov.br
智利	卫生部	www.minsal.cl
	公共卫生研究院	www.ispch.cl
哥伦比亚	卫生和社会保障部	https://www.minsalud.gov.co/sites/english/Pag-es/default.aspx
	国家药物和营养警戒所（INVIMA）	https://www.invima.gov.co/
哥斯达黎加	卫生部	www.ministeriodesalud.go.cr
古巴	国家药品、设备和医疗器械控制中心（CECMED）	www.cecmed.sld.cu/
多米尼加共和国	药品药房总署	http://origin.who.int/medical_devices/countries/dom.pdf
厄瓜多尔	卫生部	http://www.salud.gob.ec/
危地马拉	卫生部	www.mspas.gob.gt
圭亚那	卫生部	https://www.health.gov.gy/
洪都拉斯	卫生部	www.salud.gob.hn/
牙买加	卫生部	http://moh.gov.jm/
墨西哥	卫生部	http://www.gob.mx/salud
尼加拉瓜	卫生部	https://www.who.int/medical_devices/countries/nic.pdf?ua=i
巴拿马	卫生部	www.minsa.gob.pa
巴拉圭	公共卫生和社会福利部专业监测和卫生设施办公室	www.mspbs.gov.py
秘鲁	卫生部	www.minsa.gob.pe
波多黎各	卫生部	http://www.salud.gov.pr/Pages/Home.aspx
特立尼达和多巴哥	卫生部	http://www.health.gov.tt/
乌拉圭	卫生部	www.msp.gub.uy
委内瑞拉	人民政权卫生部	www.mpps.gob.ve

资料来源：Morroney R，Arrieta J，Belza A，Biere M，Castaneda G，Funari L，Gilbert S，Marinaro B，Obando Y. "Medical Device Regulation in Latin America." Regulatory Affairs Focus. February 2010.

　　*所有网站的访问时间均为 2020 年 7 月 15 日。

表 17 - 6　北美监管机构

国家/地区	监 管 机 构	网　站*
加拿大	卫生部	www.hc-sc.gc.ca/dhp-mps/md-im/index-eng.php
美国	美国食品药品监督管理局	www.fda.gov/MedicalDevices/default.htm

＊所有网站的访问时间均为 2020 年 7 月 15 日。

3. 行业协会和贸易组织

在准备医疗器械或诊断器械注册申报过程中,医疗器械制造商可能会遇到一些问题,因此需要在早期开展监管研究和分析。问题出现时,法规事务专员可以借助医疗器械贸易协会提供的人际网络寻找信息、工具、研讨会和资源材料(具体示例可参见表 17 - 7)。

表 17 - 7　全球监管行业组织

组　　织	网　站*
非洲：南非	
南非医疗器械制造商协会(MDM)	www.mdmsa.co.za/
南非实验室诊断协会(SALDA)	http://salda.org.za/
南非医疗器械行业协会	www.samed.org.za/
亚太地区：澳大利亚	
AusBiotech	www.ausbiotech.org/
澳大利亚牙科行业协会	www.adia.org.au/
澳大利亚医学协会(AMA)	https://ama.com.au/
澳大利亚医疗技术协会(MTAA)	http://mtaa.org.au/
澳大利亚科学行业(SIA)	http://scienceindustry.com.au/#axzz-34flZw5GD
亚太地区：印度	
印度诊断制造商协会	www.admi-india.org/
印度医疗器械行业协会(AIMED)	www.aimedindia.com/
亚太地区：日本	
美国医疗器械和诊断制造商协会(AMDD)	http://amdd.jp/en/index.html
保健服务促进协会(APHCS)	http://ikss.net/index.html
日本医疗器械促进协会(JAAME)	www.jaame.or.jp/index.php

组　　　织	网　站*
日本临床试剂行业协会(JACRI)	www.jacr.or.jp/
日本隐形眼镜协会(JCLA)	www.jcla.gr.jp/
日本牙科材料协会(JDMA)	www.jdma.jp/archives/2525
日本电子信息技术产业协会(JEITA)	www.jeita.or.jp/english/
日本医疗器械协会联盟(JFMDA)	www.jfmda.gr.jp/e/
日本听力仪器经销商协会(JHIDA)	www.jhida.org/
日本物理治疗设备行业协会(JIAPTD)	http://nichirikiko.gr.jp/
日本放射影像医疗系统工业协会(JIRA)	www.jira-net.or.jp/e/index.htm
日本医疗器械制造商协会(JMED)	www.jmed.jp
日本眼科仪器协会(JOIA)	www.joia.or.jp/
亚太地区：马来西亚	
马来西亚医疗器械行业协会(AMMI)	https://ammi.com.my/
东欧：俄罗斯	
国际医疗器械制造商协会(IMEDA)	www.imeda.ru/
欧盟委员会	
放射、电子医学与卫生信息技术行业欧洲协调委员会(COCIR)	https://www.cocir.org/
欧洲一次性用品和无纺布协会(EDANA)	www.edana.org/
欧洲诊断器械制造商协会(EDMA,现为 Medtech Europe)	http://www.medtecheurope.org/
欧洲医疗技术协会(Medtech Europe)	
欧洲生物产业协会(EuropaBio)	www.europabio.org/
欧洲卫生行业商业交流委员会(EHIBCC)	https://www.hibcc.org/
医疗器械和诊断行业(MDDI)	http://www.mddionline.com/
欧洲健康第一协会(Health First Europe)	www.healthfirsteurope.org/
法规事务专家组织(TOPRA)	https://www.topra.org/
欧洲自由贸易协会：瑞士	
瑞士医疗科技(Swiss Medtech)	https://www.swiss-medtech.ch/portrait
欧盟地区：奥地利	
Austromed	www.austromed.org/

组　织	网　站*
欧盟地区：比利时	
Agoria-Hospibel	www.agoria.be/
Bio.be	www.essenscia.be/en/bio.be
pharma.be.diagnostics	www.pharma.be/
beMedTech	https://www.bemedtech.be/?lang=en
欧盟地区：丹麦	
丹麦生物技术行业协会	www.danskbiotek.dk/
MedicoIndustrien	www.medicoindustrien.dk/
欧盟地区：法国	
Comident	www.comident.asso.fr/
法国实验室供货商跨专业委员会（CIFL）	https://cifl.com/
法国国家医疗技术行业协会（SNITEM）和光学隐形眼镜制造商和经销商联合会（SYFFOC）	www.snitem.fr/index.php?glang=EN
欧盟地区：德国	
德国医疗技术协会（BVMed）	www.bvmed.de/?language=2
德国劳工联合会	www.bzaek.de/
德国电信公司	www.dgtelemed.de/index.php?lang=de
德国铁路股份公司	www.dkgev.de/
生物医学技术有限公司	http://fbmt.eu/
德国法定医疗保险协会（GKV-Spitzenverband）	www.gkv-spitzenverband.de/
德国全国法定健康保险医师协会（KBV）	www.kbv.de/html/
Spectaris eV	www.spectaris.de/english.html
德国诊断行业协会（VDGH）	www.vdgh.de/
中央医疗技术经销商、制造商、服务提供商和顾问协会	www.zmt.de/
德国电气电子行业协会（ZVEI）	www.zvei.org/Seiten/Startseite.aspx
欧盟地区：希腊	
希腊牙科协会	www.eoo.gr/
生物医学技术研究所（INBIT）	www.inbit.gr/index.php?lang=en

组　　　织	网　　站*
欧盟地区：爱尔兰	
爱尔兰医疗器械协会(IMDA)	www.ibec.ie/imda
欧盟地区：意大利	
Assobiomedica	www.assobiomedica.it/it/index.html
欧盟地区：葡萄牙	
葡萄牙医疗器械公司协会	www.apormed.pt/
欧盟地区：西班牙	
西班牙医疗技术企业协会(FENIN)	http://www.fenin.es/
西班牙植入物协会(SEI)	http://sociedadsei.com/
欧盟地区：瑞典	
Swecare 基金会	www.swecare.se/
瑞典医疗技术公司	www.swedishmedtech.se/
欧盟地区：荷兰	
荷兰诊断协会(DIAGNED)	www.diagned.nl/
欧洲隐形眼镜行业协会(EFCLIN)	https://www.efclin.com/
INDENT	www.indent.nl
NEFEMED	www.nefemed.nl/
欧盟地区：英国	
临床生物化学家协会(ACB)	www.acb.org.uk/
英国医疗保健行业协会(ABHI)	www.abhi.org.uk/
X 射线设备制造商协会(AXrEM)	www.axrem.org.uk/
BAREMA	www.barema.org.uk/
生物工业协会(BIA)	www.bioindustry.org/home/
英国医疗保健行业协会(BHTA)	www.bhta.net/
英国体外诊断协会(BIVDA)	www.bivda.co.uk/
英国医学会(BMA)	http://bma.org.uk/
牙科实验室协会	www.dla.org.uk/
GAMBICA	www.gambica.org.uk/

续　表

组　织	网　站 *
英国健康保健产业协会（Medilink）	www.medilink.co.uk/
国家健康与临床卓越研究所（NICE）	www.nice.org.uk/
隐形眼镜制造商协会（ACLM）	www.aclm.org.uk/
国际组织	
国际医疗设备经销商和服务商协会	https://iamers.org/
国际药物经济学与结果研究协会（ISPOR）	http://www.ispor.org
国际标准化组织（ISO）	www.iso.org/iso/home.html
世界卫生组织（WHO）	www.who.int/en/
世界贸易组织（WTO）	www.wto.org
拉丁美洲：巴西	
巴西医疗设备、产品和用品进口商协会（ABIMED）	www.abimed.org.br/
巴西生物技术协会（SBBiotec）	https://www.sbbiotec.org.br/
巴西医疗器械制造商协会（ABIMO） 牙科、医疗和医院用品及医疗设备行业联盟（SINAEMO）	www.abimo.org.br/
拉丁美洲：墨西哥	
国家电子工业、电信和信息行业商会（CANIFARMA）	www.canifarma.org.mx/
国家制革业商会（CANACINTRA）	https://canacintra.org.mx/camara/
北美：加拿大	
BioAlberta	www.bioalberta.com/
加拿大医药法规事务专业协会（CAPRA）	www.capra.ca/

4. 临床试验数据库

临床试验注册中心发布了全球各地公共和私人支持的人类临床试验的研究结果。例如，美国国立卫生研究院（NIH）运行的 ClinicalTrials.gov 网站是一个基于网络的资源，公众可以访问该网站查询正在进行的和已完成的一系列疾病和病症临床研究相关信息。临床试验一旦开始，相关研究就会在该网站发布，由临床试验主办方或主要研究者持续更新临床信息。ClinicalTrials.gov 也被称为"结果数据库"（results database），目前已经收集了来自200 多个不同国家和地区的研究结果。

其他临床试验数据库包括国立卫生研究院国家癌症研究所的癌症临床试验数据库

(医师数据查询,PDQ)和美国政府支持的艾滋病临床试验信息服务(ACTIS)等,更多内容详见表 17-8。

表 17-8 其 他 资 源

信息来源	名 称	网 站*
博客/讨论组	Infinata	www.infinata.com/biopharma-solution/by-prod-uct/biopharm-devices.html
	药品和器械法	druganddevicelaw.blogspot.com/
	关注 FDA	www.eyeonfda.com/
	FDA 之声	blogs.fda.gov/fdavoice
	国际医疗设备经销商/服务商协会(IAMERS)	www.iamers.org/
	LinkedIn 群组	https://www.linkedin.com/help/linkedin/an-swer/186
	医疗器械日报/生物世界医疗技术	https://www.bioworld.com/topics/85-bio-world-medtech
	专利咖啡师	www.patentbaristas.com/
期刊/时事通信	Emergo 集团	www.emergogroup.com/newsletters
	Info.com 食品和药物管理局	www.fdainfo.com/
	FDA 新闻网站	http://www.fdanews.com/
	良好临床实践指南	https://fda.thompson.com/Guide-to-Good-Clinical-Practice
	内部健康政策	http://insidehealthpolicy.com/
	医疗器械法规事务杂志	www.globalregulatorypress.com/about_journal/description.shtml
	质量设备	www.massdevice.com/
	医疗小工具	www.medgadget.com/
	医疗设备和诊断行业(MDDI)	https://www.mddionline.com/
	亚洲医疗器械	http://medicaldeviceasia.in/
	医疗器械日报	http://medicaldevicedaily.com/
	医疗产品外包	www.mpo-mag.com/
	监管重点	www.raps.org
	监管报告员	http://www.topra.org/TOPRA/TOPRA_Member/Regulatory_Rapporteur.aspx
	警告信公告	www.fdainfo.com/index.php?id=wlb

续 表

信息来源	名 称	网 站*
软件	Clinivation Worldview	www.clinivation.com/worldview/
	Cortellis	https://clarivate.com/cortellis/
	Medtrack	http://medtrack.com/
	Tarius	www.tarius.com/
教育资源	医学研究专业人员协会	www.acrpnet.org/
	医疗仪器促进协会(AAMI)	http://www.aami.org/
	Barnett 国际	www.barnettinternational.com/Live-Seminars/
	专业发展中心	www.cfpa.com/
	医疗保险和医疗补助服务中心	www.cms.gov/Outreach-and-Education/Out-reach-and-Education.html
	Emergo 集团	www.emergogroup.com/resources/whitepapers
	FOI 服务	www.foiservices.com/
	全球合规小组	www.globalcompliancepanel.com/
	AdvaMed 医疗技术学习学院(MTLI)	https://www.advamed.org/
	法规事务专业人员组织	www.topra.org/
	法规事务专业人员协会	www.raps.org
	FDA	www.fda.gov/MedicalDevices/default.htm
	FDA 新闻	www.fdanews.com
	FDA 网络视图	http://fdaweb.com/
	医疗改革知识中心	healthreformknowledge.com/
	内部健康政策	http://insidehealthpolicy.com/
	Tarius	www.tarius.com/
监管信息/标准提供商	加拿大标准协会	https://store.csagroup.org/
	Datamonitor	www.datamonitor.com/
	欧盟委员会	https://europa.eu/european-union/index_en
	欧洲专利局	https://www.epo.org/index.html
	美国食品和药物管理局	www.fda.gov
	Graematter	www.graematter.com/

信息来源	名　称	网　站*
监管信息/ 标准提供商	国际标准化组织	https://www.iso.org/home.html
	Regulatorium	www.regulatorium.com/
	美国医疗法规事务学会	www.raps.org
	美国专利局	http://patft.uspto.gov/
临床试验注册	艾滋病临床试验信息服务	www.actis.org/
	美国国立卫生研究院(NIH)	www.ClinicalTrials.gov
	国家癌症研究所癌症临床试验数据库(医师数据查询,PDQ)	www.cancer.gov/cancertopics/pdq

*所有网站的访问时间均为 2020 年 7 月 15 日。

5. 专业文献和公告服务

监管服务提供商、专业人士和贸易组织负责发布医疗器械出版物和信息,帮助法规事务专员收集医疗器械开发信息和策略。这些信息的来源通常包括讨论组、博客、期刊、时事通信和监管信息数据库。表 17 - 8 提供了获取这些信息的其他多方面资源。

6. 软件

对于大多数法规事务专员来说,跟踪、了解全球各地现有的法规,有效地跨地区管理法规变化,并及时了解即将施行的法规,这一任务难度很大。在订阅软件服务的助力下,法规事务专员可以访问全球各地的医疗器械监管信息,支持监管信息和合规活动。表 17 - 8 列举了一些软件供应商。

7. 会议

会议侧重于通过教育、讨论和同行会议帮助监管专家促进职业成长和发展。法规事务专员可以通过互联网检索和网站找到当前的专业会议信息。

8. 教育、培训和资格认证

法规事务专员可以参加各种教育和资格认证项目。法规事务专业认证(Regulatory Affairs Certification, RAC)等可以证明法规事务专员精通关键法规和要求。获得和保持专业认证具有多方面的益处,具体如下:

(1)专业认证可以为法规事务专员提供行业内的正面声誉,激励他们打磨专业知识;

(2)专业认证通常会带来更高的薪酬和更优质的职业发展机会;

（3）重新认证可以证明法规事务专员在既定领域的持续熟练程度，可以帮助其拓宽人际网络。

17.4　国际医疗器械资源

为了帮助公司在全球市场上取得成功，法规事务专员必须能够接触恰当的指南、法规、标准和咨询。表 17-9 至表 17-13 按国家和地区列出了医疗器械和诊断医疗器械市场的基本信息，并提供了有用组织和情报资源的链接。同样，国际监管要求各不相同，因此法规事务专员必须寻找并获得合格的援助，以确保符合全球医疗器械指南。一般来说，以下内容在全球范围内是一致的：

（1）须完成医疗器械注册；

（2）各国采用基于风险的医疗器械分类原则；

（3）批准时间、注册要求和监管法规并非一成不变；

（4）许多国家和地区要求基于 ISO 13485（或类似于 ISO 13485 的系统）建立和维持全面的质量管理体系。

1. 非洲

非洲和中东的医疗器械市场不断成长，已经取得了实质性进展。目前，这些国家对医疗产品的需求都在上升，这通常是由人口增长、城市化发展、政府增加医疗保健投资推动的。表 17-1[2] 列出了具有正式医疗器械监管程序和政策的非洲国家和中东国家。

在非洲，医疗器械监管要求并不相同，有些国家的要求较为简单，有些国家的要求则较为复杂。[3] 举例而言：

（1）在坦桑尼亚，企业必须从坦桑尼亚食品药品监督管理局（TFDA）获得上市许可才能将设备商业化。TFDA 法规基于全球协调工作组（GHTF）的建议，要求所有医疗器械制造商进入当地市场前必须获得注册证书。

（2）某些国家，由卫生部负责监管产品审批，阿曼就是一个很好的例子。销售医疗器械的制造商必须在阿曼医疗用品总局申请注册，并获得资格证书。证书颁发给生产工厂，而非医疗器械，但可用于在已认证工厂所生产的所有产品。

（3）南非卫生部要求电磁和辐射性医疗器械须进行注册，并完成 CE 认证。因此，一般来说，医疗器械制造商如果已经在其他地方完成了 CE 认证，便可以迅速将产品推向南非市场。

（4）沙特阿拉伯食品药品监督管理局（SFDA）建立了医疗器械国家注册（MDNR）监管程序，用于监管非无菌、无测量功能的 I 类产品，并发布了关于 MDNR 监管路径和"直接 MDNR 医疗器械上市途径"的 SFDA 指南，该指南并不要求申请方获得 GHTF 创始成员国的上市许可。

表 17-9 展示了非洲/中东监管信息资源。

表 17-9 非洲/中东监管信息资源

来 源	网 站*
非洲药品监管协调(AMRH)倡议	https://www.nepad.org/programme/african-medi-cines-regulatory-harmonisation-amrh
东非共同体(EAC)	http://eac.int/
世界贸易组织(WTO)	www.wto.org/
沙特食品药品管理局(SFDA)医疗器械国家注册(MDNR):适用于 I 类非无菌、非测量医疗器械	https://www.sfda.gov.sa/ar/medicaldevices/news/Pag-es/m04-10-2017a1.aspx

*所有网站的访问时间均为 2020 年 7 月 15 日。

2. 亚洲

亚洲的医疗器械和诊断医疗器械市场也在迅速扩张。中国医疗器械市场比世界上其他医疗器械市场都要大(美国和欧盟除外)。[4]为了满足国际市场的严格要求,许多亚洲国家和地区(表 17-2)正在对当地生产的医疗器械的注册、生产和控制增加法规要求。

中国医疗器械市场由国家药品监督管理局(NMPA)负责监管。NMPA 前身为国家食品药品监督管理总局(CFDA)和国家食品药品监督管理局(SFDA,后更名为国家药品监督管理局)。CFDA 是唯一有权为所有在中国销售的医疗器械审批注册申请、颁发注册证书的实体机构。中国市场准入要求规定,制造商必须事先获得设备原产国的批准。根据审批过程,除最低风险类医疗器械外,其他类别的医疗器械都需要由 CFDA 进行审批,企业不得委托授权人员对医疗器械进行第三方审评。目前,CFDA 还发布了标准化的医疗器械产品注册程序和医疗器械编码系统中医疗器械唯一标识(UDI)构成指南。[5]

泰国食品药品监督管理局医疗器械控制部(MDCD)负责监管当地医疗器械市场,并要求所有医疗器械制造商在引进或销售产品前获得上市授权。目前,泰国关于医疗器械的相关法规(即关于外国制造商检查的法规)正在进行修订,但同时,制造商需遵循泰国现有的法律和要求。总体而言,许多亚洲国家和地区已经发布了医疗器械开发指南。

对于外国制造商来说,满足日本《药品和医疗器械法案》(PMD 法案)要求实属一大挑战。[6]为了在这一过程为制造商提供便利,厚生劳动省(MHLW)及其审查机构(独立行政法人医药品医疗器械综合机构,PMDA)已经发布了相关英文文件(表 17-2)。然而,在日本,以多数人可以理解的语言发布的指导文件少之又少,再加上注册过程十分复杂,外国制造商很难轻松进入日本的医疗器械和诊断医疗器械市场。

医疗器械上市许可持有人(MAH)、制造商、维修商和分销商必须申请营业执照(Kyoka)。上市许可持有人必须位于日本,获得厚生劳动省的正式许可,并聘请特定人员负责开发和销售医疗器械。[7]生产工厂如果位于日本境外,则需要申请外国制造商认证,而非制造商认证。[8]日本也采用基于风险的医疗器械分类系统。I 类医疗器械需要完成上市前提交备案,II 类管制医疗器械需要进行上市前认证,其他 II 类、III 类和 IV 类医疗器械则需要申请上市前批准。

　　新加坡卫生科学局（Health Sciences Authority，HSA）规定，所有 A 类医疗器械（无菌和非无菌）可以豁免注册，但进口商需要在卫生科学局 A 类数据库中登记所有 A 类医疗器械。[9]

　　目前，亚洲和其他地区的医疗器械法规协调工作已取得有效进展。亚洲医疗器械法规协调组织（AHWP）成员国分布在亚洲、中东、非洲和南美洲。亚洲医疗器械法规协调组织、国际医疗器械监管者论坛（IMDRF）、东南亚国家联盟（ASEAN）和亚太经济合作组织（APEC）等多个国际组织都在努力推进医疗器械监管协调工作。协调工作的总体目标是消除区域内的贸易和投资障碍，推动亚洲全面融入全球经济。表 17－10 列举了部分亚太地区的监管组织相关信息。

表 17－10　部分亚太地区的监管组织相关信息

来　　源	网　　站*
亚洲医疗器械法规协调组织（AHWP）	www.ahwp.info/
亚太经济合作组织（APEC）	www.apec.org
东南亚国家联盟（ASEAN）	http://www.asean.org/
澳大利亚医疗器械咨询委员会（ACMD）	https://www.tga.gov.au/committee/advisory-com-mittee-medical-devices-acmd
3C 标志：中国强制性认证标志	www.ccc-mark.com/www.ccc-us.com/
TransPerfect	http://lifesciences.transperfect.com/solutions/meddev
国际药物经济学与结果研究协会全球卫生保健系统路线图（ISPOR Road Map）	https://tools.ispor.org/htaroadmaps/
医疗器械信息和通讯系统（MEDICS）	https://www.hsa.gov.sg/e-services/medics
医疗器械注册申请	www.microsofttranslator.com/bv.aspx?ref=-SERP&br=ro&mkt=EN-US&dl=EN&LP=ZH-CHS_EN&a=http%3a%2f%2fwww.cmdr.cn%2f
Export.gov	https://www.export.gov/welcome

＊所有网站的访问时间均为 2020 年 7 月 15 日。

3. 欧洲

　　目前，欧盟与欧洲自由贸易联盟（EFTA）成员国之间的医疗器械监管协调工作已经取得重要进展。欧洲自由贸易联盟的成员国包括冰岛、列支敦士登、挪威和瑞士。[10]具体的欧洲自由贸易联盟成员国和欧盟成员国可参见表 17－3。英国还监管着位于拉丁美洲的几处领土（表 17－5），如安圭拉、英属维尔京群岛、开曼群岛、福克兰群岛以及特克斯和凯科斯群岛。这些地区以及荷属安的列斯群岛和阿鲁巴岛已与欧盟签订了联合协议。根据联合协议,欧盟法律在必要范围内适用于这些国家和地区。法属圭亚那、瓜德罗普岛和马提尼克岛作为法国领土,被视作欧盟最外围地区(outermost regions, OMR)。最后,根据《里斯本条约》[11]的规定,圣巴泰勒米和圣马丁作为法国领土,同时也是欧盟成员国的一部分。

欧盟的医疗器械立法基于两大主要医疗器械指令,随着时间的推移,这两份指令都已经进行了修订。修订后的法规包括《欧盟医疗器械法规》(欧盟 MDR)和《体外诊断医疗器械法规》(欧盟 IVDR),具体内容见表 17-3。欧盟委员会负责提出欧盟范围内的立法和实施决议,并发布了多项措施,包括共识声明和 MEDDEV 系列指导文件。这些欧盟委员会医疗器械专家组通过的 MEDDEV 指导文件虽不具备法律约束力,但为公告机构和制造商提供了重要的指导。公告机构在审查技术文档、基本要求清单(如适用)并确认制造商通过 ISO 13485 标准质量管理体系认证且符合欧盟法规基本要求后,可颁发 CE 标志。[12]获得 CE 标志后,制造商可准备一份符合性声明(declaration of conformity),宣称其医疗器械已经通过了欧盟 CE 认证,并符合欧盟 MDR 和欧盟 IVDR 的要求。具备符合性声明后,制造商就可以在产品上加贴 CE 标志。除了非无菌的 I 类医疗器械外,其他医疗器械都需要加贴 CE 标志,并证明其符合欧盟的健康、安全和环境要求才能在欧盟市场分销和销售。中风险和高风险医疗器械、无菌 I 类医疗器械以及具有测量功能的医疗器械,制造商需向公告机构申请评估。表 17-11 提供了欧盟内部监管信息资源链接。

表 17-11 欧洲委员会信息资源

来源	网站*
欧盟委员会新法规指南	https://ec.europa.eu/health/md_sector/new_regulations/guidance_en
欧盟 CE 认证指南	https://europa.eu/youreurope/business/product-require-ments/labels-markings/ce-marking/index_en.htm
欧盟委员会医疗器械概述	https://ec.europa.eu/health/home_en
欧洲自由贸易联盟(EFTA)	www.efta.int/
欧洲医疗技术产业(Eurom Ⅵ)	www.eurom.org/index.php?option=com_con-tent&task=view&id=io&Itemid=io
欧洲药品管理局(EMA)	https://www.ema.europa.eu/en/human-regulatory/over-view/medical-devices
欧洲标准;医疗器械	http://ec.europa.eu/growth/single-market/european-stan-dards/harmonised-standards/medical-devices/index_en.htm
全球医疗器械术语系统	https://www.gmdnagency.org/
国际药物经济学与结果研究协会全球卫生保健系统路线图(ISPOR Road Map)	https://tools.ispor.org/htaroadmaps/
国家主管当局内的联络点清单	http://www.meddev.info/_documents/ca_vig.htm
MEDDEV 指南	http://www.meddev.info/

来　源	网　站*
药品和保健品管理局（MHRA）	www.mhra.gov.uk/
新方法通知和指定组织（Nando）信息系统——公告机构列表	https://ec.europa.eu/growth/tools-databases/nando/index.cfm
《里斯本条约》全文	https://eur-lex.europa.eu/legal-content/HR/TXT/?uri = CELEX-: i2007L/TXT

* 所有网站的访问时间均为 2020 年 7 月 15 日。

4. 拉丁美洲

中美洲和南美洲的医疗器械和诊断医疗器械市场也在持续发展中。表 17－5 列举了中美洲和南美洲中在医疗器械生产和进口方面确立了正式的医疗器械监管规范的国家和地区。

然而，并非所有拉丁美洲国家（上述法国和欧盟最外围地区除外）都实施了医疗器械监管体系，不同国家的监管体系发展程度各异，但主要监管特征是上市前控制。[13]在一些国家，医疗器械法规发展迅速，而在其他国家，医疗器械法规一成不变且相当不明确。贸易协议的签订在一定程度上推动了拉丁美洲国家医疗器械法规的发展，旨在建立一个可与欧盟相媲美的共同市场，以便商品和服务在成员国之间轻松流动。例如，南方共同市场（Mercado Común del Sur，MERCOSUR）旨在促进拉丁美洲的自由贸易以及货物、人员和货币的流动。[14]南方共同市场的正式成员包括阿根廷、巴西、巴拉圭、乌拉圭和委内瑞拉（其资格已暂停）。此外，智利、哥伦比亚、厄瓜多尔、墨西哥和秘鲁作为关联国家参与其中。[15]

巴西卫生监管局（ANISA）推出了一个在线的植入医疗器械国家登记系统（INR）。该登记系统旨在对骨关节（髋关节和膝关节）植入以及冠状动脉支架植入的外科手术进行登记。这一系统能够生成有关植入的假体和支架、所采用的手术技术、患者情况以及相关医疗服务的信息。

作为中南美洲地区最大的医疗器械市场，巴西已经制定了医疗器械法规，墨西哥在很大程度上遵循美国 FDA 的诸多法规，阿鲁巴、库拉索、海地以及特立尼达和多巴哥都要求在将医疗器械投放市场前向卫生部报备。拉丁美洲的其他普遍情况如下：（1）如果能从原产国获得 GMP 等效证书，那么对外国制造商的检查并非强制要求或强制执行；（2）一些国家要求外国公司在拉丁美洲的某个国家拥有当地经销商或办事处，以便对医疗器械进行注册。[16]

表 17－12 提供了欧盟拉丁美洲内部监管信息资源链接。

表 17－12　拉丁美洲监管信息资源

来　源	网　站*
Brazilian Health Devices	http://brazilianhealthdevices.com/en
巴西国家植入物登记（INR）	http://portal.anvisa.gov.br/rni

续　表

来　源	网　站*
巴西 INR,医院准入	https://rni.anvisa.gov.br/
中、南美洲各国卫生部	mscbs.gob.es/en/home.htm
国际药物经济学与结果研究协会全球卫生保健系统路线图(ISPOR Road Map)	https://tools.ispor.org/htaroadmaps/
南方共同市场(MERCOSUR)	www.mercosur.int/
泛美卫生组织(PAHO)	www.paho.org/hq/

＊所有网站的访问时间均为 2020 年 7 月 15 日。

5. 北美地区

加拿大拥有成熟且盈利的医疗器械市场。《加拿大医疗器械法规》(CMDR)是根据《食品药品法》(*Food and Drugs Act*)制定的,它是加拿大医疗器械的核心监管法规。加拿大卫生部下属医疗器械局治疗产品委员会(Therapeutic Products Directorate, TPD)负责监控和评估加拿大诊断和治疗用医疗器械的安全性、有效性和质量。按照 CMDR 规定,医疗器械在加拿大被分为四类:Ⅰ类、Ⅱ类、Ⅲ类和Ⅳ类。制造商必须根据 CMDR 附表 1 的规则证明其医疗器械的分类。CMDR(编号:SOR/98－282)规定,制造商在加拿大销售Ⅱ类、Ⅲ类和Ⅳ类医疗器械前,必须获得医疗器械许可证,并通过 ISO 13485 质量管理体系认证。尽管Ⅰ类医疗器械无须许可证,但加拿大卫生部规定,制造商仍需获得医疗器械经营许可证才能销售和分销。加拿大特别准入计划(Special Access Programme, SAP)规定,医师在紧急治疗中可以使用尚未获得上市许可的医疗器械。

在美国,FDA 下属的器械和放射卫生中心(CDRH)负责监管在美国市场销售医疗器械的公司,监管其生产、重新包装、重新贴标和进口医疗器械等活动。[17]CDRH 还负责监管激光、X 射线系统和超声波设备等辐射性电子设备。美国按照 21 CFR 860 的相关规定,根据医疗器械的风险程度对其进行分类。本书第 13 章讨论了医疗器械制造商在美国市场流通医疗器械时必须考虑的其他法规要求。

目前,针对医疗器械的开发已经发布了多份区域性的监管准则和指导文件。在北美地区,加拿大卫生部已经发布了 40 多份申请人指南。同样,美国 FDA 也发布了多份指导文件,概述了其对医疗器械开发和批准的建议,并在完成对比分析数据评估后确定了每类医疗器械的动物实验和(或)临床试验要求。如需获取相关指南和其他信息,可参阅表 17－13 提供的网站链接。

表 17－13　北美及其他重要信息资源

来　源	网　站*	关键信息
加拿大司法法律网站	http://laws-lois.justice.gc.ca/eng/acts/F-27/	《医疗器械法规》(SOR/98－282)

来　源	网　站*	关 键 信 息
Export.gov	http://search.export.gov/search?affiliate = 47593d-2fa&query = Doing+Business+In&submit.x = 0&submit.y = 0	"在……销售"指南
FDA 510(k) Search	https://www.accessdata.fda.gov/scripts/cdrh/cfdocs/cfPMN/pmn.cfm	已批准的 510(k) 医疗器械的简要综述
FDA 咨询委员会	www.FDA.gov/Advisory committees/default.htm	FDA 咨询委员会更新
FDA CDRH Learn	https://www.fda.gov/training-and-continuing-educa-tion/cdrh-learn	培训模块描述了医疗器械和放射卫生法规有关上市前和上市后方面的信息
FDA CDRH Foreign Liaison List	www.fda.gov/medicaldevices/deviceregulationand-guidance/importingandexportingdevices/ucm050356.htm	对外联络名单、进出口信息
FDA 医疗器械分类	https://www.fda.gov/medical-devices/overview-de-vice-regulation/classify-your-medical-device	医疗器械分类描述
FDA 医疗器械建议：全面的监管援助	https://www.fda.gov/medical-devices/device-ad-vice-compre-hensive-regulatory-assistance	关于 FDA 对医疗器械要求的技术和法规信息
FDA 医疗器械指导文件	www.fda.gov/MedicalDevices/DeviceRegulationand-Guidance/GuidanceDocuments/default.htm	指南
FDA 行业与消费者教育处（DICE）	https://www.fda.gov/medical-devices/device-advice-compre-hensive-regulatory-assistance/contact-us-division-industry-and-consumer-education-dice	教育资源
FDA 标签要求	https://www.fda.gov/regulatory-information/search-fda-guidance-documents/device-labeling-guidance-g91-1-blue-book-memo	《医疗器械标签指南》
FDA 机构注册和医疗器械注册	https://www.fda.gov/medical-devices/how-study-and-market-your-device/device-registration-and-listing	医疗器械制造商的基本法规要求
FDA 国际项目清单	www.fda.gov/InternationalPrograms/default.htm	地区项目清单
FDA 试验用医疗器械豁免（IDE）	https://www.fda.gov/medical-devices/how-study-and-market-your-device/investigational-device-ex-emption-ide	教育资源
FDA 医疗器械报告（MDR）	https://www.fda.gov/medical-devices/medical-de-vice-safety/medical-device-reporting-mdr-how-report-medical-device-problems	如何报告医疗器械问题
FDA 产品分类数据库	https://www.accessdata.fda.gov/scripts/cdrh/cfdocs/cfPCD/classification.cfm	产品分类数据库
FDA 质量体系法规/医疗器械生产质量管理规范	https://www.fda.gov/medical-devices/postmarket-requirements-devices/quality-system-qs-regulation-medical-device-good-manu-facturing-practices	教育资源
全球医疗器械术语系统（GMDN）	https://www.gmdnagency.org/	用于识别医疗器械的国际公认术语清单 注：加拿大卫生部现在应用 GMDN 代码来完善"医疗器械信息的获取"；GMDN 代码是加拿大医疗器械许可证的组成部分。

来　源	网　站*	关　键　信　息
加拿大卫生部	http://hc-sc.gc.ca/dhp-mps/md-im/applic-demande/guide-ld/index-eng.php	加拿大指南
国际药物经济学与结果研究协会全球卫生保健系统路线图(ISPOR Road Map)	https://tools.ispor.org/htaroadmaps/	提供国际最新信息和链接
MEDEC	http://www.medec.org/	能快速获取国际相关链接
MEDTECH Canada	https://medtechcanada.org/?	代表加拿大医疗技术行业的国家协会
卫生和消费品办公室;Export.Gov	http://trade.gov	全球国家/地区监管概况,二手医疗器械法规
Qmed	www.qmed.com	医疗器械和体外诊断行业资格预审供应商名录

* 所有网站的访问时间均为 2020 年 7 月 15 日。

17.5　结语

从国际市场的角度出发,一个熟悉的主题便自然涌现:鉴于同一地理区域内的不同国家和地区可能有着极为不同的监管法规,在全球监管市场开展合作是一项具有挑战性的工作。法规事务专员需要借助适当资源来收集监管信息,制定有效的监管战略。为此,全球医疗器械术语系统(GMDN)和其他监管流程需要实现协调统一。本章介绍了获得医疗器械开发和监管相关信息的重要工具和资源清单。

第 18 章　全球医疗器械上市后监管策略

Scott D. Dickerhof 更新

引言

在医疗器械的生命周期内,上市后的监管策略常常被忽视,其重要性有时甚至被低估。若能恰当地制定上市后监管策略,不仅能为制造商和相关利益方带来更多收益,还能帮助制造商在监管机构中维持良好的声誉。很少有制造商在产品开发阶段就重视规避现场检查或产品召回可能带来的成本。制造商的最终目标不应仅限于为公司创造收入,更应关注满足客户的需求并保障其安全。制造商有责任和义务确保医疗器械的整体质量和安全性。

经欧洲议会于 2017 年 4 月 5 日达成协议,新版《欧盟医疗器械法规》(欧盟 MDR)于 2017 年 5 月 5 日在《欧盟官方公报》上发布。欧盟 MDR 于 2017 年 5 月 25 日正式生效,给医疗器械制造商带来了新的挑战,标志着在欧洲销售医疗器械的制造商开始进入过渡期。[1] 2017 年 4 月 5 日,欧洲议会和欧洲理事会发布医疗器械(EU)2017/745 号条例,修订了第 2001/83/EC 号指令、(EC)178/2002 号条例和(EC)1223/2009 号条例,废止了欧洲理事会第 90/385/EEC 号指令和第 93/42/EEC 号指令,合并了两项现有法规,同时取代了现行的第 93/42/EEC 号指令(《医疗器械指令》)和第 90/385/EEC 号指令(《有源植入性医疗器械指令》)。[2]

欧盟 MDR 的发布,对医疗器械的整体监管战略(包括上市前和上市后监管策略)有着深远的影响。本章将重点讨论欧盟 MDR 的上市后监管要求。其中许多要求并非新规定,但变得更为严格,尤其是在临床评价方面。具体来说,欧盟 MDR(第 2018/745 号法规)规定,医疗器械制造商需要收集上市后的临床数据,尤其是在警戒、上市后监督(PMS)和上市监督等方面。此外,报告时限也发生了变化,严重不良事件的报告时限从 30 天缩短为 15 天(参见欧盟 MDR 第 87 条),各类医疗器械都需要使用新版警戒数据报告电子系统(参见欧盟 MDR 第 92 条)和定期安全性更新报告(PSUR)(参见欧盟 MDR 第 86 条)。因此,医疗器械制造商必须认真理解这些要求的含义,制定并执行稳健的合规计划。合规计划应确定持续评价和改进产品的方法,并与持续审查风险管理信息和定期更新公共综述、临床评价、安全性和性能信息相联系。[3]

全面的医疗器械监管战略(包括医疗器械、体外诊断医疗器械,以及主要作为医疗器械进行监管的组合产品)应当具有全球性,还应兼顾上市前和上市后的注意事项。上市前和上市后的监管策略之间应具有直接联系,确保两者之间无缝对接。大多数医疗器械公司主要关注上市前监管策略以及推动产品上市,然而,医疗器械制造商应当对产品的全生命周期负责。对于医疗器械公司而言,其工作重心不仅在于获得上市批准,还要尽一切努力使产品获得核准或批准后在市场上持续销售。不过前提是,产品确能安全使用并按预期运行。这便是上市后监管策略应得到同等重视的原因所在。美国 FDA 发现,在开发过程中并未发现的产品安全性问题往往会在产品上市后逐渐暴露出来,而那时产品已经来到用户手中。制定有效的监管策略至关重要,有助于确保潜在的危险产品无法进入市场。即便危险产品已经进入市场,有效的监管策略也能确保产品问题迅速得到解决。理想情况下,如果产品证实未按照设计运行,产品问题或可及早得以察觉,避免患者受伤或死亡。万一产品从市场下架,无论是自愿下架还是监管机构强制要求下架,制造商都必须迅速识别并处理受影响的产品。制定成功的上市后监管策略可以提升客户满意度,打造积极的客户关系,从而促进商业成功。

医疗器械具有全球化的特点,这带来了一系列不同的挑战。医疗器械制造商需要根据产品的生产和销售地点,遵守不同的质量管理体系(QMS)规定。例如,欧洲规定了上市后的监管要求:简单来说叫作上市后监督,具体则包括上市后临床跟踪和警戒报告。年度监督审核和再认证(通常每五年一次)可以确保上市后监管活动得以维持。所有的质量管理体系旨在确保医疗器械能够安全有效使用,且能够维持其整体质量。为了遵守这些要求,制造商需要了解最新原则和现行标准。随着新标准不断推出和旧标准进行修改,制造商应核查现有产品是否符合要求,并相应管理设计变更或产品淘汰等问题。

医疗器械的变更可能由多种因素引起。有时,基于产品监测数据或市场反馈,医疗器械需要进行变更以增加新的功能宣称或调整预期性能。面对持续降低生产成本的压力,生产设施必须对生产工艺或材料的任何变动进行严格监控。其他潜在的变更包括组件停产、生产工艺过时、测试方法更新等。医疗器械制造商必须监督所有变更,确保医疗器械的安全性、有效性或性能。变更实施应包含在全球上市后监管策略之中,并由制造商的质量管理体系进行管理。

显然,制定和维持成功的上市后监管策略不仅仅是法规的要求,更重要的是,这是一种可靠的商业实践。制造商对于医疗器械的责任并非仅限于推动产品上市。上市后监督的反馈对于洞察客户需求和产品使用情况至关重要。保持高质量标准,确保客户忠诚度,制造商将从中获得长期回报。同时,这也有助于制造商与监管机构建立稳固的关系,并在合规的基础上树立良好的行业声誉。

18.1　什么是上市后监管策略?

上市后监管是整体监管策略的重要组成部分,要求医疗器械制造商在产品上市后继续履行其责任。一旦医疗器械在特定国家或地区获得批准或认可,制造商就需要开始履行上市后监管责任。上市后监管策略与上市前监管策略需相互关联、相互协调。

为了便于理解,二者之间的联系可简化为,上市前监管主要关注产品控制,而上市后监管主要关注使用控制。产品控制旨在确保产品是基于用户输入进行设计并且成品确认能够安全有效使用,产品标签和广告正确地代表了获得监管机构批准(认可)的产品。使用控制的对象是成品产品,通过上市后监督活动测量其有效性或性能,确保产品的生产无误,并持续验证其安全性和有效性。制造商撰写所生产医疗器械的安全概况时,应利用现有的市场信息,例如:

(1)研究具有作为低风险医疗器械临床史的类似产品和技术相关最先进数据;

(2)考虑该医疗器械是否属于新技术,或者制造商是否生产过类似医疗器械或技术,制造商是否具备必要的经验来开发和生产对终端用户既安全又有效的医疗器械;

(3)进行完整和彻底的文献综述以支持临床评价的要求,并提供目标医疗器械相关安全状况量化临床数据。

医疗器械监管策略涵盖了制造商持续向消费者提供安全有效产品必须完成的所有活动,从产品设计到产品上市及至产品淘汰。

有效的上市后监管策略与上市前策略相互关联,两者在产品开发初始阶段同时制定。上市后监管策略考虑到了制造商质量管理体系的相关内容。上市后监管活动可分为以下三类。

1. 主动性上市后监督

全球协调工作组(GHTF)将其定义为:在医疗器械投放市场后,主动收集其质量、安全性或性能等方面的相关信息。主动的上市后监督活动相关示例包括以下内容:① 客户调查;② 加贴 CE 标志后的临床试验,包括上市后临床跟踪(PMCF);③ 制造商赞助的医疗器械跟踪/植入物登记;④ 专家用户小组(焦点小组)[4]。

新发布的欧盟 MDR 更加重视上市后临床跟踪研究,医疗器械制造商需要向公告机构提供更多的上市后临床跟踪数据以保持合规性。欧盟 MDR 施行后,之前已接受的 MDD 数据或 AIMDD 数据可能会被视为不足以满足要求。[5]欧盟 MDR 第 82 条至第 86 条以及附录Ⅲ概述了上市后监督系统的要求(其他要求贯穿于整个法规),导致现有做法出现了许多变化。欧盟 MDR 要求上市后监督与目标器械的风险等级相匹配,制造商应确保上市后监督流程涵盖不同方法,以便对更高风险等级的医疗器械进行更严格的上市后监督。制造商应在医疗器械全生命周期内主动、系统地收集相关数据。[6]此外,上市后临床跟踪和监管报告必须由符合最低资质条件的合规负责人在制造商的组织内进行。上市后监督计划应收集和分析附录Ⅲ中所概述的各类数据。这些数据将作为以下方面的输入:

(1)评价和监测纠正和预防措施(CAPA);

(2)进行监管报告;

(3)更新和改进医疗器械和技术档案;

(4)对比类似或相关的医疗器械;

(5)审评和更新医疗器械安全性或临床性能的综述。

GHTF 还为制造商和公告机构编制了关于上市后临床跟踪研究的指南文件,帮助制造商和公告机构履行《有源植入性医疗器械指令》(AIMDD,第 90/385/EEC 号指令)和《医疗器械指令》(MDD,第 93/42/EEC 号指令)所规定的上市后监督义务。[7]

上市后监督属于制造商和监管机构的共同责任,目的在于监测医疗器械上市后的安全性和有效性。制造商落实上市后监督,一方面是为了遵守法规要求,另一方面则是因为上市后监督属于良好的商业惯例。上市后监督活动旨在收集信息,帮助快速识别性能不佳的医疗器械和其他安全性问题,准确描述医疗器械的真实世界性能和临床效果,促进开发新型医疗器械或探索现有医疗器械新用途。[8]数据收集后通过持续反馈提供医疗器械性能相关信息,帮助制造商维持产品高质量和客户满意度。制造商可以通过多种渠道和方式收集信息,并建立相应的指导程序来区分报告的问题是属于投诉、保修还是维修问题。如果问题被归类为投诉,制造商需要对其进行分析,确定该问题是否符合一个或多个监管机构的监管要求需要进行报告。在判断问题是否构成需要报告的不良事件时,使用决策树等工具有助于保持决策的一致性。制造商应进行全面调查,但可能难以轻易获取可疑产品进行评估。不良事件必须及时报告,以避免违规风险。制造商应迅速并向监管机构定期汇报调查进展和商定的行动方案,直到问题得到妥善解决。此外,应定期审查投诉趋势,至少应在质量管理会议上进行审查。一旦发现投诉趋势,可能需要采取纠正预防措施,并通过变更管理系统适当地处理任何必要的变更。上市后监管计划应参考上述系统,将其作为必备的上市后监督资源。监管机构和公司内部进行的质量管理体系审核应确保上市后监管过程和程序都符合要求,并得到正确执行。

上市后监督数据包括临床跟踪数据,需体现在上市后监督报告之中。如果制造商认为没有必要进行上市后临床试验,则必须提供充分的理由。对于欧盟市场,制造商必须证明符合 MDD 的规定。[9]欧盟委员会最近修订了医疗器械上市后临床跟踪指南(MEDDEV 2.12-2),旨在指导制造商和公告机构开展上市后临床跟踪研究,以满足 MDD 和 AIMDD 所规定的上市后监督义务。[10]

2. 被动性上市后警戒

医疗器械和体外诊断医疗器械如果无法按预期运行而导致用户受伤或死亡(最坏情况),上市后警戒活动便会发生。制造商应建立相关系统获取和分析数据,以便在问题出现时迅速采取应对措施,避免因产品召回和发送警告信等其他监管行动引发公共关系风险。此外,应实施有效的产品监测程序,包括现场行动和召回。被动性上市后监督活动相关示例包括:① 客户投诉;② 用户主动提供的反馈(非投诉);③ 维护和服务记录;④ 内部测试;⑤ 故障分析;⑥ 社交媒体;⑦ 文献综述;⑧ 地区或国家医疗器械注册[11]。

每年,FDA 都会收到数十万份医疗器械不良事件报告,部分报告涉及与医疗器械产品相关的死亡、严重伤害和故障等情况。医疗器械不良事件报告(medical device reporting,MDR)是 FDA 的上市后监督工具之一,用于监测医疗器械性能,检测潜在的医疗器械相关安全性问题,并对产品进行风险效益评估。[12]FDA 使用制造商和用户设施设备体验数据库(Manufacturer and User Facility Device Experience,MAUDE)[13]来维护强制报告者(制造商、进口商和使用单位)以及自愿报告者(如医疗保健专业人士、患者和消费者)提交的不良事件报告信息。2012 年,FDA 宣布药物警戒报告接收和管理输出系统(Report Intake and

Managed Output，PRIMO）将取代 MAUDE 数据库。FDA 表示，PRIMO 系统最终能够"快速识别性能不佳的医疗器械，准确描述和传播医疗器械真实世界性能信息，并生成有效数据，以支持新型医疗器械和当前市售医疗器械拓展用途的上市前核准或批准。"[14]

实施 PRIMO 系统的主要目的在于，通过降低医疗器械使用相关不良事件再次发生的可能性，提高对患者、使用者和其他人的健康和安全保护。欧盟 MDD 规定，医疗器械不良事件应进行评估，并适时通过国家主管当局报告（National Competent Authority Report，NCAR）公布相关信息，通过采取适当的现场安全纠正措施（field safety corrective action，FSCA）防止此类不良事件重复发生。[15]

Eudamed[16]是欧洲的医疗器械数据库，其作用在于帮助欧盟成员国主管部门快速获取医疗器械信息，增强医疗器械领域的市场监督力度和透明度，推动相关指令统一实施，尤其是医疗器械注册要求相关指令。Eudamed 旨在推动欧盟成员国直接、尽早、统一实施现场安全纠正措施，而非单个国家逐一行动。纠正措施包括但不限于：医疗器械召回、发布现场安全通知、对正在使用的医疗器械进行额外监控和修改、修改产品标签或使用说明、修改未来的医疗器械设计、组件或生产工艺。[17]

欧盟委员会发布了许多指导文件，旨在推动参与符合性评估程序的制造商和公告机构以及负责保障公众健康的主管部门根据相关指令的附录采取统一方法。[18]

3. 医疗器械上市后的维护和维持活动

医疗器械上市后的维护和维持活动包括那些并非由产品监督或警戒驱动的制造商行为，旨在确保市售医疗器械保持安全有效，并持续收集相关反馈。制造商可能会从消费者那里收到与投诉、产品安全和有效性问题无关的产品反馈。为了在市场上保持竞争力，制造商需要在营销宣称、性能预期和生产成本方面打造优势。制造商应对现有产品进行检查，确定其是否符合新的法规要求、是否需要进行设计变更以及是否出现产品过时的情况。这些调整由变更控制程序协调，并由整体监管策略计划进行管理。

新发布或更新的标准也应纳入考虑之中。欧盟公告机构将在年度监督审核和更新合格证书期间核实制造商的合规情况。欧盟法规规定，制造商应及时了解新发布或更新的标准，并迅速实施变更。主动进行上市后维护有助于确保制造商符合要求，继续向消费者提供安全和有效的产品。

有效的上市后维护方案将为客户提供优质的产品和服务，同时降低不良事件的内在风险。

4. 上市后监管要求

医疗器械监管机构的目标是确保消费者使用安全有效的医疗器械产品。如何确保制造商实现这些目标，全球各地的相关要求仍然未能实现协调统一。不过，一个一致的要求是，制造商应建立并实施质量管理体系，以支持符合相关标准和适用的区域要求。新发布的欧盟 MDR 旨在消除这种不一致，但同时也将为改进过程和程序方面带来新的挑战。无论医疗器械产品在哪个国家或地区上市，制造商都是产品的上市后责任人，而且需要通过各种方式来履行责任。不良事件数据收集等众多上市后监督要素是大多数监管机构的共同要求,而不同之处主要体现在医疗器械安全性和有效性数据收集和分析的责任和机制分配方面。

生产和销售医疗器械时,医疗器械制造商、分销商和进口商应制定并遵循特定的质量管理体系要求和特定法规。

医疗器械的上市后要求包括:① 上市后监督,批准后研究(postapproval study)或上市后临床试验;② 安全报告;③ 机构注册和产品上市;④ 审查;⑤ 产品许可证更新;⑥ 管理对已批准或已核准产品的变更或修改。

18.2 地区质量管理体系要求

各地区的质量管理体系要求略有不同,现总结如下。

1. 美国

在美国,制造商必须建立并遵循质量管理体系,以帮助确保所生产的产品始终符合适用的要求和规范。FDA《质量体系法规》(21 CFR 820)规定,制造商如在美国销售医疗器械,应遵循现行生产质量管理规范(CGMP)。美国国内和国外的医疗器械制造商都应建立质量管理体系,以满足在美国销售的医疗器械设计、生产、包装、标签、贮存、安装和成品器械服务等方面的相关要求。[19]

《联邦食品、药品和化妆品法案》第522条规定,在申请上市前批准(PMA)、人道主义医疗器械豁免(humanitarian device exemption, HDE)或产品开发协议(product development protocol, PDP)时,制造商应同时开展批准后研究和上市后监督研究。[20]上市后监督研究计划应包括《联邦食品、药品和化妆品法案》第522条规定的设计、跟踪、监督和审查责任。制定上市后监督研究计划有助于确保设计良好的上市后监督研究能够以有效、高效和最为轻松的方式进行。FDA可以在医疗器械生命周期内的任一时刻决定制造商必须根据《联邦食品、药品和化妆品法案》第522条进行上市后监督。相关触发因素不仅包括医疗器械不良事件报告、召回和纠正行动,上市前数据审查或科学文献审查也可能引起FDA做出这一决定。《联邦食品、药品和化妆品法案》第522条规定,如果医疗器械产品属于以下四种情况,FDA可以要求制造商进行上市后监督:

(1) 如果出现故障可能导致严重不良健康后果的Ⅱ类或Ⅲ类医疗器械;

(2) 广泛使用于幼儿群体的Ⅱ类或Ⅲ类医疗器械;

(3) 预计植入人体超过一年的Ⅱ类或Ⅲ类医疗器械;

(4) 用于在医疗机构之外维持生命或拯救生命的Ⅱ类或Ⅲ类医疗器械。[21]

2. 欧盟

ISO 13485:2016标准规定了医疗器械组织的质量管理体系要求,这些组织需要证明其提供的医疗器械和相关服务能够同时满足客户要求以及医疗器械和相关服务的适用法规要求。现今,EN ISO 13485:2016 取代了该标准的前一版本 EN ISO 13485:2012,并在《欧盟官方公报》予以公布,同时将"符合推断性的中止期"(cessation of presumption of conformity)确定为 2019 年 3 月 31 日。协调 EN ISO 13485:2016 是符合已公布的欧盟 MDR 和欧盟 IVDR 的又一步骤,这两个标准分别于 2020 年和 2022 年取代现行指令。[22]

ISO 13485:2016 的主要目标是建立医疗器械质量管理体系要求,以满足监管目的。ISO 13485:2003 的所有要求都是针对提供医疗器械的组织而制定的,无论该组织的类型或规模如何。[23]

ISO 13485:2016 得到了欧盟、日本、澳大利亚和许多其他国家和地区的认可。加拿大卫生部也要求遵守该标准。[24]ISO 13485 以 ISO 9000:2000 为蓝本,新增了针对医疗器械的文件和规定方面的要求。该标准与 FDA《质量体系法规》要求兼容,包括建立和遵循质量管理体系,以帮助确保产品始终符合适用的要求和规范。FDA 的医疗器械现行生产质量管理规范要求是根据《联邦食品、药品和化妆品法案》第 520(f)条授权规定的。[25]ISO 13485 标准明确指出,产品全生命周期内都应进行风险管理,该要求通常通过实施 ISO 14971:2012 得以满足。

制造商对其质量管理体系进行 ISO 13485 认证是获得欧共体符合性声明的最常见途径之一。以下是欧洲指令中有关上市后监督的相关章节:[26]

(1) AIMDD 第 8 条、附录Ⅱ、附录Ⅳ和附录Ⅴ;

(2) MDD 第 10 条、附录Ⅱ、附录Ⅳ、附录Ⅴ、附录Ⅵ和附录Ⅶ;

(3) IVDD 第 11 条、附录Ⅲ、附录Ⅳ和附录Ⅵ。

3. 日本

在日本,独立行政法人医药品医疗器械综合机构(PMDA)通过上市后监督收集有关医疗器械不良事件和召回的安全信息。制造商还需要跟踪和报告在日本境外发生的类似或相关医疗器械不良事件。这些信息储存在一个数据库中,用于科学分析和调查潜在的安全问题。调查结果将报告给厚生劳动省(MHLW),为确保产品的安全使用,厚生劳动省可能会选择采取行政措施。[27]

登录 PMDA 官网(http://www.pmda.go.jp/english/ index.html)或 MHLW 官网(http://www. Mhlw.go.jp/english/)可获取更多信息。

4. 中国

在中国,国家卫生健康委员会(原卫生部,MOH)负责起草医疗器械监督管理的基本条例,并通过国家药品监督管理局(NMPA,原国家食品药品监督管理总局,CFDA)监督这些条例的实施。[28]目前,NMPA 更加重视医疗器械的上市后监督,重点关注医疗器械的不良事件报告、产品召回和海外检查。作为国家市场监督管理总局(State Administration of Market Regulation, SAMR)的组成部分,NMPA 在 2018 年 8 月 31 日发布了《医疗器械不良事件监测和再评价管理办法》(国家市场监督管理总局令第 1 号),明确表示将加强监管力度,实施严格且及时的上市后监督。此外,NMPA 对于违规企业首次采取了更为严厉的处罚措施,包括但不限于停止生产、暂停进口和罚款。这些措施旨在提高医疗器械市场的监管效率,确保公众使用医疗器械的安全。该《办法》自 2019 年 1 月 1 日起正式施行,标志着中国在医疗器械监管方面迈出了更加严格和系统化的一步。[29]

如需进一步了解在中国销售的医疗器械的相关信息,可登录 NMPA 官网查询(https://www.nmpa.gov.cn/)。

5. 澳大利亚和新西兰

药品管理局(TGA)是澳大利亚的主要监管机构,负责确保治疗产品的可接受性,并使国内民众能够在合理时间内获得治疗。TGA 通过开展一系列评价和监测活动来履行这一职责。医疗器械在澳大利亚上市前必须在澳大利亚治疗用品登记册(ARTG)上注册,并接受持续的跟踪和监测,以保障其安全性。TGA 的官方网站(http://www.tga.gov.au/)提供了包括产品召回和警告在内的安全信息,供公众查询。

新西兰药品和医疗器械安全管理局(MEDSAFE)是负责监管医疗器械在新西兰安全和有效使用的机构,其网址为 http://www.medsafe.govt.nz/index.asp。MEDSAFE 的职责在于确保药品和医疗器械具有可接受的功效、质量和安全性。在新西兰,医疗器械要想合法供应,必须记录在网络辅助设备通知(Web Assisted Notification of Devices, WAND)数据库中。MEDSAFE 负责管理医疗器械不良事件报告,并处理纠正措施和产品召回。此外,MEDSAFE 还提供有关医疗器械安全问题的预警信息,以保护公众健康。[30]

6. 拉丁美洲

拉丁美洲是一个迅速增长的医疗器械市场,该地区许多国家的法规正在不断发展和完善。一些已经制定了医疗器械法规的国家正在加强其监管要求,而一些之前没有相关法规的国家也开始实施一定程度的医疗器械监管。尽管如此,仍有一些国家缺乏管制医疗器械的法规。

在巴西、哥伦比亚等国家,卫生部负责监管所有与卫生健康相关的产品。对于医疗器械制造商来说,持续了解各个国家的具体要求至关重要。与信誉良好的经销商合作可以帮助制造商解读和遵守当地的法律和法规。最终,许多拉丁美洲国家(如果不是全部)可能会采用协调一致的法规。但是,目前尚不清楚这种情况何时会发生。在此之前,制造商可能会经常面临法规变更的挑战。

巴西国家卫生监督局(ANVISA,网址:https://www.gov.br/anvisa)已经启动了一个新的医疗器械质量监测项目,称为"巴西市售医疗产品监测项目"。此外,ANVISA 还成立了紧急卫生监督信息管理中心(Emergency Health Surveillance Information, EVISA),该中心负责组织和监测信息的获取过程,并处理卫生紧急情况。EVISA 的建立受到了全球警报和反应(Global Alert and Response, GAR)公共卫生应急网络的启发,该网络由各国的公共卫生应急中心和位于日内瓦的世界卫生组织(WHO)组成,并得到了《国际卫生条例》的支持。[31]

7. 加拿大

加拿大卫生部(http://www.hc-sc.gc.ca/index-eng.php)启动的加拿大警戒项目是一项上市后监督项目,用于收集和评估可疑的医疗产品不良反应报告。通过上市后监督,加拿大卫生部能够在医药卫生产品上市后对其安全状况进行监测,以确保产品的益处持续大于其风险。

8. GHTF/IMDRF

国际医疗器械监管者论坛(IMDRF)成立于 2011 年 2 月,前身为全球协调工作组(GHTF),是一个由世界各地医疗器械监管机构组成的自愿性团体,负责讨论未来医疗器械法规的协调问题。IMDRF 在 GHTF 坚实基础工作上,加快推进了国际医疗器械法规的协调和融合。[33]GHTF 最终版本的指南文件,包括上市后监督和警诫相关指南,仍然可以在 IMDRF 的网站上找到。这些文件构成了部分国家和地区医疗器械监管体系的基础,如新加坡和东南亚国家联盟(ASEAN)。

9. 制造商、分销商和进口商的责任

欧盟医疗器械相关指令为制造商、成员国和公告机构设定了重大责任,而相比之下,对进口商和分销商的责任规定则相对较轻。因此,制造商和分销商有时并不完全清楚医疗器械指令或国家法律法规所赋予他们的责任。[34]

若医疗器械制造商有意向出口产品至美国,他们应当熟悉美国对进口商和分销商的相关要求。非美国制造商必须遵守以下要求和规定[35]:(1)纠正和撤销;(2)注册和列出;(3)不良事件报告;(4)MDR 事件档案;(5)分销商事件记录。

18.3　上市后监管策略的影响因素

1. 遵守法规和商业需要之间的平衡

在商业实践中,优先满足股东利益与优先遵守法规要求之间确实存在一个微妙的平衡点。法规事务专员的角色就是要在两者之间谨慎权衡,寻找最佳平衡。然而,并非所有的监管决策都是黑白分明。

所有的监管决策都涉及合规问题。在监管战略中,关于遵守标准和法规的自由度很小。通常情况下,合规路径并不是非黑即白,往往存在多种路径可以选择,而法规事务专员需要找到能够以最轻松的方式获得医疗器械许可或批准的监管路径。对于他们而言,解读标准和法规,同时持续了解其变化情况,这是一项颇具挑战性的任务。不过,公司可以利用许多资源在保持合规的前提下做出最佳的监管战略决策。例如,指南文件不仅能够提供监管路径选择,而且还提供有用的提示。法规事务专员负责介绍监管路径选项及其风险,最后由制造商负责考虑固有的商业风险和最为简易的监管战略,以最终确定合规

方案。

法规事务专员还负责为监管事项提供建议,虽然这些监管事项不一定与合规有关,但实质上更具战略性。例如,制造商可能会决定生产一种有风险的产品,正等待进行验证和确认测试,测试结果出来前,成品会一直存放在隔离区。但是,过于冒险和承担不必要的商业风险可能会延迟产品上市,同时可能致使监管机构感到不安。制造商的决定不仅反映着公司的形象,也会影响法规事务专员在监管机构内的声誉。建立良好声誉,递交可靠的申报材料,有助于维持稳固的关系。可能导致公司做出商业风险决策的情况包括:

(1)文件变更与提交;

(2)注册申报方案;

(3)证实产品宣称的支持性证据(临床试验与验证测试);

(4)证实产品宣称的证据质量;

(5)样品或受试者数量(统计意义);

(6)注册申报时间。

例如,医疗器械制造商可能正在考虑对目前市售医疗器械进行变更,需要对变更进行监管评估以确定合适的监管路径。制造商可以选择限制适应证或预期用途宣称,尽早将变更产品推向市场,并获得监管机构的许可或批准,阻止竞争对手进入市场。还有一种选择方案是,制造商向监管机构提供必要的临床证据或验证测试结果,以获得针对更具体性能宣称的许可或批准,但这种方案耗时更长。

法规事务专员可以向公司推荐一种或多种监管路径,并介绍每一路径的固有风险,然后由管理层决定需要承担多大商业风险。商业决策者应考虑到产品可能存在的质量或疗效风险以及其他风险,而制造商则面临着尽快将新型产品或改进产品推向市场的巨大压力。平衡好满足公司业务需求与提供符合客户要求的安全产品之间的关系,这正是法规事务专员的职责所在。[36]

2. 管理风险

医疗器械通常以安全性、性能、功效和有效性为基础,根据设计目的进行开发,而设计目的一般依据用户需求和既定的要求文件来确定。将这些要求转化为临床上的有效性,需要有效地管理风险。一个临床有效的医疗器械能在预期使用情况下产生制造商所预期的效果。临床有效性是确定医疗器械性能的一个因素。

法规事务专员负责确保制造商有效地实施风险管理等质量管理体系要求,同时确保制造商活动符合相关标准和法规。[37]风险分析可以通过各种方法开展,以确定故障模式、风险以及关键设备/用户互动。一些较为流行的风险分析方法包括:

(1)故障树分析(FTA);

(2)失效模式和效果分析(FMEA);

(3)故障模式、影响和危害性分析(FMECA);

(4)危害分析与关键控制点(HACCP);

(5)危险与可操作性分析(HAZOP)。

尽早检测上市后问题,有助于为改进医疗器械提供有价值的数据。医疗器械上市后监督信息的来源具有多样性,如客户投诉、纠正和预防措施(CAPA)、现场行动、客户焦点小组对客户问题的营销反馈、FDA 的医疗器械报告、欧盟的医疗器械警戒报告,等等。经常监测上市后监督信息并审查潜在趋势,对于必要时快速回应现场问题至关重要。这些信息数据可用于审查和更新风险管理文件,最终或将导致设计和/或过程变更。借助前文所述的风险分析方法,加之上市后监督现场纠正经验,可以对上市前批准期间暂未发现的问题进行调整。即便是最良性的设计或工艺变更,如果实施不当,也会导致重大问题。医疗器械每一次进行变更,制造商都应重新制定风险管理文件,确定任何新的风险并采取风险降低措施,将患者风险降至可接受的水平。制造商应始终将所进行的上市后监督活动形成文件,以此作为证据,并将信息反馈到系统中进行审查。风险管理在医疗器械全生命周期中持续进行,其中一个重要工具便是上市后监督。

制造商可以采取多种方法在产品开发期间和投放市场后管理医疗器械风险。要想为医疗器械实现安全有效打下坚实基础,第一步便是建立一个包含设计控制的产品开发过程。设计控制旨在确保产品在生产过程中能够持续满足适用的要求和法规。FDA 为医疗器械制造商提供了指南文件,以帮助他们理解法规的要求和意图,但并未规定制造商应如何实施法规。[38] 具体要求可以查阅《质量体系法规》、21 CFR 820.30 和 ISO 13485 第 4.4.9节。设计控制不仅适用于产品开发初始阶段,而且适用于医疗器械全生命周期。医疗器械上市后如果进行变更,必须按照相同的设计控制要求进行管理。从而确保消费者能够继续安全有效地使用该器械。质量管理体系确定了医疗器械制造商在产品开发过程中如何应用设计控制,以及产品在生命周期中发生变更时如何应用设计控制。

FDA 强烈鼓励医疗器械制造商在医疗器械初始开发和上市后变更时应用基于风险的验证和确认方法。制造商应识别高风险,并将其适当地降低至可接受的水平,确保产品的效益大于风险。监管机构也在采用基于风险的方法,规定了哪些变更必须获得批准才能实施。制定一个包含 ISO 14971、危险分析和风险管理等要素的确认主计划至关重要,应被视为良好的商业惯例。这一做法受到了监管机构的关注,因为近期出现了一些引人注目的现场问题,调查发现问题的根源在于制造商并未对其市售器械进行适当的验证和确认。前期适当做好风险管理规划和实施工作,有助于避免大多数的产品安全性和有效性问题。

3. 当前技术水平原则与遵循现行标准

新发布的欧盟 MDR 和 MEDDEV 2.7/1 要求制造商能够证明已对当前技术水平进行深入分析。但是,什么是当前技术水平呢?根据 ISO 14971:2012,当前技术水平系指应用于相同或类似类型的其他医疗器械的最佳实践,但仅适用于开发和批准在市场上销售的产品。制造商评估医疗器械的临床效益时,应评估风险可接受性并采取风险控制措施。这些信息可用于确定临床评价报告(CER)中的效益风险比和声明。

新版欧盟 IVDR 规定,制造商应论证说明临床证据的水平,提供深入的性能评价和研究要求。这些都是证明产品符合医学领域当前技术水平的关键证据,证明医疗器械在安全使用的前提下，其临床效益能够得以实现。[39]

医疗器械制造商应确保产品符合"当前技术水平"。2014年6月，《质量文摘》发表了一篇题为《医疗器械指令93/42/EEC 基本要求 第2部分附录1》的文章。文章指出，"制造商为设计和生产医疗器械所采取的解决方案必须符合安全性原则，并符合当前认可的技术水平。"[40]欧洲的公告机构认可 IEC 60601-1 等标准属于 CE 认证应遵循的自愿性标准，但医疗器械行业将其视为具有法律效力的标准。尽管欧洲的法律从未规定医疗器械申请 CE 认证需要重新测试，但许多公告机构表示，制造商只有按照 IEC 60601-1 标准对医疗器械进行昂贵的再评估，才能获得 CE 认证。制造商如选择拒绝，或将无法获得 CE 证书。欧盟委员会表示，当前技术水平并不意味着"确保使用最新标准"。正如 EN/ISO 14971:2012《医疗器械——风险管理对医疗器械的应用》所解释的，遵循当前技术水平原则和现行标准是指应用"用于相同或类似的其他器械的最佳实践。"同时，这也包括"用于相同或类似器械的标准"。产品可靠的安全记录通常来自遵循安全性和性能标准或解决方案。制造商应定期收集当前临床使用和安全记录，并将其用于确认为实现产品高安全性和性能而采取的许多解决方案。

遵循现行标准是一个持续的挑战。随着新标准的制定和现行标准的更新，制造商应在其验证和确认主计划和/或产品规范中实施这些标准。

制造商可以积极主动地了解标准的变化情况以及特定标准带来的影响。以下建议虽然与制定监管战略并无直接关联，但制造商应予以考虑，以增加成功的机会。一是积极参与标准委员会的工作。通过这种做法，制造商能够在标准委员会考虑特定标准要求时提供意见和建议，影响标准的发展方向，同时也能从中加深对特定标准的认识，更好地遵守特定要求。二是订阅专门更新最新标准或规范的服务。这些服务可以告知订阅者有关标准变化的时间以及具体变化内容。三是积极参加美国医药法规事务职业学会（RAPS）和先进医疗技术协会（AdvaMed）等组织，法规事务专员和制造商都能从中获益。其中，RAPS 是全球最大的医疗及医疗器械、制药、生物学与营养品等相关产品法规领域的组织机构[41]；AdvaMed 是一个行业协会，在全球积极推动医疗技术发展，以促进人类生命健康与各国经济发展为己任[42]。四是订阅 FDA 的最新资讯，包括每日新闻文章和相关的 FDA 话题。法规事务专员可以登录 FDA 网站订阅检索有用的指南文件。[43]

4. 初次上市后进行变更的影响

医疗器械在初次上市后，可能会因多种原因发生变更。通过上市后监督，制造商能够识别出在开发过程中未被发现的问题。医疗器械一旦交付给消费者，可能会出现不符合预期操作的情况，从而暴露出其固有的缺陷。有时，这些变化可能仅仅是用户使用上的不便，被评估为非重大变更，或者仅需要对技术文件进行修改而无需申报审批。然而，在其他情况下，医疗器械的变更可能会引发潜在的安全性问题或有效性问题。此外，医疗器械还可能被以非预期的方式使用，此时，制造商需要更新产品标签。由于风险管理计划无法涵盖所有情况，可能需要根据实际情况进行调整。制造商可以根据用户的实际使用体验对产品进行改进，甚至推出包含更新软件或新功能的新一代设备。同时，制造商必须持续关注并执行最新的标准和法规。

对于销往全球的医疗器械而言,有效实施和控制产品变更绝非易事。一些看似微不足道的变更,最终可能导致灾难性的后果,甚至会造成患者受伤或死亡。法规事务专员需确保所有变更都经过充分的评价和准确的评估,以确定这些变更是否属于重大变更,或者是否只需在文件中进行说明而无需采取监管措施。根据加拿大卫生部的定义[44],重大变更是指那些可以合理预期会影响医疗器械安全性或有效性的变更。重大变更包括以下方面的变化:

(1) 生产工艺、生产工厂或生产设备;

(2) 生产质量控制程序,包括变更控制器械或生产材料的质量、纯度和无菌性的方法、测试或程序;

(3) 器械设计,包括任何新增或扩展用途,增加或减少器械禁忌证,或调整有效期。

单个变更在本质上可能是微不足道的,不会影响医疗器械的安全性或有效性。然而,当多个变更累积起来时,其影响可能就会变得很显著,最终可能导致重大变更。因此,自最后一次申报起,法规事务专员就应对所有变更给予足够重视,并将其纳入监管计划。他们需要评估,所有变更综合起来后,是否需要向监管机构申报或通知,还是仅仅需要在文件中进行修改?或许,对于法规事务专员来说,他们做出的最重要的决定是如何管理医疗器械的变更及其固有的风险。FDA 发布了一系列指南,以帮助制造商做出这些决定。对于通过 510(k) 途径获得批准的医疗器械,FDA 发布了《决定何时提交 510(k) 现有设备》(K97-1)的指南;对于通过 PMA 途径获得批准的医疗器械,FDA 发布了有关 PMA 补充和修正的指南。[45,46]在制造商做出任何可能影响医疗器械安全性或有效性的变更之前,可以从这些文件中获得有用的信息。

在欧洲,MEDDEV 系列指南也提供了有用的指导。MEDDEV 指南是由主管部门、欧盟委员会代表、公告机构、医疗器械行业和其他感兴趣的各方沟通协商共同制定的。例如,医疗公告机构论坛(NB-MED)针对第 90/385/EEC 号指令、第 93/42/EEC 号指令和第 98/79/EC 号指令中有关设计变更和质量管理体系变更报告发布了建议文件。[47-49]借助该文件,制造商能够对医疗器械(包括软件)设计或类型变更和/或质量管理体系变更进行分类并形成文件,从而判断这些变更是否属于重大变更。此外,公告机构运营小组(NBOG)也发布了《制造商和公告机构报告设计变更和质量体系变更的指南》(NBOG_BPG_2014_3),可以帮助指导制造商和公告机构评估医疗器械设计或质量体系的变更。[50]该文件为制造商和公告机构确定潜在变更是否属于重大变更提供了指导信息,并列举了一些相关示例。

5. 制定与实施成功的全球上市后监管策略

法规事务专员负责制定监管策略并针对法规和要求提供建议。他们可以向管理层说明不同监管策略的潜在风险,但最终决策通常由管理层做出,并由其对产品的市场表现负责。执行管理层通过基于风险的方式做出关键决策,其决策可能会影响患者的安全。制定成功的监管策略需要团队协作,首先是法规事务专员提出建议,然后是管理层的批准,最后是整个组织的支持。

尽早与监管机构合作并建立良好关系,对制造商有多重益处。首先,这表明制造商愿意向监管机构透明地展示其监管战略,并希望尽早获得监管机构的期望和建议。其次,项目早期与监管机构的会议沟通有助于监管机构全面了解制造商的医疗器械产品及其工作原理,从而在审评提交的申报资料时更加高效。第三,及时与监管机构就监管策略达成共识或获得反馈,可以帮助制造商避免在产品许可或批准申请中做得过多或不足。尽管监管机构通常不会直接建议制造商应采取的具体行动,但他们会指出不可为的事项,并提供有价值的指导。例如,协商和解释特定的监管或临床战略。在上市前临床研究和上市后监督之间建立适当的平衡,可以使制造商更加聚焦于监管机构在申报资料中的关注点。上市后监督信息可以补充上市前阶段获得的知识和经验。利用这些信息,制造商无须猜测监管机构在申报材料中的关注点。如果制造商在上市后监督方面已建立良好的信誉,那么在项目启动时,可以选择与监管机构协商,减少上市前的要求,而非加强上市后的控制。

产品上市后,法规事务专员继续负责产品生命周期的上市后阶段,这包括持续的活动维护和产品维护。上市后的变更控制和上市后监督涵盖了上市后监管规划和策略活动。

医疗器械的开发和变更是一个迭代过程。省略设计控制过程中的任何一个环节都可能导致不太理想的结果。适当的预先规划有助于避免在开发周期中需要回溯并重新完成特定步骤,从而缩短整体开发时间。

法规事务专员应在产品构思阶段就制定出有效的监管策略。确保医疗器械按照产品开发过程和上市前阶段的设计控制正确地进行开发,可以减少上市后出现的问题。

实施有效的监管策略需要进行大量的规划和协调工作。制造商必须进行有效沟通,着重提高产品质量。开发和维护医疗器械需要获得高层直至组织全员的认同与投入。

6. 识别并克服障碍

医疗器械制造商会遇到许多障碍。在这些障碍演变成真正的问题之前,识别障碍至关重要。这些障碍在一定程度上决定着上市后策略的成功与否,并可能带来持久且复杂的影响。换言之,制造商如果选择对上市前的问题和关切视而不见,通常情况下,这些问题很可能会在产品上市后变得更为严重。

上市后的问题可能是由以下情况引起的:

(1)仓促进行产品开发和申报;

(2)法规事务专员参与较晚;

(3)产品还未获得认可或批准便发生重大变更;

(4)验证和确认报告编写不合规范;

(5)未按照新标准和指南工作;

(6)CAPA 系统管理不当。

从理论上讲,只要正确地完成上述工作,就能够提高产品质量,提升客户满意度,为用户提供更安全的产品,减少投诉和不良反应问题,使制造商减少进行产品变更。

产品投诉和不良事件监测能够提供医疗器械在真实世界使用中的信息。跟踪特定问题和分析问题趋势有助于确定需要关注的问题。忽视这些信息并不会使问题自动消失。制造商必须正确报告不良事件,并在必要时采取现场行动或启动召回程序。

对于那些积极主动的公司而言,提前投入资源建立强大的合规计划,可以在产品生命周期的后期受益。相较于等到障碍出现后再费神应对,事先做好规划从而规避障碍要简单得多。

委托独立机构对公司的质量管理体系进行审核,有助于在产品上市前和上市后生命周期中识别存在的问题和漏洞。只有制造商真正利用这些信息进行改进,这种识别才能为公司带来实际益处。如果公司没有做好准备或采取被动策略,就可能会出现不合规情况,进而面临产品扣押、民事罚款,甚至是制造商及公司高管遭受刑事处罚的风险。在某些情况下,即使公司的不合规程度不至于引发如此严重的处罚,也仍可能对自身造成负面影响。这可能导致未来与监管机构的互动变得紧张,甚至对立。一旦公司声誉受损,恢复起来将非常困难。监管行动引发的负面公共关系还可能对股东投资产生重大影响。虽然衡量企业遵守监管规定以及与监管机构建立友好关系的实际价值不易,但可以肯定的是,企业未来将从中受益。因此,为了取得成功,每个制造商在制定监管策略时都应明确一点:在监管机构中建立并维护良好的声誉至关重要。

7. 上市后报告

医疗器械不良事件报告是重要的上市后监督活动,它有助于确保医疗器械的正确使用和患者安全。警戒活动是指向主管部门报告严重不良事件和采取现场安全纠正措施的被动过程。欧盟 MDR 第 87 条规定了医疗器械的警戒要求,而欧盟 IVDR 第 82 条规定了体外诊断医疗器械的警戒要求。制造商在发现任何产品副作用和不良事件的趋势时,无论事件是否严重,都需向监管机构报告相关信息。

新实施的欧盟 MDR 为医疗器械制造商带来了众多新挑战。定期安全性更新报告(PSUR)和上市后监督报告(PMSR)是欧盟 MDR 中关于上市后监督活动的新要求。上市后监督报告适用于低风险的 Ⅰ 类医疗器械,而定期安全更新报告则适用于中风险和高风险的医疗器械,如 Ⅱa 类、Ⅱb 类、Ⅲ 类和植入性医疗器械。这两份报告总结了上市后监督计划中收集的数据结果和结论,说明了市售医疗器械采取纠正措施的原因和具体措施,并确定了产品的受益风险情况。

法规事务专员如需进一步了解上市后监督报告的要求,可查阅欧盟 MDR 第七章第 85 条;如需了解定期安全性更新报告的要求,可查阅第 86 条。

对于某些高风险医疗器械,上市后监督尤为重要。制造商必须遵守特定的要求和规定,包括进行临床后研究,收集产品上市后的安全性和有效性数据。FDA 还可以要求医疗器械制造商实施追踪体系。最近,FDA 开始正式实施医疗器械唯一标识(UDI)系统,要求医疗器械加贴唯一标识符。

唯一标识符可以在产品分销和使用过程中用于识别该器械。FDA 有时还要求唯一标识符中包含产品批次或序列号。[51]医疗器械唯一标识不仅仅是一个包含产品批次或序列号的条形码。通过唯一标识符,公众都可以访问 FDA 的医疗器械唯一标识数据库,获取相关信息(元数据)。此外,唯一标识符还能提供医疗器械的详细信息,例如是否含有乳胶成分,是否与核磁共振兼容,这些信息都存储在一个可访问的数据库中。

这些信息可用于多种目的,包括上市后报告。FDA 还建立了哨兵计划(sentinel initiative),这是一个主动监督系统,用于监测和跟踪已上市药品、生物制品和医疗器械的安全性。哨兵计划目前处于开发和试点测试阶段,至于医疗器械制造商需要完成哪些工作,以及数据收集可能会对他们产生什么影响,目前尚不清楚。[52]

在美国和欧洲,对于高风险医疗器械的数据要求存在差异,但对于中低风险器械的数据要求则较为相似。通常情况下,在美国,通过 510(k) 途径申请的低风险医疗器械可以依赖科学文献等临床证据获得批准,无须进行额外的临床试验。对于大多数中风险医疗器械,无论临床试验规模大小,都需要提供特定类型的临床使用数据。"安全性和有效性数据综述"以及对不良事件的讨论,为高风险医疗器械的审批提供了支持。美国发布了安全性和有效性综述,对特定医疗器械的风险进行了量化。而在欧洲,公告机构没有义务公开申请人提供的证据或其决策过程的相关信息。尽管美国和欧洲在各自的监管体系中面临不同的挑战,但都存在审批周期长和法规限制严格等问题。与美国的监管体系相比,欧洲公开的上市前和上市后监督数据较少。如果欧洲国家能够提高信息透明度,将有助于进一步实现医疗器械安全和性能信息的共享,增强各地区及时决策和协调应对不良事件的能力。这是因为,医疗器械制造商面临的挑战不仅仅是将产品推向市场,更在于确保产品在市场上持续存在并产生商业价值。[53]

医疗器械一旦进入市场,制造商和分销商就必须遵守特定要求和规定,包括建立跟踪系统,报告器械故障、严重伤害或死亡事件,以及生产机构和分销机构注册等。

上市后要求还包括根据《联邦食品、药品和化妆品法案》第 522 条规定的上市后监督研究,以及 PMA、HDE 或 PDP 申请审批所需的批准后研究。[54]加拿大卫生部针对报告的医疗器械问题研究发布了指南,概述了风险管理的基本原则,以及制造商、进口商和分销商的角色和职责、法规要求的公司程序组成和存档记录类型。[55]

8. 成功策略的预期结果

成功的医疗器械监管策略必须具有彼此相协调的上市前和上市后监管方法。通过合理制定监管策略,制造商可以充分利用法规的内在灵活性,最大限度地减轻监管负担,从而缩短上市时间。如果制造商没有使用设计控制正确地开发医疗器械,并将其转移到生产过程,那么产品上市后出现问题的可能性会大大增加。在产品上市前,提前了解和转化客户的需求和期望对于回答关键问题至关重要。正确地设计和开发产品以满足用户需求和行业标准,有助于回答该问题:产品是否得以正确生产? 使用基于风险的方法将风险降低到最低水平,将降低客户使用后出现投诉和不良事件的可能性。实施可靠的生产计划以确保生产过程稳健且可重复,有助于提高产品质量,提升上市概率。顺利通过验证和确认测试可以确认产品生产符合规定。在上市前阶段妥善完成这些工作能够使上市后阶段更为顺畅,也能规避意外成本,为投资者增加收入。另一个好处是,初次提交的申报资料可能仅接受较少的审查。关于产品是否得以正确生产,上市后阶段所有的监测活动也为这一问题提供了数据支撑。

在减少障碍的情况下获得医疗器械许可或批准,或可帮助产品更快上市,为利益相关者增加价值。提交可靠的申报材料从而在监管机构中建立良好的声誉,这是非常有用的,并且可以建立一定程度的信任。制造商和监管机构之间的信誉是难以衡量的,但制造商必然能够借此减少不必要的开支。始终提交不完整或行文不当的申报资料会导致法规事务专员和制造商留下不好的印象。组织如果重复犯同样的错误会招致负面关注。

一旦产品获得上市许可,制造商就有责任维持产品的安全性、有效性和性能。制造商如果采取积极主动的方法来监测产品并对结果进行趋势分析,就能在产品出现问题时迅速采取行动。

监管环境多变,了解和实施新发布及不断变化的标准,有助于产品保持当前技术水平。无论是为了提升产品性能还是满足客户反馈而进行的产品变更,都必须进行适当的验证和确认。正确执行纠正和预防措施,有助于找到问题的根本原因,确定可持续的纠正措施。监管机构经常将产品监测和纠正预防措施的缺陷列为制造商需要改进的方面。如前所述,如果上市前工作做得好,上市后的反馈应该是积极的。这意味着制造商需要进行较少的器械调整和纠正操作,从而降低业务成本,提高客户对产品质量的认可,增加回头客。虽然成本规避难以量化,但高投诉率、纠正预防措施、因质量或性能不佳进行的设计变更、产品召回和负面检查等因素无疑会严重影响公司利润。

例如,因为一封警告信(warning letter),制造商只能重新分配宝贵的资源以解决产品缺漏问题,而非集中力量开发创新产品。在这种情况下,制造商会面临负面的公众评价,投资者也会收到相关通知。如果制造商在上市前和上市后阶段采取正确的策略,就能够避免这些问题的发生。通过适当规划上市前和上市后监管策略,制造商可以最大限度避免出现设计缺陷等问题,并在问题发生时及时进行处理。管理层的态度和支持对于整个质量管理体系和监管策略的成功实施具有决定性的影响。如果只是在公司大楼入口张贴几张质量政策声明,这种行动是远远不够的。所谓态度体现在行动上,管理层必须愿意在产品质量方面做出艰难决策。满足投资者期望,推广安全有效的产品,这两者之间必须达成平衡,不应混淆。到底是生产优质产品,还是增加公司收益,这两者并不冲突。事实上,如果正确抉择,这两者将相辅相成,促使实现更加成功的产品生命周期。

随着时间的推移,医疗器械公司能否在客户和监管机构中建立良好的声誉,主要取决于公司的经营行为。一次错误的决策或将产生直接且持久的负面影响,而要想消除这种负面影响,可能需要很长的时间。一个非常有名的案例是 1982 年强生公司(J&J)召回泰诺止痛药(Tylenol)。[56]尽管当时已经确定事件并非强生公司的过错,但该公司还是迅速采取了一系列果决行动,包括立即停售并下架所有泰诺产品,重新推出具有防伪包装的产品,并免费提供更安全的泰诺片剂以代替受影响的胶囊。这些行动的成本是巨大的,但强生公司如果没有迅速负责任地采取行动,该公司需要投入的成本可能更为惊人。强生公司力挽狂澜,妥善处理本可能是灾难性的事件,挽回了公司声誉,同时也恢复了客户的信心。仅仅用了几个月时间,强生公司的股票就恢复到了召回事件前的水平。

为了保持合规性并提供安全有效的产品,组织必须为自身设定高标准,但同时也需要适当降低标准,以满足投资者的利益。因此,制造商必须在高质量和低成本之间找到平衡,否则可能面临严重的后果。制造商必须考虑的核心问题是:什么才是对最终用户最好的?公司可以询问法规事务专员,他们是否愿意让自己的孩子或配偶使用这种设备而不会感到担忧,这就是公司最终应当确定的标准。这种方法的挑战在于如何将决策量化,而标准和法规则是制造商在确定产品标准时可以依赖的量化工具。一个成功的公司会认真做好各种准备工作,制定突发事件应急计划,以便在意外情况发生时能够迅速响应。

第 19 章　干细胞技术的边界监管：治疗方法、医疗器械与组合产品

Anu Gaur，PhD，MBA，MSRA，RAC 更新

引言

干细胞技术是医疗保健行业的一项新兴技术,它具有巨大潜力,可能彻底改变目前尚无有效治疗手段的疾病的治疗方式。[1]目前,许多干细胞技术产品已经在全球范围内销售,并应用于多种适应证(表 19 - 1)。然而,开发一类特殊的全新医药产品,为监管带来了诸多挑战和不确定性。[2]

表 19 - 1　目前市场上精选的创收细胞治疗产品概述

公 司	主 打 产 品	适 应 证	当 前 市 场
Dendreon (美国西雅图)	Provenge	前列腺癌	美国、欧盟
Organogenesis (美国马萨诸塞州坎顿)	Apligraf	糖尿病足溃疡	美国、加拿大
	Dermagraft	静脉性腿部溃疡 糖尿病足溃疡	美国、沙特阿拉伯
NuVasive (美国加利福尼亚州圣地亚哥)	Osteocel Plus	骨骼缺陷	美国
MTF Biologics (美国新泽西州爱迪生)	Trinity Evolution	肌肉骨骼缺陷	美国
Genzyme (美国马萨诸塞州剑桥)	Carticel	关节软骨修复	美国、欧盟
Vericel (美国马萨诸塞州剑桥)	Epicel	严重烧伤	美国、欧盟
Anterogen (韩国首尔)	Cupistem	克罗恩病	韩国
Avita Medical (澳大利亚珀斯)	ReCell	烧伤,瘢痕	欧盟、澳大利亚、加拿大
Pharmicell (韩国首尔)	Hearticellgram	急性心肌梗死	韩国

公　司	主打产品	适 应 证	当前市场
Japan Tissue Engineering Co, Ltd. (日本伽马格里市)	J-TEC Epidermis/Cartilage/ Corneal Epithelium	烧伤、软骨修复、 眼睛修复	日本
Medi-Post (韩国首尔)	Cartistem	软骨损伤或骨关节炎	韩国
Osiris Therapeutics (美国哥伦比亚)	Prochymal	儿童难治性移植 物抗宿主病	加拿大

资料改编自：A, Buckler R L, Brindley DA. "Commercialization of Regenerative Medicine: Learning From Spin-Outs." Rejuvenation Res. 2013 Apr;16(2)：164－70。

如今,细胞与医疗器械组合产品越来越普遍。与单独的干细胞产品相比,含有干细胞的组合产品在监管上面临更为艰巨的挑战。医疗器械的监管历史较为悠久,在大多数情况下,与其他医疗监管领域一样,已经比较成熟和明确。[3]然而,细胞治疗产品是一个相对较新的领域,它带来了独特的监管问题。[4]对于监管机构而言,跟上如此快速的研发创新步伐是一项挑战。因此,细胞治疗产品的监管路径并不总是清晰明确,这被认为是干细胞产品面临的一个核心挑战。[5,6]面对复杂的细胞治疗产品全球监管格局,人们已经尝试对其进行简化和阐明,从而为干细胞治疗产品以及干细胞/医疗器械组合产品提供了更明确的监管路径。本章将概述当前情况,以加深对干细胞技术医疗器械监管的理解。

仅靠一章内容无法全面概述干细胞技术和医疗器械全球监管事宜,因此,本章将介绍干细胞治疗产品的一般监管思路和注意事项,并概述监管要求以及可行的监管策略。此外,文中强调了更为详细的信息来源。鉴于篇幅限制,本章将主要探讨美国和欧盟的监管情况,因为这些是干细胞治疗试验方面最活跃的国家和地区。[7]

通常情况下,细胞和组织在作为治疗用途时,在全球范围内都受到严格的监管。干细胞的监管通常与其他细胞或组织类型相同。例如,美国 FDA 认为,对于干细胞治疗产品,无须采取与其他细胞疗法不同的监管方式。[8]大多数细胞治疗产品被归类为药物/生物制品或医疗器械,这意味着这类产品通常受到多达三个监管体系的约束:公共卫生法规、药品法规和医疗器械法规。[9]然而,在某些情况下,可能仅适用公共卫生法规。下文将列举美国和欧盟的相关示例,以说明全球对产品分类和监管路径的不同看法。

在美国和欧盟,尽管将细胞治疗产品作为医疗器械进行监管的标准存在显著差异,但确定其是否作为药品进行监管的准则有很多共同之处。如果一个产品符合以下条件,则可能仅受公共卫生法规的监管:在美国属于最低程度操作,或在欧盟被视为非实质性操作(表 19－2)。

(1)产品供同源使用,即细胞在捐献者和接受者体内发挥相同功能和作用。

(2)产品不与其他产品或物品结合。

① 欧盟：根据第 1394/2007 号(EC)法规(ATMP 法规)是指医疗器械或有源植入式医疗器械。

表 19‑2　被认为是最低限度（美国）或没有实质性（欧盟）的处理的定义

美　国	欧　盟
（1）对于结构组织，不改变其发挥重构、修复或替换效用的原始特性的处理； （2）对于细胞或非结构组织，不改变其相关生物学特性的处理（21 CFR 1271.3） 根据 66 FR 5447 at 5457 *，被认为是最低限度的处理具体包括： ● 切割 ● 研磨 ● 塑形 ● 离心 ● 抗生素溶液浸泡 ● 环氧乙烷处理或辐照灭菌 ● 细胞分离 ● 密度梯度分离 ● 冷冻干燥 ● 冷冻 ● 冷冻保存 ● 选择性去除 B 细胞、T 细胞、恶性细胞、红细胞或血小板	细胞或组织未经实质性处理，保留了其发挥再生、修复或替换相关预期功能的生物特征、生理功能或结构特性（第 1394/2007 号条例）。 根据第 1394/2007 号条例附录 I，被认为是没有实质性的处理具体包括： ● 切割 ● 研磨 ● 塑形 ● 离心 ● 抗生素或抗菌溶液浸泡 ● 灭菌 ● 辐照 ● 细胞分离、浓缩或纯化 ● 过滤 ● 冷冻干燥 ● 冷冻 ● 冷冻保存 ● 玻璃化

改编自 PAS 83：2012 Developing human cells for clinical applications in the European Union and the United States. 和 * 66 FR 5447 — Human Cells, Tissues, and Cellular and Tissue‑Based Products；Establishment Registration and Listing。

② 美国：根据 21 CFR 第 1271.10 条规定："【人体细胞、组织以及细胞组织产品（HCT/P）】的制造过程不涉及将其他物品与细胞或组织的结合，除非是水、晶体或灭菌剂、防腐剂或贮存剂，前提是添加水、晶体或灭菌剂、防腐剂或贮存剂不会对 HCT/P 产生新的临床安全问题；以及下列任一标准：（a）HCT/P 不具有全身效应，其主要功能不依赖活细胞的新陈代谢活动；（b）HCT/P 具有全身效应或主要功能依赖活细胞的新陈代谢活动，且：供自体使用[10]，供一级或二级血亲异体使用，供生殖使用"。

这是一个重要的区别，因为以上情况无须上市前批准。在欧盟，此类产品受《欧盟组织和细胞指令》（EUTCD）监管。为了帮助实施这一法案，欧盟委员会与欧盟国家密切合作，提出并通过了以下实施指令。

（1）欧盟委员会第 2006/17/EC 号指令：关于捐赠、采购和测试人体组织和细胞的某些技术要求。

（2）欧盟委员会第 2006/86/EC 号指令：关于可追溯性要求、严重不良反应和事件的通知、人体组织和细胞的编码、加工、保存、贮存和运输的补充技术要求。

（3）欧盟委员会第 2015/565 号指令（第 2006/86/EC 号指令修订版）：关于人体组织和细胞编码的特定技术要求。

（4）欧盟委员会第 2015/566 号指令（执行第 2004/23/EC 号指令）：关于进口组织和细胞质量安全同等标准的验证程序。

（5）欧盟委员会第 2010/453/EC 号决定、欧盟委员会第 2012/39/EU 号指令和委员会第 C(2015)4460 号决定：对某些其他方面内容进行补充说明。[11]

FDA 生物制品评价与研究中心(CBER)负责监管细胞治疗产品、人体基因治疗产品以及与细胞和基因治疗有关的医疗器械，并将《公共卫生服务法》和《联邦食品、药品和化妆品法案》作为监管的赋权法规。[12]

在美国，产品必须符合《人体细胞组织优良操作规范》，并受到《公共卫生服务法》(又称《PHS 法》或 42 USC 264)第 361 节的监管，此类产品又被称为"361 产品"。[13]

此外，如果不符合上述任一标准，产品将作为生物制品、药品或医疗器械受《PHS 法》第 351 条监管，需要获得 FDA 的批准，此类产品被称为"351 产品"。

在欧盟，如果不符合上述任一标准，该产品将作为先进治疗药物(advanced therapy medicinal product, ATMP)依据 ATMP 法规和第 2001/83/EC 号指令(《医药产品指令》)进行监管。以前，第 93/42/EEC 号指令(《医疗器械指令》)明确排除"人体来源组织、细胞或移植物，以及含有或源自人体来源组织或细胞的产品"，但含有源自人体血液或血浆但不含血细胞的医药产品的医疗器械除外(如《医药产品指令》第 3 条所述)。2017 年 4 月 5 日，欧盟发布了医疗器械第 2017/745 号法规(欧盟 MDR 2017/745)，废止并取代了第 93/42/EEC 号指令(《医疗器械指令》)和第 90/385/EEC 号指令(《有源植入性医疗器械指令》)。

依照第 1394/2007 号(EC)法规，"含有活细胞或组织的 ATMP 组合产品的复合需要采取特定的方法，对于此类产品，无论其中医疗器械起到何种作用，细胞或组织的药理学、免疫学或新陈代谢作用应视为组合产品的主要作用方式。此类组合产品应始终根据本法规进行监管。"[14]

对于 ATMP/医疗器械组合产品，无论其是否符合医疗器械的定义都不能主要作为医疗器械进行监管(表 19-3)。ATMP 产品和 351 产品需要上市前批准，包括提供安全性和有效性证明。

表 19-3   适用于干细胞和/或医疗器械产品的监管路径和文件综述

产品类型	美国	欧盟
适用于含细胞产品的公共卫生服务法	(1) 良好的组织实践； (2)《公共卫生服务法》第 361 条(42 USC 264)。	(1)《欧盟组织和细胞指令》(EUTCD)； (2) 欧盟第 2004/23/EC 号指令
细胞/医疗器械组合产品	(1)《公共卫生服务法》第 351 条(42 USC 262)。 (2) 21 CFR 1271。 (3) 主要作用方式决定监管路径如下。 • 生物制品：主要由生物制品评价与研究中心(CBER)监管，适用文件为 21 CFR 312； • 医疗器械：主要由器械和放射卫生中心(CDRH)监管，适用文件为 21 CFR 812。 注：虽然已确定某一中心为负责中心，但其他中心在一定程度上仍然参与监管活动。	(1) 欧盟第 2001/83/EC 号指令。 (2) 欧盟第 1394/2007 号条例(ATMP 法规)。 注：第 93/42/EEC 号指令(MDD)明确不适用于 ATMP 产品。 注：关于医疗器械的第 2017/745 号指令(欧盟 MDR)废除并取代了第 93/42/EEC 号指令(MDD)和第 90/385/EEC 号指令(AIMDD)

续　表

产品类型	美　国	欧　盟
即时自体疗法和器械	(1) 21 CFR 1271 不适用于在同一手术过程中进行的细胞处理； (2) 相同外科手术组成相关信息可参阅《行业指南草案：用于生产最低程度处理自体外围血液干细胞之细胞选择器材管理》。	适用于非护理点细胞疗法或医疗器械产品同样适用
边界产品分类	(1) 21 CFR 3 规定了属性界定申请（RFD）相关要求； (2) FDA 发布的一篇题为《组合产品的上市申请数量》的评论文章涉及相关信息。	欧盟第 1394/2007 号条例（ATMP 法规）提供了分类建议
附注	无	欧盟成员国可以实施附加要求并负责临床试验授权，无须再由中央 EMA 进行授权

19.1　美国对干细胞技术医疗器械的监管

在美国，含有 HCT/P 的医疗器械作为组合产品进行监管，监管中心由产品的主要作用方式（primary mode of action，PMOA）决定。根据 21 CFR 第 3 部分的规定，主要作用方式是指"提供该组合产品最重要治疗作用的单一作用机制。最重要的治疗作用是预计对组合产品的预期总体治疗效果做出最大贡献的作用机制。"21 CFR 第 3 部分详细说明了分配给 FDA 各中心的组合产品的管辖权和适用法规，同时第 3.2 条对组合产品的定义进行了规定。[16]

申请方必须按照 21 CFR 第 3 部分规定的程序提交属性界定申请（RFD），确定具有主要管辖权的中心或负责中心。此外，也可以与组合产品办公室（OCP）联系，讨论产品分类，这种做法在产品开发的早期阶段有助于了解可能面临的监管路径。然而，需要注意的是，OCP 的任何非正式指定都不具备法律约束力。[17]

对于干细胞医疗器械，如果细胞组件负责提供产品的主要作用方式，那么监管中心将被指定为生物制品评价与研究中心（CBER）；如果医疗器械组件负责提供主要作用方式，那么监管中心将被指定为器械和放射卫生中心（CDRH）。对于那些难以确定主要作用方式的"边界产品"，FDA 将首先参考以往可能与该组合产品系统相似的安全性和有效性问题，并根据以往的监管中心指定情况来确定负责该产品的中心。如果找不到以往的可比产品，FDA 会将该产品分配给对呈现类似风险产品最有专业经验的中心。

因此，在美国，与其他组合产品一样，干细胞技术医疗器械并没有一成不变且明确的监管路径。每个特定产品都需要进行单独评估，其监管路径主要依据产品的主要作用方式来确定。然而，一旦确定了主要的负责中心，其他次要的负责中心仍会继续参与评估，特别是针对产品的次要组件。

在大多数情况下，如果产品具有生物制品的主要作用方式，那么在进行临床试验之前，应提交临床试验用新药(IND)注册申请;如果产品具有医疗器械的主要作用方式,那么在进行临床试验之前,应完成试验用医疗器械豁免(IDE)申请。[19]关于 IND 申请的具体规定,详见 21 CFR 第 312 部分;关于 IDE 申请的具体规定,详见 21 CFR 第 812 部分。然而,在某些情况下,从监管的角度来看,为了确保产品的安全性、有效性和上市后的充分监管,申请者可能需要同时提交生物制品许可申请(BLA)和上市前批准(PMA)申请。FDA 发布了一份名为《组合产品上市注册申请数量》的征求意见稿,其中讨论了组合产品所需的上市注册申请数量,以及可能需要提交两次市场申请的情况:"如果组合产品整体作为医疗器械或药物进行监管,'深加工用 BLA'适用于确保某些生物产品(如细胞治疗、基因治疗、治疗性蛋白质、单克隆抗体、血液制品)的属性、安全性、纯度和效力。"[21]

产品的深加工可能需要 BLA,因为根据美国《公共卫生服务法》,用于制造生物制品的中间产品必须获得许可。因此,如果生物制品和医疗器械在生产过程中结合,制造商除了对整个组合产品进行一次上市申请外,可能还需要进行第二次上市申请。面对这种潜在的复杂监管路径,建议制造商在产品开发的早期阶段就与相关监管机构进行沟通。此外,FDA 定期更新由组织和先进疗法办公室(OTAT)发布的许可产品清单。[22]关于组合产品的药品生产质量管理规范(GMP)要求,详见 21 CFR 第 4 部分。[23]

美国的即时自体疗法和器械

对于用于在手术过程中处理("即时"处理)[24]自体细胞的医疗器械,其监管情况尤为复杂。[25]

如今,美国正在修改在即时使用设备分离自体细胞的细胞治疗产品相关法规。这类产品可以作为生物制品、医疗器械或生物制品/医疗器械组合产品进行监管。[26]

21 CFR 第 1271.15 节指出,"如果你是一个从在同一外科手术过程中从一个个体中提取 HCT/P 并将其移植回该个体的机构;如果你是一个没有进行回收、筛选、测试、加工、贴标签、包装或分销 HCT/P,而只是在你的场所内接收、储备 HCT/P 以用于后续的植入、移植、输注或转移的机构,则你无须遵守本部分的要求。"FDA 于 2017 年 11 月发布的《人体细胞、组织以及基于细胞和组织的产品的监管考虑:最低限度的处理与同源使用》指南指出,尽管 FDA 依据《联邦食品、药品和化妆品法案》和《公共卫生服务法》相关要求监管符合药品、生物制品或医疗器械定义的产品,但根据这种基于风险的分层管理方法,符合特定标准或属于详细例外的 HCT/P 产品无须进行上市前的审查和批准。[27]

21 CFR 第 1271.10 节明确规定了 HCT/P 完全受《公共卫生服务法》第 361 条和 21 CFR 第 1271 部分规章管制的标准。如果 HCT/P 满足下列标准,则完全受《公共卫生服务法》第 361 条和 21 CFR 第 1271 部分规章的管制[21 CFR 第 1271.10(a)条]。

(1)HCT/P 经过最低程度的操作。

(2)HCT/P 仅供同源使用,如制造商的标签、广告或其他指示所反映的一样。

(3)HCT/P 的制造过程不涉及将其他物品与细胞或组织的结合,除非是水、晶体或灭菌剂、防腐剂或贮存剂,前提是添加水、晶体或灭菌剂、防腐剂或贮存剂不会对 HCT/P 产生新的临床安全问题。

（4）下列标准的任意一个。① HCT/P 不具有全身效应，且其原有功能不依赖活细胞的新陈代谢活动；② HCT/P 具有全身效应或其原有功能依赖活细胞的新陈代谢活动；且（a）供自体使用；（b）供一级或二级血亲异体使用；（c）供生殖使用。

倘若细胞治疗产品满足上述条件，FDA 便不要求制造商遵从 21 CFR 第 1271 部分的规定，且不必申请 IND 或 BLA。此时，该产品作为医疗器械而非组合产品进行监管。

在这种情况下，医疗器械监管可以分配给 CDRH 或 CBER。2007 年 7 月，FDA 发布《行业与 FDA 工作人员的最终指南：用于处理人体细胞、组织以及基于细胞和组织的产品的设备》，说明了产品管辖中心变更时哪些医疗器械将由哪一中心负责监管。[28]监管中心的分配取决于设备输出的预期用途：如果治疗效果是由该设备的生物制品输出带来的，则该设备很可能由 CBER 负责监管。相反，如果该设备仅用于分离或浓缩体外诊断用细胞（即不重新植入患者体内），则该设备可能由 CDRH 负责监管。

19.2　欧盟对干细胞技术医疗器械的监管

与美国不同，欧盟将所有含有细胞（包括干细胞）的医疗器械作为先进治疗药物（ATMP）进行管制，而不考虑其主要作用方式。2007 年 11 月 13 日，欧洲议会和理事会签发了关于先进疗法医药产品的第 1394/2007 号（EC）法规并修订了第 2001/83/EC 号指令和第 726/2004 号（EC）法规。第 1394/2007 号（EC）法规规定，ATMP 可包括医疗器械和有源植入性医疗器械，药品/医疗器械组合产品依据其 PMOA 决定其监管路径。[29]

根据第 1394/2007 号（EC）法规，ATMP 产品应与其他类型的生物技术医药产品遵循相同的监管原则，但技术要求更具针对性，尤其是在证明产品质量、安全性和有效性所需的临床前和临床数据的类型和数量等方面。第 2001/83/EC 号指令附录 I 中已经明确了基因治疗药品和体细胞治疗药品的技术要求，但仍需制定组织工程产品的技术要求。

因此，根据 ATMP 法规，ATMP 属于以下欧盟产品分类类别：

（1）基因治疗药品（GTMP，定义见《医药产品指令》附录 I 第四部分）；

（2）体细胞治疗药品（CTMP，定义见《医药产品指令》附录 I 第四部分）；

（3）组织工程产品（TEP，定义见 ATMP 法规第 2 条）。

这些分类之间存在层次关系，同时符合组织工程产品和体细胞治疗药品标准的 ATMP 被视为组织工程产品，而同时符合体细胞治疗药品或组织工程产品和基因治疗药品标准的产品则被视为基因治疗药品。

所有的 ATMP 上市许可申请（marketing authorization application，MAA）必须利用欧洲药品管理局（EMA）的集中程序，并由根据 ATMP 法规设立的先进疗法委员会（CAT）进行审评。CAT[30]负责审评产品档案并起草意见草案，人用药品委员会（CHMP）负责最终批准。产品必须符合 ATMP 法规的要求和《医药产品指令》。

EMA 通过 CAT 和 CHMP 提供一般授权，但产品如果在成员国之间进行转移，可能需要开展额外的测试或证据以满足当地主管部门的要求。[32]成员国之间的要求通常都是相似的，大多数国家将 EUTCD 最低限度的建议纳入了国家法律。不过，成员国之间的要求也存在差异,导致欧盟法规的碎片化不成体系,给行业专业人士带来了挑战,需要加以考虑。

在欧盟,含有器械的 ATMP 产品依然作为 ATMP 进行监管,但必须符合附加要求(详见 ATMP 法规第 6 条)。"(1)对于构成先进治疗药品组合产品的医疗器械,应满足第 93/42/EEC 号指令附录 I 规定的基本要求,该指令于 2017 年 4 月 5 日被第 2017/745 号法规(欧盟 MDR)取代。(2)对于构成先进治疗药物组合产品的一部分,有源植入式医疗器械应满足第 90/385/EEC 号指令附录 1 规定的基本要求,该指令于 2017 年 4 月 5 日被第 2017/745 号法规(欧盟 MDR)取代。"

上述两个指令分别适用于医疗器械和有源植入式医疗器械。这些标准由公告机构进行评估,EMA 在评估组合产品时也会将其纳入考虑之内,但仅要求提供一份 MAA,其中包含所有相关信息。

鉴于临床试验由国家审评程序进行管理,临床试验点所在欧盟成员国都要求申请人获得临床试验授权(clinical trial authorization,CTA)。[34] 申请人应同时递交临床试验用药档案(investigational medicinal product dossier,IMPD)和临床方案。IMPD 信息可查阅欧盟委员会第 2010/C82/01 号公报第 2 部分。[35]

ATMP 产品除了需要通过集中程序外,在国家层面还应遵循 EUTCD 中有关人体细胞和/或组织的捐赠、采购和试验要求。除了获得欧盟药品管理局许可外,还需要获得国家主管部门(如英国的人体组织管理局)的批准。随着英国正式确定脱欧,《欧盟器官指令》和《欧盟组织和细胞指令》将不再适用于英国。而英国本国法律已经实施了欧盟指令,所以安全标准不会改变。[36]

对医疗器械和药物组件一起进行监管,只适用于产品作为单一整体在市场销售的情况;如果产品中医疗器械仅发挥药物输送作用,且明显与药物分开作为独立实体,则受到欧盟《医疗器械指令》的约束。如本章前文所述,关于医疗器械的欧盟 MDR 废除并取代了《医疗器械指令》(MDD 93/42/EEC)和《有源植入性医疗器械指令》(90/385/EEC)。

1. 医院豁免

ATMP 法规包含了一项特殊条款:医院豁免(hospital exemption),即在某些情况下,符合 ATMP 定义的产品无须申请上市许可。该条款规定:"根据第 3 条,先进治疗药物产品是根据特定质量标准在非常规基础上制备而成,并在同一成员国的医院内使用,由执业医生承担专属专业责任,以满足为个别患者的个别医疗处方的产品定制需求,该产品应在不损害与质量和安全有关的欧洲共同体规则的同时,从本法规适用范围中排除。"

"根据第 15 条,先进治疗药物产品的上市许可持有人应建立和维持一个系统,确保可以对个别产品及其起始材料和原材料进行追踪,包括与其可能包含的细胞或组织发生接触的所有物质,以及这些产品和材料的采购、生产、包装、储存、运输和交付到医院、机构或私人诊所的过程。"

在 ATMP 法规正式实施之前,一些医院已经开始生产 ATMP 产品。医院豁免条款施行后,某些医院可以继续进行小规模的开发性治疗。医院豁免条款适用于罕见的定制治疗方法,这类产品禁止公开销售或进行广告宣传。[37]

2. 欧盟的即时自体疗法和器械

所谓"自体使用"，是指从个体身上提取细胞或组织并将其应用于同一个体。第2004/23/EC 号指令不适用于同一手术过程中作为自体移植的组织和细胞。关于欧盟如何监管用于自体即时细胞处理的医疗器械，目前明确的指南暂时不多。

然而，如果这种医疗器械的细胞产物仍然符合排除 ATMP 分类的所有标准，那么细胞组件可能只受 EUTCD 监管，不视作 ATMP，因此无须申请上市前批准。值得注意的是，对细胞仅进行最低程度的操作并不足以避免其被归类为 ATMP 产品；如果细胞虽经最低程度操作但供异体使用，则仍会被归类为 ATMP。近期发布的一份反思文件指出，"一些产品由于基本上仅经受过最低程度操作或能够维持最初的生物特性和自体来源最初被划定为非 ATMP 产品，但由于其预期的异源用途而被先进疗法委员会归类为 ATMP。"[38] 这与美国的手术豁免标准（上文已详述）相反，后者并未提及细胞或组织的预期用途。EMA 发布的一份出版物记录了《关于先进治疗药物分类的反思文件》所收到的意见概述，认为"与其他医药产品相比，细胞疗法具有特殊的特点"。因此，ATMP 清单中应排除个体化的自体和异体即时细胞疗法，例如，骨髓浓缩物（bone marrow concentrate，BMC）被用于血液学以外的用途，以及通过酶解从脂肪组织中进行提取的基质血管片段（stromal vascular fraction，SVF）。[39]

3. 欧盟的边界分类

关于边界产品分类，ATMP 法规提供了明确信息："该机构（EMA）应有权就某一基于基因、细胞或组织的产品是否符合定义先进治疗药物的科学标准提出科学建议，以便尽早解决随着科学发展可能出现的与化妆品或医疗器械等其他领域的边界不清问题。先进治疗方法委员会具备独特的专业知识，应为边界产品分类提供意见，发挥突出作用。"

最近发布的指南草案[40]以及以往已发布的指南[41]，也为 ATMP 监管和边界问题提供了有用信息。与在美国的做法一样，如果监管路径或将十分复杂，建议申请人在早期阶段便同监管当局进行沟通。

19.3　对其他地区监管路径的评论

与美国和欧盟一样，细胞技术和医疗器械在全球其他法域的确切分类同样因当地法规而存在差异。在这种情况下，很难提供通用的建议。虽然具体监管路径因法域而异，但用来确定产品是否需要申请上市前许可（如 ATMP、HCT/P 和 351 产品）的标准是相似的；不过，日本和韩国等司法管辖区已经为再生医学（包括干细胞技术）引入了有条件批准法，以便有前景的治疗方法更快地获得上市许可。[42] 无论通过何种监管路径，美国和欧盟都将组合产品视为一个整体，最终都要进行安全性和有效性评价（即使某些组成部分是单独评估的）；全球各地对大多数组合产品的监管方法都是如此。对于自体即时技术的监管，目前分歧较为明显，随着该领域的发展，监管路径也将进行调整，希望最终能够实现趋同。

确定监管路径时,开发商应具体查看他们希望其产品上市的地区的相关立法。

19.4　细胞治疗产品的安全性和有效性

与生物制品、药品和医疗器械一样,为了获得上市批准,干细胞产品必须在产品和过程中证明其质量、安全性和有效性,并在上市批准后持续保持。不过,细胞治疗产品还面临其他挑战和注意事项,在某些情况下甚至还会带来其他监管要求。本节将重点讨论干细胞技术相关具体问题,医疗器械相关问题详见本书其他章节。国际层面上,细胞治疗产品的安全要求是相似的,不过在某些地区,由于再生药品带来了新的监管模式,申请上市许可所需证据存在显著差异。总体而言,本章内容适用范围广泛,但除非特别说明,本章仅讨论美国和欧盟的监管。

1. 细胞材料

一般来说,干细胞技术起始细胞材料的捐赠、采购和测试遵循相似的原则。细胞材料捐赠应遵守药物临床试验质量管理规范(GCP),这包括伦理注意事项以及详细说明可接受的捐赠者标准和捐赠者历史和筛选的完整协议。对于干细胞,伦理问题尤为重要,因为理论上,一个个体的细胞可以用于治疗多个患者的不同疾病。因此,必须明确获取捐赠者的同意,并向捐赠者解释细胞未来的可能用途。

《人体细胞、组织以及基于细胞和组织的产品的监管考虑:最低程度操作与同源使用》明确了 FDA 对 HCT/P 产品的监管范围,指出该指南"只适用于受 21 CFR 第 1271 部分监管的产品和机构。机构如果符合 21 CFR 第 1271.15(b)条有关同一手术流程例外性规定,可以不受 21 CFR 第 1271 部分规章的管制。该指南也不适用于 21 CFR 第 1271.3(d)条中 HCT/P 定义之外的产品。"[43]

然而,对于自体疗法,这些要求通常并不适用。细胞材料捐赠或收获后,必须确定一些程序来确保其具备充分的安全性和可追溯性,包括细胞材料处理方法、贮存设施、标签、运输、追踪系统以及废弃组织处理方案。细胞材料必须经过检测,以确保不存在各种潜在的传播性病原体,如艾滋病病毒(HIV)和梅毒。[44]细胞和基因疗法的涉及范围包含在具体的指南中。[45]

每个程序的确切要求因地域而异,例如,即便在欧盟内部,不同成员国也可能对 EUCTD 中规定的要求提出额外要求。

2. 临床生产和运输

临床用产品的生产应遵循 GMP 的相关准则。生产设施可能需要符合特定的法规要求。例如,在美国,生产设施必须满足 21 CFR 第 1271.150 条规定的现行人体细胞组织良好操作规范(CGTP)要求,以及 21 CFR 第 210 部分和 21 CFR 第 211 部分的 GMP 要求,包括 21 CFR 第 4 部分所规定的组合产品的 GMP 要求(如适用)。[46]

值得注意的是,2015 年 1 月,FDA 成立了药品质量办公室,负责监督药品在全生命周期内的质量,这也可能适用于细胞疗法。在欧盟,GMP 要求的指南附在《欧盟人用及兽用药品生产质量管理规范指南》第 4 卷附录 II 中。[47]与其他产品一样,建立标准操作规程至关重要。

医疗器械与细胞治疗产品在生产制造方面的根本区别在于细胞治疗产品本身的可变性。与传统的生物制品(如单克隆抗体)在生产过程中与其细胞表达系统分离不同,在细胞疗法中,细胞本身就是产品。[48]由于许多细胞产品的生产过程涉及手工操作,难以确保过程的一致性,因此评价细胞产品生产过程的程序应具备一定的灵活性。为了解决这个问题,人们提出了质量风险管理方法[49],监管指南也强调了其重要性。[50]生产过程应进行检验,然而,与其他类型的产品相比,对细胞生产过程进行检验更为复杂,且用于生产方法检验的参考材料也不易确定。[51,52]因此,应设定过程限制并在适当数据支持的基础上确定内部过程控制操作参数。[53]

需要再次强调的是,与其他产品不同,干细胞产品的生产过程无法通过消毒或超滤等方式来耗尽或消除外来物和污染物。因此,对起始材料以及生产过程中与细胞接触的所有材料都应进行风险评估,并且所有材料应尽可能按照 GMP 标准生产。为了确保产品质量合格,所有材料都应考虑以下标准[54]。

(1) 标记:产品唯一标识符。

(2) 纯度:理想的细胞群浓度。

(3) 杂质:包括产品相关杂质(如死细胞)、过程相关杂质(如抗生素)和污染物(如细菌、病毒)。

(4) 生物活性(如适用)。

(5) 一般质量属性。

这些特性同样也用于确定产品释放规格以及产品特定剂量单位。

最后,如果生产过程发生了变化,应制定可比性方案,证明最终产品与原始方案中的产品等同。如果方案变更是为了提高产品质量(如去除杂质),制造商应证明已经达到预期目的。需要强调的是,对于重大的过程变化,可能需要进行临床或非临床产品评估。[55]

此外,还需要遵守与成品相关的惯例。细胞产品特别容易受到环境变化的影响,因此其成品分销、贮存和包装非常具有挑战性。欧盟已根据第 2001/83/EC 号指令发布了《药品优良运销规范》指南[56],不过该指南并不是专门针对细胞产品的。美国 FDA 没有使用相同的术语,而是采用《药品生产质量管理规范》,详见 21 CFR 第 211 部分。

3. 干细胞产品临床试验

干细胞产品临床试验的要求与药品和医疗器械的临床试验要求有许多相似之处。与其他类型的产品一样,干细胞产品的临床试验应遵循 GCP,并且需要明确界定研究的目的和成功的标准。然而,细胞疗法与传统的药物治疗之间存在一些差异,尤其是在 I 期临床试验中。通常情况下,I 期临床试验会招募健康的志愿受试者,主要目的是评估药物的安全性。但是,细胞治疗临床试验通常不会招募健康的志愿受试者,因为细胞治疗可能对健康人造成永久性或不可逆的影响,这会引发伦理问题。因此,细胞产品的临床试验通常会直接在目标患者群体中进行,这样可以在 I 期临床试验中不仅评估安全性,还能初步显示疗效。

由于某些细胞产品将在外科手术中使用,可能需要增加安慰剂手术作为对照试验。安慰剂手术始终伴随着手术风险,这使得其受益风险比的计算变得复杂。尽管如此,总体来说,安慰剂组相比实际手术组更为安全,这种随机临床试验是证明外科手术疗效的有效方法。[58]在研究者和/或受试者保密方面可能存在挑战,不过在许多外科手术中已有成功案例,[59]包括基于细胞疗法的试验。[60]因此,细胞治疗临床试验可能需要设置安慰剂对照组来证明疗效。鉴于细胞治疗产品通常成本较高,为了证明其比成本较低的现有疗法更有效,可能还需要设置与当前"黄金标准"疗法和安慰剂手术的对照试验。

此外,应特别注意:① 在手术室贮存和处理细胞产品应制定明确方案;② 如果产品较为复杂,手术室工作人员应接受充分培训;③ 伦理注意事项;④ 患者应清楚在 I 期临床试验证明安全性并不一定等同于有效性;⑤ 细胞捐献者应匿名;⑥ 鉴于细胞治疗领域仍处于初级阶段,需要对患者进行长期跟踪。[61]

最近,美国 FDA 对未经证实的干细胞治疗的安全问题提出了警告,包括:① 给药部位反应;② 细胞从放置地点移动后变异或增殖的能力;③ 细胞未能如预期般运作;④ 肿瘤生长。[62]

4. 上市后监督

鉴于干细胞技术仍处于新生状态,具体的上市后要求相对较少,并且仍在不断完善中。因此,当前阶段,产品上市后的一个重要注意事项是维护和储存与患者、产品及起始材料相关的可追溯性数据。此外,质量保证和质量控制工作应贯穿始终,包括进行药物警戒报告,这涉及不良事件记录、定期安全性更新报告(PSUR)。在某些情况下还需提供上市许可后的安全研究报告。随着时间的推移,这些数据将有助于制定更加详尽的干细胞技术上市后监管策略。

19.5 国际标准趋同的努力

欧盟 ATMP 法规的成功实施表明,干细胞技术的监管在一定程度上已实现了一定程度的协调(尽管在 EUTCD 下,欧盟成员国的主管部门保留了一些许可权,如前所述)。国际人用药品注册技术协调会(ICH)尚未发布专门针对细胞产品的指南,但已发布了多份涉及质量、安全性和有效性的相关指南,包括关于生物技术产品的指南。[63,64]因此,ICH 地区的上市许可要求应该是相似的。ICH Q7《原料药的药品生产质量管理规范指南》不适用于疫苗、全细胞、全血和血浆、血液和血浆制品(如血浆提取物)、基因治疗的原料药。但是,该指南涵盖了由血液或血浆作为原材料生产的原料药。此外,细胞基质(包括哺乳动物、植物、昆虫和微生物的细胞、组织或动物来源,包括转基因动物)和前期工艺步骤可能需要遵守 GMP 规范,但不包含在本指南之内。FDA 发布了《Q7 原料药的药品生产质量管理规范指南》,解释了 ICH Q7 的应用,而欧盟则发布了适用于欧盟内部的 ICH《Topic Q7

原料药的药品生产质量管理规范》。

目前,还发布了一些不具备约束力的指导文件,例如国际干细胞研究学会(ISSCR)发布的《干细胞临床转化指南》。[65]该指南提供了"国际社会所有干细胞转化研究人员、临床科学家和监管机构应遵循的科学、临床和伦理行为总则"。总体而言,上市许可的基本要求似乎都是相似的。此外,在立法提案方面,美国 FDA 提出了"推进监管科学计划",旨在加速向患者提供安全的医疗服务。这类立法可以生成数据和监管策略,为全球监管机构提供信息,有助于推动国际社会在优化监管路径方面达成一致,并可能在对边界产品如何进行最佳分类和监管方面推进更多共识。

干细胞、基因疗法以及潜在的组合产品持续快速发展,这需要不断的前瞻性科学监管指导来支持新型和创新疗法。

19.6　结语

(1)干细胞技术医疗器械的监管路径因司法管辖区而异,并取决于产品具体性质。

(2)在欧盟和美国,含细胞产品依据相似的标准确定是否需要申请上市前许可。

(3)干细胞技术医疗器械组合产品在监管路径上,与美国对 351 产品的管制路径和欧盟对 ATMP 产品的管制路径相互关联。然而,在欧盟,ATMP 组合产品不能主要作为医疗器械进行监管,但 FDA 规定,包含细胞材料的 351 组合产品可以主要作为医疗器械进行监管,这取决于产品的主要作用方式。

(4)即时自体疗法医疗器械的监管比较复杂,也是欧盟和美国之间存在分歧的一个领域。

(5)干细胞产品的安全性和有效性要求与其他类型的产品类似,但是还有一些其他的注意事项。

(6)细胞起始材料必须符合捐赠、采购和试验标准,包括可追溯性、研究方法文献和可传播疾病试验。

(7)生产过程应符合 GMP 指南(或同等标准),有时还需满足其他要求。由于生物制品在生产过程中具有固有的多变性质,建议进行质量风险管理。起始材料的质量以及最终产品的发布规范必须明确定义。

(8)干细胞产品的临床试验与其他产品的临床试验类似,但有些问题需要特别注意。

(9)虽然目前全球监管格局尚待努力协调趋同,但一般的上市许可标准都是相似的。

(10)随着英国正式脱欧,《欧盟器官指令》和 EUTCD 将不再适用于英国。但英国本国法律已经实施了欧盟指令,所以安全标准不会发生改变。

第 20 章　专利与知识产权

Stanley F. Chalvire, Sean D. Detweiler,
David A. Fazzolare 和 Lisa M. Warren 更新

引言

美国是世界上最大的医疗器械市场。[1]现今,随着医疗器械的多样化和技术的复杂化,它们能够更好地治疗、诊断或预防各种疾病和症状。此外,医疗器械通常包含多种医疗技术,可以单独使用,或与其他医疗器械组合使用来解决尚未满足的医疗需求和技术难题。例如,医疗器械可能包含与软件、治疗药品或生物制品结合使用的机械装置。由于医疗器械的特性各异,它们通常涉及或依赖多种知识产权(intellectual property, IP)类别。因此,为了最大限度地保护这些医疗器械及其背后的知识产权,应充分考虑所采取的策略。一刀切的方法可能不适合所有类型的医疗器械。最有效的策略是在医疗器械开发的初期就考虑知识产权保护,并定期重新评估和完善重点关注该医疗器械有别于其他竞争产品或上市产品的特性。

"知识产权"是指智力创造成果,如发明、文学、艺术作品以及商业中使用的名称和形象等。医疗器械的知识产权通常包括商标、版权、专利和商业秘密,这些知识产权授予了知识产权所有人特殊的权利和保护,下文将加以详细讨论。在美国,专利是一种联邦法律认可的知识产权保护形式,它可以保护"任何新且有用的过程、机器、产品或组成,或者为此而做的任何新且有用的改进",并赋予专利权人在一定时期内排他性使用专利技术的权利。这种排他性权利与商标所有者和版权所有者所获得的权利有所不同。理解这些权利的保护范围及保护标的物的区别,对于采取有效措施保护知识产权至关重要。

确保医疗器械相关知识产权得到保护,对于确立和维护医疗器械的价值至关重要。确定如何最有效地保护医疗器械的知识产权,并在策略上进行考量,可以极大地限制或阻止竞争对手复制或仿造这些知识产权用于其产品,从而保持市场竞争优势。同样,尽早清楚地了解第三方知识产权,以及它们如何限制项目发起人将医疗器械商业化,可以提供有价值的见解,为医疗器械开发提供信息,限制潜在问题,并可能阻碍发起人的商业计划。

本章将探讨各种可行的知识产权保护途径以及医疗器械开发过程中的相关问题。此外,本章将提供相关医疗器械案例,说明将医疗器械监管策略与全球知识产权策略相结合,对于最大限度保护知识产权、扩大知识产权的排他性具有重要意义。借助明确的知识产权策略,医疗器械发起人就能够最大限度提升开发工作的价值和医疗器械的市场价值。

20.1　医疗器械知识产权类型

医疗器械的不同方面可以通过四类基本的知识产权获得保护,包括版权、商标、商业秘密和专利。

1. 版权

所谓版权,是指当原创作品以某种有形形式呈现时,其创作者或作者所享有的法律权利。[2]版权赋予所有者以下专有权利:复制、制作衍生作品、发行、公开表演和公开展示,并且所有者还可以将这些权利授权给他人。受版权保护的作品范围广泛,包括但不限于文学作品、音乐作品、戏剧作品、图画、图形作品、软件等。[3]对于医疗器械而言,版权不仅可以用来保护软件代码以防抄袭,还能保护已发布的作品,如网站、宣传资料、设计、产品规格书、使用说明书、数据表、产品照片等。但需注意的是,版权仅保护思想的表现形式,而不涉及作品所承载的信息和思想本身。

原创作品一旦以他人可感知的有形形式固定,便自动受到版权保护。版权登记虽非必需,但有助于登记人享受特定权益,因此进行版权登记仍具有重要意义。在美国等多数国家和地区,登记人只需提交一份完整表格、支付必要费用,并向国家版权局提交作品副本,便可轻松完成版权登记。目前尚无国际版权保护法,因此,在特定国家内,未经许可使用他人作品是否构成侵权,取决于该国的版权法规定,以及该国是否加入了《保护文学和艺术作品伯尔尼公约》和《世界版权公约》(UCC)这两个主要国际版权公约。这两大公约规定了缔约国之间作者版权的处理原则和标准。[4]根据《世界版权公约》,合规出版的作品只需标有版权标识⑪,并注明首次出版年份和版权所有者姓名,即可被视为符合缔约国国内法要求。版权声明应置于显眼位置,使人注意到版权的要求。医疗器械公司在某国登记版权以获得保护前,应先确认该国版权法是否保护外国作者的作品。无论作品将在何处出版,最好先咨询当地专家,再做出决策。

2. 商标

商标是一种标识,由文字、名称、符号、口号、颜色、产品形状等组成,用于识别和区分不同制造商的商品。商标权可以阻止他人在商业活动中使用可能导致混淆的相似商标,但无法阻止他人使用不同的商标来生产或销售相同的商品或服务。州际贸易中使用的商标可以在国家商标局(如美国专利商标局)提交申请完成联邦层面的注册。在美国,商标使用者可以使用商标符号™或服务商标符号 SM,向公众表明其商标所有权的声明。然而,要使用®标志,使用者必须先向美国专利商标局提交商标申请,并在获得注册批准后使用。此外,联邦注册标志只能与联邦商标注册中的商品与服务类别的标志一起使用。

对于医疗器械而言,商标的使用有助于品牌推广和商誉保护,但并不能阻止他人使用该器械。医疗器械公司可以利用马德里商标体系进行国际商标注册,从而在多个国家获得商标保护。[5]通过马德里体系,医疗器械公司只需在 92 个缔约国中的任意一个国家提交商标申请，便能在包括美国、欧盟、中国、印度、俄罗斯和日本等在内的多达 92 个缔约国内注册商标。

3. 商业秘密

商业秘密是指那些不为公众所知、难以获取，并且具有经济价值的信息。在某些司法管辖区，企业必须采取合理措施来维护这些信息的保密性。商业秘密保护的范围包括但不限于配方、模式、数据、程序、设备、生产方法、技术、工艺流程、客户名单等多种信息。商业秘密的法律规定由各国的法律体系制定。此外，针对缔约国内未经授权的使用行为，《与贸易有关的知识产权协议》（简称 TRIPS 协议）第 39 条规定了未披露信息（即商业秘密）保护的国际标准。[6]

保护医疗器械的商业秘密，可以防止前员工利用公司信息，同时保护基于专有软件的医疗器械底层源代码。与专利不同，商业秘密无法阻止通过反向工程获取的信息泄露，因此，对于已经公开的信息和设计，商业秘密的保护不再有效。医疗器械公司应当咨询知识产权律师，以确定医疗器械的哪些方面可以通过商业秘密来保护，以及是否应当采取这种保护措施。

4. 专利

专利在一定时期内（也称专利期限）授予所有权人排他性的权利，其他人不得在授予专利保护的国家范围内制造、使用、销售、许诺销售该专利发明。[7]一份专利包括该发明的说明书、一份或多份附图以及一系列用来定义专利保护排他性权利的请求项。尽管专利授予了其所有权人排他性的权利，但不包括实践该专利的权利，操作的自由程度取决于第三方的权利，包括专利权。一般来说，专利期限从专利授予之日起生效，从最早的优先权日开始计算，期限为 20 年。然而应注意的是，专利的实际保护期限取决于该期限是否进行调整或延长，下文将对此进行详细讨论。[8]

5. 专利的类型和应用

有两种类型的专利可以保护医疗器械，分别是实用新型专利和外观设计专利。实用新型专利可以保护医疗器械的功能，包括医疗器械结构本身及其制作和使用的程序。外观设计专利可以保护器械的装饰特征。大多数医疗器械的商业价值体现在其功能而非其外观，所以一般来说，外观设计专利在保护医疗器械方面的价值有限，而实用新型专利则至关重要。通常，专利是医疗器械最有用的知识产权保护类型，为此，本章其余部分将重点讨论专利，尤其是实用新型专利。

专利具有地域性特征，这意味着申请人必须在希望获得专利保护的所有国家提交专利申请，因为并不存在一种能够在全球范围内提供保护的通用专利。但是，《专利合作条约》（PCT）[9]提供了一种简化全球专利申请流程的机制，允许申请人在一个缔约国以一种语言提交专利申请，这作为一项占位申请，保留了申请人日后在其他缔约国专利局提交专利申请的资格。

在美国和其他一些国家,申请人可以提交临时专利申请作为占位申请。临时专利申请无须满足正式实用新型专利申请的要求,且不需要经过审查,其提交费用也相对较低。但是,如果申请人在一年内没有提交正式的实用新型专利申请,临时专利申请将会失效。因此,医疗器械公司在评估产品的商业可行性时,可以提交临时专利申请,以此保留未来提交实用新型专利申请的权利。

医疗器械公司可以采取多种策略,通过临时申请、实用新型专利申请和 PCT 申请来保护产品在其生命周期内的知识产权。在医疗器械的开发阶段,常见的做法是首先提交一份临时专利申请,然后在随后的 12 个月内提交一份或多份额外的临时申请,以覆盖医疗器械在开发和改进过程中的不同方面。在第一份临时申请提交满一年之前,申请人应提交实用新型专利申请或 PCT 申请,或两者同时提交,并声明所有临时申请的优先权。大约 18 个月以后,等到 PCT 申请到期,申请人必须决定在哪些国家进入国家阶段的专利申请。尽管在国外提交专利申请的决定可以推迟到最早的临时申请提交后的约 30 个月,但专利律师应当对希望在哪些国家获得专利保护有一个初步的了解,因为不同国家对可授予专利的标的物和专利性要求可能有显著差异。

6. 专利要件要求

专利申请通常由备案国的国家专利局进行审核。审核期间,国家专利局审查该申请是否符合可授予专利的标的物、是否满足该国的专利要件标准(例如,是否充分描述了发明的技术细节,以便该技术领域的技术人员无须进行过多实验即可制造和使用该发明)。原则上,每个国家的基本专利要件要求都是一样的,但是不同国家应用这些要求的方式可能有所差异。

通常,在大多数国家和地区,如果一项发明有用(具备实用性)[10]、新颖[11]、在现有技术中非显而易见[12],且符合可授予专利的标的物[13],那么该发明具备可取得专利权。如果一项发明以前没有向公众披露过,那么该发明就是新颖的;如果一项发明与现有技术非常接近,相关技术领域中具有一般知识的人能够轻易推导出来,那么该发明具有显而易见性;最后,如果一项发明属于法定的发明范畴,且不属于法定或司法定义的例外情形,该发明就属于可授予专利的发明。

在医疗器械领域,一项发明如果在某一国家或地区属于具有实用性、新颖性、非显而易见性的发明,往往也能满足其他国家和地区的标准。因此,为了加速专利审查过程,一些国家和地区之间建立了专利审查高速公路,使得经某一参与国认定为具备实用性、新颖性、非显而易见性的发明在其他国家和地区获得认可的可能性大大提高。与之相反的是,某些专利要件要求,如一项发明是否符合可授予专利的标的物,在不同的国家和地区可能存在很大的差异。

在美国,如果一项发明符合以下四个法定可授予专利标的物中的一种[14],则可认定为具备可授予专利资格:① 程序;② 机器;③ 产品或物质构成;④ 与上述分类相关的改进。

美国法院对法定可专利标的物的解读,将抽象概念、物理现象、自然原理、自然关系和自然产品的发明排除在可授予专利资格之外。[15]而《欧洲专利公约》(EPC)第 53(c)条规定,对人体或动物进行手术或治疗的方法不属于可授予专利的标的物,[16]但医疗器械往往都能得到欧盟的专利保护。

7. 专利促进医疗器械开发与商业化

追求和获得有效且具有价值的专利权是一个复杂的过程,这引发了一个关键问题:专利权所带来的投资回报是否值得投入的资源?如前所述,专利权的主要优势在于其排他性,即禁止他人实施该发明的权利。然而,寻求知识产权保护还有许多其他原因。首先,对于医疗器械公司而言,在寻求天使投资人、风险投资公司或私募股权基金的资金支持时,一个精心设计的知识产权保护策略以及初步的专利备案往往是关键因素。对知识产权的重视表明公司拥有一个成熟的管理团队,并为投资者提供了看得见的资产保障。根据公司的商业战略,一个坚实的专利基础也是吸引战略合作伙伴建立合作关系的重要因素。此外,随着医疗器械的商业化,专利侵权指控几乎是不可避免的。一个强大且多样化的专利组合可以为公司提供谈判的筹码,降低面对第三方侵权指控的风险,有时甚至能将潜在的诉讼负面影响转化为积极的战略合作。最后,公司应当认识到员工在专利申请和获取版权使用收益方面的创造性努力,并通过奖励机制予以肯定,以此激发持久的创新动力。

8. 打造全面的全球专利组合

专利在医疗器械的开发和商业化过程中扮演着关键角色,它不仅有助于筹集资金,还能防止竞争和模仿。因此,构建一个全面的全球专利组合至关重要,这包括医疗器械、其组件、辅助产品或配套产品等多个方面的专利,同时也能防止这些设备的反向工程和设计规避。理想情况下,医疗器械公司或其竞争对手应在预计开发、生产和推广医疗器械的每个国家寻求涵盖这些特征的专利保护。公司可以先提交 PCT 申请,然后根据市场战略决定是否在境外提交专利申请并支付相关费用。然而,公司必须在产品开发的早期阶段就确定医疗器械的哪些方面需要申请专利保护,以及在整个产品生命周期中如何最有效地进行保护,因为医疗器械的开发是一个迭代过程。因此,为了实现全面的专利保护,医疗器械公司必须在产品开发的早期阶段以及整个生命周期内持续进行策略规划和布局。

在医疗器械的全生命周期中,可能会出现许多潜在的发明,这些都可以申请专利,从而形成一个全面的专利组合。然而,为每一项潜在发明申请专利的成本极高,因此,公司必须从商业角度出发,决定对哪些标的物进行专利保护。在申请专利时,应考虑以下三个商业问题:① 获得专利是否有助于防止竞争对手复制公司的产品;② 该专利是否有可能成为公司的收入来源;③ 如果公司因专利侵权被起诉,该专利是否可以作为谈判和解的筹码。

如果一项发明不符合上述一条或多条标准,可能就不值得为其寻求专利保护。通过从专利要件和自由使用的角度进行专利检索,可以为这些商业决策提供依据。此外,还应在整个开发周期中检索所有可能获得专利的发明。在医疗器械的全生命周期中,这些检索结果可以为产品开发提供指导。

下文对医疗器械具备申请专利潜力的每个开发周期阶段可能出现的场景进行列举。

（1）概念设计阶段

概念设计阶段是孕育可授予专利发明的沃土。例如，在此阶段，公司可能会探讨多种医疗器械设计方案，对其中的每一个设计方案从专利要件和自由操作的角度进行检索，以判断哪个方案更具发展潜力。如果一个设计方案在专利检索中未发现过多的现有技术，并且没有可能引发专利侵权诉讼的限制性专利，那么它相比于那些包含大量现有技术且存在专利保护的设计方案更具优势。若在提议的医疗器械概念检索中发现了阻碍性专利，开发团队可以更有针对性地考虑如何规避这些专利来进行设计，从而在不受到阻碍性专利影响的情况下，开发出潜在的可申请专利的新型医疗器械。通过这种方式，专利检索过程能够为医疗器械的概念设计提供宝贵的信息，进而催生出意想不到的、可申请专利的发明。

（2）原型制造阶段

在原型制造阶段，也可能出现可申请专利的发明。例如，将概念转化为原型的过程中，可能会遇到在概念设计阶段未曾考虑或未识别的技术和生产问题。这些挑战为产品开发团队提供了重新设计和改进产品的机会，从而可能产生新的或不同的、可申请专利的知识产权。

（3）临床前阶段

在此阶段，临床前测试会暴露更多原型上的缺陷。这些挑战同样为产生可申请专利的发明提供了机会。只要通过充分的思考和创新，这些所谓的障碍实际上是可以克服的，因此我们将其视为可跨越的挑战而非不可逾越的障碍。

（4）临床阶段

在临床开发阶段，安全性和有效性成为首要考虑的因素。由于工作重点的转变以及科学家与工程师之间的跨部门合作，这个阶段可能会激发新的想法和创新，从而增加了申请专利保护的机会。

（5）生产阶段

在生产阶段，又有一批新的科学家和工程师将参与到产品的开发工作，从而进一步提供了激发新想法和创新的机会。

（6）营销阶段

产品上市后，公司通常会收集客户反馈。虽然公司无法直接利用客户的新想法，但如果客户指出之前未发现的问题，公司在解决这些问题的过程中可能会再次发现新的创新和可申请专利的发明。在根据客户反馈制定解决方案时，公司应仔细识别并确认真正的发明人。如果客户参与了发明过程，公司应考虑与客户共同拥有该发明或建立合资企业的可能性。需要注意的是，如果应被认定为发明人的人未在专利申请中体现，而其发明人身份后来受到质疑，该专利可能会被判无法执行。因此，公司应尽早厘清多个的发明人身份，并请专利律师参与审查和分析正确的发明人身份。

（7）商业使用

如果一个产品的性能不佳，为改善性能而更新设计同样有望带来可申请专利的发明。

（8）淘汰阶段

产品在市场上流通一段时间后可能会面临淘汰。公司可以建立一个系统来持续检索和监控竞争对手在过时产品创新方面的新专利申请活动。同时,生产和销售过时产品的公司应定期审查相关技术领域的新专利,以激发创新思维,努力超越竞争对手的专利。

9. 保护内容

开发全面的专利组合时,需要明确应保护医疗器械的哪些方面,因为在其整个开发周期中,都可能涌现出有望申请专利的发明。

（1）保护医疗器械、器械组件等

通常,正在开发的产品可能包含多个可申请专利的发明。此时,公司应考虑是整体申请专利,还是分别为每个创新发明申请专利。例如,一个医疗器械可能具有独特的结构设计,与其他器械相比展现出新颖性和非显而易见性。或许该设备由一种新颖且非显而易见的复合材料制成,或者它采用了一种新型涂层材料,以新颖且非显而易见的方式输送治疗药物进入患者体内。这些方面都应逐一进行专利要件评估。如果公司与专利律师合作解决这些问题,就能制定出保护新产品所有重要发明的策略。

（2）保护辅助产品或配套产品

在评估专利要件、最终专利与商业策略的契合度时,公司应考虑辅助产品或配套产品如何与可单独申请专利的发明相关联。以上述医疗器械为例,该产品有三个不同的可申请专利保护领域:器械结构、器械合成材料以及用于输送治疗药物的器械涂层。每个可单独申请专利的发明都可能适用于辅助产品和配套产品。因此,在为首个产品(如支架)开发这些发明并起草专利申请时,公司应考虑是否应描述并声明这些发明也可用于其他医疗器械。

（3）保护改进

发明者和公司常常误以为改进现有产品无法申请专利。实际上,大多数专利申请都是针对现有产品或发明的改进,而非仅限于突破性和革命性的想法。工程师和科学家在解决产品相关问题时,应评估其解决方案是否可申请专利并符合公司商业策略,以决定是否应申请专利。在这种情况下,发明人不应作为决策者,因为他们可能不了解公司其他领域是否可以从该改进中受益,或者该改进是否本身就符合专利申请条件。

在整个开发周期中,随着产品规格的改变,应跟踪和记录产品的改进。医疗器械或产品开发是一个迭代过程,即使在商业化过程中,设计也可能发生变化。工程师和科学家在反复改进产品时,应定期与监管、法律和工程团队开会,审查当前工作,否则或将致使产品的研发周期浪费在需要进行额外测试或监管工作而成本效益不高的改进。在开发早期阶段识别这些问题,有助于避免浪费时间和资源。

（4）防范反向工程

所谓反向工程(reverse engineering),是指对产品进行审查、拆卸、评估以了解其生产方式,从而制造出竞争产品的过程。与商业秘密不同,专利保护可以防范反向工程。产品如果容易通过反向工程被复制,或者可能会被竞争对手评估和抄袭,那么应选择申请专利保护。申请专利保护最终需要将创新理念完全公之于众,因此,在商业秘密适用的情况下,申请商业秘密保护比申请专利更为合适。如果产品不易受到反向工程的影响,且可以通过实施保密措施要求信息接触人员保守机密,那么采用商业秘密保护就可能更为合适。使用商业秘密途径的一个难题是,如果第三方在没有从事非法活动、违反保密协议的情况下独立发现了这个商业秘密,或者独立提出了这个想法,那么通常情况下无法追究其法律责任和要求其赔偿。因此,为了保护商业秘密,公司应建立合适的系统来维护信息的机密性。公司最好咨询专利律师,以确定在特定情况下,尤其是存在反向工程风险时,专利保护与商业秘密保护哪种方式更为合适,并确保公司已经建立合格的商业秘密保密体系。

(5)防范规避设计

有商业价值的专利不仅要保护核心发明,而且要防止竞争对手试图在不侵犯专利权利要求的情况下进行扩展设计。因此,医疗器械开发人员应当与负责起草核心发明专利申请的专利律师协同合作,确定不同于核心发明却可以实施该发明的其他各种方法,将其在专利申请中披露并要求权利保护。保护核心发明且提供尽可能多的替代实施方式可以为专利提供广泛保护,并且穷尽列举竞争产品可能侵犯该专利权的各种情况。

20.2　第三方专利对医疗器械开发和商业化的影响

本章主要讨论了保护创新发明和制定全面的知识产权策略,尤其是专利保护策略。然而,医疗器械领域的知识产权战略还应考虑到第三方权利对医疗器械开发与商业化的影响。对于医疗器械公司来说,即使拥有创新产品并为之制定了精心的保护策略,如果未能评估"自由使用权"——即在不妨碍他人权利的前提下生产和使用的权利——这些努力也可能徒劳无功。这一点在医疗器械行业尤为重要,因为该行业在专利领域是诉讼高发区之一。

一般来说,医疗器械公司通常有两种方式来了解第三方专利:一是通过第三方直接沟通,二是主动进行专利检索。如前所述,公司一般在开发早期(早于申请专利时)和/或商业化阶段进行第三方专利检索。早期专利检索有助于确定专利申请的可行性,并指导初步设计工作。而在商业化前进行的专利检索同样至关重要。首先,最终的商业设计能对第三方专利的新特性进行更深入的分析;其次,专利通常在申请后 18 个月公布,在这 18 个月的窗口期内,可以识别出潜在的第三方专利。因此,后期检索有助于发现与即将商业化的产品相关的后续专利。在医疗器械全生命周期中,持续检索、监测公开发布的第三方专利资料也是一种明智的做法,因为可能会出现公司通过向国家专利局或申请人提供相关的现有技术说明,来干预问题专利诉讼的情况。部分国家和地区也建立了反对最近授权专利的机制,这些机制可以缩小专利权利要求书的保护范围,甚至阻止这些权利要求被纳入专利之中。

提前发现可能引起问题的专利,有助于医疗器械公司更灵活地应对问题,从容评估各种选择。若发现潜在问题的专利,公司可以在产品获得监管批准或商业化推广前,考虑是否需要修改设计以规避专利侵权。在做出决策时,公司应考虑专利持有人是否有权在随后的专利申请中提出变更权利要求,如果是这样的话,采取规避设计策略可能只会推迟公司与专利持有人沟通协商的需求。

此外,公司可以与专利持有人接洽,探讨获取专利许可的可能性,但这存在一定风险,因为专利持有人可能尚不知晓该医疗器械。在这种情况下,公司可以采取观望策略,等待专利持有人主动联系。遗憾的是,专利持有人的首次联系可能是告知公司其将面临专利侵权诉讼,因此这种策略也带有风险。

无论采取哪种方法,公司都应根据现有技术或其他考虑因素,针对可能存在问题的专利咨询一下专利律师的意见,请他们评估该专利的有效性或可执行性。专利律师的意见虽不能免除公司的侵权责任,但通常能帮助公司避免被判定为故意侵权,从而规避高额赔偿。此外,专利律师的意见也可以作为公司和专利持有人进行专利许可谈判的起点,并借此确定专利许可交易的经济价值,因为专利持有人在面对非侵权性、无效或不可执行的情况下,可能不太倾向于选择侵权诉讼路径。尽早确定第三方权利,可以让医疗器械公司根据自己的情况做出选择,而不是在接受专利许可交易邀请、收到停止侵权警告函或面临侵权诉讼的情况下,迫于时间压力仓促评估第三方的立场并制定应对策略。

20.3 专利与监管注意事项

医疗器械有望推动医疗技术和服务的进步,预计医疗器械市场将持续增长。然而,监管程序可能成为医疗器械市场准入的障碍,导致上市时间延迟。为了顺利通过监管流程,并最大限度地延长产品的市场生命周期,医疗器械公司需要协调好产品的专利策略与监管策略。产品的专利策略负责人应与法规事务专员紧密合作,识别专利与医疗器械监管之间的潜在冲突,并共同确保专利申请能够充分提供监管机构所需的论证、数据和信息。

1. 专利申请可以提供主要作用方式(PMOA)支持

在美国,为了确保医疗产品的安全性和有效性,FDA 会根据产品是医疗器械、生物制品还是药品,将其分配给相应的中心进行审查。[17] 药品或用于药品输送的产品由药品评价与研究中心(CDER)审查,医疗器械产品由器械和放射卫生中心(CDRH)审查,生物制品则由生物制品评价与研究中心(CBER)审查。

尽管这三个中心都负责评估产品的安全性和有效性,但它们在审批时间和成本上存在差异。例如,CDER 和 CBER 通常要求进行至少一次随机安慰剂对照试验来证明有效性,而 CDRH 则更加灵活,允许其他类型的临床试验设计。此外,不同类别产品的申请费用也有显著差异,药品和生物制品的申请费大约是医疗器械的两倍。

因此,为了缩短审批时间和降低成本,制造商需要确保其产品由合适的中心进行审查。FDA 根据产品的"主要作用方式"(PMOA)将其分配到指定中心。PMOA 是指对产品预期治疗效果贡献最大的作用方式。例如,如果组合产品的主要作用是由生物制品成分发挥的,那么 CBER 将负责其上市前后的审查。

然而,由于法规和 FDA 并未明确提供 PMOA 的定义,可能导致产品被错误分类并分配到错误的中心。例如,1999 年,美国博莱科公司(Bracco)就造影剂分类问题起诉美国卫生及公共服务部部长唐娜·莎拉拉(Donna Shalala)[18]。在针对该案,美国法院研究了 FDA 不同分类的影响。在该案中,大多数超声造影剂、药械组合产品制造商的产品被归类为药品,但有一家制造商的产品被归类为医疗器械,前者比后者多花费了约 350 万美元的监管审批费用。法院强调了不同分类的上市前审查过程差异:"通常情况下,医疗器械开发比药物研发所需时间更短,所需受试者以及安全性和有效性数据更少,故而研发成本更低,研发速度更快。"[19]法院最终判定,FDA 在批准产品方面拥有自由裁量权,但在没有合理理由的情况下,不能使用两种不同的监管程序对待两个相似产品。[20]

如果 FDA 对产品的分类不顺利,在产品上市前将耗费巨大的时间和财务成本,为此,公司应准备充分的理由,说明他们的组合产品应该被分配给哪一指定中心。要达成这一目标,公司可以在专利申请中突出产品的 PMOA 或"主要"特征,比如,公司可以先在专利申请中对其讨论。公司如果希望一种药械组合产品被归类为医疗器械产品,应当在专利申请中先说明产品的医疗器械特性,再说明其药物特性。专利申请的权利要求书也应突出产品的医疗器械特性,而非药物特性。在起草专利申请书时,公司可以通过凸显产品的主要特征,从而增加从 FDA 获得有利分类的可能性。

2. 专利申请可以支持实质等同性

一旦产品分配到正确的中心,专利申请可以帮助支持 510(k)申请对实质等同性的认定。如要证明产品与现有产品实质性等同,公司需要在专利申请中强调该产品与现有产品之间的相似点。例如,专利申请人可以在书面材料中展示该新产品具有与现有产品相同的预期用途、技术特征、安全性和有效性。

说明新产品与现有产品的相似性很重要,但申请人不能以放弃突出差异性为代价。美国专利商标局的专利要件之一要求可授予专利的产品需具备新颖性和非显而易见性。申请人若着重关注两种产品之间的相似性,虽可以证明其实质性等同,却无法满足专利性要求。为此,要想在满足两方面要求之间达到合适的平衡,公司在起草专利申请时应充分考虑法规部门和专利律师的意见。

1)最大化产品生命周期

对于任何公司,包括医疗器械公司来说,最大化产品价值是实现成功的关键。产品的价值在很大程度上与其专利期限相关联。通常情况下,产品受专利保护的时间越长,能够带来的收入和利润就越多。

在许多行业,公司可以在获得专利之前就开始销售产品,因此能够从 20 年专利期限的大部分时间中获益。然而,在医疗器械行业,产品必须经过监管机构批准后才能上市销售。因此,医疗器械的专利申请通常在产品开发的早期阶段就已经提交,有时甚至在原型开发之前。等到产品获得监管机构批准准备上市时,其专利期限可能已经不足 20 年。

为了激励医疗器械的创新,多个国家政府推出了激励措施,提供额外的专利排他权。例如,某些国家允许通过专利期限的延长来补偿因专利审查和监管审批过程所导致的延误。在下文所列举的国家和地区,提交医疗器械专利申请后,可以相应延长专利期限。法规事务专员应了解产品受保护国家如何处理有关专利期限的审查延误,并与专利律师合作,确保如期完成延长专利期限的申请。如果没有这样的合作,极有可能错失重要的专利期限。

(1)美国

① 因美国专利商标局审查延误而调整专利期限

一种延长专利期限的机制是调整专利期限以补偿因专利授权审查流程导致的延误时间。这种延长类型是根据《美国专利法》第154条(35 USC §154)的规则计算的。[21]根据第154条规定,如果美国专利商标局没有在规定期限内发出相应的通知书或做出回应,比如在申请日起14个月内发出第一次通知书,在收到答复的4个月内做出回应,那么专利商标局将把延误的每一天计入延长天数。同样,如果专利商标局没有在专利的实际申请日起3年内做出专利授权决定,也将相应调整专利期限。第一类延迟属于"A类延误",第二类延迟属于"B类延误"。在A类和B类延误重叠的情况下,第154条规定:"根据本条款所授予的任何调整期限不得超过授予专利延误的实际天数。"

② 因监管审批延误而延长专利期限

美国《药品价格竞争与专利期补偿法》(又称为 Hatch-Waxman 法案)规定,延长专利期限以补偿因监管审查过程而减损的专利期限,相关规定已编入《美国专利法》第156条(35 USC §156)。如果专利权人宣称"产品、产品使用方法或生产方法因为 FDA 上市前监管流程而出现延误"[23],则特别适合申请延长专利期限。美国最高法院已经表示,《美国专利法》第156条规定适用于医疗器械。[24]然而,专利期限延长只适用于正处于"监管审查期"的产品的专利,即适用于根据《联邦食品、药品和化妆品法案》第515条(上市前批准申请)进行审查的医疗器械,不适用于根据510(k)进行审查的医疗器械。[25]

根据第156条规定,Ⅲ类医疗器械的开发商可以获得的专利期延长时间为临床前研究耗时的一半与监管审批时间之和,总延长期限不得超过5年,同时自产品获得 FDA 认可之日算起,专利的剩余保护期不得超过14年。此外,每个已获批的产品只能延长一项专利的保护期,并且该专利必须有效且未过期。专利期限延期只适用于专利权利要求书所涉及的已获批产品或其使用方法。

要想享有《美国专利法》第156条规定的延长专利期限,公司必须按期完成特定工作。例如,延长专利期限的申请必须在产品获得市场准入或得到使用许可之日起60天内提交。如果未在此期限内提交申请,那么该产品可能无法获得本应享有的专利期限延长。为确保能如期完成这些工作,法规事务专员应将监管流程造成的延迟时间和产品实际获批日期告知专利律师。

(2)欧盟

针对监管审批导致的延误,欧盟也推出了类似的专利期限补偿制度。欧盟法规规定,原研药可以享受8年的数据独占期,并附加2年的市场独占期,如果经科学评估证明该药品有新的治疗用途,则再额外附加1年的市场独占期。因此,一种新化学实体可以获得长达11年的独占期。欧盟通过"补充保护证书"(supplementary protection certificates,SPC)来延长专利期限。补充保护证书可用于延长各种受管制的生物活性剂即人用药品、兽用药品和植物保护剂产品（如杀虫剂和除草剂）的专利期。在某些欧盟国家，补充保护证书也可以用来延长部分医疗器械的专利期限。[26]要想获得补充保护证书，产品必须受到专利保护，符合主管机构的许可流程，且在接受安全性和有效性测试以及监管审查之前，未曾作为医药产品在欧洲经济区（EEA）上市销售。[27]补充保护证书最多可以将专利期限延长五年，但如果补充保护证书涉及人用药品，且已经提交了儿童用药研制计划（PIP）的临床试验数据，专利期限可以再延长 6 个月。[28]

（3）日本

在日本，因监管审批延迟可以延长专利期限，最多可以延长 5 年。与美国不同的是，日本可以延长多个专利的保护期。此外，即使产品在获得批准后剩余保护期超过 14 年，也有资格获得申请专利期限延长。

（4）中国

在中国，没有针对监管审批出现延误而延长专利保护期的规定。

（5）巴西

在巴西，没有针对监管审批出现延误而延长专利保护期的规定。

（6）加拿大

与其他工业化国家不同，加拿大没有专利期限恢复或补偿制度。

2）医疗器械监管审查的专利侵权安全港

Hatch-Waxman 法案为医疗器械制造商提供了一个"安全港"条款，豁免了他们为获得监管批准而实施专利侵权的责任，该条款已经编入《美国专利法》第 271（e）（1）条中。[29]该安全港条款允许医疗器械制造商将已经获批或核准的医疗器械在专利到期后立即投入市场。

美国最高法院在礼来公司（Eli Lilly & Co.）诉美敦力公司（Medtronic，Inc.）一案中判定，制造和使用专利医疗器械以满足上市前批准申请的要求，与监管批准存在足够的"合理关联"，因此受安全港条款保护。[30]然而，法院并未解决第 271（e）（1）条规定是否同样适用于不需要通过上市前批准申请的医疗器械这一问题，例如那些通过 510（k）获批的医疗器械或免于上市前审查的医疗器械。最终，美国联邦巡回上诉法院解决了这个问题，判定第 271（e）（1）条这一安全港条款同样适用于通过 510（k）获批的医疗器械[31]，但不适用于免于上市前审查的医疗器械。[32]因此，医疗器械制造商在使用专利器械之前，应咨询法规事务专员和专利律师，以确保正在开发的医疗器械是否需要接受上市前审评，是否有资格得到安全港条款的保护，从而免出现侵权行为。

3）510（k）作为现有技术

医疗器械制造商应注意不要在 510（k）申请资料中披露太多信息，因为这些文件可以通过《信息自由法》或 FDA 渠道公开获取，可能会被视为现有技术，阻碍日后提交的专利申请。这种风险可能很大，因为 510（k）证明的是一个医疗器械与参照医疗器械实质性等同，而这可以理解为已经存在现有技术，由此，专利申请书中宣称的医疗器械则可推断为不具备非显而易见性，或已经失去了非显而易见性。为避免这种情况的发生，医疗器械制造商可以选择先提交专利申请，再提交 510（k）申请。不过，如果制造商希望在专利期限方面获得更多优势，他们也可以先提交 510（k）申请，再提交专利申请，延长该医疗器械的专利期限。为此，法规事务专员可以与专利律师合作,确保 510(k)申请能够披露足够多的与专利要件无关的产品技术细节以证明实质等同性,而无须披露专利申请所披露和主张的所有发明要素。法规事务专员还可以在提交 510(k)申请的时候附带一份免责声明,说明本申请中所描述的"实质性等同"是依据《联邦食品、药品和化妆品法案》的定义来理解的,而非根据《美国专利法》的定义来理解(也就是说,"实质性等同"一词依据的是 21 CFR 第 807.87 条的定义,而非《美国专利法》的定义)。因此在准备提交 510(k)申请时,法规事务专员应当与专利律师协同合作,以降低 510(k)作为现有技术阻碍后续提交专利申请的风险。

4) 510(k)作为专利侵权的认可

医疗器械制造商主张,510(k)申请应当可以作为证据来证明专利侵权。[33]联邦巡回上诉法院则裁定,510(k)申请中宣称的实质等同性并不构成对侵权的认可,[34]因为宣称后期医疗器械与现有医疗器械拥有相同的安全性和有效性并不等同于认定后期产品侵犯了涵盖现有产品的专利。不过,法院尚未明确解决 510(k)是否可以根据实质性等同原则认定专利侵权。在这种情况下,一个产品虽然在字面上没有侵犯专利权,但是如果它与受专利保护的产品"执行实质上相同的功能,并以实质上相同的方式获得相同的结果",那么该产品仍然会被认定为侵犯了专利权。[35]然而,最高法院裁定,可以通过比较被诉产品的每一个要素与专利权利书中的每一个要素,应用实质性等同原则来确定每一个要素是否与权利要求书的要素相同或等同。[36]510(k)申请中声称实质性等同通常是指该医疗器械在整体上与现有医疗器械实质性等同,并非主张 510(k)医疗器械的每个要素与参照器械的所有要素都是实质性等同的,因此,法院不太可能认为 510(k)实质性等同声明可以支持等同原则下的侵权控诉。不过,尚无法院明确裁定 510(k)申请本身无法用于根据等同原则判定侵权的情况。因此法规事务专员应当咨询专利律师的意见,确保 510(k)申请中的陈述不会被合理地用于支持在等同原则下提出的专利侵权指控。

20.4 结语

随着医疗器械领域及其基础技术的不断发展,制定和实施一套全面而周密的知识产权策略变得越来越重要。要成功构建知识产权策略,一个基本前提是医疗器械公司必须拥有并管理其知识产权;否则,即便是最出色的知识产权策略也可能功亏一篑。因此,公司需确保员工、合同工或其他为公司提供服务的人员以书面形式同意,将他们在公司名义下开发、发明、构思、实施或创作的任何发明、发现或作品的权利转让给公司。未能获得这些知识产权的专有权可能会限制其价值,例如,失去知识产权的独占性可能导致精心规划的策略失效。

开发一款商业化的医疗器械需要投入大量的时间、精力和资源,因此,制定一个协调一致的知识产权策略对于保护这些投入创造的价值至关重要。通过将知识产权策略融入商业计划,并随着公司商业目标的变化定期审视和调整该策略,医疗器械公司能够创造并维护商业价值。此外,知识产权策略与监管策略越是相互融合、相辅相成,就越有可能延长医疗器械的市场独占期,从而提升其市场价值。

第21章 软　件

Koen Cobbaert，MSEE，MSRM 更新

引言

如今,医疗器械高度依赖软件来实现各项功能,这些功能在没有集成软件解决方案的时代是无法实现的。目前,将复杂的硬件和软件集成于单一设备中,以设计新一代医疗器械,已成为一个高度跨学科的领域。[1]许多医疗器械的应用都是通过软件来执行的,包括高风险的功能,例如,使用软件控制输液泵以精确输送药物、用户界面以及安全功能,这些都使得医疗器械的使用更加便捷和安全。在放射治疗中,嵌入式软件系统和独立软件系统被广泛应用于控制系统、治疗方案、影像检查、患者定位和记录等关键功能,涉及多种硬件、计算机平台和资本设备。在机器人手术中,腹腔镜手术器械通过软件控制进行精确操作。由于医疗器械软件不断更新,因此在软件变更过程中,必须严格执行风险管理和基于风险的全面回归测试,确保患者的人身安全。

软件解决方案逐渐取代了传统的开关和其他电子机械控制系统,但同时也带来了新的风险。[2]此外,工程师在处理硬件和软件组件时存在本质上的差异,往往将它们视为独立的单元而非相互依存的系统。医疗器械作为安全关键系统,需要降低与硬件、软件、人员(如患者、操作者)以及环境(如医生办公室、手术室)互动相关的风险,以确保其安全性和有效性。[3]

软件集成大大增强了医疗器械的性能,带来了以往无法实现的新技术,但也带来了许多挑战。Fierce Healthcare 的研究人员对美国 FDA 的医疗器械召回情况进行了研究,发现自 2016 年年初以来,软件问题一直是导致医疗器械每个季度召回的主要原因之一,其中在 2018 年第一季度,23% 的召回案例是由软件问题引起的。[4]监管机构指出,随着医疗器械使用环境的日益复杂和连接性、交互性的增加,可能会导致软件运行异常。如果软件设计控制未能有效实施,常常需要采取纠正或删除措施。一个新的观点是,医疗器械行业尚未建立一个足够健全的系统性框架来确保在日益依赖软件的情况下医疗器械的安全性、有效性和临床性能。

除了使用传统的方法以外,医疗器械行业还要专注于制定软件开发和全球监管战略,尤其是在该行业加快创新的情况下。要系统地实现这一目标,业内专业人士目前面临的主要挑战是缺乏一个全面的框架。制造商有责任根据软件工程和医疗器械行业的最佳实践,以及国际公认标准,建立最适用、最可行、最全面的战略,并为开发人员提供充分的培

训和工具来设计安全有效的软件设备。

在整个产品生命周期中,从早期开发到产品退市,实施规范且明确的软件开发和维护流程至关重要。这种做法有助于降低由医疗器械软件引起的风险,增强监管机构和制造商的信心,并避免患者或操作员受伤、设备故障或产品召回等不良事件的发生。

在产品设计开发、生产流程、质量体系工作流程、文档和记录管理、产品管理等方面,自动化工具的可用性和使用率正在显著提高。美国 FDA 实施 21 CFR 11 以规范电子记录和电子签名时,市场上几乎找不到符合规定的软件解决方案。然而,现在有许多软件具备电子审核追踪、电子签名等功能,满足了监管要求。近期,许多工具已经被开发用于自动化软件开发过程和监管信息管理(regulatory information management,RIM)。

尽管自动化工具非常有用且效率高,但其确认和维护成本也相当高昂。许多医疗器械制造商通过多次并购扩大规模,在多个场地(甚至同一地点)继承了各式各样的自动化工具,这些工具的使用目的大多相同,或是相互不兼容。每种工具都涉及安全控制、数据备份和恢复、用户支持、变更管理等方面的不必要开销。因此,大多数跨国公司的信息技术(information technology,IT)部门正在研究全球战略,以规范自动化工具选择流程,简化工具管理,并降低工具验证、确认和维护的成本和复杂性。

大多数遗留工具已经在公司和员工文化中根深蒂固,因此升级或完全替换这些工具可能会带来负面影响。一些公司因不愿面对变化带来的挑战,而长期保留了这些遗留工具。然而,对变更进行成本效益分析以后,许多公司选择替换和整合系统,打造系统化的全球信息技术战略。

组织的全球工具战略可以促进在多个工作场所进行更大范围的信息共享与合作,自动化工具也带来了居家/远程工作模式和虚拟工作团队。

21.1　医疗环境不断变化

虽然医疗服务的经济学引发了无休止的争论,但全球范围内已经形成了相当广泛的共识,即软件在提高医疗服务的有效性、高效性和可及性方面发挥了关键的作用。医疗服务成本快速增加,推动了医疗信息技术(health information technology,HIT)和软件自动化医疗服务工具的应用。例如,各国政府发挥了重要作用,激励和要求使用电子病历(electronic medical record,EMR)系统,并提出了各项关键举措,包括"有意义的使用"(meaningful use)、责任医疗组织(accountable care organization,ACO)、医院再入院率降低计划等。医疗信息技术不断投入使用,能够降低医疗服务成本的前提下提高医疗服务的效率和效果。正确实施医疗信息技术可以防止医疗过失,提高医疗的准确性和医疗程序的正确性,促进医疗卫生专业人士实时交流医学信息,扩大可负担的医疗服务的可及性。

医疗机构推行医院信息系统(hospital information systems,HIS)和电子病历的同时,也希望大力整合医疗成像和其他自动化医疗器械。医疗器械需要具备互操作性、标准化、准确性和完整性,以改善临床结果,提高病患的安全,并实现远程患者监控。虽然人们普遍认为不必把电子病历系统作为医疗器械进行监管,但是随着电子病历系统和医院信息系统与医疗器械以更为复杂的方式实现集成,这种集成往往会模糊监管和不监管之间的界限。在评估网络或系统问题时,这可能是一个巨大的挑战。

远程医疗和移动医疗应用程序也对医疗服务及患者获取医疗服务的方式产生了深远影响。如今,平板电脑、智能手机、手表、眼镜等移动平台上涌现出大量新的医疗软件应用程序,相关报道层出不穷。远程查看患者数据和医疗影像,以及针对糖尿病、心脏病、家庭保健的远程患者监控系统已十分普遍。这使得残障人士和老年患者无须为例行检查而辛苦奔波。借助软件控制的笔式注射器,患者可以安全地自行注射药物。此外,还有许多增强型诊断检查软件也在不断涌现。移动技术通过缩小收入和地理差异,有助于应对医疗可及性、可负担性和质量等方面的挑战,并为患者和医疗机构提供了获取参考资料、实验室测试和医疗记录的新途径。

生物信息学和新的"大数据"计算能力为收集、筛选和管理大量患者信息提供了可能。人类基因组的测绘和高通量基因组测序技术(又称下一代测序,next generation sequencing,NGS)的应用,打开了基于筛查大量人群特定风险(如癌症)的个性化预防医学的新大门。大规模筛查的成本效益分析使得这种方法更容易被接受。将高通量测序技术融入临床实验室尚处于起步阶段,但其对患者护理具有巨大潜力,可通过个性化干预预防和治疗疾病。虽然高通量测序技术的全部临床和经济价值才刚刚为人们所理解,但这项技术很可能会改变医学的经济学,打破既定的利益相关者的商业模式。随着这些新机遇的出现,新的问题与挑战也随之而来,例如如何保护患者隐私,以及如何处理诊断信息的伦理顾虑。

21.2 新兴技术——机遇和挑战

医疗器械正日益成为集合医疗器械系统和医疗信息技术相的更大生态系统的组成部分。医疗系统部分嵌入在医疗器械中,部分嵌入在企业信息技术基础设施上运行的信息系统中。互操作性、全球网络、无线化、移动平台、云计算、应用程序和大数据正在推动医疗保健的发展。

1. 互操作性

各种医疗计划正在推动医疗器械数据与医疗信息技术系统集成。医疗器械的互操作性是指医疗器械、临床系统或其组件相互联通以安全实现预期目的的能力。[5]互操作性对医疗服务提供者至关重要,尤其是在医院正在合并成更大的集群的情况下。世界各国政府正在推动数据交换,包括欧盟跨境数据交换。[6]

"在医疗领域,互操作性是指不同信息技术系统和应用软件之间交流、交换数据、使用已交换信息的能力。数据交换方案和标准应当确保,无论应用程序和应用程序供应商如何,临床医生、实验室、医院、药房、患者之间都能够共享数据。互操作性意味着健康信息系统能够在组织内和不同组织之间协同合作,为个人和社区提供有效的医疗服务。"[7]

互操作性让新企业进入竞争激烈的专业医疗环境,以此来鼓励创新和提高质量,因为不同的产品不需要通过复杂昂贵的接口就可以进行组合,医疗服务提供者不必只从主导市场的大型供应商寻找解决方案。

2. 网络——有线和无线

医疗器械系统由传统软件设备组成,这些软件设备通过无线或有线网络连接到在通用计算平台上运行的应用程序。在网络的支持下,医疗器械能够实现其功能,并自动化工作流程,如电子健康档案(EHR)临床文档、警报通知、远程监控和治疗输送。

许多医疗活动在本质上是移动的,例如需要在诊断、手术和其他治疗过程中不断转移患者、医护人员和设备等,越来越多的医疗器械系统开始采用无线连接而非有线连接。此外,有线网络速度快、稳定、随时可用,能够在封闭环境中连接,但是,与无线网络相比,有线网络的初始安装和后续维护可能更为昂贵。同样,无线电等无线设备面临许多苛刻的要求,例如功耗、管理、认证、加密、天线设计和射频(radio frequency,RF)性能。

3. 移动——平台和应用程序

传统上,医疗器械行业专注于为医疗服务提供者生产具有嵌入式软件的医疗器械和设备。随着触屏式手持智能手机、智能蓝牙技术和互联网连接的普及,医疗行业正在经历变革,医疗器械公司越来越注重开发移动应用程序,并将其打造成公司的主流产品。因此,各种各样的医疗应用程序不断涌现,例如监测体温和心率的应用程序,提供医疗参考信息的应用程序,提供婴儿护理和视力保健的应用程序,以及专为银屑病、心血管疾病、癌症患者提供帮助的应用程序。这些应用程序变得越来越智能,功能丰富,且以患者为中心。[8]

移动医疗应用程序更易于被患者使用,为医疗行业带来了范式转变,因为这些应用程序大多是专门为消费者和患者设计的,而不是为医生和护理人员设计的。这项技术采取以患者为中心的方式,将医疗决策权交到患者手中。移动应用程序的设计极为简单,应用广泛,已经不再是新奇事物了。移动应用程序的可及性和易用性使得糖尿病和哮喘等慢性病患者可以方便地在家中监测自己的健康状况,也能帮助护理人员更快地做出明智的决策并取得更好的结果。

4. 云计算

云计算,或称"云",是一种模型,它允许随时随地、方便灵活地访问共享的计算资源,如网络、服务器、存储和应用程序,云计算以提供服务的方式而非提供产品的方式提供计算。[9]云计算能够在最大限度减少管理工作或服务提供商交互的前提下,最大限度提高共享资源的有效性,这些资源不仅由多位用户共享,并且可以根据需求动态进行重新分配。云计算分为公有云、私有云和混合云,并提供三种服务模式:软件即服务(SaaS)、平台即服务(PaaS)和基础设施即服务(IaaS)。在医疗领域,云计算提供了一个基础设施,使医疗服务提供者能够在节省资本和减少信息技术支出的同时,获取更多的计算和数据存储资源(例如电子病历、放射学影像、基因组数据),并可能降低医疗信息技术系统和应用程序创新与现代化的障碍。[10]

云计算在数据完整性方面带来了新的挑战,主要涉及第三方管理模式的问题,如对第三方的过度依赖、角色和职责界定不清晰,以及租户过多导致失去控制和治理。医疗数据具有严格的保密性、完整性和可用性要求,云服务提供商必须在遵守政府法规和行业规范的前提下,考虑这些数据要求。因此,医疗服务提供者和医疗行业在转向云计算时,必须谨慎选择和监督云服务提供商,并考虑采用基于风险的方法来决定哪些应用程序迁移到云端,例如临床应用(电子病历、医嘱输入、影像和药房软件)和非临床应用(收入周期管理、自动患者计费、成本核算、薪资管理、索赔管理)。保持对供应商的控制至关重要,包括强调合同、使用政策、认证、质量体系、安全性、审计和检查,以确保云计算的合规性,直至其退役。

5. 网络安全和数据隐私

医疗器械系统的安全问题涵盖了从普通的患者护理不可用问题,剥夺患者应得的护理,到植入式心脏起搏器和患者佩戴的胰岛素泵遭到黑客攻击,使患者面临严重风险。尽管网络化的医疗器械,如移动应用程序和云应用程序,具有许多优势,但它们的安全性不足,需要持续的支持和维护,因此带来了众多挑战。

除了这些挑战,网络化医疗器械还面临数据安全和隐私问题,这些问题源于设备安全漏洞,可能导致数据丢失、被盗或被攻击。存储在云端或通过网络传输的数据可能包含个人、私人和机密的医疗信息,需要采取适当的保护措施,防止信息被泄露、滥用或不当披露。

最近,一些技术熟练的患者及其家属开始使用移动应用程序和无线射频技术来"入侵"自己使用的家用医疗器械,以获取更多医疗数据。《华尔街日报》最近发布的一篇文章强调了这一新趋势,并列举了几个例子,其中一个例子是,有一位儿童患有 1 型糖尿病,其父母开发了一个设备接口和应用程序,拦截孩子的葡萄糖监测数据并将其传输到手机上,以便远程监测孩子的血糖水平。用户之间正在共享此类软件,并进行修改和"改进",类似于"开源"软件。此前也有报道称,患者对医疗器械进行了类似的修改,涉及胰岛素泵、除颤器和用于测量食管酸度的设备。

有些患者甚至对其助听器进行了改装,增加了播放音乐的功能;而有些患者使用 3D 打印机自行制造假肢。患者开发的新功能超出了制造商提供的范围,经常在医生不知情、未经监督的情况下超出说明书使用这些产品。这种改造行为是在未经许可的情况下变更了医疗器械的预期用途,引发了责任与监管问题,监管机构、医疗器械制造商和临床医生对此很是担忧。目前,监管机构采取了基于风险的方法,并与这些"公民黑客"代表会面,讨论相关问题,包括黑客攻击如何影响患者安全,用户如何获得技术支持,软件更新如何分发,以及是否有措施可以防止未授权的数据访问。[11]

6. 生物信息学和基因测序

生物信息学是一个跨学科领域,涉及计算机科学、统计学、数学和工程学,旨在开发用于理解生物数据的方法和软件工具。计算机编程用于识别候选基因和核苷酸,以更好地理解疾病的遗传基础以及不同人群之间的适应性或差异。由于人类基因组由大约 30 亿个核苷酸组成,研究通常涉及对整个基因组或其特定部分进行"测序"(确定核苷酸的排列顺序)来分析大量数据。通过识别可能引起特定疾病的突变核苷酸序列变化,研究人员可以确定各种诊断测试、新治疗方法或跟踪某些产品质量的方法,例如由病毒制成的疫苗。

对低成本测序的高需求量推动了高通量测序(NGS)革命。高通量测序技术生成的数据集(大数据)非常庞大且复杂,大多数计算机系统甚至难以对其进行存储、搜索、分析,或将其传输到其他计算机系统。高通量测序技术使用一种复杂的技术将基因组切割成数百万个小片段,然后借助精密的化学技术忽略"垃圾"片段,并为研究选定的片段生成数百份的副本。借助高通量测序技术,科学家能够同时分析数百万个基因组片段,识别可能属于突变的核苷酸序列的变化,快速完成基因测序。[12]

7. 人工智能

如今,人工智能(AI)在医疗领域已经成为现实。尽管神经网络在 2014 年才脱颖而出,在此之前,其他经典和概率形式的人工智能早已应用了几十年。医疗服务提供者已将人工智能技术嵌入其设备、工作流程和决策过程之中。与其说人工智能会取代医疗行业的人类组成部分,医生们更倾向于将其视作一种必要的工具或是帮手,帮助他们改善患者的结果。

软件供应商正采取措施让人工智能变得大众化,从而使各领域专家在即便不具备深入的软件专业知识的前提也能够训练自己的人工智能。领域专家最适合研究人工智能失败之处,确保训练数据集包括预期用途的极端情况,并达到稳健性(robustness)。在这种趋势下,医疗卫生专业人士选择定制软件,借此实现新的目标,或最大限度地提高在特定环境中以及在特定工作模式下的性能。机器学习还可以实现个性化医疗服务,能够让医疗器械适应患者,而不是让患者适应医疗器械。

机器学习有望在运行时为实现新的目标而自行更新代码,而无须人工参与。如今,能够在运行时经历进化式变化的人工智能仍旧没有真正出现。原始制造商如何验证及确认此类软件仍然是一个研究问题。

只有获得用户的信任,基于人工智能的医疗器械才能在医疗实践中找到用武之地。信任是一个多维变量,隐私、保障、性能、安全、道德和透明度对于构建信任发挥着关键作用。值得注意的是,人工智能缺乏可解释性和可审核性,这引起了监管机构的注意。尽管人工智能在放射学领域已经积累了几十年的应用经验,产生了很多有趣的例子,但是人工智能的透明度和可审核性仍然是科学技术的一个新兴领域。

21.3 监管框架

1. 医疗器械软件监管

监管软件并不容易,软件可能会让监管机构陷入困境,因为制定全面的法规一直存在问题。监管机构认识到,简化监管规定以避免出现不必要的监管碎片化和过度监管十分重要,因为这可能会阻碍关键新技术的发展。然而,监管机构必须确保提供充分的指导与监督,发现问题并尽可能减少故障,这也是他们应承担的公共卫生责任。虽然医疗器械的定义在不同的司法管辖区仍然存在一些细微差异,但大多数司法管辖区都将软件包含在医疗器械的定义之中。然而,关于哪些软件在法规监管范围之内、哪些要求适用于软件,国际上存在重要差异。FDA 在 21 CFR 820《质量体系法规》C 部分《设计控制》[13]中规范了软件的要求,该规定要求医疗器械应具备受控制的设计过程,涵盖设计生命周期全程的多项活动和交付成果。此外,FDA 还发布了一项政策[14]和多份指南[15-18],规定了受 FDA 管辖的软件。在欧盟,软件受《医疗器械法规》[19](欧盟 MDR)或《体外诊断医疗器械法规》[20](欧盟 IVDR)监管。《MDCG 软件定性和分类指南》[21]提供了一个决策树,用于确定哪些软件需要根据欧盟 MDR 和欧盟 IVDR 进行监管。

国际上,ISO 13485[22]是医疗器械制造商质量管理体系(QMS)标准。全球医疗器械公司都在寻求这一标准的认证,因为包括澳大利亚、加拿大和欧盟在内的多个国际监管机构都要求医疗产品在其司法管辖区上市前符合该标准。ISO 13485 第 7.3 部分与美国 FDA 的《质量体系法规》(QSR)中的设计控制要求保持一致,同时还要求在设计开发过程中确定适用于软件的各种设计生命周期活动。软件的监管需要遵循这些综合性法规和标准,并结合 ISO 14971[23]进行风险管理,ISO 14971 标准是全球范围内协调程度最高的标准之一。

在国际上,各大监管机构已经协商确定了软件临床评价的三大要素,分别是科学有效性、分析性能和临床性能。[24]欧盟委员会和欧盟成员国在《MDCG 2020 - 1 医疗器械软件临床评价(MDR)和性能评价(IVDR)指南》[25]中对这三大要素做出了解释,该指南根据欧盟 MDR 和欧盟 IVDR 针对确定临床评价的适当水平提供了框架。通过上市后监督过程,制造商可以确保其医疗器械产品的安全性以及产品性能在使用寿命内保持最新水平。

医疗器械制造商可以借助各类信息来源实施软件最佳实践。首先,FDA 和其他地区的监管机构发布了很多指南文件以及其他类型的建议,其中监管机构阐述了他们认为适当的实践方法。其次,由私营和公共部门代表组成的国际标准制定组织和任务组发布了越来越多的自愿性标准。其中第一份也是最有影响力的一份标准于 1997 年 6 月发布,并于 2019 年 9 月更新,即《在医疗器械中使用现成软件》[26]。该指南概述了为证明商用现成产品(COTS)能够安全使用所需的文档类型和级别,并引入了非常重要的生命周期管理概念。大约在同一时间,FDA 发布了一份详细的指南,即《医疗器械制造商设计控制指南》[27],在设计控制过程方面为医疗器械制造商提供指导。

另一份重要的指导文件——《软件确定的一般原则:行业和 FDA 员工最终指南》[28],强调了良好软件工程实践。此外,《医疗器械所含软件上市前申报内容指南》[29]根据关注程度对软件进行分类,要求对重大或中等关注的高风险软件进行更为严格的审查。

注:如果软件故障或潜在缺陷可能直接导致患者或操作人员死亡或重伤,则关注程度为"重大"。如果软件故障或缺陷可能直接对患者或操作人员造成轻伤,则关注程度为"中等";如果软件故障或缺陷不太可能对患者或操作人员造成伤害,则关注程度为"轻微"。

国际上,美国医疗仪器促进协会(AAMI)是制定医疗产品软件相关标准的重要机构。

其下一代标准 IEC 62304《医疗器械软件——软件生存周期过程》已在其他组织间实现了协调统一(ANSI/AAMI/IEC 62304:2006)[30]。该标准可以协助制造商实施基于风险的软件开发和维护方法。IEC 82304-1《健康软件——产品安全的一般要求》[31]是软件产品专用的基本配套标准,因为其增加了软件确认和安全性要求。

医疗器械软件开发人员还可以参考一系列人因可用性工程的标准和 FDA 指南,了解如何主动应用人体工程学方法,避免出现易混淆的按钮、模棱两可的图标以及其他最终可能导致使用和用户错误的设计缺陷。[32-35]同样,IEC TR 80002-1[36]根据 ISO 14971 标准,提供了将风险管理应用于医疗器械软件的指导。其他的 FDA 指南涉及在不同环境中的各种软件应用情况。[37,38]

2. 自动化工具和企业系统的法规

在美国,有关电子记录和电子签名计算机系统的法规已经实施了 15 年多,[39]相关的监管指南在过去十余年里一直保持稳定。[40]除了新增加的医疗器械唯一标识(UDI)系统规定以外,自动化工具和企业系统的法规框架已经很成熟,近期不太可能发生重大变化。一直以来,自动化工具确认和管理的法规框架高度依赖医药行业的指南,例如,综合性指南《良好自动化生产规范》(GAMP 5),具体指南《良好全球信息系统指南》和多份针对用于过程控制、实验室、校准、信息技术基础设施、电子记录保存的自动化工具的《生产质量管理规范》,以及一份关于 GxP 系统测试的详细指南。[41-48]同样,《药品检查公约》和《药品检查合作计划》(统称为 PIC/S)是由全球 44 个卫生机构组成的联盟,负责制定监管检查指南。PIC/S《良好医疗产品生产规范》[49]的附录 11 规范了计算机化系统的基本要求。最近,医疗器械行业也制定了行业指南,即 AAMI TIR 36《规范化流程的软件确认》。[50]

3. 不断变化的监管环境

随着信息技术的不断发展,许多司法管辖区监管框架出现变化,由此,软件监管环境也在发生巨大变化。这些框架与协调的国际认可标准和指南紧密相连,这些标准和指南本身也在迅速发展,努力跟上医疗环境和技术方面的变化。许多政府既需要在医疗领域进行技术推广,同时也需要进行技术控制。移动技术平台、无线技术、云计算、边缘计算以及人工智能的出现正在改变世界各地医疗面貌和监管环境,因为使用这些新技术带来了全新的挑战,涉及多个政府机构。监管变化有些难以预测,而且在多个司法管辖区之间也并不一致。

近年来,监管机构(包括卫生当局和其他监管部门)之间不断加强协同合作、政策协调和数据共享。例如,国际医疗器械监管者论坛(IMDRF)的成立旨在促进澳大利亚、巴西、加拿大、中国、欧洲、日本、俄罗斯、新加坡、韩国和美国等成员国之间的监管协调。IMDRF是一个自愿性组织,IMDRF 建议的实施在不同的司法管辖区存在差异。IMDRF 发布了下列几份重要的软件文件。

(1)《医疗器械独立软件(SaMD)》[51]:该文件记录了 IMDRF 成员国的共识决定,定义了符合医疗器械定义的独立软件产品。根据这一定义,医疗器械独立软件可以在边缘计算平台上运行,包括医疗器械中的计算平台,但不包括控制硬件的软件。相反,欧盟使用"医疗器械软件(MDSW)"这一术语来描述旨在实现医疗目的的软件,无论其是否控制或驱动硬件医疗器械。

(2)《医疗器械独立软件风险分类和相应考量的可能框架》[52]:监管机构使用此框架来确定哪些软件属于其监管范围,并为其分配相应的监管类别。

(3)《医疗器械独立软件临床评价的方法论原则》[53]:该文件概述了进行软件临床评价的基本原则。

(4)《医疗器械唯一标识系统应用指南》[54]:该文件的附录 1 包含了如何将医疗器械唯一标识编号应用于软件及其包装的说明。

许多国家和地区在其监管中采用了 UDI 系统。UDI 编码由产品标识(DI)和生产标识(PI)组成。借助 UDI 编码,不同国家和地区可以交换信息、追踪医疗器械的安全性和性能趋势。UDI 编码可以在计算机系统之间提高交互、扩大信息共享,包括企业资源规划(ERP)、医疗器械分销、不良事件报告、召回报告、医疗器械跟踪、上市后监督和上市前申报。因此,许多制造商、进口商和分销商在整个流程中使用 UDI 编码来构建、连接自动化工具。在一些国家(例如捷克共和国),卫生机构还要求将高风险医疗器械的 UDI 编码存储在患者的电子记录中。

欧盟还推出了基本 UDI-DI。基本 UDI-DI 用于描述制造商产品组合中具有相同预期目的、器械类别、基本设计和生产特性的一组产品。一个基本 UDI-DI 可以包含许多 UDI 编码,但一个 UDI 编码只能有一个基本 UDI-DI。基本 UDI-DI 用于欧洲数据库 Eudamed,可以体现在公告机构证书、符合性声明、技术文档、安全性和临床性能摘要以及自由销售证书之中,但不得出现在产品标签之中。欧盟在 MDCG 的《医疗器械软件 UDI 分配指南》[55]中明确了软件获得新的基本 UDI 编码的条件。

尽管欧盟 MDR 和欧盟 IVDR 对医疗器械软件提出了非常严格的要求,要求绝大多数医疗器械软件进行公告机构合格评定,其他司法管辖区已经放宽了对某些软件类型的要求。例如,在美国,当《21 世纪治愈法案》(Cures Act)于 2016 年 12 月 13 日签署成为法律时,第 3060(a)条修订了《联邦食品、药品和化妆品法案》,在其中增加了第 520(o)条,采取基于风险的方法,并将某些软件功能排除在医疗器械的定义之外。FDA 发布了一项政策[56]和几份指南文件[57-59],以明确其修订后的监管范围。FDA 明确表示不会因为移动平台可以运行移动医疗应用程序,而将移动平台制造商(例如手机制造商)视为医疗器械制造商。FDA 将专注于移动应用程序软件的功能,而非软件所在平台。FDA 已经多次表示不打算重点关注电子病历领域,并将对大多数医疗应用程序行使自由裁量权,即使这些应用程序在技术层面符合医疗器械的定义。例如,对于那些鼓励人们改善生活方式或提供信息来帮助管理疾病或改善健康状况的移动应用程序,FDA 通常不会实施监管要求。相反,FDA 正在监管风险较高的医疗器械功能(例如将移动平台转换为超声波设备以监控未出生胎儿健康状况的应用程序)。

在美国,一些医疗软件不再被视作医疗器械,其中几个重要的实例包括用于药物相互作用/禁忌证警告、预防性护理提醒以及告知医生护理标准的软件系统。不过,FDA 仍然监管风险较高的临床决策支持系统,如计算机辅助诊断、放射治疗规划和心电图分析,并继续监管行使医疗器械功能的软件。

此外,FDA 在指南中明确表示不打算对 iTunes 应用商店或安卓市场等软件应用销售渠道进行监管。与之相反的是,欧盟 MDR 和欧盟 IVDR 都在第 6 条规范了医疗器械和医疗器械软件服务的远程销售。

多个医疗器械和数据系统之间的互操作性促进了更大范围内的临床信息共享。数据共享的基础是遵守一套共同的国际公认标准。其中一个最早的也是最成功的互操作性标准是 NEMA/ISO 12052《医学数字成像和通信》(DICOM),这是 20 多年前首次开发的,也是在多个数据系统之间传输、查看医学成像的基础。最近,IEEE/ISO 11073 医学信息学系列标准规定了各种医疗器械类型之间实现互操作性所需要的设计特征。一致性评价实体往往通过开发测试来确认互操作性,测试产品是否符合标准,透明地共享产品性能的测试结果,从而促进更广泛地采纳可互操作的解决方案。

欧盟委员会已确定 27 份医疗健康信息集成(integrating the healthcare enterprise, IHE)规范[60],卫生机构可以在其招标文件中包含这些规范。这些 IHE 规范促进了欧盟成员国内部的互操作性,但从跨境互操作性的角度来看,仍有很长一段路要走。为了促进这一目标的早日实现,欧盟委员会颁布了一项关于在欧盟内部实现电子健康档案跨境互操作性的建议。[61]

互操作性与软件安全密切相关,软件安全本身就是一个日益严重的全球性问题。无论是在整个市场还是在医疗器械行业,国际黑客攻击、数据盗窃和个人隐私泄露等事件与日俱增,促使监管机构增大审查力度,人们期望医疗器械制造商能够提供额外的保障措施,以保护其医疗数据库、患者记录和医疗器械软件。从商业的角度来看,医疗器械制造商对保护其知识产权和专有商业机密信息也有同样的担忧,因为这些信息大部分都存储在计算机系统中。

FDA 颁布了几项网络安全指南和通知[62],涉及医疗器械面临的诸如病毒、蠕虫等网络安全威胁以及未经授权访问网络或连接医疗器械造成的威胁。欧盟网络安全局(European Union Agency for Cybersecurity, ENISA)颁布了《良好物联网安全实践:安全软件开发生命周期》[63]、医院网络安全采购指南[64],以及适用于各部门的其他指南。为降低医疗器械上市之前的网络安全风险,FDA 和欧盟委员会还发布了指南[65,66],要求医疗器械制造商在上市前注册申报资料或符合性评估中包含网络安全问题应对方案,由此,FDA 和公告机构就能够在应对方案不充分的情况下拒绝许可或批准医疗器械。

国际上也制定了一些公认标准来应对信息技术和网络安全风险,[67-72]医疗器械制造商应当借助这些标准来提高其医疗器械软件和信息技术网络的稳健性和安全性。在 2013 年,FDA 认可了 25 项与互操作性和网络安全相关的自愿性标准,以帮助医疗器械制造商研发互相配合良好且与其他医疗信息技术产品和系统配合良好的安全器械。[73]同样,FDA 发布了指南[74]以促进射频无线技术在医疗器械中的应用。

在全世界范围内,数据管辖权、安全、隐私与合规相关的担忧影响了医疗组织采取最先进的技术。在美国,联邦法律《健康保险流通与责任法案》(HIPAA)要求医疗卫生组织保护患者的健康信息,同时对如何收集、处理、使用、披露、保护医疗信息执行严格的安全和隐私法规。2009 年施行的《经济和临床健康信息技术法案》(HITECH 法案) 规定,医疗卫生组织如果泄露患者健康信息,将会致使自身声誉受损并且受到严厉处罚。同样,欧盟实施了《通用数据保护条例》(GDPR),[75] 该条例在处理个人信息和此类数据的自由流动方面为个人提供了保护,相关规定同样适用于医疗领域。

此外,随着云计算的普及,世界各地的监管机构陆续提出了遵守各自法规的"云倡议"。例如,FDA 于 2013 年 1 月成立了一个跨中心工作组,包括药品评价与研究中心 (CDER)、生物制品评价与研究中心 (CBER)、器械和放射卫生中心 (CDRH)、兽医中心 (CVM) 以及法规事务办公室 (ORA)。[76] 该工作组分别与大中小型制药和生物技术公司进行了交流,了解其部署模式、云计算策略和面临的挑战,并参考了大小型信息技术咨询公司及其顾问、信息技术专家、审核人员、质量专员和法规事务专员的意见。如今,医疗器械制造商的云合规策略包括:① 美国 FDA 的 QSR 或 ISO 13485 标准,其用于质量系统采购控制,包括云供应商审核;② 21 CFR 11,其用于记录和云端记录保存[77];③ ISO/IEC 27001,其为包括云在内的信息安全管理系统提供规范和认证;④ 国家标准与技术研究院:NIST SP 800 - 144 和 ENISA,其概述了云安全和隐私挑战,提出对其威胁、技术风险和保障措施的见解,并对组织将数据、应用程序和基础设施外包到公共云环境中提出建议。[78]

医疗器械软件的变更给医疗器械制造商带来了业务和监管上的难题。频繁变更软件的驱动因素包括强烈的客户需求和业务需求。一方面,制造商承受着修复已知软件问题的压力,另一方面,他们又急于通过新增功能来吸引客户。通常情况下,制造商会在产品的一个版本中进行多项软件变更,这包括添加新功能、增强现有功能以及修复错误。如果软件变更无须进行申报和提前申请审批,那么制造商就可以尽快实施变更。同时,制造商内部也面临着尽可能减少申报次数的业务压力,因为提交申报资料会大大减缓产品发布进度。然而,医疗器械制造商面临着一个很棘手的问题:是否需要提交新的申报文件,以及应该在哪个管辖区提交。倘若判断错误,会面临重大监管处罚。在界定哪些软件变更需要提前申报方面,监管机构并未提供一个明确的标准,并且不同管辖区之间的监管标准存在较大差异。因此,制造商必须根据所有司法管辖区的监管报告要求,严格审查所有软件变更。新版本中的大部分变更不需要进行申报,但有些变更则可能需要进行申报。在设计确认期间,每个软件变更都需要与上一个已获得监管许可的软件版本进行单独评估,以确定是否需要提交新的 510(k) 或告知第三方公告机构。2017 年,FDA 发布指南专门给出了何时需要为一个现有器械提交软件变更的 510(k)。[79]

21.4　医疗器械制造商全球软件策略

显然,世界各地的监管机构都担心医疗器械的失效。医疗器械应当安全有效,能够挽救生命并改善个体的健康状况。FDA 等监管机构负责保护公众健康,同时避免过度监管,减少不必要的重复工作。要实现这一目标,可以在一个统一的框架内简化全球法规,这需要国际统一的标准来提供针对软件面临的挑战的具体指导。

IEC 62304[80]协助制造商在产品全生命周期中采用基于风险的软件开发方法和维护方法。该标准根据医疗器械故障可能对患者、操作员或其他人造成的危害,为软件"系统"和软件"项目"分配一个软件安全"等级":不会造成伤害或损害健康,为 A 级;可能会造成不严重的伤害,为 B 级;可能会导致死亡或重伤,为 C 级。IEC 62304 可能是现今医疗器械行业最广泛引用也是最有效的基于风险的软件生存周期标准,也得到了 FDA 的认可。

医疗器械行业使用多种软件开发方法或软件生存周期模型,为在整个生命周期的成熟过程中开发和维护医疗器械软件提供了结构化的方法。[81]这些方法和模型的特点是跨越从产品构思到软件退市的一系列过程。IEC 62304 不要求制造商采用某种特定的方法,而是要求各过程的输入和输出之间在逻辑上呈现依赖关系,这一关系也适用于以下任意方法。

(1)瀑布模型:这是一个"一次性"的开发策略,即一次性执行开发过程。简单地说也就是确定客户需求、明确要求、设计系统、运行系统、测试、修复、交付。

(2)增量模型:这种开发方法先确定客户需求、明确系统要求,随后在一系列版本中逐步完成剩余的开发任务。第一个版本先满足一部分预期功能,下一个版本增加更多功能,直到系统完成。

(3)演化模型:这一开发方法也是通过系统建构来完成开发过程,但与增量模型不同的是,演化模型认为用户需求没有得到充分理解且无法预先定义所有要求。演化模型预先确定部分客户需求和系统要求,随后在后续版本中逐步加以完善。

21.5　瀑布模型

传统上来说,医疗器械行业采用线性或瀑布模型(或其变体 V 模型)。瀑布模型有以下优点:(1)软件开发人员和其他跨职能团队成员即便缺乏相关开发经验,也能轻松理解、使用该模型。(2)资源规划和管理较为直观。(3)瀑布模型通过模拟设计控制过程提供了有序的跟踪系统,可以随时掌握信息,通过客观证据、文档、审查来确保软件的质量、可靠性、可维护性、遵守现行法规的要求。然而,使用者很容易陷入误区,仅依靠阶段性审查把握重点问题,却将关键系统的集成和测试留到项目末尾,如果出现严重的设计缺陷,更加难以纠正。此外,瀑布模型还存在灵活性不足、开发速度慢、成本相对较高、结构管理要求高等缺陷,限制了软件迭代、响应需求、更改设计的机会。在项目结束以前,客户、内部利益相关者很少能够参与到项目的过程中来。[82]

V 模型是瀑布模型的一种变体,在医疗器械公司中很受欢迎。V 模型有助于建立要求和设计要素之间的追溯性,具备相关的验证和确认步骤,还提供结构并确保开发过程透明合规。在 V 模型中,不同层级的测试(例如单元测试、集成测试和系统测试)需满足相应层级的系统要求和设计规范。

21.6　敏捷开发/Scrum 方法

敏捷开发是一种结合迭代与增量理念的软件开发方法,在软件专业人士中得到了广泛应用。推动这一方法发展的非营利组织——敏捷联盟[83]，描述了这一方法的演变历程：

"20 世纪 90 年代末，几种软件开发方法开始受到越来越多关注，每种方法都在不同程度上结合了旧思想、新思想以及变化的旧思想，但它们都强调程序员团队和业务专家之间要密切合作、面对面沟通（比书面文档更高效）、频繁交付新的可应用的商业价值、自发组织且联络紧密的团队、编写代码和整合团队的方法，让这类不可避免的需求变动不致成为危机。"

要理解敏捷开发和传统开发方法之间的内在区别，必须了解敏捷开发背后的背景和理念。敏捷联盟发起了敏捷运动，并编写了敏捷宣言。[84]敏捷宣言更为注重某些理念，例如，人员互动胜于过程和工具、可用的软件胜于详尽的文档、客户合作胜于合同谈判、响应变化胜于遵循计划。

敏捷开发方法有多种，其中 Scrum 似乎最受欢迎。Scrum 联盟[85]是一个非营利性的专业会员组织，致力于提升公众对 Scrum 的认知和理解。该组织描述了 Scrum 的方法（图 21 - 1）：

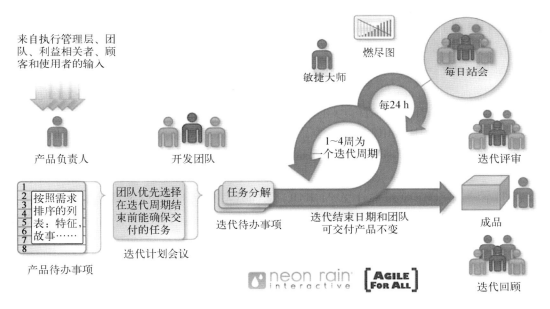

图 21 - 1　Scrum 方法

来源：*Intro to Agile. Agile for All* website. http://www.agileforall.com/intro-to-agile/. Accessed 17 July 2020.

"产品负责人列出一个名为产品代办事项（product backlog）的优先愿望清单。在迭代计划会议中，开发团队从愿望清单的顶端抽出一部分，也就是迭代待办事项（sprint backlog），并决定如何实现这些目标。开发团队通常有 2~4 周的迭代周期来完成其工作，但每天都会开会评估进度（每日站会）。在这一过程中，敏捷大师（Scrum Master）会要求开发团队专注于自己的目标。迭代周期结束以后，这项工作就具备潜在的可运输性，即可以准备交付给客户、放在商店货架上或向利益相关方展示。"

迭代评审和回顾完成后，这一次的迭代周期就结束了。下一次迭代开始时，团队再从产品待办事项中选取一部分，重新开始工作，如此循环重复，直至完成全部的产品待办事项,此时预算耗尽、截止日期也到了。这些代表工作结束的时间节点都是根据特定项目来确定的。不论何种因素阻碍了工作,Scrum 方法都可以确保在项目结束的时候已经完成了最有价值的工作。[86]

许多医疗器械公司都表示在不同程度上使用敏捷开发/Scrum 方法,但混合使用敏捷开发和瀑布模型似乎是最受欢迎的方法。这种混合模型可以适应在高度规范环境中的工作,确保满足所有适用的监管要求,同时实现敏捷开发的潜在效益。这些公司通常从小型试点项目开始,随着实践不断成熟、信心不断增强,逐渐扩展到其他团队中。端到端的产品开发过程依然使用瀑布模型,但在开发阶段采用敏捷开发。在这个中间阶段,每个迭代周期都像一个"迷你瀑布",包括要求、设计、实现、验证和确认的迭代。每个迭代周期结束时,开发人员对各种文件进行基线化(baseline)和全面审查,以确保遵守监管要求。经过各种迭代,开发人员可以与营销人员积极互动、演示工作软件,营销部门作为客户代表,可以为开发人员提供反馈,以纳入下一次的敏捷迭代。医疗器械行业的敏捷开发实践者报告了这种方法的益处,例如,在过程难以应对不断变化的业务需求、软件抽象进程不明显的情况下,敏捷开发消除了传统瀑布模型带来的风险。此外,敏捷开发侧重于质量,用优先性确保产品的正确性;侧重客户协作以满足需求,提高效益;通过提升效率、速度和降低成本的方式提高生产力;改进估算和规划能力以实现可预测性。

新兴趋势表明,与瀑布模型相比,敏捷开发能够提高患者的安全性,因为瀑布模型的前提是,在开发阶段之前收集的需求永远不会改变。瀑布模型的项目周期长(12~24 个月),会导致软件功能"蔓延",超出最初的需求范围,从而进一步推迟产品发布。而敏捷开发则秉承另一种理念,即期待和鼓励变化,因为在产品开发周期中会学习到更多知识和信息。此外,在瀑布模型中,开发团队通常会在需求分析、软件设计、软件编码等工作全部完成之后,才会征询客户反馈。而此时如果要增加客户的需求,那么需要对设计进行重大变更。对此,敏捷开发的解决方式是,每隔一段时间就向客户发送工作代码,以获得下一次迭代的反馈。敏捷开发倾向于增加互动,减少内部和外部各种利益相关者之间存在的障碍。

21.7 AAMI TIR 45

美国医疗仪器促进协会发布了 AAMI TIR 45:2012(《在医疗器械软件开发中使用敏捷实践指南》)[87]以帮助阐明如何为医疗器械行业的监管环境量身定制敏捷开发方法。该文件介绍了监管机构和敏捷用户社区(包括医疗器械行业)的观点,统一了目标、价值观、原则和实践。例如,该指南将敏捷实践与 FDA 的 QSR、ISO 13485、ISO 14971、IEC 62304 结合起来,还将敏捷实践与 FDA 医疗器械所含软件的软件确认和上市前注册申报的一般原则指南联系起来。它包括规划、文档、设计审评、产品定义和要求、软件架构、详细设计、实施和单元验证等主题。早些时候,医疗器械开发和软件开发两种环境存在不同的术语,导致了沟通障碍。该文件还举例说明了敏捷术语,如配对编程、测试驱动开发(test driven development, TDD)和用户故事,可以分别与医疗器械行业术语(如设计审评、验证和产品定义)相匹配。同时,还强调了如何在质量管理体系中应用敏捷开发来管理业务风险和安全风险,并生成具有业务价值的文档。

FDA 还鼓励医疗器械行业在遵守法规的前提下使用敏捷开发方法。FDA 参与 AAMI TIR 工作组一同开发了 AAMI TIR 45 指南。FDA 的软件确认通用原则指南及其关于整合软件生存周期管理和风险管理活动的建议表明,使用敏捷开发可以促进产品全生命周期的风险管理,并在产品生命周期全程进行产品确认,而非只是在流程结束时才进行确认。敏捷开发的测试、审评和迭代活动可以根据监管要求进行定制,以满足 QSR 和 ISO 13485 要求,例如 21 CFR 820.30 C 部分和 ISO 13485 第 7.3 条(设计控制)和 21 CFR 820.100 J 部分和 ISO 13485 第 8.5 条(纠正和预防措施),这些要求对应用敏捷开发具有直接影响。AAMI TIR 45 详细介绍了 FDA 和国际监管机构对在医疗器械行业应用敏捷开发的期望,并列出了医疗器械公司必须遵守的重要监管要求清单。

21.8　未知来源软件

常见的做法是将"开源"软件用作医疗器械软件中的软件工具和组件。商用现成软件拥有可以确定的实体开发人员或供应商。然而,有些软件无法确定软件代码的开发人员或供应商,这类软件称为未知来源软件(software of unknown provenance or pedigree, SOUP)。IEC 62304 将未知来源软件定义为"已经开发且通常可得到的,并且其开发目的并不以集成在医疗器械内的软件项(也称为"成品软件"),或以前开发的、不能得到其开发过程足够记录的软件"。由于未知来源软件的供应商无法确定,因此无法进行供应商资格认证或评估等传统的采购控制措施。与商用现成软件不同,未知来源软件不使用任何已知和已有记录的软件开发过程或方法,因此,医疗器械制造商无法检查或依赖软件开发人员的系统开发生存周期(systems development lifecycle, SDLC)。[88]医疗器械制造商持有未知来源软件源代码,但无法获得稳健可靠且充分记录的系统开发生存周期过程所产生的大部分工作。对于未知来源软件,最重要的问题是在软件与所开发或管理医疗器械相关的危害之间建立明确关系。按照 IEC 62304 规定的基于风险的方法,并辅之以医疗器械制造商采用的其他控制措施,将未知来源软件集成到特定医疗器械可能是适用的。例如,应使用代码审评、静态分析和广泛测试等工具对未知来源软件进行检测和评价。未知来源软件不适合风险较高的应用,除非可以充分评价其安全性。

1. 设计历史文档编制策略

由于 FDA 的 QSR 和 ISO 13485 的统一设计控制要求以及 ISO 14971 的风险管理要求,任何组织的全球软件团队的软件文档实践都相当一致。软件团队成员无须进一步解释交付成果即可支持各种软件生存周期活动,包括软件需求分析、架构图、设计描述或规范、设计和代码审评、验证和确认(或单元、集成和系统测试)、风险管理,以及可追溯性矩阵。其中许多交付内容都包含在各个地区的上市前申报资料中,例如美国的 510(k)和上市前批准申请以及欧盟的技术文件和设计档案。此外,标准的软件开发方法(如瀑布模型、敏捷开发)和 IEC 62304 等软件协调标准,进一步推动了全球软件开发团队使用共同的软件生存周期框架、术语、实践、可交付成果。目前,全球软件开发团队面临的问题不再是判断需要提交哪些软件文档以证明符合各监管机构的要求,而在于如何显著改进行业编制软件文档并在软件生存周期全程维护文档的方式。

在迭代开发环境中,系统开发生存周期全程都需要进行跨职能利益相关者的审评和批准,传统的软件文档编制方式逐渐变得低效、无效且不适用。软件工程师应在其设计和编码工具所在的同一生态系统中轻松、频繁地发布和更新每一次软件迭代周期中的文档,而非将编制软件文档视为软件开发和维护活动之外的独立任务。此外,还需要找到更好的方法来实时捕获设计文档中的有用内容,这些可以作为产品生命周期中各种系统开发生存周期活动的副产品。这种方式可以让软件工程师发挥创造力做自己最擅长的事情,即编写代码,同时减少在编制文档上花费的时间。

现今,市场上有许多系统开发生存周期工具能让软件团队在开发和维护期间积极合作,并实时发布要求、设计、测试、代码、设计审评、可追溯性和其他交付成果。应用端到端的系统开发生存周期工具和内置电子模板,可以让设计文档在系统开发生存周期全程实现半自动捕获。虽然这些工具可能不符合 21 CFR 11 的要求,但它们可以集成到传统的文档控制系统中,也可以经过定制以适应电子设计历史文档(electronic design history file,eDHF)系统中的正式审评和批准工作过程。系统开发生存周期工具供应商在满足此类医疗器械软件行业需求时也必须保持警惕。随着开发环境变得越来越强大,监管带来的影响越来越深,例如,软件团队采取敏捷开发/Scrum 方法,传统文档编制的概念发生了重大变革,此时非常需要开发能够完全集成到质量管理体系中的下一代开发生存周期工具。

此外,随着系统开发生存周期工具拥有了越来越多的控制功能,它们也可以减轻监管机构和法规专业人员的文档编制负担。例如,这些工具可以在持续集成系统中有效地执行软件配置和构建管理。它们还支持具有实时关键风险和安全指标的可视化仪表板,可以在将软件交付给客户之前预测软件的健康状况(例如,未解决的缺陷的数量、类型、严重程度)。此外,这些工具可以提高生产力,减少软件工程师手动编写无益于确保产品安全有效的交付物。使用系统开发生存周期工具进行端到端自动化有助于在商业需求和遵守监管要求之间达到平衡。

法规和质量专业人员在监管和业务风险方面经常与软件开发人员和信息技术部门存在分歧,而且关于实际需要多少文档以及监管机构接受哪些文档也存在错误信息。出于担忧和不确定性,许多医疗器械公司默认采用最烦琐的文档编制方法,这本身可能会造成某些意想不到的后果。无论如何,对于软件开发团队和项目管理等内部利益相关者以及客户和监管机构等外部利益相关者来说,充足且高质量的软件文档在医疗器械软件行业显然具有合法的商业价值,也是每个软件开发项目必不可少的交付产品。[89]

2. 自动化工具策略

互联网和全球宽带网络的普及使得自动化工具的使用方式发生了重大变化,并且这些创新正以指数级别不断扩展。因此,有越来越多的机会将多个医疗器械公司连接起来,进行全球产品开发、质量系统实施和监督管理。全球协作工具和共享数据系统还可以让来自世界各地的成员组成全球产品开发团队。

在全球企业的计算机系统策略下,自动化工具和数据系统能够最有效地得以实施,这一策略包括:

（1）建立计算机化系统和软件应用程序的全球清单;

（2）对采购新的自动化工具、应用程序和数据库进行监督和控制;

（3）确定各个全球系统的"系统负责人"（负责业务）;

（4）各个系统的全球系统合规性评估;

（5）基于风险的系统分类的全球确认主计划;

（6）全球应急规划和灾难恢复策略。

这种全球企业范围的策略具有几个商业论证方面。首先,在多个地点使用相同的工具和数据库时,更高效的工作流程和数据捕获、决策时可以随时访问共享数据、为跟踪监管活动的进度和状态提供最新指标和数据等,可以节省大量成本。购买、实施、确认、维护重复的计算机化系统也很昂贵,因此从整体开销的角度来看,在所有地点为了相同目的使用相同系统往往更具成本效益。全球数据共享可以极大增加灵活性,使合适的人力资源匹配合适的任务。例如,通过全球数据系统,公司能够实现使用虚拟多地点团队进行真正的全球产品开发。

全球自动化工具策略可以根据工具类型和使用目的分为以下几类:① 信息技术基础设施支持工具;② 生产和质量系统工具;③ 软件开发和应用程序管理工具;④ 监管信息管理工具。

商业和开源自动化工具能够满足医疗器械制造商所需的大部分功能。开源工具具有实用性和可靠性,其使用率正在稳步增长。

21.9　全球信息技术基础设施支持工具策略

有效全面的信息技术基础设施是有效的全球软件策略的基础。信息技术基础设施支持工具包括:① 电子邮件、电话、传真;② 协作工具（视频会议、桌面共享）;③ 全球数据仓库;④ 网站管理;⑤ 社交媒体管理;⑥ 数据中心;⑦ 网络;⑧ 服务器;⑨ 个人计算平台（台式机、笔记本电脑、平板电脑、智能手机）。

需要进行确认的受监管计算机应用程序要求基础的信息技术基础设施支持工具需经过确认。[90]在大多数情况下,同一信息技术基础设施可以支持法规相关及不相干的业务应用程序,因此,信息技术策略需要仔细考虑以下两种选项:（1）假设所有信息技术基础设施都需要支持受监管的活动,对信息技术基础设施进行记录或资格认证;（2）将受监管与不受监管的基础设施分开,因此受监管的活动不会在不受监管（未确认的）基础设施工具上进行。

此外,在大多数公司,信息技术部门负责实施和管理全球信息技术安全政策和程序,例如发行和撤销用户账户、更改密码操作、系统备份与恢复。

许多公司还将信息技术和制造工具分开,信息技术部门既不负责车间的制造系统基础设施,也不负责单个自动化实验室仪器。然而如有必要,信息技术部门会参与实施和确认全球多地点系统。在所有情况下,每个自动化系统都应当确定一个明确的负责人,负责系统的所有业务和监管义务(包括验证确认和监管合规)。

新的软件交付和数据管理工具(如 SaaS 和云计算)为供应商的资质管理带来了新的挑战。一个供应商有意愿在其质量体系中展现透明度将是决定该工具能否在合规环境中使用的关键因素。SaaS 或云供应商如果无法提供形成文件的保证,那么这种保证是不充分的,无法满足医疗器械制造商的法规义务。这些工具的资质认证技术类似于外包数据中心的功能。云计算须明确其功能并有充分的控制措施,以确保受监管的数据和应用程序不会受到影响。

信息技术基础设施和系统如果能够合理运行以满足用户需求,通常会得到用户的积极反馈。然而,如果无法充分满足用户需求,例如偏远地点的网络带宽不足,可能会破坏全球策略,导致本地应对方案出现问题。例如,一家牙科仪器子公司通常使用高分辨率数字图像记录其对被退回的破损牙科仪器的投诉故障调查。然而,当地的网络带宽不支持上传非常大的图像到全球投诉处理数据系统。为此,位于偏远地点的该公司不得不把部分调查结果存储在两个独立的计算机系统上,并且其中一个系统的安全性没有得到足够保障。负责网络的全球信息技术小组并不了解该偏远地点的响应时间问题,并对所采用的本地应对方案也毫不知情。

21.10　生产和质量体系工具策略

自动化工具和企业级系统实现了全球质量管理体系的实施。一些生产和质量体系工具示例包括:

- 企业资源规划(ERP)
- 来料验收
- 仓库管理和配送控制
- 过程控制、数据采集和分析
- 自动化制造
- 投诉跟踪
- 不良事件/警戒报告
- 不合规跟踪
- 纠正和预防措施(CAPA)跟踪
- 文档管理
- 学习管理系统(LMS)
- 实验室信息管理系统(LIMS)
- 环境/建筑管理
- 校准管理
- 标签打印

　　在大多数医疗器械制造商中,自动化制造工具仅限于单个生产场地使用,而非在多个场地之间进行共享。生产操作和质量组织通常负责管理和确认生产、环境和实验室系统。

　　大部分全球医疗器械公司已经意识到全球企业资源计划、供应商管理、仓储、分销、文档管理、变更控制、投诉管理、纠正预防措施跟踪对于业务的必要性。如果缺乏全球自动化质量系统工具,会增加额外的工作,且在调查和处理投诉、实施纠正预防措施方面造成长时间的延迟。一些监管机构使用强大的自动化工具来筛选监管数据,他们期望全球器械制造商也具备这种能力。举一例来说,由于缺乏全球投诉处理系统,服务组织最初在某一国家收集的投诉信息被输入到本地数据系统,然后通过电子邮件传输到位于其他国家的制造点。制造地必须将信息重新输入到自己的数据系统进行故障调查管理,并维护投诉的副本。

　　工具供应商和信息技术部门需要努力提高自动化质量体系工具的全球互操作性,以简化一直以来复杂的质量体系流程。然而,除非有客户需求,否则供应商几乎没有动力提供与竞争对手工具之间的互操作性。相反,每个供应商都试图扩展自己的工具功能。因此,医疗器械公司面临两个选择:要么从单一供应商购买集成套件工具,要么创建自己的定制接口,实现多个供应商的单个"最佳"工具之间的互操作性。

　　风险管理是质量体系的一个方面,也需要获得更多集成工具的支持。大多数医疗器械制造商仍在使用内部开发的电子表格来记录和跟踪风险管理决策和风险减轻措施。然而,与风险管理数据库相比,电子表格灵活性不够,功能有限,无法作为一个风险管理数据库将器械需求、设计特征、生产过程、风险分析和风险降低等结合起来。目前,市场上有一些这种综合风险管理工具,但还未在医疗器械行业得到广泛应用。此外,为了将上市后监督和临床评价报告相结合,满足欧洲医疗事故和趋势报告要求,连接 Eudamed,如今这类工具正在经历重大变更。

21.11　软件生存周期管理工具策略

　　在软件开发过程中,许多原本由开发人员完成的繁重任务现在可以通过计算机程序更好地完成。例如,日常的软件代码构建已经非常普遍,静态代码分析和自动夜间测试可以"委托"给计算机,从而解放了开发人员的时间,使其专注于编写智能代码。这种方法还提供了更广泛的回归测试,以确认日常的软件变更不会对产品产生负面影响。对于非常复杂的软件,一些医疗器械公司现在有数十万个测试用例,可以根据需要重复操作进行全面的回归测试。

　　FDA 经常将医疗器械领域的重大问题归因于医疗器械软件,并强调制造商需要通过人工代码审查和静态分析确保"100%"的代码覆盖率。静态代码分析技术利用计算机程序(而非人工)来跟踪软件中所有可能的执行路径。这种强大的分析技术可以在代码构建过程中检查源代码的潜在设计缺陷,从而最有效地解决这些问题。通过使用多种商用静态分析工具,可以将处理这种劳动密集型活动所需的时间缩短到可接受的水平。相较于人工代码审查,静态代码分析通常更为深入全面,可以检测到人工审查可能难以察觉的细微错误。静态代码分析不需要在真实或模拟环境中运行软件进行测试,在通常情况下,只有在临近开发阶段结束对大部分软件进行确认后才能提供真实或模拟环境的测试。FDA认为使用静态代码分析工具非常重要。据报道,FDA计划通过自己的静态分析工具测试所有医疗器械制造商的代码,除非有文件证据表明制造商已经使用了静态分析工具,并将结果提供给了FDA。如果FDA运行静态代码分析,制造商则需要逐一解释分析得出的结果。但如果制造商自行运行静态分析并覆盖某些例外情况,并在配置文档中适当证明这些覆盖情况的合理性,FDA也会接受。

自动化软件工具还可以协助生成需求规范、设计文档、测试脚本以及电子审阅和批准来提高合规性。自动化软件工具也有助于创建和维护要求、设计功能、风险降低以及验证和确认测试之间的可追溯性,并通过可视化仪表板和指标提供有效的项目管理。如若使用得当,自动化软件工具可以促进高质量、合规、安全、有效的软件得以一致且高效地交付。使用工具可以降低软件代码开发人员的出错率,有助于设定和强化对可重复、可预测且进行适当记录的统一期待。

在过去的几十年里,软件开发过程中的自动化工具及其使用情况发生了巨大变化。[91]一些软件开发工具实例包括:

① 需求管理;
② 风险管理;
③ 自动化设计文档;
④ 软件构建管理;
⑤ 配置/变更管理;
⑥ 问题/缺陷跟踪;
⑦ 静态代码分析;
⑧ 测试用例管理;
⑨ 自动化软件测试;
⑩ 集成开发环境;
⑪ 自动化测试/跟踪/缺陷跟踪/文档管理工具套件。

最初,开发自动化工具是为了满足编写和编辑代码、编译、构建、测试、管理不同代码版本等特定功能。随着时间的推移,这些工具已被整合到工具套件中,以帮助软件开发人员更高效地执行一系列相关活动。这些新工具套件已经被广泛接受,并取得了很大的成功,因为开发人员在编写和编译代码的过程中就能够实时交互地发现缺陷并进行修正。随着全球化的团队合作式软件开发越来越受欢迎,利用集成工具构建、测试和控制源代码提供了单独使用单个工具无法达到的能力与效率。

尽管工具套件为软件开发带来了重要的进步,但进一步优化软件开发流程需要借助全方位工具来完成软件开发生存周期全程中更广泛的活动,包括程序和项目管理、需求管理、风险管理和配置管理等管理功能,以及更传统的领域,如构建管理、测试管理、可追溯性管理和缺陷管理。虽然全方位自动化很有价值,但它需要软件开发组织逐步成熟,还需要使用尚未广泛普及的完全集成工具。这种工具集成在文献中被描述为应用程序生命周期管理(ALM),包括软件产品管理、开发、退市或淘汰。[92]

1. 法规信息管理工具策略

医疗器械制造商面临的一项复杂任务是管理法规信息,该领域自动化工具集成的进展远远落后于其他领域。注册申报和法规检查存在诸多障碍。不同国家和地区的法规要求在受监管和不受监管的界限、工厂与产品注册需求、上市前申报要求、标签语言、数据隐私保护方面存在较大差别。未经授权发布产品功能宣称、未缴纳费用、未按时提交所需报告、未回复监管机构的问询;都会受到严重的监管制裁。同样,未按计划提交注册申报材料或未按时发布产品可能会对业务带来毁灭性的负面影响。对于大多数医疗器械公司而言,在召回期间很难快速找到所有医疗器械。

对法规事务专员来说,他们遇到的问题不在于缺乏信息,而在于信息庞杂、经常相互矛盾。主要的问题是: ① 我在哪里可以找到值得信任的信息? ② 公司(包括总部以及位于各国的分部)所有人员如何随时获取可靠的"单一信息源"?

许多单独的工具可用于管理特定的法规任务,其中包括:

① 全球注册跟踪;

② 法规申报跟踪;

③ 标签内容管理;

④ UDI 标签实施;

⑤ 临床试验管理;

⑥ 内容搜索和跟踪;

⑦ 内容起草和发布;

⑧ 监管承诺跟踪;

⑨ 卫生当局问询跟踪;

⑩ 一致性管理;

⑪ 翻译服务;

⑫ 印刷品管理;

⑬ 法规资源规划和跟踪。

然而,这些工具中可用的商业接口很少。医疗器械制造商目前面临着非常烦琐的任务,他们需要手动将数据从一个工具传输到另一个工具,或者构建自己的数据共享接口。此外,医疗器械制造商通常缺乏可用于跟踪所有相关监管活动的报表,而且无法轻易通过检索数据源获取相关信息。

同样,新的医疗器械唯一标识体系的实施,为医疗器械制造商提供了一个重新审查其法规信息管理需求的宝贵机会。法规信息管理工具的用户应该要求供应商提供商业互操作性解决方案,就像信息技术部门和软件开发人员要求他们的工具供应商一样。

2. 全球政策和程序策略

全球共享的政策和程序是全球医疗器械质量体系和法规策略的基础。只有通过全球文档控制计算机应用程序实现全球文档共享和变更控制,这些策略才能成为可能。如果访问文档变更的速度过慢,不仅会影响业务流程,还会引起不必要的法规漏洞问题。例如,一个医疗器械软件设计工厂本应使用全球质量体系程序,但由于访问文档系统的响应时间太长,该工厂将程序下载到本地共享驱动器上。然而,该工厂缺乏足够的人工控制措施,无法确保当相应的全球程序在全球文档控制系统上发生变更时,本地共享驱动器也能得以及时更新。

在医疗器械公司,信息技术部门必须认识到自身在高度监管的环境中是一个受到约束的重要职能。全球信息技术部门通常负责实施、管理和完善关键的信息管理政策和程序,如个人隐私、计算机安全、反腐败、业务系统完整性和灾难恢复等。全球共享软件工具和信息技术服务的外包决策(例如云计算服务和 SaaS 应用程序)通常由信息技术部门实施和管理。此外,信息技术部门通常制定独立于医疗器械质量体系的信息技术政策和程序,这些政策和程序并不属于质量体系的一部分。一些合法的信息技术程序问题需要得到解决,例如如何详细涵盖受监管的活动,但同时不会给不受监管的业务活动带来过多负担。然而,在不断变化的环境中,通常很难将受监管的活动与不受监管的活动区分开来,由此,明确哪些信息技术政策和程序属于医疗器械质量管理体系的一部分至关重要。

21.12 结语

医疗器械行业和监管机构的法规事务专员面临着各种基于软件的新技术挑战,以及多样化和快速变化的监管环境。软件在带来监管挑战的同时,也为解决一些质量和监管问题提供了方案,并为当前医疗革命的前景注入了希望。在全球范围内,关于医疗器械软件开发的最佳实践方法已经形成普遍共识,这在许多协调的国际标准、准则和其他资源中得到了体现,但仍有不少医疗器械公司尚未完全采纳和实施这些最佳实践。互联网和自动化工具为质量体系、监督管理和产品开发提供了更大程度的信息共享和全球开发策略;但这也对增强软件互操作性和集成性提出了新要求。尽管法规专业人员难以成为新兴软件技术的专家,但他们仍需了解所用软件的基本概念和技术,以及软件专业人员所面临的挑战。此外,法规专业人员还需要与软件开发人员和信息技术人员协同合作进行术语翻译,向软件开发人员和信息技术人员解释监管要求,推动监管要求在软件开发过程中的应用,同时促进双方对可行方案、具体要求及其原因的理解。

致谢

感谢 Taranjit Samra 和 Stewart Crumpler 为本章写作所做出的辛勤努力。

第 22 章　网 络 安 全

Colin Morgan，CISSP，CISM，GPEN Apracit 更新

引言

在医疗生态系统中,软件和技术的快速发展正推动着创新,并实现了一系列突破。关键利益相关者(包括监管机构、医疗器械制造商、医疗机构和科技公司)都在努力跟上这一变化,以满足全球患者的需求。尽管医疗行业目前着重于开发新解决方案或改进现有方案,但一个专注于医疗技术网络安全的新兴跨学科领域正在幕后悄然发展。在医疗技术中引入软件和连接功能可能会对患者的安全带来潜在影响,与网络安全相关的风险有所增加,这一话题也成为焦点问题。

在医疗领域,网络安全风险传统上是从隐私角度来考虑的,重点是保护个人可识别健康信息(individually identifiable health information, IIHI),也称为受保护的健康信息(protected health information, PHI)。一些相关监管法令已经签署为法律来保护个人隐私,例如美国在 1996 年颁布的《健康保险流通与责任法案》(HIPAA)[1]中的网络安全和隐私规则以及欧盟颁布的《通用数据保护条例》(GDPR)[2]。这些法律为保护个人信息规范了基本要求,并规定了未遵守法律的处理办法。在医疗技术领域,保护 IIHI/PHI 的重要性不容忽视,然而,关注网络安全对患者安全的影响应成为首要任务。

人们不禁要问,网络安全问题究竟如何影响患者安全? 如今,使用商业操作系统(如 Microsoft Windows、Linux 等)开发医疗技术,开发和安装自定义软件(如 C、C++、C#、.NET、Java 等),以及使用网络连接(例如有线网络、Wi-Fi、蓝牙等)来构建系统已经非常普遍。每个系统组件都可能存在相关网络安全漏洞,这些漏洞可能对医疗器械产生潜在影响。这些设备在临床环境中运行,并且在许多情况下被用于处理健康相关问题,因此,网络安全漏洞可能对医疗服务产生影响。例如,支持 Wi-Fi 连接的输液泵如果存在网络安全漏洞,可能会导致全网都能获得该输液泵的访问特权,不怀好意之人就可以通过访问权限修改输液泵的储药装置,导致患者摄入过量的药物。如果医疗机构没采取适当的网络安全控制措施,有人甚至可能会通过互联网发起恶意活动。因此,医疗器械网络安全环境的不良情况会导致灾难性的后果。

在过去几年里,人们越发意识到,网络安全风险会对医疗器械造成潜在影响,并且重点强调要将网络安全整合到医疗器械产品全生命周期过程。这种整合通常分为以下几个方面:项目管理、网络安全风险管理、上市前设计和开发及上市后管理等。每个方面都需要做出不同程度的努力,下一节将对此进行深入探讨。

22.1　影响示例

有很多案例都可以说明网络安全漏洞会影响医疗器械,其中便包括美国 FDA 发布的多份安全通知以及美国国土安全部网络安全和基础设施安全局(Cybersecurity and Infrastructure Security Agency, CISA)发出的警报。其中,最具代表性的案例之一是 2017 年 5 月发生的 WannaCry 勒索软件攻击。WannaCry 勒索软件利用关键的 Windows 服务器消息块(server message block, SMB)漏洞,在全球范围内攻击 Microsoft Windows 系统。SMB,即服务器消息块,是 Windows 操作系统中用于文件共享和打印机服务的网络协议。据报道,150 多个国家和地区的数十万台电脑被"感染"。[3]一旦感染,Windows 计算机系统就会被完全加密,用户需要支付赎金才能解锁系统。微软公司针对此漏洞发布了安全更新和补丁。

据报道,在医疗行业,WannaCry 勒索软件对英国国家医疗服务体系(National Health Service, NHS)的影响最大。WannaCry 勒索软件影响了 80 家信托机构、603 个初级医疗机构和其他 NHS 组织,并导致 19 000 多位患者预约和手术被取消。此外,英国卫生和社会护理部(Department of Health and Social Care, DHSC)估计,WannaCry 勒索软件致使 NHS 蒙受了 9 200 万英镑的损失。[4]

整个医疗行业都有报道称医疗器械受到了 WannaCry 勒索软件的影响,但这些报告大多没有提供具体的影响细节,类似于英国 NHS 事件的报道。几家医疗器械制造商在其漏洞披露网站上详细说明了 WannaCry 勒索软件对其产品造成的潜在影响。[5]这个例子表明网络安全风险可能带来灾难性的后果,凸显了合理管理网络安全风险的重要性。

1. 项目管理

在确定如何解决医疗器械网络安全问题时,首先一步是结合自身质量管理体系的要求来规划并实施全面的产品安全计划。这种做法可以让组织在设计、开发和上市后管理期间采取一致性的网络安全应对方法。否则,拥有许多产品的制造商可能会采取不同的方法,这可能会给未来进行注册申报或与医疗机构谈判带来挑战。

FDA 发布了《医疗器械网络安全上市后管理》指南,该文件建议医疗器械制造商实施一项医疗器械网络安全管理计划,涵盖识别、描述和评估网络安全漏洞以及分析、检测和评估威胁来源等方面。[6]2019 年 1 月,美国医疗保健和公共卫生部门协调委员会发布了《医疗器械和健康信息技术联合安全计划》(JSP)。该计划为开发医疗技术的组织提供了一个自愿性框架。该文件由整个医疗领域合作制定而成,包括医疗器械制造商、医疗机构、电子病历供应商、FDA、咨询公司和行业组织。[7]JSP 的自愿性框架就如何在产品全生命周期中融合网络安全提出了建议,本章包含了该文件中的重要概念。

首先,组织最好先根据 JSP 计划建立一个产品安全框架(图 22-1),同时制定一份包含质量管理体系的策略路线图。

全面的产品安全计划可能包含下列流程:

(1)携软件产品的网络安全:确定设计、开发期间所需要的活动,如架构审查、威胁建

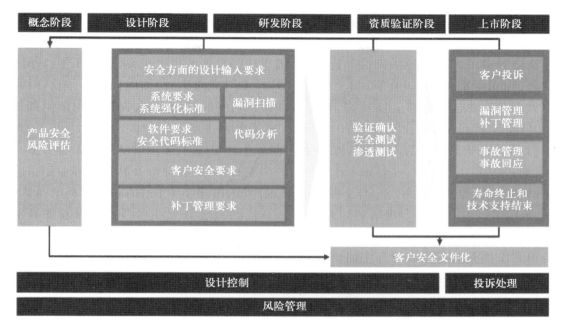

图 22 - 1　JSP 计划的产品安全框架

来源：Healthcare and Public Health Sector Coordinating Councils：Medical Device and Health IT Joint Security Plan. 2019 January. HSCC website. https：//healthsectorcouncil.org/the-joint-security-plan/. 于 2020 年 7 月 17 日访问。

模、设计输入要求、安全要求、安全测试、上市后计划和风险管理等。

（2）威胁建模：记录下来评估那些需要保护的整体设计、资产、信息、功能的方法，确定潜在的安全威胁。

（3）网络安全风险分析：详细说明如何根据行业标准（例如通用漏洞评分系统，CVSS）分析已识别的风险，以及如何将风险与传统风险管理方法联系起来（例如失效模式和影响分析，FMEA）。

（4）上市后网络安全管理：管理网络安全事故和事件的详细过程和工作流程，包括如何识别新威胁，将管理工作纳入质量管理体系投诉和升级流程，确定纠正或降低风险的活动以及沟通活动。

除上述过程外，制造商还应审查现有的质量管理体系，将网络安全管理过程整合到质量管理体系之中，并对质量管理体系进行更新。例如，投诉处理过程可能需要进行更新，从而增加网络安全方面的详细信息，例如把网络安全投诉作为一个独立类别进行处理。进行这些必要的更新，并将新的网络安全流程整合到质量管理体系之中，有助于确保产品在开发过程中始终保持一致，并且将网络安全纳入产品全生命周期之中。

2. 资源配置

在构建产品安全功能时，资源配置是另一个需要关注的领域。各组织应明确与产品安全相关的适当角色和职责，并委派资质合格的人员担任这些角色、承担起相应职责。此外，各组织还应评价其当前架构，确定这些资源的适当位置，确保适当的职责分离。JSP 的附录 H 详细描述了各类角色和职责,以下是一些产品安全角色。

(1)产品首席安全官:作为产品安全组织的领导者,该角色负责确定产品安全计划的总体策略方向,争取领导层的支持,开发和提供指标,在医疗器械网络安全方面公开代表该组织,并与监管机构合作。

(2)产品安全工程师:为产品提供工程支持,包括架构审查、威胁建模、建立安全要求文档、静态应用程序安全测试、软件组成分析,支持开发注册申报和客户需要的产品文档。

(3)产品安全官:管理市售产品,包括威胁监控、风险识别、评估和分类、漏洞披露和沟通活动。

(4)产品安全渗透测试人员:对产品进行全面的安全测试,包括白/黑/灰盒测试、模糊测试、静态应用程序安全测试、软件组成分析、漏洞扫描、Web 应用程序扫描,并提供测试协议和所有活动的报告。

为确保成员跟上行业趋势,组织应持续为其提供针对产品安全的培训。组织可以选择提供各类主题的安全培训,如威胁建模、嵌入式安全工程、渗透测试等。组织还应考虑向负责产品安全的成员提供有关质量管理体系流程方面的培训(如设计控制、风险管理、投诉处理等),帮助其理解医疗器械的设计、开发和运营。JSP 计划的附录 I 提供了更多面向产品安全人员的培训示例。

3. 网络安全风险管理

风险管理是医疗器械设计、开发和运营的核心,该领域最常用的标准是 ISO 14971:2019《医疗器械——风险管理对医疗器械的应用》。[8]然而,ISO 14971:2019 没有深入探讨如何解决医疗器械网络安全风险,但这类风险可能很复杂。为了应对这一挑战,美国医疗仪器促进协会(AAMI)发布了 TIR57:2018《医疗器械安全原则:风险管理》,[9]该标准专门讨论网络安全问题,同时也映射了 ISO 14971:2019 的内容。除了 TIR57:2018 外,美国FDA 的《医疗器械网络安全上市后管理》指南[10]和澳大利亚药品管理局发布的医疗器械网络安全指南[11]也提供了有关如何处理市售产品风险管理的建议。

医疗器械制造商必须考虑网络安全风险管理,FDA 在 2014 年发布的《医疗器械网络安全上市前申报指南》中就提出了相关建议:"为管理医疗器械上市后的网络安全风险,医疗器械公司应当对风险管理和质量管理体系采取符合 21 CFR 820 规定的有序且系统化的方法。此类计划应包括:① 识别、描述和评估网络安全漏洞的方法;② 分析、检测和评估威胁来源的方法。"[12]

传统上,网络安全风险是根据风险发生的可能性和风险造成的潜在影响来评价的。例如,恶意个体更有可能利用含有已知漏洞的网络连接系统。由于互联网具有连通性且漏洞为人知晓,发生这种情况的可能性很高。然后,评估利用该漏洞会对系统造成何种后果(如获得系统访问特权)来确定风险可能产生的影响。这一标准可以用于确定总体风险,进而帮助确定降低风险、补偿或补救的计划。这种方法与医疗器械非网络安全风险管理方式非常相似,主要区别在于缺乏有关风险发生的统计证据。考虑网络安全风险,必须基于系统或网络受到攻击的潜在风险,而非已经发现的攻击证据,这两者属于不同的话题。

最近,网络安全风险评估过程不再注重风险发生的可能性(likelihood),转而开始评价漏洞的可利用性(exploitability),即系统漏洞有多容易被攻击者所利用。这种转变是基于经验,也是基于对网络安全风险影响的更好理解。网络攻击既有随机性,也有针对性,因此很难精准确定攻击者利用漏洞的可能性。不过,通过考虑漏洞的已知程度、是否存在主动渗透攻击方法等多个关键因素,可以更加容易地评价风险的可利用性。上文讨论的WannaCry 勒索软件攻击事件就突出展示了一个可利用性高(漏洞已知,主动渗透攻击,主动利用)且影响重大的(系统遭到破坏)漏洞。

使用可利用性和影响因素来评价医疗器械网络安全风险时,应当考虑几件事。网络安全风险可能不是一直被视作安全风险,但可能会产生严重的影响。以支持 Wi-Fi 连接的医院病床为例,FDA 将医院病床归类为 I 类和 II 类医疗器械[13],假如该病床存在网络安全漏洞,攻击者可以借此远程访问病床上的嵌入设备。但是,该病床拥有手动设置,不与软件连接,可以防止任何人将其调整到可能会对患者造成伤害的位置。由此,这一漏洞可能没有安全风险,换言之,这一漏洞属于网络安全风险,但不是安全风险。尽管该漏洞可能不会被视为安全风险,但仍然需要从网络安全的角度来评估该风险。如果这个漏洞被攻击者利用,将医院病床作为切入点,将恶意软件传输到医院内部,并将敏感的健康信息传出医院,那时该怎么办? 尽管这一漏洞不会给病床本身带来安全风险,但它可能会导致整个医院面临潜在安全风险。以下步骤示例有助于理解此过程,AAMI TIR57 也推荐使用该过程(图 22 - 2):

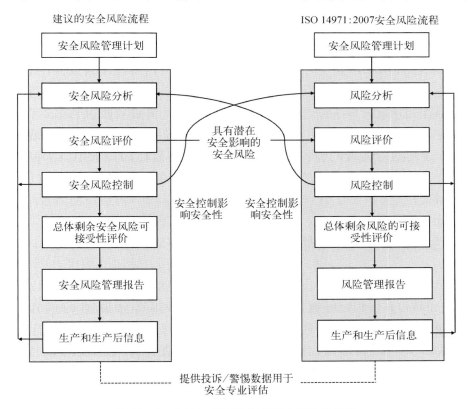

图 22 - 2　AAMI TIR57 和 ISO 14971 对照表

第 1 步：识别网络安全风险；

第 2 步：根据可利用性和影响进行网络安全风险评估,同时考虑现有安全控制和医疗器械运行环境等其他因素；

第 3 步：根据传统的 ISO 14971：2019 安全风险过程评价可能影响产品安全的安全风险；

第 4 步：确定行动项目,如缓解控制、补偿控制或纠正；

第 5 步：执行行动项目,必要时与监管机构、客户和公众沟通。

22.2　通用漏洞评分系统

通用漏洞评分系统(common vulnerability scoring system，CVSS)是一种广泛应用于网络安全领域的方法,能够根据多个类别对风险进行评分。2019 年,MITRE 发布了更新的 CVSS 工具,并宣布将其应用于医疗器械。[14] CVSS 工具是由 MITRE 与医疗器械制造商、FDA、医疗机构、安全专家合作开发的。组织可以使用 CVSS 工具及其变体来制订网络安全风险评估流程。

22.3　上市前设计和开发

网络安全应当成为所有上市前活动的组成部分,FDA 在其《医疗器械网络安全上市前申报指南》中也提出了这一建议。[15] 这有助于防止可能会对患者安全具有潜在风险的医疗器械上市。"左移"(shift left)一词在技术领域很常见,指尽早将网络安全与设计、开发活动相结合。在某些情况下,"左移"最早在概念阶段或可行性研究阶段就可以得以实现,但实际上通常是在初始设计审评阶段才完成。在初始设计审评阶段,合格的产品安全工程师应审查所有架构和设计文档,从而识别潜在风险,并着手为整个系统开发威胁模型。这些活动有助于了解医疗器械的整体设计,初步确定可能需要的安全控制。将网络安全整合到设计和开发过程时,其核心方面包括威胁建模、安全要求和设计输入、安全测试、验证、确认、产品文档等。

22.4　安全要求和设计输入

在为医疗器械制定网络安全设计输入要求和系统要求时,必须考虑医疗器械内部所使用的技术。例如,如果医疗器械拥有蓝牙连接功能,则应当考虑蓝牙的网络安全要求。此外,在制定网络安全要求时,还需要了解医疗器械产品的预期使用环境,因为可能还需要满足其他要求。例如,如果医疗器械将在医疗机构内使用,那么需要考虑与该组织的信息技术系统集成(例如,使用医疗机构的活动目录服务器进行身份验证)。还需要注意的是,网络安全控制不能影响医疗器械的预期用途,因此在许多情况下,可能需要进行创造性思考,以确定如何在无法使用传统安全控制的情况下保护医疗器械(例如,在全天候运行的医疗器械上设置会话锁定）。

安全测试

确保医疗器械得到充分保护的另一个关键要素是进行网络安全测试。不同的医疗器械可能需要进行不同类型的网络安全测试。安全测试的输出应当与产品开发团队共享，以确定所需要的纠正活动。网络安全风险分析流程可能也需要进行更新，以支持通过将新识别的风险与已批准的网络安全风险分析流程进行评估，从而确定需要的纠正措施（见"网络安全风险管理"部分）。如果是在验证和确认期间进行安全测试，则应在此阶段分析并处理输出（例如，添加到缺陷跟踪器中）。

应执行下列测试。

（1）静态应用程序安全测试（Static Application Security Testing，SAST）：自动扫描源代码或二进制文件以查找软件漏洞。

（2）软件成分分析（Software Composition Analysis，SCA）：自动化工具，用于识别产品的软件物料清单，包括软件成分和库，并将成分列表与已知漏洞（例如 NIST 漏洞数据库）进行比较。

（3）漏洞扫描：针对产品进行认证式或非认证式的漏洞扫描，从而识别系统中存在的开放端口、协议和已知漏洞。

（4）Web 应用程序安全测试：自动化或手动测试 Web 应用程序的漏洞。

（5）模糊测试：一种输入大量随机数据以识别编码错误或安全漏洞的测试形式。

（6）渗透测试：又称道德黑客攻击（ethical hacking），通过对产品进行自动化和手动测试，识别可能导致产品和/或产品组件遭到攻击的风险和漏洞。

22.5　安全验证与确认

产品进入验证和确认阶段，应当开发网络安全测试脚本。这些测试脚本应提供证据，证明所需的安全控制已经得以实施，并且安全控制不会影响医疗器械的功能。以公钥基础设施（public key infrastructure，PKI）为例，在该系统中，密钥用于验证医疗器械。为此，应当对 PKI 进行测试以确保密钥已经得以实施并正常运作；同时还应当针对密钥过期进行第二次测试，研究密钥更新过程，并了解密钥过期时医疗器械会发生什么变化。在验证和确认期间，合理规划网络安全测试至关重要。

1. 产品文档

在设计和开发过程中进行网络安全活动的最后一步与编制产品文档相关。在设计和开发期间执行的所有网络安全活动都需要进行适当记录，首选使用行业制定的关于医疗器械安全的制造商披露声明（也称 MDS2）进行记录。[16]MDS2 是记录安全活动的标准格式，并且在采购过程中，医疗机构可能会要求制造商提供这类文档。除了 MDS2 以外，制造商还可以选择编写白皮书来记录所有已经实施的控制措施。

使用说明书(instructions for use, IFU)也需要包含网络安全的详细信息,具体取决于产品的预期用途和临床环境。FDA的《医疗器械网络安全上市前申报指南》[17]建议制造商记录该医疗器械的"适用于设备预期使用环境的网络安全控制措施"。制造商可以记录有关技术配置、与医疗机构信息技术系统的集成、部署建议、补丁管理计划等方面的详细信息。这些信息可以为医疗机构设置和部署医疗器械提供重要帮助,最大限度地减少更广泛环境中的潜在风险。

最后,文档中还应包括产品相关的寿命终止和技术支持结束的详细信息。产品的软件可能比硬件更早过期,从网络安全的角度来看,这是一大挑战。在商业化之前,确定这些产品细节,对于充分了解升级路径和潜在的未来风险至关重要。

2. 上市后管理

产品在市场上推出以后,其网络安全问题并没有就此结束。制造商需要制定全面的上市后网络安全计划,确保新的威胁和风险得到妥善管理。第一步是开发一个网络安全管理流程,并将其整合到质量管理体系之中,确定如何处理已上市产品的网络安全事件。该流程应包含以下要素。

(1)端到端流程:确定网络安全事件管理过程所涉及的所有步骤。

(2)事件识别:说明如何发现新的网络安全事件,例如监测新闻来源了解新的威胁,披露漏洞或外部来源(如安全研究人员、医疗机构等)的发现、内部测试的结果。

(3)事件分析:为确定网络安全事件全貌和潜在影响所采取的步骤,此时可以进行网络安全风险分析。

(4)行动项目:初步确定所需的行动项目,如缓解或纠正行动。

(5)升级:根据质量流程(如风险委员会、质量委员会)确定何时以及如何升级。

(6)沟通:记录何时、如何向监管机构、客户、信息共享和分析组织、公众传达网络安全风险。

(7)漏洞披露:组织应考虑部署一个面向互联网的网站,向公众说明如何披露已识别的漏洞,简要描述计划采取的行动项目。

除了建立上市后网络安全管理流程外,制造商还必须能够为已上市产品提供常规更新和补丁。在网络安全领域,一旦发现了新的风险,快速开发、高效部署更新的能力对于降低风险至关重要。为此,制造商应考虑以下几点。

(1)不断增强软件/医疗器械变更管理流程以及验证和确认流程,以支持更频繁的网络安全变更。不断识别新的漏洞,且相关流程可以提供支持(例如,网络安全变更可能需要在几周甚至是几天内完成,而不是几个月)。

(2)远程进行常规更新和补丁管理,无须与医疗器械进行直接物理交互。通过远程进行常规更新和补丁管理,可以更有效地应对新的风险问题,无须工作人员去现场手动安装。

(3)建立一致的沟通流程,以提高客户对常规更新和补丁管理的认识和理解。例如,发布软件或移动应用程序说明,向客户提供已安装的最新更新的信息。

上市后的网络安全能力对于确保正确管理已上市产品至关重要。随着软件产品和连通性不断增加,网络安全漏洞也在随之增加,因此应对这些风险的能力变得极其重要。

22.6　FDA 指南

从目前已发布的网络安全相关指南可以看出,世界各地的监管机构已经加大了对医疗器械网络安全的关注。美国 FDA 早在 2005 年就在《含现成软件的联网医疗器械网络安全》指南中谈到了医疗器械网络安全这一主题。[18]该文件以问答的形式提供了联网医疗器械的信息,讨论了网络安全漏洞,并明确说明"不会影响医疗器械安全性或有效性"的变更或修改通常无须进行上市前审评。2014 年,FDA 发布了新的指南《医疗器械网络安全上市前申报指南》,[19]强调了制造商在医疗器械设计和开发过程中应如何处理网络安全问题,包括网络安全设计输入、资产、威胁、漏洞识别、网络安全控制的部署和上市前申报的文档要求(例如,危害分析、控制/风险的可追溯性矩阵、软件更新和补丁管理计划等)等领域。2018 年,FDA 发布了第二版《医疗器械网络安全上市前申报指南》草案,在撰写本文时,该指南仍处于草案状态。①

2016 年,FDA 发布了新的指南《医疗器械网络安全上市后管理》。[20]该指南重点关注已上市的医疗器械,涵盖了监测新的风险和漏洞、风险评价和漏洞披露等主题。最重要的是,该文件引入了受控风险和不受控风险的概念。受控风险指的是由于漏洞导致的患者伤害足够低或可接受的残余风险,而不受控风险则是指由于风险缓解和补偿控制不足导致的患者伤害不可接受的残余风险。对于受控风险,FDA 提议要打造良好的"网络卫生"来帮助降低风险,并支持部署网络安全常规更新和补丁管理。对于不受控风险,FDA 建议制造商要么选择快速补救,要么部署缓解或补偿性控制措施以降低风险。该指南还根据 21 CFR 806、21 CFR 803 或 1004 提供了制造商可以遵循的标准,取代报告不受控风险漏洞,包括:

(1) 没有发生已知的严重不良事件或死亡事件;

(2) 在 30 天内,制造商与客户沟通有关漏洞和缓解控制的详细信息;

(3) 在 60 天内,制造商对漏洞进行已确认的修复;

(4) 制造商积极参与信息共享和分析组织活动。

除了发布指南文件,FDA 还多次举办了医疗器械网络安全公开研讨会和网络研讨会,发布了可能会影响医疗器械的网络安全漏洞通知,发布了《FDA 在医疗器械网络安全中的作用》的情况简报[21],与健康信息共享和分析中心、MedISAO[22]、Sensato 关键基础设施 ISAO[23]、美国国土安全部签署了谅解备忘录协议[24],同时还支持了这一主题的其他合作。

---

① 译者注:FDA 于 2022 年 4 月公布了《医疗器械网络:质量体系考量与上市前申报指南》草案再次公开征求意见,取代 2014 年 10 月发布的《医疗器械网络安全上市前申报指南》。

22.7　国际指南

在国际上,一些监管机构也发布了有关医疗器械网络安全的指南,这些指南各有特点,但是在产品全生命周期中集成网络安全这一核心原则始终如一。截至撰写本章时,澳大利亚药品管理局、加拿大卫生部、中国国家药品监督管理局、法国健康产品安全局、欧盟委员会、德国药品与医疗器械管理局、日本独立行政法人医药品医疗器械综合机构、沙特食品药品监管局、新加坡卫生科学局、韩国科学技术和信息通信部以及美国 FDA 都发布了与医疗器械网络安全有关的指导文件。

除了具体国家发布了指南文件外,IMDRF[25] 和欧盟委员会医疗器械协调小组[26]也发布了应用更为广泛的医疗器械网络安全指南。这两大组织属于公私伙伴关系,由代表监管机构和医疗器械制造商的个体组成。这些指南推荐了将网络安全集成到产品全生命周期的方法。

22.8　指南、资源和标准

全球行业组织一直在更新、发布关于如何解决医疗器械网络安全的指南、资源与标准,本章也引用了其中几个。以下是可供考虑的其他资源:

(1) AAMI TIR57 : 2016《医疗器械安全原则:风险管理》https://webstore.ansi.org/Standards/AAMI/AAMITIR572016. 于 2020 年 7 月 18 日访问。

(2) AAMI TIR97 : 2019《医疗器械安全原则:医疗器械制造商上市后风险管理》https://webstore.ansi.org/Standards/AAMI/AAMITIR972019. 于 2020 年 7 月 18 日访问。

(3) UL 2900 - 1《可联网产品的软件网络安全标准第 1 部分:通用要求》https://standardscatalog.ul.com/stan-dards/en/standard_2900-1_1. 于 2020 年 7 月 18 日访问。

(4) UL 2900 - 2 - 1《可联网产品的软件网络安全第 2 - 1 部分:医疗保健系统可联网组件的特殊要求》https://stan-dardscatalog.ul.com/standards/en/standard_2900-2-1_1. 于 2020 年 7 月 18 日访问。

(5) ISO 80001 - 2 - 2:2012《含医疗器械的 IT 网络的风险管理应用第 2 - 2 部分——医疗器械安全需求、风险和控制的沟通指南》https://www.iso.org/ standard/57939.html. 于 2020 年 7 月 18 日访问。

(6) ISO 80001 - 2 - 8:2016《包含医疗器械的 IT 网络的风险管理应用——第 2 - 8 部分:应用指南——建立 IEC 80001 - 2 - 2 中确定的安全功能标准的指导》https://www.iso.org/standard/64635.html. 于 2020 年 7 月 18 日访问。

22.9　结语

医疗技术正变得越来越智能,对全球患者的生活质量产生了显著的影响。在软件和互联互通技术的推动下，曾经仅存在于科幻电视剧中的解决方案，如今已成为许多人日常生活中的现实。然而，随着技术的不断进步，网络安全风险和漏洞也在迅速增加，有时其增长速度甚至超过了技术的进步。网络黑客的技能也在不断提升，他们对医疗行业构成的潜在威胁日益凸显。因此，制造商在积极开发和推广这些技术的同时，必须保持高度警惕，确保网络安全措施贯穿产品的整个生命周期，以抵御这些持续增加的威胁。世界应当拥有安全、可靠、值得信赖的医疗技术，而在大多数情况下，制造商有责任也有能力满足这些需求。

词　汇　表

A

AAMI

Association for the Advancement of Medical Instrumentation 美国医疗仪器促进协会

ACTIS

AIDS Clinical Trials Information Service 艾滋病临床试验信息服务

Active Implantable Medical Device 有源植入性医疗器械

有源植入性医疗器械是指借助手术或医学方式全部或者部分进入人体内或腔道（口）中，并且在操作过程结束后留在人体内的医疗器械。

ACO

Accountable Care Organization 责任医疗组织

AdvaMed

Advanced Medical Technology Association 先进医疗技术协会

AGENAS

Agenzia Nazionale per i Servizi Sanitari Regionali 国家地区卫生服务局（意大利）

AHRQ

Agency for Healthcare Research and Quality 卫生保健研究和质量机构

AI

Artificial Intelligence 人工智能

AIDC

Automatic Identification and Data Capture 自动识别与数据采集

AIMDD

Active Implantable Medical Devices Directive《有源植入性医疗器械指令》：欧盟首部医疗器械法规，规定了与有源植入性医疗器械及其组件设计、制造

和 CE 认证相关的通用要求。

ANVISA

Brazilian Agência Nacional de Vigilância Sanitária 巴西国家卫生监督局

ABPI

Association of the British Pharmaceutical Industry 英国制药工业协会

ALARP

As low as reasonably practicable 最低合理可行

ALAP

As low as possible 尽可能低

ALM

Application Lifecycle Management 应用程序生命周期管理

ANSI

American National Standards Institute 美国国家标准学会：美国非营利性民间团体，负责协调管理自愿性标准与合格评定系统。

APDS

Artificial Pancreas Device System 人工胰腺装置系统

APEC LSIF

Asia Pacific Economic Cooperation Life Sciences Innovation Forum 亚太经济合作组织生命科学创新论坛

ARTG

Australian Register of Therapeutic Goods 澳大利亚治疗用品登记册

ASC

Ambulatory Surgical Center 门诊手术中心

ASCA

Accreditation Scheme for Conformity Assessment 符合性评估认证计划：自愿性试点计划，旨在提高

FDA 在上市前审评中评估医疗器械是否符合 ASCA 标准的一致性和可预测性。

ASEAN

Association of Southeast Asian Nations 东南亚国家联盟（简称"东盟"）

ASQ

American Society for Quality 美国质量协会

ASR

Analyte specific reagent 分析物特异性试剂

ATMP

Advanced Therapy Medicinal Product 先进治疗药物：第 2001/83/EC 号指令附录 I 第四部分规定的基因治疗药品、第 2001/83/EC 号指令附录 I 第四部分规定的体细胞治疗药品或 ATMP 法规第 2.1（b）条规定的组织工程产品。

Authorised Representative 欧盟授权代表

在欧盟内，经欧盟以外的制造商明确委任并代表制造商履行适用指令规定任务的自然人或法人。

AHWP

Asian Harmonization Working Party 亚洲医疗器械法规协调组织

B

BGMP

Brazil Good Manufacturing Practice 巴西生产质量管理规范

Biocompatibility 生物相容性

生物相容性是指医疗器械或材料与生命体系统共存而不会产生毒性或伤害作用的能力。

BLA

Biological license application 生物制品许可申请

BMC

Bone Marrow Concentrate 骨髓浓缩物

Borderline Product 边界产品

边界产品是指监管框架尚不明确的复杂医疗产品。

C

CADTH

Canadian Agency for Drugs and Technologies in Health 加拿大药品和卫生技术局

CAPA

Corrective and Preventive Actions 纠正和预防措施

CAT

Committee for Advanced Therapies 先进疗法委员会：由欧洲最优秀专家组成的多学科委员会，负责为欧洲药品管理局提供建议，评估先进治疗药物的质量、安全性和有效性，跟踪该领域的科学发展。

CBER

Center for Biologics Evaluation and Research 生物制品评价与研究中心

CDER

Center for Drug Evaluation and Research 药品评价与研究中心

CDRH

Center for Devices and Radiological Health 器械和放射卫生中心

CDx

Companion Diagnostic 体外伴随诊断医疗器械

CE－IVD

获得 CE 认证的体外诊断医疗器械

CE 标志

CE 是欧洲共同体（European Conformity）或欧洲统一（Conformite Europeenne）的缩写，CE 标志是新方法指令对产品（包括医疗器械）提出的一种强制性欧洲标志，以表明产品符合基本卫生和安全要求。

CEN

European Committee for Standardization 欧洲标准化委员会：促进各类产品、工艺和设备的欧洲技术标准进行自愿协调。

CENELEC

European Committee for Electrotechnical Standardization 欧洲电工标准化委员会：负责制定自愿性电工标准的欧盟标准化机构。

CER

Clinical Evaluation Report 临床评价报告

CFG

Certificate to Foreign Government 给外国政府的

证书:某些国家要求证明出口产品可以在美国合法销售。

CFR

Code of Federal Regulations《联邦法规汇编》

CFS

Certificate of Free Sale 自由销售证书

CGMP

Current Good Manufacturing Practice 现行生产质量管理规范

CGT Products

Cellular and gene therapy products 细胞和基因治疗产品

CGTP

Current Good Tissue Practice 人体细胞组织良好操作规范

CHMP

Committee for Medicinal Products for Human Use 人用药品委员会:为欧洲药品管理局就人用药品评价问题提供科学建议的委员会。

CISA

Cybersecurity and Infrastructure Security Agency 网络安全和基础设施安全局(美国国土安全部)

Class Ⅰ Device Ⅰ类医疗器械

Ⅰ类医疗器械属于低风险医疗器械,只需要实施普通控制以确保其安全性和有效性。

Class Ⅱ Device Ⅱ类医疗器械

Ⅱ类医疗器械需实施普通控制和特殊控制以确保医疗器械的安全性和有效性。特殊控制包括指南文件、强制性性能标准、植入性医疗器械的患者登记和上市后监督。需要提交 510(k) 申请,除非有豁免情况;需要开展临床试验。

Class Ⅲ Device Ⅲ类医疗器械

Ⅲ类医疗器械包括支持、维持生命,对患者具有重大潜在危险,或与Ⅰ类、Ⅱ类医疗器械非实质性等同的医疗器械,要求实施普通控制和上市前批准(PMA)。提交 PMA 申请几乎都需要开展临床试验。

Clearance 许可

医疗器械通过 510(k) 路径获得上市许可,要求证明与已经合法上市的医疗器械或者根据

FD&C 法案第 510(k) 条完成审评的其他医疗器械实质性等同。

CLIA

Clinical Laboratory Improvement Amendments《临床实验室改进修正案》(1988)

Clinical Investigator 临床研究者

临床研究者是指负责执行临床试验方案的医学研究者。

ClinicalTrials.gov 临床试验注册资料库

ClinicalTrials.gov 是一个注册和结果数据库,收录了全球由国家拨款或私募经费资助的各项临床试验目录,由美国国立卫生研究院负责运行。

CLSI

Clinical and Laboratory Standards Institute 美国临床和实验室标准协会

CMDCAS

Canadian Medical Device Conformity Assessment System 加拿大医疗器械符合性评估体系

CMDR

Canada's Medical Devices Regulations《加拿大医疗器械法规》

CMS

Centers for Medicare & Medicaid Services 美国医疗保险和医疗补助服务中心

COCIR

European Coordination Committee of the Radiological, Electromedical and Healthcare IT Industry 放射、电子医学与卫生信息技术行业欧洲协调委员会

Combination Product 组合产品

21 CFR 第 3.2(e) 条规定的由两个及以上受管制产品组成的产品,如:

① 药品和医疗器械组合产品;

② 医疗器械和生物制品组合产品;

③ 药品和生物制品组合产品;

④ 药品、医疗器械和生物制品组合产品

Companion Diagnostic 伴随诊断

伴随诊断是一类能够提供特定药物应用的安全性与有效性等重要信息的体外诊断产品或成像工具。

Competent Authority 有关部门

有关部门是指由成员国政府授权代表其行事

的组织,以确保所有医疗器械符合医疗器械指令中规定的基本要求。

Copyright 版权

原创作品以有形的表达媒介固定后,其创作者或作者便获得版权。

COTS

Commercial Off-the-Shelf Product 商用现成产品

CPT Codes

Current Procedural Terminology codes 现行程序术语编码:一种由保险公司使用的代码系统,用于确定医疗服务提供者将获得多少报酬。这些编码通常基于医疗记录和报告中描述的医疗、外科手术、放射学、实验室检查、麻醉和评估以及管理服务的类型。

CQA

Certified Quality Auditor 注册质量审核员

CRO

Contract Research Organization 合同研究组织

CSDT

Common Submission Dossier Template 通用提交档案模板

CTMP

Somatic cell therapy medicinal product 体细胞治疗药品

CV

Cardiovascular 心血管疾病

CVM

Center for Veterinary Medicine 兽医中心

CVSS

通用漏洞评分系统(Common Vulnerability Scoring System):用于传达软件漏洞特性和严重性的开放式框架。

Cybersecurity 网络安全

网络安全是指防止未经授权访问、修改、误用或禁止使用,或未经授权使用从医疗器械存储、访问或传输到外部接收者的信息的过程。

D

Declaration of Conformity 符合性声明

符合性声明是制造商起草并签署的文件,用于说明产品的安全组件满足了适用指令的基本要求,或说明产品符合已颁发的型式 检验证书的类型并满足了适用指令的基本要求。制造商在完成所有相关合格评定程序后可起草并签署符合性声明,但不得晚于产品上市时间;加贴 CE 标志的产品一般需要附上符合性声明。

Declaration of Helsinki《赫尔辛基宣言》

《赫尔辛基宣言》针对涉及人类受试者的医学研究规定了一系列道德原则。根据临床试验质量管理规范实施的临床试验通常需要遵守《赫尔辛基宣言》有关规定。

De Novo Process De Novo 程序

De Novo 程序为虽已被归为Ⅲ类医疗器械但风险程度为中低风险的,因具有创新型而无法与已合法上市产品实质性等同(NSE)的医疗器械提供了一条上市路径。

DHF

Design History File 设计历史文档:用于描述成品器械的设计。

DHR

Device History Record 器械历史记录:包含医疗器械的生产历史。

DICOM

Digital Imaging and Communications in Medicine 医学数字成像和通信

Directive 指令

指令(directive)是对欧共体机构和成员国具有约束力的欧共体决定,必须转化为国家立法。不过,指令实施方式由各成员国自行决定。

DMR

Device Master Record 器械主记录:包含成品器械所有程序和规范的记录汇编。

DRG

Diagnostic Related Group 疾病诊断相关分组

DTC

Direct-to-Consumer 直接面向消费者(广告推广)

E

EC

European Commission 欧洲委员会

European Community 欧洲共同体

Ethics Committee 伦理委员会

eDHF

Electronic Design History File 电子设计历史文档

EDMA

European Diagnostic Manufacturers Association 欧洲诊断器械制造商协会

EEA

European Economic Area 欧洲经济区:一个不涉及农业的自由贸易区,由冰岛、列支敦士登、挪威和欧盟成员国组成。

EFTA

European Free Trade Association 欧洲自由贸易联盟

EHR

Electronic Health Record 电子健康记录

EMA

European Medicines Agency 欧洲药品管理局

EMC

Electromagnetic Compatibility 电磁兼容性

EMR

Electronic Medical Record 电子病历

EPC

European Patent Convention《欧洲专利公约》

ERP

Enterprise Resource Planning 企业资源规划

EU

欧盟(European Union)包括 27 个成员国:奥地利、比利时、保加利亚、克罗地亚、塞浦路斯、捷克共和国、丹麦、爱沙尼亚、芬兰、法国、德国、希腊、匈牙利、爱尔兰、意大利、拉脱维亚、立陶宛、卢森堡、马耳他、荷兰、波兰、葡萄牙、罗马尼亚、斯洛伐克、斯洛文尼亚、西班牙和瑞典。欧盟政策也适用于欧洲自由贸易联盟四个成员国:冰岛、挪威、瑞士和列支敦士登。

Eucomed

European Medical Technology Industry Association 欧洲医疗技术工业协会

Eudamed

European Databank on Medical Devices 欧洲医疗器械数据库

EU IVDR

EU In Vitro Diagnostics Regulations《欧盟体外诊断法规》

EUnetHTA

European network for Health Technology Assessment 欧洲卫生技术评估网络

EU MDR

EU Medical Device Regulations《欧盟医疗器械法规》

EUTCD

European Union Tissue and Cells Directives《欧盟组织和细胞指令》

F

FD&C Act

Federal Food, Drug, and Cosmetic Act《联邦食品、药品和化妆品法案》

FDA

Food and Drug Administration 食品药品监督管理局

FDAMA

FDA Modernization Act of 1997《食品和药品管理现代化法案》

FFS

Fee for Service 按服务项目付费

Fuzz Testing 模糊测试

模糊测试是指一种通过输入大量随机数据以识别编码错误或安全漏洞的测试形式。

G

GCP

Good Clinical Practice 临床试验质量管理规范:GCP 是临床试验必须遵守的规章和要求,适用于制造商、临床试验申办方、临床研究者和机构审查委员会。

GDPR

General Data Privacy Rule《通用数据保护条例》

GE

Genetically Engineered 基因工程

GLP

Good Laboratory Practice 良好实验室规范：GLP 是管理支持或旨在支持研究或上市申请的非临床实验室研究行为的法规。

GMDN

Global Medical Device Nomenclature database 全球医疗器械术语系统

GMP

Good Manufacturing Practice 生产质量管理规范

GPO

Group Purchasing Organization 集团采购组织

GTMP

Gene Therapy Medicinal Product 基因治疗药品

GUDID

Global Unique Device Identification database 全球医疗器械唯一标识数据库

H

HAS

Haute Autorité de Santé 最高卫生咨询机构（法国）

HCP

Healthcare Professional 医疗卫生专业人士

HCPC

Healthcare Common Procedure Coding 医疗保健通用程序编码系统

HCT/P

Human Cells, Tissues and Cellular and Tissue-Based Products 人体细胞、组织以及以细胞和组织为基础的产品

HDE

Humanitarian Device Exemption 人道主义医疗器械豁免

HFE

Human Factors Engineering 人因工程

HIPAA

Health Insurance Portability and Accountability Act 《健康保险流通与责任法案》：又称隐私规则，确定了保护个人可识别健康信息隐私安全的最低联邦要求。

HIS

Hospital Information System 医院信息系统

HIT

Health Information Technology 医疗信息技术

HRI

Human Readable Interpretation 人工识读

HRQL

Health-Related Quality of Life 健康相关生活质量

HSA

Health Sciences Authority 新加坡卫生科学局

HTA

Health Technology Assessment 卫生技术评估

HTAi

Health Technology Assessment International 国际卫生技术评估协会

Human Factors 人因工程学

人因工程学研究或评价人们如何使用技术，特别是关注人的能力、期望和局限性与工作环境和系统设计的相互作用。

I

IaaS

Infrastructure as a Service 基础设施即服务

ICD–10 Code

International Classification of Diseases, Tenth Revision《国际疾病分类》第十次修订本：医生和其他医疗服务提供方使用该标准编码系统对医疗诊断进行分类和报告。

ICER

Incremental Cost-Effectiveness Ratio 增量成本效果比

ICH

国际人用药品注册技术协调会（International Council on Harmonisation of Technical Requirements for Registration of Pharmaceuticals for Human Use），成立于 1990 年，制定了一系列旨在简化药品和生物制品制造商在多地区申请上市流程的技术指南。ICH 监管机构成员包括欧盟委员会、日本厚生劳动省和独立行政法人医药品医疗器械综合机构、美国

食品药品监督管理局、加拿大卫生部和瑞士医药管理局。另有其他监管机构担任 ICH 成员或观察员。

IDE

Investigational Device Exemption 试验用器械豁免

IEC

International Electrotechnical Commission 国际电工委员会

IEEE

Institute of Electrical and Electronics Engineers 电气和电子工程师协会

IIHI

Individually Identifiable Health Information 个人可识别健康信息

IMDRF

国际医疗器械监管者论坛(International Medical Device Regulators Forum)是一个在医疗器械全球协调工作组(GHTF)的工作基础上、由来自全球的医疗器械监管机构自愿成立的团体,旨在加速推进国际医疗器械监管的协调和融合。

IMEDA

International Medical Device Manufacturers Association 国际医疗器械制造商协会

IMPD

Investigational Medicinal Product Dossier(欧盟)临床试验用药档案

INAHTA

International Network of Agencies for Health Technology Assessment 国际卫生技术评估网络

IND

Investigational New Drug 试验用新药

IP

Intellectual Property 知识产权

IQ

Installation Qualification 安装确认

IQWiG

Institutfür Qualität und Wirtschaftlichkeit im Gesundheitswesen 医疗质量和效率研究所(德国)

IRB

Institutional Review Board 机构审查委员会

ISAO

Information Sharing Analysis Organization 信息共享和分析组织:管理与网络安全风险和事件相关的信息共享。

ISO

International Organization for Standardization 国际标准化组织

IT

Information Technology 信息技术

IUO

Investigational Use Only 临床试验专用产品

IVD

In Vitro Diagnostic 体外诊断

K

KGMP

Korean GMP 韩国生产质量管理规范

KOL

Key Opinion Leader 关键意见领袖

L

Label(标签)

Label 是指出现在物品的直接容器或包装上,或加贴在物品上的任何书面、印刷或图形材料。

Labeling(标签)

Labeling 是指当商品进行州际贸易时或商品在州际贸易中装运后待售时,伴随商品的所有书面、印刷或图形材料,包括但不限于用户手册、小册子、广告等。

LDT

实验室自制试剂(Laboratory developed test)属于体外诊断产品,其设计、生产和提供是为单个实验室临床使用。

LIMS

Laboratory Information Management System 实验室信息管理系统

LMS

Learning Management System 学习管理系统

M

MAA

Marketing Authorization Application（欧盟）上市许可申请

MAC

Medicare Administrative Contractor 医疗保险管理承包商

MAH

Marketing Authorization Holder（欧盟）上市许可持有人

MAUDE

Manufacturer and User Facility Device Experience database 制造商和用户设施设备体验数据库（包含医疗器械不良事件报告）

MDCD

Medical Device Control Division 医疗器械控制部（泰国）

MDEL

Medical Device Establishment License 医疗器械企业许可证（加拿大卫生部颁发）

MDL

Medical Device License 医疗器械许可证（加拿大卫生部颁发）

MDNR

Medical Device National Register 医疗器械国家注册（沙特阿拉伯）

MDR

Medical Device Reporting 医疗器械不良事件报告

MDSAP

医疗器械单一审核程序（Medical Device Single Audit Program）是一项试点计划，通过该程序，美国FDA 和其他国际合作伙伴对医疗器械制造商进行单一审核即可满足多个参与国医疗器械监管机构的相关要求。FDA 将接受使用 MDSAP 审核报告来代替常规检查。

MDUFMA

Medical Device User Fee and Modernization Act《医疗器械使用费和现代化法案》

MFDS

Ministry of Food and Drug Safety 食品药品安全部（韩国）

MHLW

Ministry of Health，Labour and Welfare 厚生劳动省（日本）

MITA

Medical Imaging and Technology Alliance 医疗影像与技术联盟

N

NCHS

National Center for Health Statistics 国家卫生统计中心

NEMA

National Electrical Manufacturers Association 国家电气制造商协会

Next-Generation Sequencing 下一代测序

下一代测序又称"高通量测序"，是指进行基因平行测序的技术，能够同时生成数千乃至数百万个基因序列。

NICE

National Institute for Health and Care Excellence 国家健康与临床卓越研究所（英国）

NIH

National Institutes of Health 国立卫生研究院

NMPA

National Medical Products Administration 中国国家药品监督管理局（原中国国家食品药品监督管理总局，CFDA）

Notified Body 公告机构

公告机构是指欧盟成员国主管当局授权的认证组织（独立测试机构、实验室或产品认证机构等），负责实施医疗器械指令中规定的合格评定程序。

NPT

Near-Patient Testing 患者身边检测：在患者身上、患者附近以及在护理点或治疗点进行的检测（也称为即时检测）。

NSE

Not Substantially Equivalent 非实质性等同：医

疗器械无法通过 510(k) 路径获得许可，一般需要申请上市前批准。

O

OC

Office of the Commissioner 专员办公室

OCP

Office of Combination Products 组合产品办公室

OECD

Organization for Economic Cooperation and Development 经济合作与发展组织

OEM

Original Equipment Manufacturer 原始设备制造商

OPPS

Outpatient Prospective Payment System 门诊预付费系统

OQ

Operational Qualification 运行确认

ORA

Office of Regulatory Affairs 法规事务办公室

OSMP

Office of Special Medical Programs 特别医疗计划办公室

OTAT

Office of Tissues and Advanced Therapies 组织和先进疗法办公室

P

PaaS

platform as a service 平台即服务

PAHO

Pan American Health Organization 泛美卫生组织

PAI

Preapproval Inspection 批准前检查

PAS

Prior Approval Supplement 批准前补充

Postapproval Study 批准后研究

Patent 专利

在被称为专利期的限定时间内，专利为其所有者提供专有权，防止他人在专利授予国家或地区制造、使用、出售或要约出售专利发明。

PCT

Patent Cooperation Treaty《专利合作条约》：提供了一种机制，简化了在全球范围内申请专利的流程，允许申请人在一个缔约国以一种语言提出专利申请，作为占位申请，保留了申请人以后向其他缔约国的国家专利局提出专利申请的能力。

PDCA Cycle

计划-执行-检查-行动循环（Plan-Do-Check-Act cycle）：质量管理体系过程中的迭代活动。

PDP

Product Development Process 产品开发过程

PDQ

Physician Data Query 医师数据查询：美国国家癌症研究所的癌症临床试验数据库。

Penetration Testing 渗透测试

通过对产品进行自动化和手动测试，识别可能导致产品和/或产品组件遭到攻击的风险和漏洞（又称道德黑客）。

Personalized Medicine 个性化医疗

根据患者的体征、需求和偏好，在预防、诊断、治疗和随访等过程中，为患者量身定制医疗服务。

PEST Analysis 政治、经济、社会及技术因素分析

PEST 分析是指用于评估影响商业决策的政治、经济、社会和技术因素的测量工具。

Pharmacovigilance 药物警戒

药物警戒是指发现、评估、理解和预防药品不良反应或其他任何与药品相关问题的科学和活动。

PHI

Protected Health Information 受保护的健康信息

PHS

Public Health Service 公共卫生服务

PHS Act

Public Health Service Act《公共卫生服务法》

PI

Principal Investigator 主要研究者

PIC/S

Pharmaceutical Inspection Convention and the

Pharmaceutical Inspection Co-operation Scheme《药品检查公约》和《药品检查合作公约》

PIP

Pediatric Investigation Plan 儿童用药研制计划

PKI

Public Key Infrastructure 公钥基础设施

PMA

Premarket Approval 上市前批准：针对 Ⅲ 类医疗器械的上市申请。

PMC

Postmarketing commitment 上市后承诺：申办者在法规或条例并未要求的情况下同意进行的研究或临床试验。

PMCF

Postmarket Clinical Follow Up 上市后临床跟踪

PMCPA

Prescription Medicines Code of Practice Authority 处方药广告管理规范当局（英国）

PMDA

Pharmaceutical and Medical Devices Agency 独立行政法人医药品医疗器械综合机构（日本）

PMOA

Primary Mode of Action 主要作用方式：能够为组合产品提供最重要的治疗作用的单一作用方式。

PMR

Postmarketing Requirements 上市后要求：申办者应法规或条例要求进行的研究或临床试验。

PMS

Postmarketing Surveillance 上市后监督：对已获批的医疗产品持续进行安全性监测；可能包括 Ⅳ 期临床研究和不良事件报告。

POCT

Point-of-Care Testing 即时检测：在患者身上、患者附近以及在护理点或治疗点进行的检测（也称为患者身边检测）。

PQ

Process Qualification 过程确认

Preclinical Studies 临床前研究

临床前研究是指通常在临床研究之前进行的动物药代动力学和毒理学研究。临床前研究计划必须符合 GLP 的要求。

Pre-Sub Meeting 预提交会议

申请方可以借此机会在提交 IDE 申请或医疗器械上市申请之前获得 FDA 的反馈。

PRO

Patient-reported Outcome 患者报告结果

Protocol 方案

方案是指用于描述临床试验目的、设计和方式的文件，所有的 GLP 研究和 GCP 研究都必须遵守既定方案。

PSUR

Periodic Safety Update Report 定期安全性更新报告

PTR

Product Technical Requirements 产品技术要求（中国）

Q

QA

Quality Assurance 质量保证

QALY

Quality-Adjusted Life-Year 质量调整生命年

QAU

Quality Assurance Unit 质量保证部门

QC

Quality Control 质量控制

QMS

Quality Management System 质量管理体系

QoL

Quality of Life 生活质量

QSIT

Quality System Inspection Technique 质量体系检查技术

QSR

Quality System Regulation《质量体系法规》（21 CFR 820）：确定了医疗器械的生产质量管理规范。

R

R&D

Research and Development 研发

RAC

Regulatory Affairs Certification 法规事务认证

RAPS

Regulatory Affairs Professionals Society 医药法规事务学会（美国）

RCB

Registered Certified Body 注册认证机构（日本）

RCT

Randomized Controlled Trial 随机对照临床试验

Reference Product 参照品

参照药是 FDA 按照《PHS 法案》第 351（a）款许可的单一生物制品，以其作为参照评价根据第 351（k）款提交的生物类似药申请。

Regenerative Medicine 再生医学

再生医学指一组医药产品，包含细胞治疗、基因治疗和组织工程产品。

RPS

Regulated Product Submission 监管产品注册申报

RF

Radio Frequency 射频

RFD

Request for Designation 属性界定申请：向美国 FDA 组合产品办公室提交的书面材料，申请指定对组合产品或非组合产品具有主要管辖权的中心。

RIM

Regulatory Information Management 监管信息管理

ROI

Return on Investment 投资回报率

RUO

Research Use Only 科研专用产品

RWE

Real World Evidence 真实世界证据

S

SaaS

Software as a Service 软件即服务

SAE

Serious Adverse Event 严重不良事件

SaMD

Software as a Medical Device 本身为医疗器械的软件

SAST

Static Application Security Testing 静态应用程序安全测试：自动扫描源代码或二进制文件以查找软件漏洞。

SCA

Software Composition Analysis 软件成分分析：一种自动化工具，用于识别产品的软件物料清单，包括软件成分和库，并将成分列表与已知漏洞进行比较。

SDLC

Systems Development Lifecycle 系统开发生存周期

SDO

Standards Development Organization 标准制定组织

Sentinel Initiative 哨兵计划

哨兵计划是美国 FDA 实施的一个计划，旨在开发和实施一个主动监督系统，作为现有系统的补充，跟踪与监管产品使用相关的不良事件报告。

SFDA

Saudi Food and Drug Authority 沙特阿拉伯食品和药品管理局

Shelf Life 货架有效期

货架有效期是指医疗器械形成终产品用于患者诊疗后能够发挥拟定作用的最长时间段（参见保质期）。

SiMD

Software in a Medical Device 医疗器械内含的软件

SMDA

Safe Medical Devices Act《安全医疗器械法》（1990 年）

SMS

标准管理人员（Standard Management Staff）：负责与相关标准开发组织协调其指定技术领域内的所有 CDRH 共识标准活动。

SOP

Standard Operating Procedure 标准作业程序

SOUP

Software of Unknown Provenance or Pedigree 未知来源软件

Sponsor 申办者

申办者可以是公司、个人、组织或机构，负责启动、管理或资助临床试验或产品上市申请。

SSED

Summary of Safety and Effectiveness Data 安全性和有效性数据摘要：美国 FDA 的一份文件，旨在提供合理、客观和平衡的科学证据摘要，包括正面和负面证据，以此作为决定批准或否决上市前批准申请的基础。

Stability 稳定性

稳定性是指在规定的限度内，产品在贮存和使用期间（即货架有效期内）具有与生产时相同的性质和特征的程度。

STED

Summary Technical Documentation 技术文件摘要

STG

Standards Task Group 标准工作组

Substantial Equivalence 实质性等同

将新医疗器械与合法上市的参照器械进行比较；实质性等同说明某一医疗器械与另一个已获得 510(k) 许可的医疗器械一样安全有效。

Sunshine Act《阳光法案》

《阳光法案》要求医疗器械制造商报告向医生和医院支付的费用，以及医生或其亲属在该公司的所有投资。

SVF

Stromal Vascular Fraction 基质血管片段

T

TAM

Total Addressable Market 潜在目标市场

TEAM-NB

The European Association for Medical Devices of Notified Bodies 公告机构协会

TEC

Transatlantic Economic Council 跨大西洋经济委

员会

TEP

Tissue-Engineered Product 组织工程产品

TDD

Test Driven Development 测试驱动开发

TFDA

Tanzanian Food and Drugs Authority 坦桑尼亚食品药品监督管理局

Third-Party Review 第三方审评

根据 FDAMA 法案，美国 FDA 已授权第三方审评机构对符合条件的医疗器械进行初步的 510(k) 审评。

TGA

Therapeutic Goods Administration 药品管理局（澳大利亚）

TLV

Tandvårds- och läkemedelsförmånsverket 牙科及医药福利局（瑞典）

TOPRA

The Organisation for Professionals in Regulatory Affairs 法规事务专家组织

TPLC

Total Product Lifecycle 产品全生命周期

TPP

Target Product Profile 目标产品特性

Trademark 商标

商标是一种标记，包括文字、名称、符号、口号、颜色、产品形状，可用于识别与区分不同制造商的商品。

Trade Secret 商业秘密

商业秘密是指不为公众所知悉、不易获取、能带来经济价值的信息。

U

UDI

Unique Device Identification 医疗器械唯一标识系统：所有医疗器械的标签须带有唯一标识，除非美国 FDA 指定了替代位置，或者特定器械或器械组有例外情况。

UDI－DI

Device Identifier 器械标识

UDI－PI

Production Identifier 生产标识

UL

Underwriters Laboratories 美国保险商实验室：制定了各类标准用以衡量和确认产品性能、环保性和可持续性。

Unmet Medical Need 未满足的医疗需求

未满足的医疗需求是指一种疾病或病况在现有治疗方法下无法得以充分治疗或诊断。

USC

US Code 美国法典

USP

United States Pharmacopeia 美国药典

US PTO

US Patent and Trademark Office 美国专利商标局

V

V&V

Verification and Validation 验证与确认

VAC

Value Analysis Committee 价值分析委员会

Vulnerability Scanning 漏洞扫描

针对产品进行认证式或非认证式的漏洞扫描，从而识别系统中存在的开放端口、协议和已知漏洞。

W

Warning Letter 警告信

警告信是指美国 FDA 下发的严重执行信，说明监管实体存在的违规行为，并责令其在 15 天内采取行动。

Web Application Security Testing Web 应用程序安全测试

自动或手动测试 Web 应用程序的漏洞。

WHO

World Health Organization 世界卫生组织

Z

ZIN

Zorginstituut Nederland 国家医疗保健研究所（荷兰）